D1673746

Plastische Chirurgie
Ästhetik – Ethik – Geschichte

Günter Maria Lösch

Plastische Chirurgie Ästhetik – Ethik – Geschichte

Kulturgeschichte eines medizinischen Fachgebiets

Mit 113 Abbildungen

Prof. Dr. med. Günter Maria Lösch
Domhof 28
23909 Ratzeburg

ISBN 978-3-642-37969-7   ISBN 978-3-642-37970-3 (eBook)
DOI 10.1007/978-3-642-37970-3

Die Deutsche Nationalbibliothek verzeichnet diese Publikation in der Deutschen Nationalbibliografie; detaillierte bibliografische Daten sind im Internet über http://dnb.d-nb.de abrufbar.

Springer Medizin
© Springer-Verlag Berlin Heidelberg 2014
Dieses Werk ist urheberrechtlich geschützt. Die dadurch begründeten Rechte, insbesondere die der Übersetzung, des Nachdrucks, des Vortrags, der Entnahme von Abbildungen und Tabellen, der Funksendung, der Mikroverfilmung oder der Vervielfältigung auf anderen Wegen und der Speicherung in Datenverarbeitungsanlagen, bleiben, auch bei nur auszugsweiser Verwertung, vorbehalten. Eine Vervielfältigung dieses Werkes oder von Teilen dieses Werkes ist auch im Einzelfall nur in den Grenzen der gesetzlichen Bestimmungen des Urheberrechtsgesetzes der Bundesrepublik Deutschland vom 9. September 1965 in der jeweils geltenden Fassung zulässig. Sie ist grundsätzlich vergütungspflichtig. Zuwiderhandlungen unterliegen den Strafbestimmungen des Urheberrechtsgesetzes.

Produkthaftung: Für Angaben über Dosierungsanweisungen und Applikationsformen kann vom Verlag keine Gewähr übernommen werden. Derartige Angaben müssen vom jeweiligen Anwender im Einzelfall anhand anderer Literaturstellen auf ihre Richtigkeit überprüft werden.

Die Wiedergabe von Gebrauchsnamen, Warenbezeichnungen usw. in diesem Werk berechtigt auch ohne besondere Kennzeichnung nicht zu der Annahme, dass solche Namen im Sinne der Warenzeichen- und Markenschutzgesetzgebung als frei zu betrachten wären und daher von jedermann benutzt werden dürfen.

Planung: Dr. Klaus Richter, Heidelberg
Projektmanagement: Christiane Beisel, Heidelberg
Lektorat: Silja von Rauchhaupt, Königstein im Taunus
Projektkoordination: Eva Schoeler, Heidelberg
Umschlaggestaltung: deblik Berlin
Fotonachweis Umschlag: © Quelle: http://www.zeno.org – Contumax GmbH & Co.KG, Berlin
Herstellung: le-tex publishing services GmbH, Leipzig

Springer Medizin ist Teil der Fachverlagsgruppe Springer Science+Business Media
www.springer.com

Meiner Frau Juliane und unseren Söhnen
Hans Julius, Hans Michael und Hans Martin gewidmet

Geleitwort

In kaum einem anderen Lebensbereich sind die enormen Fortschritte von Wissenschaft und Technik so unmittelbar erfahrbar wie in der Medizin. Von der Verfeinerung der medizinischen Diagnostik über die revolutionären Entwicklungen von Molekularbiologie und Physiologie beim Verständnis pathologischer Prozesse bis zu innovativen chirurgischen Operationsverfahren und neuen hochspezialisierten pharmakologischen Wirkstoffen: Das Repertoire ärztlicher Techniken erweitert sich ständig und wird dabei zugleich feiner und präziser. Was gestern noch als Wunschtraum erschien, wird heute bereits erprobt und kann morgen schon zur Routine zählen.

Noch in den 1980er Jahren hielten viele eine Entzifferung des menschlichen Genoms entweder schlicht für unrealistisch oder für zu kostenintensiv, in den 1990ern nahm das Projekt so viel Fahrt auf, dass es viel schneller als geplant vorangetrieben werden konnte. Die erhofften und vorhergesagten neuen Therapien wurden bislang damit zwar nicht auf den Weg gebracht, aber heute gehören genetische Untersuchungen zum diagnostischen Spektrum am Krankenbett. Ähnlich stürmisch verliefen die Entwicklungen bei den minimal-invasiven Operationsverfahren oder bei der interventionellen Bildgebung.

In zahllosen Fällen kann die Medizin heute wirkungsvolle Hilfe anbieten, wo noch gestern skeptische Ratlosigkeit vorherrschte. Noch nie war die Medizin so effizient und sicher wie heute. Aber wo Wissenschaft und Technik so ungestüm voranschreiten, droht die Dynamik sich zu verselbstständigen, wenn ärztliches Handeln nur noch zur richtigen Anwendung der verfügbaren Technik wird. Dann gerät allzu leicht in Vergessenheit, dass über allen Fortschritt hinaus die ärztliche Aufgabe über die Jahre und Jahrhunderte dieselbe geblieben ist – nämlich fachlichen und menschlichen Beistand im Umgang mit Krankheit zu geben.

Daran zu erinnern bleibt die vornehmste Aufgabe der Medizingeschichte. Die historische Perspektive erlaubt nicht nur, Erfolge ins rechte Licht zu rücken, sie macht auch aufmerksam auf die überzeitliche Aufgabe ärztlichen Handelns. Wie alles menschliche Handeln bemisst sich auch ärztliches Tun am Wissen, am Können und am ethischen Horizont.

Für kaum ein anderes medizinisches Fachgebiet gilt das wohl in einem so ausgeprägten Maße wie für die Plastische Chirurgie. Die Fortschritte von Wissenschaft und Technik sind nur die Voraussetzungen, auf denen das ärztliche Können und die individuelle Kunstfertigkeit sich zu beweisen haben, und weil es – neben dem funktionalen Aspekt – so eminent auch um das ästhetisch-sichtbare Ergebnis geht, ruft das Fach nach den richtigen Maßstäben seiner Praxis. Bisweilen werden solche Diskussionen im grellen Licht einer reißerischen Presseberichterstattung diskutiert, zumal wenn sich ärztliche Angebote zur ästhetischen Perfektionierung des eigenen Körpers mit einem zweifelhaften Geschäftsgebaren verbinden.

Geleitwort

Wie in einem Vergrößerungsglas zeigen solche Diskussionen höchst aktuelle medizinisch-gesellschaftliche Probleme weit über das Gebiet der Plastischen Chirurgie hinaus: Das technisch Mögliche darf nicht mit dem Erwünschten verwechselt werden, nur weil es den Anforderungen unserer Leistungsgesellschaft entspricht. Wenn Selbstoptimierung inzwischen vom Freiheitsversprechen zur leitenden Norm im aktuellen Gesellschaftsvertrag aufgestiegen ist, trägt ärztliches Handeln auch mit seinen individuellen Angeboten gleichwohl zur Stabilisierung problematischer Normen und Idealvorstellungen bei. Hier eröffnet eine Kulturgeschichte wichtige Vergleichsperspektiven, insbesondere wenn sie Ästhetik, Ethik und Geschichte miteinander integriert.

In heutiger Zeit die Kulturgeschichte eines medizinischen Fachgebiets zu schreiben, stellt in mehrfacher Hinsicht ein Wagnis dar. Längst hat es sich herumgesprochen, dass kaum einer für sich auch nur den Überblick in seinem Spezialgebiet reklamieren kann, geschweige denn auch noch das Wissen für die gesamte Geschichte des Fachs und die Kompetenz zur adäquaten philosophisch-ethischen Reflexion. Erschwerend kommt hinzu, dass die Medizin sich heutzutage vom Buch als Medium der fachlichen Selbstverständigung verabschiedet. Krankenhäuser schließen ihre ärztlichen Bibliotheken nicht nur wegen der privatwirtschaftlichen Orientierung, auch Universitätskliniken sehen keine Erfordernisse mehr, neben einer guten Versorgung mit elektronischer Fachliteratur noch Monographien bereit zu halten, die vermeintlich schon beim Erscheinen veraltet sind. Aber auch hier gilt, dass der technische Fortschritt nicht das alleinige Maß sein kann, sonst resultiert aus verbesserter Technik kultureller Verlust, eine Amnesie nicht nur für die Leistungen derer, die uns vorangingen, sondern für jene Wünsche und Notlagen, um derentwillen wir den Fortschritt in Gang gesetzt haben.

In dieser Situation und gegen den Trend gleichwohl eine Kulturgeschichte der Plastischen Chirurgie quasi „im Alleingang" vorzulegen, ist deshalb viel mehr als ein ehrenvolles Verdienst oder abenteuerliches Wagnis. Wie dieses Buch eindrucksvoll belegt, liegt in der scheinbar partikularen Perspektive nämlich eine singuläre Möglichkeit – wenigstens wenn sich wie hier im Autor Günter Maria Lösch ein enorm breiter biographischer Horizont mit umfassender Bildung und noch weiter reichender Neugierde vereinen. So ist ein mutiges Buch entstanden, das mit seiner integrierten Perspektive von Ästhetik, Ethik und Geschichte aktiv Stellung bezieht für eine humane Medizin.

Prof. Dr. med. Cornelius Borck
Institut für Medizingeschichte und Wissenschaftsforschung
der Universität zu Lübeck
Königstraße 42
23552 Lübeck
Lübeck, im Juni 2013

Rede zum 80. Geburtstag

Sehr geehrte Damen und Herren,

unser Lehrer und ärztliches Vorbild, Herr Prof. Dr. med. Günter Maria Lösch, wird am 27.1.2011 80 Jahre alt. Wir wollen gemeinsam darauf schauen, in welcher Weise der Jubilar auf unseren beruflichen, wissenschaftlichen und persönlichen Weg in der Plastischen Chirurgie Einfluss genommen hat.

Der Weg eines Europäers, eines Mitteleuropäers, wie er selbst sagt. Meran, Universitäten Rom, Mailand, Rom. Beginn seiner Laufbahn in der Plastischen Chirurgie bei Prof. Dr. Sanvenero-Rosselli. Plastische Chirurgie, ein in Italien seit Langem bestehendes Fachgebiet, Promotion und Habilitation im selben Gebiet in Rom mit ap. Professur. Dann der Weg aus dem Süden in den Norden an die Universität Hamburg. Dort Weiterbildung zum Facharzt für Mund- und Kieferchirurgie bei Prof. Dr. Schuchardt und in Lübeck bei Prof. Dr. Remé zum Facharzt für Chirurgie, Gründungsmitglied der VDPC, heute Historian der DGPRÄC.

Eine Breite von Kenntnissen in der Plastischen Chirurgie, die alle Merkmale einer Schule für uns hatte. Nach geduldiger und zielstrebiger Aufbauarbeit entstand 1974 eine der ersten selbstständigen Universitätskliniken für Plastische Chirurgie in unserem Land, ohne dass zu der Zeit eine Anerkennung des Gebietes für seine Schülerinnen und Schüler bestand. Das Interesse und der Wunsch in dieser Schule tätig zu sein, hinderte uns nicht daran, unsere Weiterbildung unter Abteilung dieses Lehrers zu wünschen.

Freundlich und fürsorglich zu allen Patienten, unbeugsam und in seinem hohen Anspruch an sich selbst und seine Mitarbeiter, persönlich Verantwortung zu übernehmen für den anvertrauten Patienten, für die übertragene Aufgabe und als Mitglied der Vereinigung der Deutschen Plastischen Chirurgen. Mit Engelsgeduld korrigierte er die Briefe seiner Assistenten/innen, vermittelte den Zusammenhang zwischen folgerichtigem Denken und Handeln und motivierte uns, kontrovers zu diskutieren und Problemlösungen zu erarbeiten und ermunterte uns, Mut zu haben, andere um Hilfe zu bitten.

Der Jubilar machte uns vertraut mit der Definition der Heilung durch F. Marchand, 1901: „Heilung ist die dauernde Wiedervereinigung der getrennten Theile". Dieser Begriff von Heilung gestattet in Verbindung mit der „bio-psycho-sozialen" Vorstellung von „Funktion" und Gesundheit in der „International Classification of Function and Health" der Weltgesundheitsorganisation (2005) auch ein neues Verständnis von Gesundheit. Eine ganzheitliche Behandlung ist die Grundlage unseres interdisziplinären Ansatzes in der Behandlung komplexer Störungen.

Nicht das Spektakuläre, Öffentlichkeitswirksame, sondern der unter vielen praktischen und ethischen Aspekten wohl abgewogene Entscheidungsprozess prägte die ständige

Diskussion um eine vertretbare Vorgehensweise. Hier hat Herr Prof. Lösch in unendlicher Geduld und Ausdauer jeden neuen Aspekt zum Anlass genommen, die Entscheidungsketten immer wieder neu zu gewichten und jeden Parameter pragmatisch zu würdigen. Dadurch ist jeder seiner Schüler auf das Nachhaltigste geprägt.

Mit der nötigen Ausdauer und Geduld gelang es ihm auch gegen Widerstand, alle Mitarbeiter für das gemeinsame Ziel: Dokumentation und Qualitätssicherung – QUASI – zu verpflichten. Hiermit wurde bereits sehr früh ein Werkzeug zur Qualitätssicherung der Leistung der Plastischen Chirurgie entwickelt, das schrittweise konzipiert, organisiert und umgesetzt wurde. Durch die Verbindung mit der Identifikationsnummer schuf unser Lehrer ein System zur Dokumentation von Daten, Bildern und Prozeduren für seine Klinik. Mit erstaunlichem Mut und Vertrauen in die Möglichkeiten der noch jungen IT-Technologie wurde dieses Projekt angegangen und geduldig optimiert zu einer Zeit, in der der Begriff Qualitätssicherung in der Medizin und rechnergestützte OP-Dokumentation eher unbekannt waren und bestenfalls als utopisch belächelt wurden.

Manche nicht gleich verständliche Maßnahme erwies sich plötzlich als sehr weitsichtige und moderne Konzeption, die zur Entwicklung des Fachgebietes Plastische Chirurgie klinisch und akademisch elementar wichtig beitrug und sich als Säule des gerne genutzten Tempelbildes entwickelte. Mit durchaus unkonventionellen Ansätzen wurden vorausschauend Probleme angegangen und innovative Planungen umgesetzt. Als Beispiel sei hier die Akquisition der OP-Modumed-Einheit von Dräger genannt, die bereits vor über 20 Jahren die heute übliche Containerlösung bei Raummangel vorwegnahm. Dass diese OP-Einheit ideal zur Behandlung Brandverletzter war, zeigte sich daran, dass die Behandlung Schwerbrandverletzter sich in den folgenden Jahren in Lübeck beispielhaft entwickelte.

Mit dieser Würdigung wünschen wir dem Jubilar in Übereinstimmung mit einem ehemals „jungen Heißsporn der Plastischen Chirurgie", der jetzt in der Heimat des Jubilars ansässig ist, zum 80. Geburtstag alles Gute und rufen ihm mit einem Glas italienischen Weines zu: „Auguri e Salute".

Peter Eckert, Werner Eisenbeiß, Friedrich E. Dietrich, Reiner Winkel und Marianne Schrader
Im Januar 2011

Vorwort

> » Bücher, so hat der Dichter Jean Paul einmal bemerkt, sind dickere Briefe an Freunde. (Sloterdijk 1999)

In der Geschichte der abendländischen und benachbarten Kulturen sind seit dem Altertum Bücher entstanden. Sie werden in früher Kindheit bereits in das Leben einbezogen, sie werden von Anfang mit der Erinnerung an Eltern, Familie, Freunde, Lehrer und Gesellschaft verbunden und werden stets wichtiger für die gedankliche kulturelle und berufliche Entwicklung. Auch für Ärzte gilt, dass Bücher unausweichlich ihr Leben prägen.

Die Titelseite des Buches veranlasst den Autor, dieses Buch an Vater, Mutter und Familie erinnernd zu beginnen. Der Vater erscheint, stets Respekt und Sohnesliebe erzeugend, gerne zusammen mit Büchern. Bereits in ihrer Schulzeit besprach er in Büchern, Zeitungen oder Zeitschriften Dargestelltes mit Tochter und Sohn, je nach deren Interesse. So wurden sie schon früh in vieler Beziehung zu kritischem und kulturellem Denken erzogen. Dies besonders nach der Übersiedlung 1941 von dem für sie deutschsprachigen, ehemals österreichischen Meran in die italienisch-lateinische Hauptstadt Rom.

Mit Büchern leben ist der Titel des seit 1995 in achter Auflage 2010 erschienenen kostbaren Werks von Ellis et al. über Buchliebhaber und ihre Bibliotheken. In ihm steht das Zitat von Barbara Buchmann: „Wo es keine Bücher gibt, ist die Geschichte zum Schweigen, die Wissenschaft zur Stagnation, die geistige Tätigkeit zum Stillstand verdammt." Vor wenigen Tagen konnte der Autor dieses Buch mit Freude in die Reihe der Bände über die Kulturgeschichte, auch der hier beschriebenen Plastischen Chirurgie, einreihen.

Der Autor als Buchliebhaber hatte seit der Jugend die Literatur der Geschichte, Ästhetik und Religionen gepflegt. Dies besonders, nachdem er Plastischer Chirurg geworden war und danach als Gründungsmitglied der Vereinigung der Deutschen Plastischen Chirurgen an deren Weiterentwicklung zum fachärztlichen Gebiet in Deutschland teilnehmen konnte. Daraus entstand die Hoffnung, etwas Nützliches erbracht zu haben, der Wunsch, den Mitgliedern der Deutschen Plastischen Chirurgen gedient zu haben.

Der Aphorismus: „Wo es keine Bücher gibt, ist die Geschichte zum Schweigen, die Wissenschaft zur Stagnation, die geistige Tätigkeit zum Stillstand verdammt", könnte auch im umgekehrten Sinn verstanden werden. Er wird dazu vom Autor wie folgt neu formuliert: „Wo es Bücher gibt, kommt die Geschichte zum Sprechen, werden Wissenschaft weiterentwickelt und die Tätigkeiten geistvoll befruchtet".

Wer in Bibliotheken die Anwesenheit der verschiedenen fruchtreichen Zweige geistiger Tätigkeit nutzt, wird sich als Ergebnis der geistigen Kommunikation über Neues freuen können. Es muss hinzugefügt werden, dass zunehmend auch die verschiedenen Möglichkeiten der Kommunikation über das Internet genutzt werden. Das sich integrierende

Verwenden beider Kommunikationsmittel ist auch für die Pflege der Interessensgebiete der Buchliebhaber, wenn gewissenhaft durchgeführt, sehr förderlich geworden.

Bei dem Forschen nach den kulturellen Ursprüngen und der Geschichte der Plastischen Chirurgie dachte der Autor an seinen Lebensweg und die Entwicklung seiner Interessen als Buchliebhaber und schließlich als Plastischer Rekonstruktiver Ästhetischer Chirurg.

In seinem 1957 erschienenem Werk *The Principles and Art of Plastic Surgery* dankte Gillies als Erstem der „outstanding personality T. P. Kilner" dafür, dass er half, „die plastische Chirurgie auf eine gesunde Basis zu stellen". Converse schrieb in der zweiten Auflage seiner sieben Bände umfassenden *Reconstructive Plastic Surgery* Folgendes: „Allen im Institut für Plastische Rekonstruktive Chirurgie gedanklich miteinander Verbundenen bin ich Dank dafür schuldig, dass wir ein Niveau von Wissen und Erfahrungen erreichen konnten, welches keiner von uns hätte individuell erreichen können".

Vor und nach dem Erscheinen der Buchreihen von Converse, danach McCarthy (1990) und in deutscher Sprache von Berger und Hierner (2003) sowie der Monographien von Skoog (1974) bis zu Vogt (2011), richtet sich der Dank des Autors an alle, die beginnend mit dem Buch *Die Literatur und Geschichte der Plastischen Chirurgie* von Zeis (1862) die Kulturgeschichte der Plastischen und ihrer Spezifikationen Rekonstruktive und Ästhetische Chirurgie ermöglicht haben.

Allen, die es im Lauf der Zeiten ermöglicht haben, dass die Plastische Chirurgie mit ihren Spezifikationen in der Kulturgeschichte als medizinisches Fachgebiet bis in die Gegenwart das hohe, fachliche Niveau von Wissen und Erfahrungen erreichen konnte, soll hier gedankt werden. Es wird um Nachsicht dafür gebeten, dass eine namentliche Nennung all jener, die an diesem Sein teil hatten und noch haben, wegen ihrer zu großen Zahl hier nicht erfolgen kann. Der Autor folgt dem Beispiel von Converse (1957), der all denen dankte, die in dem von ihm geleiteten Institut mitgearbeitet hatten.

Der Autor dankt den gedanklich verbundenen hippokratischen Ärzten, Plastischen Chirurgen und Angehörigen anderer Fachgebiete, denen er in fruchtbaren Gesprächen auf seinem Lebensweg begegnet ist.

Gedankt wird den Förderern der Entwicklung der Plastischen Chirurgie besonders seit der Gründung 1968 der Vereinigung der Deutschen Plastischen Chirurgen (danach Deutschen Gesellschaft der Plastischen Rekonstruktiven und Ästhetischen Chirurgen) an den Universitäten und Krankenhäusern, in Kunst, Politik, Industrie und Wirtschaft. Gedankt wird den Angehörigen der Familien und den Freunden des Autors, die ihn wesentlich in seinem Leben auf dem Weg für die Realisierung seiner beruflichen und kulturellen Interessen und Absichten geholfen und unterstützt haben. Hier sei besonders meiner Frau Juliane und unseren Söhnen Hans Julius, Hans Michael und Hans Martin mit Freude gedankt.

Persönlich gedankt sei als Erstem Sanvenero Rosselli, seinen Oberärzten Rosselli und Bosio, die zu Vorbildern in der Ausübung und den ethischen Grundlagen der monospezialistischen Plastischen Chirurgie wurden. Gedankt sei auch für die gemeinsamen Bemühungen während der Weiterbildung in Mailand den Kollegen Piotti und Mussinelli in Mailand. Für die gemeinsame gute Zusammenarbeit an den Universitäten in Rom und San Marino sei hier Prof. Scuderi, dem langjährigen Oberarzt von Sanvenero Rosselli und danach Inhaber der Lehrstühle für „Chirurgia Plastica Ricostruttiva" zunächst in Neapel und dann in Rom herzlich gedankt.

Dankend erinnert sich der Autor an den Direktor der Zahnärztlichen Klinik der Universität Wien, Prof. Ullick, seine Oberärzte und seine Zahntechniker, in Hamburg an Prof. Schuchardt, Direktor der Klinik für Kieferchirurgie im Universitätskrankenhaus Eppendorf und seinen damaligen Oberärzten Spiessl, Pfeiffer, Günther und den Mitassistenten Schwenzer, im Berufsgenossenschaftlichen Unfallkrankenhaus als Vorbild in der Handchirurgie an Buck-Gramko. Als vorbildliche Klinikdirektoren in der Chirurgie und in großer Menschlichkeit gegenüber den Patienten und Mitarbeitern bleiben dem Autor in dankbarer Erinnerung Prof. Zuckschwerdt mit seinem Oberarzt, dem Kinderchirurgen Prof. Bai in Hamburg und Prof. Remé in Lübeck.

Von der Assistentenzeit am Anatomischen Institut der Universität Hamburg bis heute fühlt sich der Autor besonders dankbar gegenüber den Direktoren der anatomischen Institute der Universität Hamburg Prof. Horstmann, an der Universität Gießen dem Anatomen und Biologen Prof. Duncker und an der Karls-Universität in Prag Prof. Radomir Cihack.

Es seien die Namen der nachfolgenden Ordinarien für Chirurgie mit Dank genannt der Professoren: Bauer (München), Kern (Würzburg), Reifferscheidt (Aachen), Remé (Lübeck) Wachsmuth (Würzburg), Zenker (München).

Eine besondere Situation bestand an der 1960 neu gegründeten Medizinischen Hochschule Hannover und an der Medizinischen Akademie in Lübeck (1960). In Hannover setzten sich die Klinikdirektoren Prof. Pichlmayr (Herz und Transplantationschirurgie) und Prof. Tscherne (Unfallchirurgie) für die Einrichtung der Klinik und des Lehrstuhls für Plastische Chirurgie in Lübeck ein. Für ihre Unterstützung sei vom Autor hier gedankt.

Die Kulturgeschichte der Plastischen Chirurgie in Österreich und Deutschland bleibt verbunden mit den Namen der Professoren Richard Trauner (Universität Graz) und Paul Wilflingseder (Universität Innsbruck), dessen Nachfolger Hans Anderl, sowie Hanno Millesi (Universität Wien), einem der Lehrer von Hildegunde Pisa-Katzer. Um die Geschichte der Plastischen Chirurgie und ihren Einsatz zu würdigen, wäre eine spezielle Arbeit erforderlich. Auf diese wird gehofft und gebeten, das Fehlen weiterer Namensnennungen zu entschuldigen.

Den Mitarbeitern im Pflegedienst, den Schwestern und den Pflegern im Operationsbereich, auf der Intensivstation und im Replantationsdienst in Lübeck an der Klinik für Plastische Chirurgie und in der Einheit für Schwerbrandverletzte möchte der Autor für die langjährige Zusammenarbeit und Hilfe danken. Um ihre Namen hier zu nennen, würde der Platz jedoch nicht ausreichen, so groß ist ihre Zahl.

Für die gemeinsame segensreiche Tätigkeit und gegenseitige Hilfe vor und nach der fachärztlichen Weiterbildung besonders gedankt sei den ärztlichen Mitarbeitern als Assistenten und Oberärzten, ohne die das gemeinsam erbrachte Niveau des Wissens und der Erfahrungen nicht hätte erreicht werden und die Kulturgeschichte der Plastischen Chirurgie in Lübeck nicht hätte geschrieben werden können. Es sind dies Marianne Schrader, Friedrich E. Dietrich, Peter Eckert, Werner Eisenbeiss, Josef Hoch, Reiner Winkel. Sie wurden akademische Lehrer der Plastischen Konstruktiven Ästhetischen Chirurgie und erreichten die Habilitation für das Fachgebiet, Professuren, Führung von Kliniken oder Abteilungen an Hochschulen, Berufgenossenschaftlichen Unfallkrankenhäusern und Krankenhäusern.

Frau Prof. Schrader erreichte die Einführung der „Gendermedizin" (Geschlechterdifferenzierende Medizin) als Wahlfach an der Universität Lübeck. Sie wurde vor vielen Jahren Vizepräsidentin des Deutschen Ärztinnenbundes. Prof. Eckert wurde an der Universität Würzburg Präsident der VDPC/DGPRÄC und Klinikleiter. Prof. Hoch wurde Chefarzt der Klinik für Plastische Chirurgie am Klinikum in Neustadt. Ohne die Autoren um Erlaubnis gebeten zu haben, habe ich von mir aus das Gratulationsschreiben vom 27.1.2011 dem Vorwort vorangehend veröffentlicht. Ich hoffe, dass sie es mir verzeihen werden, und möchte mich meinerseits hier von ganzem Herzen für ihre große Anerkennung bedanken.

An dieser Stelle dankt der Autor den Kollegen der medizinischen Fakultät der Universität zu Lübeck und den Direktoren der vorklinischen Institute und medizinischen Fachkliniken für die gute interdisziplinäre Zusammenarbeit, die im Unterricht auf der Basis der speziellen und koordinierten Krankenversorgung die Medizinische Universität Lübeck in die erste Reihe des Leistungskataloges der deutschen Hochschulen brachte.

Bewusste dankbare Anerkennung und Dank gebührt Dr. Heinrich Dräger, der mit der Übergabe der im Drägerwerk entworfenen und konstruierten klimatisierten Modumed-Operationskabine die Einrichtung der vollklimatisierten Einheit für Schwerbrandverletzte der Klinik für Plastische Chirurgie an der Medizinischen Universität Lübeck ermöglichte.

Besonderer Dank sei hier für die unermüdliche, ideenreiche Hilfe der Geschäftsführerin und Pressereferentin der DGPRÄC, Frau Kerstin van Ark und ihrer Mitarbeiter Frau Göhritz und Herrn Strömsdörfer gesagt. Sie haben wesentlich zu der Realisierung der Wünsche Hinderers beigetragen. Über die Website der DGPRÄC wird über die Möglichkeiten der Hinderer-Bibliothek informiert.

Den Mitgliedern der Gesellschaft, die eigene Veröffentlichungen und Lehrbücher der Hinderer – Bibliothek überlassen haben, sei hier, ohne sie einzeln zu nennen, als Freunde der Deutschen Gesellschaft der Plastischen Rekonstruktiven und Ästhetischen Chirurgen herzlich gedankt.

Günter Maria Lösch
Ratzeburg, im Juni 2013

Inhaltsverzeichnis

1	**Von der vorgeschichtlichen Zeit bis in die Neuzeit**	1
1.1	**Der Mensch in vorgeschichtlicher Zeit**	3
1.1.1	Homo sapiens, das sensible Bewusstsein und die sensible Intelligenz	3
1.1.2	Das Geheimnis des Lebens	4
1.1.3	Die Venus von Willendorf	6
1.1.4	Weibliche Schönheit in der Kulturgeschichte	8
1.1.5	Die Fähigkeit begrifflichen Denkens	9
1.1.6	Die Explosion des Geistes	10
1.1.7	Visuelle Kommunikation in der Jäger- und Sammler-Gesellschaft	11
1.2	**Von der Vorgeschichte zur Frühgeschichte – die ersten Hochkulturen**	13
1.2.1	Die Entstehung von Zivilisation	13
1.2.2	Die Bedeutung von körperlicher Attraktivität in der ägyptischen Kultur	15
1.3	**Die Achsenzeit und die aus ihr entstandenen Kulturen der Antike**	17
1.3.1	Jaspers Begriff der Achsenzeit	17
1.3.2	Indische Einflüsse auf die antike Philosophie	18
1.3.3	Alkmaion und die Aesthesis	19
1.3.4	Hippokrates, Asklepios und die griechische Heilkunst	20
1.3.5	Anaxagoras, Aristoteles und die Bedeutung der Hände	21
1.3.6	Der Eid des Hippokrates	22
1.3.7	Römische Medizin	22
1.3.8	Galen	23
1.4	**Besondere Formen der männlich-weiblichen Beziehungen in den antiken Mythen**	26
1.4.1	Der Mythos von Hermaphroditos	26
1.4.2	Der Mythos von Theseus und der Amazone Antiope	27
1.4.3	Ethos, Medizin und Philosophie in der griechisch-römischen geistigen Kultur	29
1.5	**Der Niedergang des Römischen Reiches, der Einfluss Arabiens und der Aufstieg des Christentums**	30
1.5.1	Medizin und Christentum	30
1.5.2	Benedikt von Nursia	32
1.5.3	Arabische und islamische Beiträge zur Medizin	33
1.6	**Die Zeit des Mittelalters**	33
1.6.1	Der deutsche Symbolismus und das Verbot der Medizin für Mönche	33
1.6.2	Die ersten abendländischen Universitäten und die Wahrnehmung des Körpers in der scholastischen Medizin	34
1.6.3	Scholastische Medizin und der menschliche Körper	37
1.7	**Indische Medizin: Sushruta Samhita**	39
1.7.1	Berührungspunkte indischer und griechischer Medizin in der Antike	39
1.7.2	Nasenoperationen im alten Indien	39
1.8	**Errungenschaften der humanistischen Kultur der Renaissance**	41
1.8.1	Wiederherstellende Operationen in Italien	41
1.8.2	Die anatomischen Studien Leonardo da Vincis	43

1.8.3	Raffaels „Die Schule von Athen"	45
1.8.4	Andreas Vesalius: De humani corporis fabrica	47
1.8.5	Ästhetische Fragestellungen in der Anatomie des 16. Jahrhunderts	49
1.8.6	Betrachtungen zum Umgang mit den Medien in der Renaissance und heute	50
1.9	**Große Chirurgen des 16. Jahrhunderts**	**51**
1.9.1	Gaspare Tagliacozzi	51
1.9.2	De curtorum Chirurgia per insitionem (1597)	52
1.9.3	Schutz und Ehrungen des Tagliacozzi	54
1.9.4	Ambroise Paré	57
1.9.5	Die Zeit nach Tagliacozzi und Paré	60
	Literatur	62
2	**Wiederentdeckung und Fortschritte der Plastischen Chirurgie im 18. und 19. Jahrhundert**	**65**
2.1	Ästhetik in der bildenden Kunst und in der Plastischen Chirurgie	67
2.1.1	Die Wahrnehmung des Schönen	67
2.1.2	Die Geschichte der Schönheit	69
2.1.3	Die „gefühlvolle Stimmung": die Romantik und die Zeit danach	69
2.2	**Wiedergeburt – Die Wiederentstehung der Plastischen Chirurgie im 19. Jahrhundert**	73
2.2.1	Karl Ferdinand von Graefe	73
2.2.2	Die Einführung des Wortes „plastisch" durch von Graefe	74
2.2.3	Carl Zeis	75
2.2.4	Baron Guillaume Dupuytren: Vorträge über chirurgische Clinik im Hôtel-Dieu in Paris	78
2.2.5	Definition, Erweiterung und Systematisierung der Plastischen Chirurgie durch Johann Friedrich Dieffenbach	82
2.2.6	Erste Ehrung Dieffenbachs seitens der DGPRÄC mit Verleihung der Dieffenbach Medaille und einer Dieffenbach-Vorlersung	85
2.3	**Goethes Begriff des Plastischen in der Medizin**	**86**
2.3.1	Das Wort „Plastik" im 18. und 19. Jahrhundert	86
2.3.2	Geistige Verbindungen von Dieffenbach und Goethe zu Alexander von Humboldt	87
2.4	**Fortschritte an der Universität Berlin und die Gründung der Gesellschaft für Chirurgie**	**88**
2.4.1	Gersuny und Billroth	88
2.4.2	Medizinischer Unterricht an der Universität Berlin	89
2.4.3	Augenheilkunde und Chirurgie – von Graefe und der „Kliniker Reil" an der Universität Berlin	92
2.4.4	Grundlegende Neuerungen in der Lehre	93
2.4.5	Gründung der Deutschen Gesellschaft für Chirurgie 1872 in Berlin	93
2.5	**Wegweisende Gedanken des 19. und 20. Jahrhunderts in Philosophie und Ästhetik**	**96**
2.5.1	Ecos Begriffe der Religion, der Schönheit und der ästhetischen Religion	96
2.5.2	Die Bedeutung der Naturschönheit für die heutige Plastische Chirurgie	98
2.5.3	Welschs Begriff der epistemischen Ästhetik	99
	Literatur	100

Inhaltsverzeichnis

3   Besondere Entwicklungen zwischen dem 1. und dem 2. Weltkrieg 103
3.1   Sepsis, Asepsis und Hygiene. 104
3.1.1 Die Gleichzeitigkeit von Vergangenheit und Zukunft 104
3.1.2 Sepsis, Antisepsis und Hygiene. 105
3.2   **Wichtige Veröffentlichungen in deutscher Sprache – Marchand, Lexer und Joseph** 106
3.2.1 Felix Marchand. 106
3.2.2 Deutsche Chirurgie. Der Process der Wundheilung mit Einschluss der Transplantation (1901) 107
3.2.3 Erich Lexer und der Begriff der wiederherstellenden Chirurgie 111
3.2.4 Das Kriterium der Interpretierbarkeit und der grundlegende Unterschied zwischen Wirklichkeit und Sinn nach Eco. 115
3.2.5 Jacques Joseph und der Begriff der Plastischen Chirurgie. 120
3.2.6 Josephs Werk in genauerer Betrachtung der einzelnen Kapitel 120
3.3   **Plastische Chirurgie im englischsprachigen Raum – Gillies und Millard** 131
3.3.1 Gillies und Millard 131
3.3.2 Principles and art of plastic surgery (1958) 132
3.3.3 Die Gesichtsverletzten des 1. Weltkrieges und ihre Behandlung auf beiden Seiten der Fronten. 133
3.3.4 Entstehung neuer Fachbereiche und ihr Einsatz im 1. Weltkrieg in Österreich und Deutschland 136
       Literatur 138

4   Entwicklung der Plastischen Chirurgie zwischen dem Ende des 1. und dem Ende des 2. Weltkrieges 141
4.1   **Die neue Wissenschaft – Mann, Gillies, Converse** 143
4.1.1 Golo Mann zur Verantwortung der Medizin im 20. Jahrhundert 143
4.1.2 Converse und seine Konzeption der Plastischen Chirurgie 145
4.1.3 Die Plastische Chirurgie in der Zeit zwischen den Weltkriegen aus der Sicht von Gillies (1882–1960) 146
4.2   **Geschichte der Fachverbände der Plastischen Chirurgie zwischen den Weltkriegen** ... 147
4.2.1 Der Weg zum „Board of Plastic Surgery". 147
4.2.2 Zeitschriften für Plastische Chirurgie, Entstehung der „French Society of Reparative and Esthetic Surgery". 148
4.2.3 Gründung der „European Society of Structive Surgery" und der „European Society of Plastic Surgery" 149
4.2.4 Besondere Beiträge in der Fachliteratur zwischen den Weltkriegen 150
4.2.5 Sterling Bunnells *Surgery of The Hand* 151
4.2.6 England, Schweden und Deutschland 153
4.2.7 Österreich Ungarn und Tschechien 153
4.2.8 Frankreich und die „International Clinic". 154
4.3   **Die Plastische Chirurgie in den am 2. Weltkrieg beteiligten Ländern** 155
4.3.1 England 155

4.3.2	USA	155
4.3.3	Australien und Südafrika	156
4.3.4	Italien und Frankreich	156
4.3.5	Österreich und Deutschland	157
	Literatur	161
5	**Die Zeit nach dem 2. Weltkrieg bis zur Europäischen Union**	**163**
5.1	**Die Plastische Chirurgie nach Kriegsende in England, Deutschland und Österreich**	165
5.1.1	Situation nach Kriegsende	165
5.1.2	England als Ort der Schulung deutscher Plastischer Chirurgen	166
5.1.3	Außerhalb Englands durchschrittene Wege der Weiterbildung in Chirurgie, Plastischer Chirurgie und Gesichts- und Kieferchirurgie österreichischer und deutscher Universitätsangehöriger	169
5.1.4	Kurzbiografien der Plastischen Chirurgen der Vereinigung der Deutschen Plastischen Chirurgen, die außerhalb Englands in Europa und den USA ihre Heilkunst erlernten	170
5.2	**Wichtige Entwicklungen im traditionsreichen Süden und Norden Europas**	175
5.2.1	Italien	175
5.2.2	Schweden	176
5.3	**Entwicklungsstufen der Plastischen Chirurgie in Deutschland bis 1968**	183
5.3.1	Eulner: Entwicklung der medizinischen Spezialfächer an den Universitäten des deutschen Sprachgebietes	183
5.3.2	Das Dreiecksverhältnis: Spezialist – Fakultät – Regierung an den Universitäten	185
5.4	**Arbeitsgemeinschaft für Plastische Chirurgie und Deutsche Gesellschaft für Chirurgie**	188
5.4.1	Die Entstehung des Fachgebiets Mund-, Kiefer- und Gesichtschirurgie	188
5.4.2	Gründung der Arbeitsgemeinschaft für Plastische und Wiederherstellende Chirurgie (1969)	189
5.4.3	Die Gedanken von Friedrich Müller, Rudolf Zellner, Ursula Schmidt-Tintemann und Dieter Buck-Gramko, die zur Gründung der Vereinigung der Deutschen Plastischen Chirurgen führten	190
5.5	**Die Jahre nach 1968 bis 1979**	191
5.5.1	Das Konzept der nationalen und internationalen Vertretung der Plastischen Chirurgie der Deutschen Gesellschaft für Plastische und Wiederherstellende Chirurgie 1968–1969	191
5.5.2	Das Konzept der wissenschaftlichen und berufspolitischen Vertretung der Plastischen Chirurgie seitens der „Vereinigung der Deutschen Plastischen Chirurgen" und der „Deutschen Gesellschaft für Chirurgie"	191
5.5.3	Das Dreiecksverhältnis: Spezialist – Fakultät – Regierung an den Universitäten und die Beurteilung von Bürkle de la Camp des Standes der Plastischen Chirurgie in Deutschland	193
	Literatur	195
6	**Auf dem Weg zur internationalen Anerkennung der Plastischen Chirurgie als Monospezialität**	**197**
6.1	**Europäische Entwicklungen und ihre Konsequenzen für die Plastische Chirurgie in Deutschland**	199
6.1.1	Der „Treaty of Rome" 1957	199

6.1.2	Das Fachgebiet und die Studiengruppe für Plastische Chirurgie der UEMS – Der schwierige Weg der Definition des Gebiets in Deutschland	199
6.1.3	Gründung der „Section Monospecialisée de Chirurgie Plastique" der UEMS und 1979 Aufnahme der VDPC als „monospezialistische Vertretung Deutschlands" in die „Section"	200
6.2	**Satzungen und Protokolle der VDPC 1968–1985**	200
6.2.1	Zweck und Aufgabe. Die Satzungen (1968, 1974, 1984) der am 16. Oktober 1968 in Bochum gegründeten Vereinigung der Deutschen Plastischen Chirurgen Berufsverband e. V.	201
6.2.2	Dokumentation der Entwicklung der Vereinigung der Deutschen Plastischen Chirurgen. Erste Folge der Protokolle der Mitgliederversammlungen 1968 bis 1984	202
6.3	**Besondere Ereignisse für die VDPC/DGPRÄC 1987–1994**	209
6.3.1	Zweite Folge der Protokolle der Mitgliederversammlungen und Neufassungen der Satzung der Deutschen Gesellschaft für Chirurgie	209
6.3.2	Der Weg zur Lehre und Praxis der Teilgebiete des klinischen Fachgebietes Chirurgie an den Universitäten und im öffentlichen Gesundheitswesen Empfehlungen des Wissenschaftsrates	210
6.3.3	Vergleich zwischen der Entwicklung der medizinischen Spezialfächer an den Universitäten aus der Chirurgie: Die Augenheilkunde und Plastische Chirurgie von 1817 bis 1988	211
	Literatur	219
7	**Die Jahre 1977 bis 2013 – Ästhetik und Ethik in der Plastische Chirurgie**	221
7.1	**Die Frage der Rechtfertigung der Kunst in der Philosophie und Wissenschaft**	222
7.1.1	Die Plastische Chirurgie im Lichte der abendländischen Kultur	222
7.1.2	Grundlagen der Ethik des Facharztgebietes der Plastischen und Ästhetischen Chirurgie	224
7.2	**Betrachtung über die veränderte Bedeutung von Ästhetik in der heutigen Zeit**	225
7.2.1	Betrachtungen über Ästhetik und Ethik	225
7.2.2	Ethik und Verantwortung in der Plastischen Chirurgie	226
7.2.3	Auszüge aus Satzungen und Protokollen der VDPC und später DGPRÄC im Jahr 2005	227
7.2.4	Perioden der Entwicklung von Spezialisierung	232
7.2.5	Das Dilemma der Gründung einer Vereinigung der Deutschen Ästhetischen Plastischen Chirurgen	235
7.2.6	7.5-3.1-1 Die Jahrestagung 2012 in Bremen mit dem Motto „Menschlichkeit" von Cedidi	236
	Literatur	239
8	**Plastische Ästhetische Rekonstruktive Chirurgie im Spannungsfeld von Zeit und Ethik**	241
8.1	**Vorbemerkungen**	243
8.1.1	Struktur der medizinischen Ethik – Bedeutung des Wortes Ethik für den Menschen als Arzt/Facharzt und Patient	243
8.1.2	Die Entwicklung der Ethik als Sittenlehre aus dem griechischen „ethos"	244
8.1.3	Ästhetik	245

8.2	Der Ethos seit der Achsenzeit bis zur Ethik der Gegenwart	245
8.2.1	Ethik und Ästhetik in Wissenschaft und Praxis – das Natürliche und das Unnatürliche	245
8.2.2	Medizinische Ethik in der Zeit der Aufklärung – die Suche nach der medizinischen Wissenschaft	246
8.3	Strukturwandel in der Medizin vom 19. bis zum 21. Jahrhundert	249
8.3.1	Ethik und Menschlichkeit im Strukturwandel der Medizin – Veränderungen der Voraussetzungen, unter denen sich Arzt und Patient begegnen	249
8.3.2	Der Strukturwandel in der Medizin und dessen Einwirken auf Ethik und Satzung der VDPC bzw. der DGPRÄC bis in die Gegenwart	251
8.3.3	Frühe Zeichen ethischer Probleme im Jahr 1974	251
8.3.4	Die Begegnung von Ärzten und Hilfesuchenden oder Dienstleistungen Fordernden auf dem Gebiet der Ästhetik	252
8.4	Rechtliche Prämissen und Ehrenkodizes in der Medizin der BRD	253
8.4.1	Das deutsche Gesundheitsrecht in der Fassung von (2003)	253
8.4.2	Die Definition von Gesundheit der Weltgesundheitsorganisation WHO	254
8.4.3	Die (Muster-) Berufsordnung zur Darstellung der gesetzlichen Verpflichtungen der Fachärzte für Plastische und Ästhetische Chirurgie innerhalb ihrer fachärztlichen Ethik	255
8.4.4	Verhaltenskodex der DGPRÄC	261
8.4.5	Die „Periode der Problematik der Spezialgebiete" der Medizin, hier des Facharztes für Plastische und Ästhetische Chirurgie	261
	Literatur	263
9	**Schönheit des menschlichen Körpers in der Medizin**	**265**
9.1	Historie ästhetischer Wahrnehmung – Die Formel des Lebens	266
9.1.1	Prämissen	266
9.1.2	Schönheit in den Mythen der Griechen und Römer	266
9.1.3	Lernen und Kultur – die „Formel des Lebens"	268
9.1.4	Die Selbstverliebtheit des Homo sapiens im Narziss	268
9.1.5	Der Mythos des Hermaphroditos	270
9.2	Mimik, Physiognomik und operative Eingriffe	271
9.2.1	Physiognomik und Mimik unter anatomischen und physiologischen Gesichtspunkten	271
9.2.2	Empfehlenswerte Literatur zu Mimik und Ästhetik in der Medizin	272
9.2.3	Zur Geschichte der „subkutanen Fettimplantation" – Maßnahmen zur Behandlung von sichtbar störenden Defekten des Gesichts	272
9.2.4	Injektion in die Haut bis zum Jahr 1990	272
9.3	Kulturelles Wissen als Notwendigkeit für Plastische Chirurgen und ihre Patienten	273
9.3.1	Die Bedeutung der Aufklärung und des Wissens	273
9.3.2	Bücher und Bibliotheken in der Kulturgeschichte des medizinischen Fachgebiets Plastische Ästhetische Chirurgie	273
9.3.3	Bibliotheken von Fachgesellschaften für Plastische Rekonstruktive Ästhetische Chirurgie – Die Fondazione Sanvenero Rosselli in Mailand und die Hinderer-Bibliothek in Berlin	275

9.3.4	Asklepios, der griechische Gott der Heilkunst und die Lehre vom Schönen.	275
9.3.5	Die Formel des Lebens.	276
	Literatur	277

Serviceteil 279
Stichwortverzeichnis 280

Von der vorgeschichtlichen Zeit bis in die Neuzeit

Günter Maria Lösch

1.1	Der Mensch in vorgeschichtlicher Zeit	– 3
1.1.1	Homo sapiens, das sensible Bewusstsein und die sensible Intelligenz	– 3
1.1.2	Das Geheimnis des Lebens	– 4
1.1.3	Die Venus von Willendorf	– 6
1.1.4	Weibliche Schönheit in der Kulturgeschichte	– 8
1.1.5	Die Fähigkeit begrifflichen Denkens	– 9
1.1.6	Die Explosion des Geistes	– 10
1.1.7	Visuelle Kommunikation in der Jäger- und Sammler-Gesellschaft	– 11
1.2	Von der Vorgeschichte zur Frühgeschichte – die ersten Hochkulturen	– 13
1.2.1	Die Entstehung von Zivilisation	– 13
1.2.2	Die Bedeutung von körperlicher Attraktivität in der ägyptischen Kultur	– 15
1.3	Die Achsenzeit und die aus ihr entstandenen Kulturen der Antike	– 17
1.3.1	Jaspers Begriff der Achsenzeit	– 17
1.3.2	Indische Einflüsse auf die antike Philosophie	– 18
1.3.3	Alkmaion und die Aesthesis	– 19
1.3.4	Hippokrates, Asklepios und die griechische Heilkunst	– 20
1.3.5	Anaxagoras, Aristoteles und die Bedeutung der Hände	– 21
1.3.6	Der Eid des Hippokrates	– 22
1.3.7	Römische Medizin	– 22
1.3.8	Galen	– 23
1.4	Besondere Formen der männlich–weiblichen Beziehungen in den antiken Mythen	– 26
1.4.1	Der Mythos von Hermaphroditos	– 26

G. M. Lösch, *Plastische Chirurgie – Ästhetik Ethik Geschichte*,
DOI 10.1007/978-3-642-37970-3_1, © Springer-Verlag Berlin Heidelberg 2014

1.4.2	Der Mythos von Theseus und der Amazone Antiope – 27	
1.4.3	Ethos, Medizin und Philosophie in der griechisch-römischen geistigen Kultur – 29	
1.5	**Der Niedergang des Römischen Reiches, der Einfluss Arabiens und der Aufstieg des Christentums – 30**	
1.5.1	Medizin und Christentum – 30	
1.5.2	Benedikt von Nursia – 32	
1.5.3	Arabische und islamische Beiträge zur Medizin – 33	
1.6	**Die Zeit des Mittelalters – 33**	
1.6.1	Der deutsche Symbolismus und das Verbot der Medizin für Mönche – 33	
1.6.2	Die ersten abendländischen Universitäten und die Wahrnehmung des Körpers in der scholastischen Medizin – 34	
1.6.3	Scholastische Medizin und der menschliche Körper – 37	
1.7	**Indische Medizin: Sushruta Samhita – 39**	
1.7.1	Berührungspunkte indischer und griechischer Medizin in der Antike – 39	
1.7.2	Nasenoperationen im alten Indien – 39	
1.8	**Errungenschaften der humanistischen Kultur der Renaissance – 41**	
1.8.1	Wiederherstellende Operationen in Italien – 41	
1.8.2	Die anatomischen Studien Leonardo da Vincis – 43	
1.8.3	Raffaels „Die Schule von Athen" – 45	
1.8.4	Andreas Vesalius: De humani corporis fabrica – 47	
1.8.5	Ästhetische Fragestellungen in der Anatomie des 16. Jahrhunderts – 49	
1.8.6	Betrachtungen zum Umgang mit den Medien in der Renaissance und heute – 50	
1.9	**Große Chirurgen des 16. Jahrhunderts – 51**	
1.9.1	Gaspare Tagliacozzi – 51	
1.9.2	De curtorum Chirurgia per insitionem (1597) – 52	
1.9.3	Schutz und Ehrungen des Tagliacozzi – 54	
1.9.4	Ambroise Paré – 57	
1.9.5	Die Zeit nach Tagliacozzi und Paré – 60	
	Literatur – 62	

1.1 Der Mensch in vorgeschichtlicher Zeit

> Homo sapiens erscheint auf der Erde und erschafft dank seiner sinnlichen Wahrnehmung und sensiblen Intelligenz die ersten kulturellen Artefakte wie die Venus von Willendorf. Diese prähistorische Figur ist ein frühes Symbol weiblicher Schönheit und Fruchtbarkeit. Darstellungen von Zauberern und Medizinmännern in vorgeschichtlichen Zeiten lassen das Wissen um das Geheimnis des Lebens erahnen.

1.1.1 Homo sapiens, das sensible Bewusstsein und die sensible Intelligenz

Am Beginn der kulturgeschichtlichen Forschungen auf dem anfänglich philosophischen, medizinischen und künstlerischen Gebiet der Chirurgie stand zunächst das Bemühen um das Verständnis des sensiblen Bewusstseins und der sensiblen Intelligenz unserer „species homo sapiens". Hillmann (2005) stellt fest, dass Menschen ein sog. „sensibles Bewusstsein" und eine „sensible Intelligenz" besitzen, die mit der sensiblen Intelligenz der Tiere, die in der Natur leben, vergleichbar sei. Das sensible Bewusstsein und die sensible Intelligenz können, aus entwicklungsgeschichtlicher und vergleichend psychologischer Sicht, als Grundlage der Ästhetik als Lehre vom Schönen angesehen werden (Hillmann 2005).

„Homo sapiens" erschien vor 40.000 bis 35.000 Jahren auf der Erde. Diese Spezies ist nach einer Zehntausende von Jahren andauernden Zeit ihrer Existenz in der sie umgebenden Natur dank des sensiblen Bewusstseins und der sensiblen Intelligenz fähig geworden, hochstehende Kulturen zu entwickeln. Die Zeitleiste von Carrington (◘ Abb. 1.1) dient einem besseren Überblick über die verschiedenen Phasen der Vergangenheit der Erde und des Menschen.

Der Sozialhistoriker der Medizin Porter (2000) stellt fest, dass am Ende der Eiszeit vor 10.000 Jahren die Symbiose aus Gesellschaft und Krankheit sich entscheidend veränderte. Als Plastische Chirurgen beschäftigt uns im Zusammenhang mit dem Leben des gesunden und des nicht gesunden Menschen besonders die Entstehung und Entwicklung der Vorgänge der individuellen Wahrnehmung zuerst des eigenen Körpers und danach der individuellen Wahrnehmung der Beziehung zu den Mitmenschen und schließlich der Wahrnehmung der Umwelt. Hinsichtlich des menschlichen Lebens sei die kritische Feststellung Hillmanns zitiert:

> » Das Leben ist nicht nur ein natürlicher Prozess; vielleicht noch mehr ein Geheimnis. Der Wille, die ‚nicht sichtbaren Wahrheiten des Lebens mit der Natur' zu erklären, gehört zu dem ‚naturalistischen Aberglauben', der voraussetzt, dass das psychische Leben alleine den Naturgesetzen gehorcht, wie sie zum Beispiel von der Entwicklungsgeschichte und der Genetik beschrieben werden (Hillmann 2005, S. 2).

Im Widerspruch zu diesen Behauptungen stellt sich die Frage, ob auch „das Wissen von nicht sichtbaren Wahrheiten des Lebens mit der Natur" (Hillmann 2005), das eben nicht von Befunden ausgeht, denen eine zeitgleiche schriftliche, beweiskräftige Dokumentation zugrunde liegt, die den Regeln eines naturwissenschaftlichen Denkens genügen könnte, von der Naturwissenschaft überhaupt als Wissen akzeptiert werden kann.

Nach den Regeln der Naturwissenschaft lautet die Antwort: Im Fall des von Hillmann genannten Satzes: „Das Leben ist nicht nur ein natürlicher Prozess; vielleicht noch mehr ein Geheimnis", handelt es sich nicht nur um eine im Widerspruch gedachte Antwort, sondern darüber hinaus auch um eine im Zweifel gestellte heraus-

Zeitlicher Maßstab		Geologische Einteilung	Jahre zurück	Klimatische Hauptphase	Charakteristische europäische Fauna	Archäologische Einteilung	Hauptkulturen	Menschliche und vormenschliche Haupttypen	Jahre zurück
Oberes Pleistozän		Holozän (10 000→) Übergangsphase (15 000–10 000)		Heutige Klimate	Bestehende Arten Erste Haustiere	Moderne städtische Gesellschaft		Heutige Rassen des Homo sapiens	
		Holozän oder Jetztzeit	10 000			Zeitalter der Metalle Neolithikum	Metallkulturen und Zivilisation Fortgeschrittene Steinkulturen		
		4. Glaziale Periode 80 000							
		3. Interglaziale Periode 190 000		Übergangsphase; allmählicher Rückgang der Eiskappen	Steppenfauna Renntier-Zeitalter (Tundra-Fauna)	Mesolithikum	Campignien Ertebölle Maglemose Tardenoisien Azilien		10 000
	Quartär	3. Glaziale Periode 240 000	Oberes Pleistozän	4. Glaziale Periode oder Würm-Eiszeit (Wisconsin-Periode in Nordamerika)	15 000	Zeitalter des behaarten Mammuts. Behaartes Mammut (Mammuthus primigenius); Behaartes Rhinoceros (Rhinoceros tichorhinus); Höhlenbär (Ursus spelaeus); Höhlenlöwe (Panthera leo spelaeo)	Oberes Paläolithikum	Magdalénien Solutréen Gravettien Aurignacien Chatelperronien	Fossile Rassen des Homo sapiens: Cro-Magnon Grimaldi und Chancelade	40 000
Mittleres Pleistozän		2. Interglaziale Periode 440 000			80 000					
Unteres Pleistozän		2. Glaziale Periode 480 000	Mittleres Pleistozän	3. Interglaziale Periode (Sangamon-Periode in Nordamerika)	190 000	Zeitalter des Ur-Elefanten. Ur-Elefant (Palœoloxodon antiquus) Mammuthus trogontherii. Merckisches Nashorn (Rhinoveros Merkii) Hippopotamus major	Mittleres Paläolithikum	Moustérien	Neandertaler (Homo neandertalensis)	160 000
		1. Interglaziale Periode 550 000		3. Glaziale Periode oder Riß-Eiszeit (Illinois-Periode in Nordamerika)	240 000					
		1. Glaziale Periode								

■ Abb. 1.1 Zeitleiste mit Angabe der geologischen, klimatischen, archäologischen und kulturellen Hauptphasen und Einteilungen des Homo Sapiens. Die Unterscheidung in Rassen sollte in der Gegenwart entfallen. (Mod. nach Carrington 1965)

fordernde Vermutung und Frage. Dieses kann zur Sympathie, aber auch zur Annahme eines geisteswissenschaftlichen (und nicht experimentell zu bestätigenden naturwissenschaftlichen) Gedanken führen. Beachtet werden sollte auch, dass die Regeln der Naturwissenschaft im Bereich der Medizin nur mit dem Experiment „in corpore vivo" und selbst bei diesem nur weitgehend, das heißt nur mit den erforderlichen Reserven, erfüllt werden können.

1.1.2 Das Geheimnis des Lebens

Begleitet von den vorangehenden Überlegungen und Vorbehalten fordert unsere Zeit, dass geisteswissenschaftliches und naturwissenschaftliches Wissen und Hypothesen vergleichend und sich integrierend beachtet werden sollen. Unter Berücksichtigung dieser Forderung soll nun versucht werden einige, wenn auch nur bescheidene Einblicke in das sog. „Geheimnis des Lebens"

auf einem interdisziplinär beschrittenen Weg zu suchen und zu finden, und dies in Verbindung mit den kulturellen, historischen Grundlagen der Facharztdisziplin der Plastischen und Ästhetischen Chirurgie in der Bundesrepublik Deutschland.

Hingewiesen sei hier auch auf Zichicchi (2005), der, wie de Chardin (1881–1955), davon überzeugt ist, dass „Glaube und Wissenschaft miteinander vereinbar sind". Diese Auffassung gab und gibt Anlass zu vielen Kontroversen und sogar Rechtsstreit. Es besteht heute der Wunsch, dass die genannten Gedanken zu einer fantasievollen Diskussion über die Ästhetik und Ethik der Plastischen und Ästhetischen Chirurgie genutzt und beim Stellen diffiziler Indikationen hilfreich sein können. Mit diesem Wunsch würde es uns besser gehen als jenem Goethe, der im Juni 1830 bemerkte:

» Die Menschheit steckt jetzt in einer religiösen Krisis. Seit die Menschen einsehen lernen, wie viel dummes Zeug man ihnen aufgeheftet, und seit sie anfangen zu glauben, dass die Apostel und Heiligen auch nicht bessere Kerle als solche Bursche wie Klopstock, Lessing und wir armen anderen Hundsfötter gewesen, muss es natürlich wunderlich in den Köpfen sich kreuzen (Bielschowsky 1909, S. 494–495).

Besteht die von Goethe aufgezeigte Krisis heute noch?

» Für die Tradierung der kulturellen Kenntnisse und kosmologischen Vorstellungen schufen sich alle Gemeinschaften spezielle Einrichtungen, angefangen von den erzählenden Alten und Schamanen in Stammeskulturen über die verschiedenen bildhaften und schriftlichen Dokumentationen des kulturellen Besitzes bis hin zu hoch differenzierten Ausbildungssystemen in den Hochkulturen. Diese Systeme der Tradierung sind ein Essentieller Bestandteil aller Sprach- und Kulturgesellschaften (Duncker 2003, S. 72).

Es sei hier über den Beitrag mit dem Titel *Zum Abschluss: Das Unbewusste und die Wissenschaften* von Franz berichtet (Franz 1979). Es wird dabei an den Menschen der „Achsenzeit" nach Jaspers (1949) und der nachfolgenden Zeiten gedacht. Zur Übersicht sei mit ◘ Abb. 1.2 „Der eine Ursprung der Menschheit", ein aus Jaspers (1949) entnommenes einfaches Schema der Weltgeschichte vorgestellt, das von unten nach oben zu lesen ist. In ihm wird gezeigt, wie die Entwicklung des Menschen verlief.

Von Franz analysiert und fasst die Einwirkung des Unterbewussten in der Geschichte der Wissenschaften zusammen und schreibt über den wissenschaftlich Tätigen: „Die geistigen Hypothesen des Experimentators können nicht mehr ausgeklammert bleiben, und damit muss der Forscher endgültig darauf verzichten, äußere Ereignisse völlig ‚objektiv' beschreiben zu können". Weiter schreibt sie: „Die Archetypen (der Mythologie) helfen uns

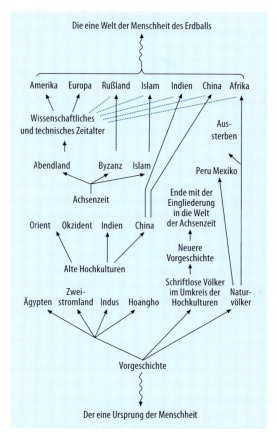

◘ **Abb. 1.2** Vom Ursprung und Ziel der Geschichte: Der eine Ursprung der Menschheit, Schaubild. (Mod. nach Jaspers 2003)

mit anderen Worten nicht nur, uns an die Außenwelt anzupassen, sondern sie manifestieren sich selbst als eine synchronistische Anordnung, welche Psyche und Materie einbeschließt".

Seinem Buch *Logik der Forschung* stellt Popper nachfolgende Worte von Novalis voran: „Hypothesen sind Netze, nur der wird fangen, der auswirft" (Popper 1984, S. 1). Die letzten Zeilen des Buches lauten:

» Alles Wissen ist nur Vermutungswissen. Die verschiedenen Vermutungen oder Hypothesen sind unsere intuitiven Erfindungen (also ihrer Entstehung nach a priori). Sie werden durch Erfahrung, durch bittere Erfahrung, ausgemerzt und damit wird ihre Ersetzung durch bessere Vermutungen angeregt: darin und alleine darin besteht die Leistung der Erfahrung für die Wissenschaft.

Popper behauptet:

> dass alles von der Wechselwirkung zwischen uns und unserer Aufgabe, unserem Werk, unseren Problemen (der Welt der Probleme; der Theorien; und der kritischen Argumente) abhängt; von den Rückwirkungen dieser Welt auf uns; von der Rückkoppelung, die verstärkt werden kann durch unsere Kritik dessen, was wir getan haben. Durch das Bemühen, die Arbeit, die wir geleistet haben, objektiv – das heißt kritisch – zu sehen und sie besser zu machen, und ferner durch die Wechselwirkung zwischen uns, unseren Handlungen und deren objektiven Resultaten, unseren Werken, können wir über unsere Anlagen und über uns selbst hinauswachsen (Popper 1984, S. 2).

Es folgen auf sich selbst bezogene Vermutungen und Gedanken: Er sagt, dass „wenn er recht hat, der Mensch zu einer Person, zu einem Ich, zu einem Selbst werden kann". Zu erkennen, „dass wir alle zu dieser Welt beitragen können, wenn auch nur wenig" ermutigt ihn:

> Es ist besonders tröstlich für jemanden, der glaubt, im Kampf mit Ideen und im Kampf um Ideen sein Glück gefunden zu haben … Symbolisch aber für das durch Wissenschaft überhaupt mögliche bleibt, dass der Arzt trotz seines unerhört gesteigerten Könnens weder alle Krankheiten zu heilen noch den Tod zu verhindern vermag. Der Mensch stößt immer wieder an seine Grenzen (Popper 1984, S. 2).

Diese Feststellungen entsprechen dem Geist der Philosophie von Jaspers und gelten auch für das ständige Streben der Plastischen Chirurgen.

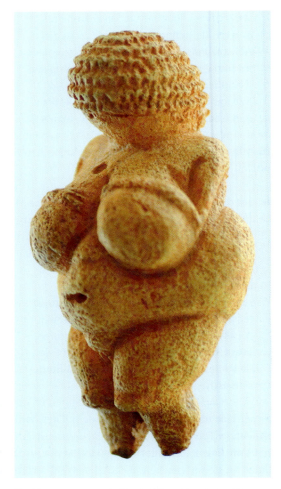

Abb. 1.3 Venus von Willendorf, Kunsthistorisches Museum Wien. Bildrechte: Matthias Kabel, veröffentlicht unter public domain

1.1.3 Die Venus von Willendorf

Die Steinfigur ◘ Abb. 1.3, die „Venus von Willendorf" wurde am 7. August 1908 in Österreich in Willendorf in 25 cm Tiefe in einem Boden aus Sand und Asche gefunden. Stichelzeichen der Endbearbeitung an den Schamlippen und der nahe gelegene Fund von Sticheln lassen vermuten, dass diese als Werkzeug gedient hatten. Ihre Entstehung wird dem Paläolithikum zugeordnet, der Zeit nach den Jahren 40.000 v. Chr. (◘ Abb. 1.1).

Die angegeben Zeiten ihrer Erstehung variieren. Es werden die Jahre: 30.000–25.000 (Lyons et al. 1980), 22.000–21.000 (Naturhistorisches Museum, Wien), um 25.000 (Eco 2004), und die Zeit um 15.000 (Schott 2000) genannt.

Wir betrachten diese Darstellung einer Frau aus dem Paläolithikum nun aus der objektiven Sicht und den Gedanken eines Plastischen Chirurgen unserer Zeit. Die Figur ist 11,9 cm groß und im Bereich des Beckens und des stark gewölbten Abdomens nahezu ebenso breit. Sie steht in der ihr bestmöglichen gestreckten Haltung. Der Kopf ist größtenteils von geflochtenen Haarkränzen bzw. einer Bedeckung umgeben. Die wesentlichen Teile eines Gesichtes und der Hals fehlen. Besonders groß sind die Brüste.

Die Statuette zeigt, dass schon lange vor der Achsenzeit die „geistige Grundlegung der Grundkategorie" (Jaspers 1949) der „Mütterlichkeit" erfolgt war. Sie führte zu einer besonderen und natürlichen Gestaltung der Brüste. Es wird der die Milch für neugeborene Mitglieder des Stammes spendende Drüsenanteil der „mamma" betont. Am Ende der Schultern sind beide dünnen Oberarme zu sehen. Am Ellbogen folgen, stark gewinkelt, die wie symmetrisch konvexe Ringe auf den Brüsten liegenden Unterarme und Hände. Die „mammae" sind stark „ptotisch", abgeleitet vom griechischen Wort „ptósos" für „der Fall", bedeutet „ptotisch" in der Medizin die Senkung eines Organs (Reallexikon der Medizin 1973, 5. Band S. 322).

Die Hände der Figur werden durch Furchen in Finger gegliedert. Es könnte gedacht werden, dass die Arme mit den zugreifenden Händen die vorher natürlich aneinander liegenden großen Brüste besser zeigen wollen. Den Oberschenkeln folgen leicht gebeugte, nur angedeutete Unterschenkel, die Füße fehlen. Es handelt sich um eine der bisher ältesten Selbstdarstellungen des „homo sapiens", die bereits mit Gedanken der achsenzeitlichen Kultur und den unseren gleichen Händen hergestellt worden ist.

Der gesamte Aspekt der Statuette würde in der Gegenwart aus objektiver medizinischer Sicht zu der Diagnose Makromastie führen („makrós", gr. „groß", „mastós", gr. „Brust"). Aufgrund der bei einer Frau in der europäischen Kultur seit dem 20. Jahrhundert damit einhergehenden bekannten somatischen und möglichen psychischen Belastung könnte diese Diagnose in der Gegenwart die Anerkennung der Befunde als krankhaft und die Übernahme der Kosten einer reduzierenden Mammaplastik ermöglichen. Dazu beitragen kann auch eine auf die Prognose und Prophylaxe der zu erwartenden oder bereits eingetretenen Schäden gründende Beurteilung, weil die aufrechte Haltung durch das Gewicht und die Größe der Brüste konstant behindert wird. Das Gewicht der Brüste bedingt auf Dauer eine krankhafte Belastung der Thoraxwirbelsäule, die mit großer Wahrscheinlichkeit zu ihrer Deformierung führen wird.

Die ästhetischen Besonderheiten dieser und einer Vielzahl anderer Steinfiguren aus der Altsteinzeit, die in Europa bis Sibirien und Mesopotamien gefunden worden sind, lassen sie als aus unterschiedlichen Absichten der sie Schaffenden entstanden beurteilen und diesen Absichten zuordnen (Schott 2000).

Eine einheitliche religiöse Anschauung vermutend, wurden diese Statuetten als Symbole der Göttin der Fruchtbarkeit, der Schönheit und auch des Überflusses interpretiert. Für die Interpretation als Symbol des Überflusses spricht, dass sie in der Epoche der letzten Eiszeit mit zunehmendem Nahrungsmangel und Rückgang der Bevölkerung entstanden ist. Carrington (1965) schreibt, dass das übergeordnete Prinzip der Fruchtbarkeit, das für eine Jägergemeinschaft wichtig war, da es auch die Vermehrung des Wildes gewährleistete, auch im Neolithikum seine Bedeutung behielt. Es ging von den wilden Tieren auf Haustiere und Kulturpflanzen über. Zusammen mit diesen beiden Vorstellungen und in gewissem Sinne sie vereinend, sei auch die Vorstellung von der Erde selber mit allen ihren Naturkräften als gütige

Mutter entstanden, die die Interessen der Menschen wahren würde. Dieses nur, wenn man sich in entsprechender Weise geneigt machte.

> Die drei Prinzipien – Herrschaft über die Naturkräfte, Fruchtbarkeit und die Erdmutter – durchziehen das ganze Neolithikum und die Religionen früher Zivilisationen und verkörpern sich in ihren Göttern. Es ist besonders interessant, sich hier beiläufig zu vergegenwärtigen, dass die Erdmutter wahrscheinlich die erste Entwicklungsphase in Richtung auf einen Monotheismus im menschlichen Denken darstellt, wobei sie die Vielzahl tierischer und naturhafter Götter und Göttinnen in einem allmächtigen Wesen vereinte (Carrington 1965, S. 192–224, 202).

Im Kontrast dazu wird in dem zum 100. Geburtsjahr von C.G. Jung von Jaffé et al. (1979, S 232–270) veröffentlichten Buch in der exemplarischen Darstellung eines Traumes „die prähistorische Figur" der Venus von Willendorf, die im „Traum Henrys" erschienen war, von Henry selbst zur „Dirne assoziiert". Bedacht werden muss aber, dass diese Assoziation im Traum eines kranken Menschen unserer Zeit erfolgt ist, der viele Jahrtausende nach den Schöpfern der Frauenfigur im oberen Paläolithikum gelebt hat.

1.1.4 Weibliche Schönheit in der Kulturgeschichte

> Für das weibliche Geschlecht scheinen verschiedene Schönheitsideale vorzuliegen, die man nach Konrad Lorenz (1943) kurz mit der Gestalt der klassischen Venus und der prähistorischen Venus von Willendorf charakterisieren kann (Eibl-Eibesfeldt 1967).

Aus der objektiven Sicht der im Ablauf der Zeiten den sich stets ändernden kulturellen Bedingungen, die zu dem Ergebnis der Beurteilung der Schönheitsideale führen, wäre als letztes Wort im vorangehenden Satz das Wort „könnte" angebracht gewesen (◘ Abb. 1.4).

In den 23 Vergleichstafeln „Unbekleidete Venus" des von Eco 2004 herausgegebenen Buches *Die Geschichte der Schönheit* wird das Bild der Venus von Willendorf (◘ Abb. 1.3) als erstes Beispiel einer menschlichen Schönheit gezeigt. Eco schrieb unter die Figurine: „um 25.000 v. Chr.", anders als Heinz Schott (2000), der sie der Zeit um 15.000 v. Chr. zuordnete. Am Ende der Bilderserie befinden sich Brigitte Bardot (um 1965) und Monica Bellucci (um 1997). Dazu geschrieben steht:

> Schön ist – neben ‚anmutig', ‚hübsch' oder auch ‚erhaben', ‚wunderbar', ‚prächtig' und ähnlichen Wörtern – ein Adjektiv, das wir oft benutzen, um das was uns gefällt zu bezeichnen. Es erscheint, so gesehen, als wäre das, was schön ist, identisch mit dem, was gut ist, und tatsächlich gab es in verschiedenen Epochen der Geschichte eine enge Verbindung zwischen dem Schönen und dem Guten (Eco 2004).

„Wir werden uns fragen müssen", so Gadamer (1977), „was aus dieser Einheit von Gewesenem und Heutigem folgt". Für die Plastischen Chirurgen stellt sich diese Frage im Zusammenhang mit dem eine ästhetische Veränderung wünschenden Patienten und dem Idealbild seines Aussehens in seinen Vorstellungen. Von diesem Idealbild, dem gegenwärtigen Alter und Aussehen des Patienten und vielem zu berücksichtigenden Wissen wird die Indikation abhängig sein. Das Idealbild des Aussehens, das den Patienten vorschwebt, könnte in den von Eco gemäß deren Lebenszeit gewählten Vorbildern und dem Gegebenen gefunden werden. Diese Schlussfolgerung wäre für die Erfordernisse um Vieles zu einfach.

Jütte (2000) betitelte sein Buch *Geschichte der Sinne von der Antike bis zum Cyberspace*. In dem für einen hilfreichen Einsatz der Plastischen Chi-

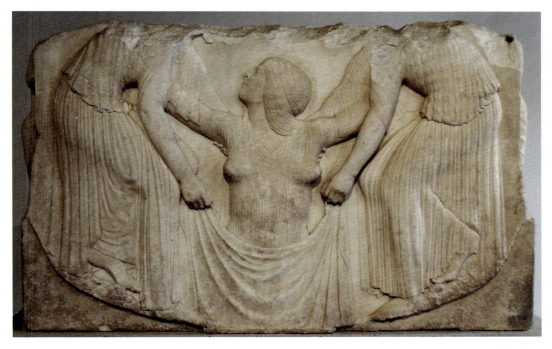

Abb. 1.4 Geburt der Aphrodite. Venus des Thron des Ludovisi, griechisch um 440 v. Chr. Thermenmuseum, Rom. Bildrechte: Marie-Lan Nguyen, veröffentlicht unter public domain

rurgie wichtigen ersten Kapitel „Sinne und Geschicklichkeit" steht:

> Wer nicht nur ein mehr oder weniger strukturiertes historisches Archiv der Sinneseindrücke anlegen will, sondern auch der Veränderung der menschlichen Wahrnehmungsweise nachspüren möchte, der tut gut daran, die Erkenntnis leitenden Überlegungen von Wissenschaftlern, die sich intensiv mit der Geschichte des Körpers befasst haben, zu berücksichtigen. Nach Barbara Duden (1987) muss man als Medizin – Historiker/in insbesondere die ‚wirklichkeitschaffende Kraft der Vorstellung, der Wahrnehmung in einer Zeit', ernst nehmen und nicht nur von einem unhistorischen (biologischen) Stoff des Körpers ausgehen, der kulturell geformt und damit für die Geschichtswissenschaft erst interessant wird (Jütte 2000).

Dieser Satz gilt auch und besonders für Plastische Chirurgen, denen das Buch als eine der Wissensgrundlagen sehr zu empfehlen ist. Bezogen auf die Zeit der Entstehung der Venus von Willendorf aus dem Buch von Carrington (Abb. 1.1) könnte ihre Symbolik als Darstellung der Begriffe „Ursprung des Seins" und Schönheit und der Adjektive „üppig" und „mütterlich" interpretiert werden.

1.1.5 Die Fähigkeit begrifflichen Denkens

In Carringtons Buch *Dieses unser Leben. Die Geschichte des Menschen als Teil der Natur* (1965) wird dem Menschen „homo sapiens" von seinem entwicklungsgeschichtlichen Anfang (80/40.000–10.000 v. Chr.) an der Besitz von „sechs charakteristischen zusammenhängenden Haupteigenschaften" zugesprochen (Carrington 1965, S. 192–224).

> Diese sind:
> 1. ein Bau der Gliedmaßen, der für aufrechte Haltung und den Umgang mit Gegenständen geeignet ist;
> 2. ein außergewöhnlich gut entwickeltes Gehirn;
> 3. hoch spezialisierte soziale Gewohnheiten;
> 4. die Fähigkeit der Sprache;
> 5. die Fähigkeit, Werkzeuge herzustellen und zu benutzen.
> 6. die Fähigkeit begrifflichen Denkens
> … Die beiden erstgenannten Eigenschaften der menschlichen Art entwickelten sich zumindest 80 Millionen Jahre hindurch, bevor der Mensch, so wie wir ihn kennen, erschien.

Der sechste Punkt dieser Definition des Menschen,

> deren er sich jetzt zur Erreichung auch der am weitesten gesteckten Ziele bedient, ist die Fähigkeit des begrifflichen Denkens. Jene Werte, die wir als Schönheit, Wahrheit und Güte bezeichnen, wären ohne die Fähigkeit abstrakten Denkens unbekannt; und Wissenschaft, Kunst und Religion, also jene schöpferischen Kräfte des Menschen, mit denen er diese Werte zu verwirklichen trachtet, hätten niemals entwickelt werden können, wenn das Denken des Menschen auf die Gegenstände seiner unmittelbaren Erfahrung beschränkt geblieben wäre (Carrington 1965).

1.1.6 Die Explosion des Geistes

In seinem Kapitel „Die Explosion des Geistes" schreibt Carrington:

> Der Kampf ums Dasein lässt für Gefühle nur wenig Raum … Aber je mehr sich die Gesellschaft entwickelte und sich die Menschen des Wertes übermittelten Wissens bewusst wurden, desto mehr wird man auch, zumindest in manchen Fällen, erkannt haben, dass die alten Menschen einen positiven Wert besaßen. Der alternde Häuptling ist für viele primitive Gesellschaften von heute charakteristisch; diese Menschen werden als eine Quelle der Weisheit und Erfahrung angesehen, deren Weitergabe an die jüngeren und kräftigeren Angehörigen der Gruppe wesentlich zum Erfolg in ihrem Kampf ums Dasein beiträgt. … Obwohl Jagen und Sammeln die Grundlage der damaligen Wirtschaft bildeten, entwickelten sich zweifellos innerhalb der Stämme noch andere Tätigkeiten. Der Zauberer oder Medizinmann, der ein besonderes Geschick darin besaß, die Opfer von Unglücksfällen oder Krankheiten zu pflegen oder aber die Verwundeten nach einem Kampf zu behandeln, gehörte zweifellos zu dieser Gruppe Zauberer und Medizinmänner empfanden sich selbst, im reziproken Kontakt mit den sie umgebenden Menschen und der Natur, mit sensiblem Bewusstsein und sensibler Intelligenz. Diese Eigenschaften führten sie zur Befähigung der Ausübung ihrer zum guten Teil magischen Fähigkeiten. Ein Anderer mag der Hexenmeister gewesen sein, der durch magische Beziehungen zu Geistern der Landschaft oder des Wildes, die er für sich in Anspruch nahm, den Erfolg oder den Misserfolg einer Jagd vorauszusagen vermochte.

Carrington (1965) vermutet in den Menschen jener Zeiten die Fantasie und Geschicklichkeit, Schmuck herzustellen und andere Fähigkeiten so, dass sie zu Vorläufern von Juwelieren, Küchenchefs und Couturiers unserer Zeit wurden. Jaffé (1979) bezeichnet die nachgezeichnete „Gestalt des tanzenden Tiermenschen in der Höhle von Trois Frères (◘ Abb. 1.5) als eine Art von Häuptling, den seine Verkleidung in einen Tierdämon verwandelt hat".

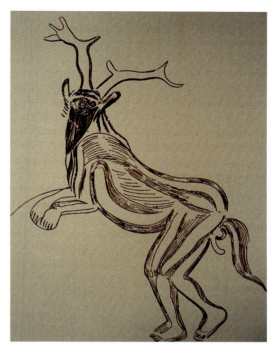

Abb. 1.5 Tanzender, um eine gute Jagd bemühter Medizinmann und Zauberer. Höhle der Trois Frères in Frankreich. (Aus Schott 2000; mit freundl. Genehmigung)

1.1.7 Visuelle Kommunikation in der Jäger- und Sammler-Gesellschaft

Eibl-Eibesfeldt beschreibt in der *Biologie des menschlichen Verhaltens Grundriss der Humanethologie* (2004) vergleichend das Verhalten von Primaten und Menschen von in der Zeit seiner Untersuchungen noch vorhandenen Naturvölkern. Nachfolgend wird mit Zitaten aus dem oben genannten Werk begonnen. Der Anatomie und Physiologie der visuellen Kommunikation und der Ausdrucksbewegungen werden viele Seiten gewidmet. Auf deren Bedeutung für die Plastische Chirurgie wird auf die jeweilige Thematik bezogen eingegangen.

» Intakte Jäger- und Sammler Kulturen, einige hundert – in der Regel etwa 500 – Personen … Solche Populationen sind durch eine eigene Sprache und durch eigenes Brauchtum gegen Andere abgesetzt. Sie bilden eine enge Fortpflanzungsgemeinschaft … Keineswegs wird aber in reinen Linien weitergezüchtet. Vielmehr bewirken besondere Heiratsregeln eine ständige Durchmischung des Genpools. Das wirkt einem Nepotismus entgegen … Von kurzlebigen Bindungen innerhalb der Jäger- und Sammler- Gesellschaft kann nicht die Rede sein … Die Mitglieder solcher lokaler Gruppen entwickeln bereits auf der Stufe der Jäger und Sammlervölker ein Gefühl der Zusammengehörigkeit, durch das sie sich von anderen absetzen, aber keineswegs sich gänzlich isolieren. Die Gruppen pflegen vielmehr untereinander Beziehungen. Man tauscht Heiratspartner aus, verbündet sich, pflegt Handel und Gerätetausch – oder betrachtet einander als Feind … Es gibt eine Reihe von Gründen sowohl des Körperbaus als auch der Physiologie, die den Mann als Jäger und Verteidiger der Familie geeigneter machen. Männer können sich leichter weiter von ihrem Wohnort entfernen als Frauen, die sich dabei größerer Gefahr aussetzen … Menschen aus dem Oberen Paläolithikum trieben gemeinsam Herden von in ihrer Umgebung sich befindenden Tieren über Steilhänge, bis sie abstürzten, hinab. Sie wurden zum Gewinn des Fleisches und der behaarten Haut geschlachtet … Man kann davon ausgehen, dass der Mensch über 99 Prozent seiner Geschichte eine Lebensweise als Jäger und Sammler führte, die ihn dann auch biologisch geprägt haben dürfte. Ackerbau und Viehzucht begannen in den ersten Ansätzen erst vor 15.000 Jahren. Noch um Christi Geburt waren zwei Drittel unserer Erde von Jägern und Sammlervölkern bewohnt … Jäger und Sammler müssen nicht viel Zeit für die Nahrungsbeschaffung aufwenden. Zwei bis drei der Stunden pro Tag verbringen die Frauen mit dem Sammeln, und der Erfolg ist unmittelbar. Mehr Zeit wird für die Nahrungszubereitung aufgewendet … doch handelt es sich hier um eine Beschäftigung, der die Frauen in kleinen Gruppen obliegen, plaudernd, rauchend und gewiss nicht von der Zeit getrieben. Die Männer sind zum Jagen länger unterwegs, allerdings nicht täglich. Den übrigen Alltag verbringt man in der Gemeinschaft mit handwerklichen Verrichtungen, Spiel und anderen sozialen Interaktionen. Man spricht deshalb auch von mußeintensiven Gesellschaften (Eibl-Eibesfeldt 2004, S. 596–748).

Für uns zu beachten ist, dass der Humanethologe Eibl-Eibesfeldt schreibt: „Menschen mit der Motivationsstruktur und intellektuellen Kapazität eines altsteinzeitlichen Jägers und Sammlers steuern heute Düsenjäger".

Eibl-Eibesfeldt hat das Verhalten in diesen Kulturen seit 1949 untersucht, dokumentiert und vergleichend beurteilt. Dieses im Wissen der Verhaltensweisen in den seit historischen Zeiten untereinander in Beziehung stehenden wissenschaftlichen und technischen Kulturen. Sein Eindruck, dass „der Mensch über 99 % seiner Geschichte eine Lebensweise als Jäger und Sammler führte", entspringt aus den Resultaten von Vergleichen. Mit von ihm entwickelten wissenschaftlich fundierten Methoden untersuchte und verglich er die genetisch weitergegebenen Verhaltensweisen von zwei Gruppen : 1. die Verhaltensweisen der von ihm erforschten Stammeskulturen, die bis zu seinem Auftreten von den sonstigen Kulturen der Welt isoliert praktiziert wurden und 2. die Verhaltensweisen in vergleichbaren Situationen der Mitglieder der seit geschichtlichen Zeiten kommunizierenden Gesellschaften. Bei den oben mit der Ziffer 1. genannten Mitgliedern der Kulturen handelt es sich um Angehörige der Naturvölker, wie in ◘ Abb. 1.2 nachzusehen. Sie befanden sich bis zu den Untersuchungen von Eibl-Eibesfeldt (1967) in einer kontinuierlichen vorgeschichtlichen

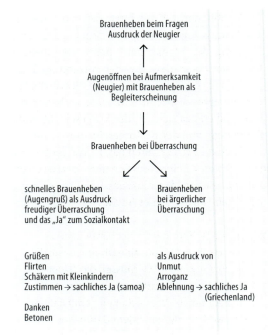

◘ Abb. 1.6 Schaubild „Grüßen auf Distanz". Gezeigt wird die Verbindung zwischen den auslösenden Affekten und deren Ausdruck in der Mimik und anderen motorischen Verhaltensweisen. (Mod. nach Eibl-Eibesfeldt 1967)

Entwicklung. Beginnend mit dem 20. Jahrhundert nehmen auch diese Naturvölker Teil an dem wissenschaftlichen und technischen Zeitalter. Sie haben bis zu unserer Lebenszeit nicht an der Entstehung der alten Hochkulturen mitgewirkt.

Eibl-Eibesfeldt (2004) untersuchte die genetischen Gesetzlichkeiten des „Grüßens auf Distanz": A. Das Lächeln, B. Der Augengruß, C. Das Nicken, D. Das Senken der Augenlider (Lidgruß) (Eibl-Eibesfeldt 1973). Er entdeckte bei den Untersuchungen der oben angegebenen Gruppe 1. der „Naturvölker" und 2. der „kommunizierenden Gesellschaften" als ein beiden Gruppen eigenes und wahrscheinlich seit der Vorgeschichte vererbtes gemeinsames Merkmal des Grüßens auf Distanz. In ◘ Abb. 1.6 ist das Ergebnis seiner Untersuchungen bildlich erfasst. Hier wird die „Vorprogrammierung im menschlichen Sozialverhalten" zusammengefasst dargestellt.

◘ Abbildung 1.2 zeichnet den von Jaspers (1949) aufgezeigten Weg von dem als „der eine Ursprung der Menschheit" definierten Beginn des Weges bis zu dem Ziel der von ihm gedachten „Einen Welt der Menschheit des Erdballs". Das von Eibl-Eibesfeldt erforschte Verhalten der Naturvölker, das sich seit der Vorgeschichte ganz unabhängig von der Kulturgeschichte aus den alten Hochkulturen erhalten hat, ist von Jaspers auf dem rechten Zweig seines Schemas skizziert worden. Eibl-Eibesfeldt schloss das einleitende Kapitel der ersten Auflage seines Buches mit den Worten:

> Unsere Hoffnung ist, durch Einsicht in die biologischen Abläufe eine Überlebenstechnik zu entwickeln. Wir müssen das Geschehen rational betrachten, um es in den Griff zu bekommen. Aber sicher nicht mit kaltem Verstand, sondern mit dem Gefühl des engagierten Herzens, dem am Glück auch kommender Generationen gelegen ist. Zu einer solchen Betrachtungsweise möge das Buch einen Beitrag leisten (Eibl-Eibesfeldt 2004, S. 19).

1.2 Von der Vorgeschichte zur Frühgeschichte – die ersten Hochkulturen

Auf der Schwelle von der Vorgeschichte zur Frühgeschichte lassen sich ganz bestimmte Faktoren erkennen. So beginnt die Menschheit, soziale Ordnungen zu finden, es entsteht außerdem eine materielle Kultur mit Architektur und Kunsterzeugnissen oder der Erfindung von Schrift sowie auch eine metaphysische Kultur wie sie in der Ausübung von Religion und Kultus erkennbar sind. Die Schönheit ist von hohem Wert in der ägyptischen Hochkultur, orientiert sich aber an der Natürlichkeit.

1.2.1 Die Entstehung von Zivilisation

Nach dem Oberen Paläolithikum, „im Zeitalter heutiger Klimata" (Carrington 1965) der fortgeschrittenen Steinkulturen, der Metallkulturen, dem Neolithikum, begannen Jäger und Sammler eine völlig neue Tätigkeit mit dem Kultivieren des Landes und dem Zähmen von Tieren, die zu Haustieren werden konnten. Es entstanden andere Spezies, die der Ernährung, Arbeit und dem Ortswechsel dienten. Es vollzog sich die „revolutionäre Phase der Menschheitsgeschichte", die zur Gründung „bodenständiger Zivilisationen in Mesopotamien und dem Niltal führte" (Carrington 1965). In den folgenden Bronze- und Eisenzeiten entstanden verschiedene Schriften. Die Zivilisation mit der Entstehung von sich vergrößernden Lebensgemeinschaften führte zum Ende der Vorgeschichte und dem Beginn der eigentlichen Geschichte bzw. Frühgeschichte (◘ Abb. 1.1).

Von Carrington (1965, S. 192–224, 202) werden die typischen und bedeutsamen Eigenschaften der Zivilisation wie folgt definiert: 1. Soziale Ordnung, 2. Materielle Kultur und 3. Metaphysische Kultur. Im Folgenden werden Passagen aus seinem Buch wiedergegeben.

1. Soziale Ordnung

Die soziale Ordnung ist die grundlegende Bedingung des gemeinschaftlichen Lebens einer zivilen (civis, lat., „Bürger") Gesellschaft. Die soziale Ordnung „bezeichnet, was den Bürger betrifft und ihm geziemt; jedoch umfasst der Begriff der Zivilisation heute weit mehr als das reine Bürgerrecht."

2. Materielle Kultur

Das zivile/bürgerliche Zusammenleben in (vor fast 10.000 Jahren) neolithischen dörflichen und danach städtischen Gemeinschaften führte zu einer kulturellen Spezialisierung von handwerklichen Sachkunden wie z. B. Weben, Korbflechten, Töpferei, Kupfer-, Zinn-, Bronze- und Eisenbearbeiten.

> Der Austausch von Gütern und Ideen wurde durch die Entdeckungen des Geldes (in Form von Münzen mit Symbolen) und der sich unterscheidenden Schriften wesentlich vereinfacht … Die Verbindung vieler Spezialisten, um das gewünschte Ergebnis zu erzielen, ist ein bemerkenswertes Beispiel für die gemeinschaftlichen Bemühungen, die für den Fortschritt der Menschen eine so entscheidende Rolle gespielt haben.

3. Metaphysische Kultur

„In dem Maße, in dem sich die Menschen geringere Sorgen darum zu machen brauchen, wie sie genügend Nahrung zum Leben finden sollen, beginnen sie nachzudenken, warum sie überhaupt am Leben sind". Diese und andere schwer und nicht endgültig zu beantwortende Fragen und letztlich nicht zu erfüllende Wünsche führen zu ihrer Definition als „geistig-seelische Probleme" und dies wiederum führt uns zu jenem höchst entscheidenden und wichtigen Merkmal einer Zivilisation, die sich in ihrer „metaphysischen Kultur" ausdrückt. Dieses kann mit der Entstehung von Problemen durch Unstimmigkeiten zwischen der wahrgenommenen eigenen Gestalt und ihrem gewünschten Aussehen einhergehen. Dadurch kann der Wunsch nach der Verbesserung der eigenen Attraktivität entstehen. Für die Plastischen und Ästhetischen Chirurgen besteht in der metaphysischen Kultur der Gegenwart das in strenger Weise zu beachtende Kapitel der Gestaltwahrnehmung.

Die „Gestaltwahrnehmung" ist in den Kulturen verschieden. Gewünschte, sich auf die Gestalt und damit verbunden auf die Attraktivität auswirkende Behandlungen können kurz- oder langzeitig mit schädigend wirkenden Veränderungen einhergehen. Auf die kulturell und gesundheitlich bestehenden Aspekte wird später eingegangen werden (▶ Abschn. 2.2.1).

Die Skulpturen, Hochreliefs, Mosaiken und sonstigen Kunstwerke Mesopotamiens und Ägyptens beweisen die Entwicklung von primitiven Kulturen durch Zivilisation zu sehr hoch-

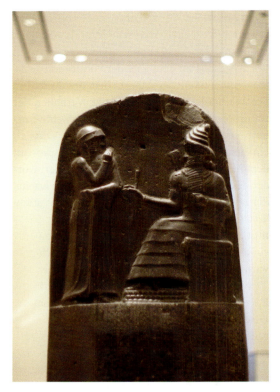

◻ **Abb. 1.7** Stele des Königs Hammurapi aus Diorit. Dieser erhöhte den Stadt-Gott Marduk zur höchsten Gottheit des babylonischen Reichs. Louvre, Paris. Bildrechte: Enlil, CC BY 3.0, veröffentlicht unter public domain

stehenden Kulturen. Der *Codex des Hammurapi*, König Babylons, der von 1728 bis 1686 v. Chr. lebte, wurde auf einer über zwei Meter hohen Stele eingemeißelt (◻ Abb. 1.7).

Zu lesen sind auf der Stele des Hammurapi strenge Verordnungen für die Bezahlung ärztlicher Leistungen oder Strafen bei deren Misserfolg:

> Eine heilsame Operation eines Edlen, mit einer Klinge aus Bronze erbrachte nach dem Maßstab zehn Säckchen Silber (mehr als der Jahresverdienst eines Handwerkers). Der Tod eines Edlen, wenn von einem Arzt verursacht, wurde mit der Amputation von dessen Hand bestraft. Handelte es sich um einen Sklaven, so musste dieser ersetzt werden (Porter 2000, S. 45).

1.2.2 Die Bedeutung von körperlicher Attraktivität in der ägyptischen Kultur

In ähnlichen klimatischen Bedingungen und in der nahezu zeitgleichen mesopotamischen Kultur entstand die ägyptische Kultur. Die Medizin erreichte eine weitgehende Spezialisierung nach Körperregionen und Organen und auch für unsichtbare Leiden. Die Kunst der Kosmetik für Lebendige mit Regeln und Techniken für die Pflege des Körpers und nach dem physischen Tod für das Fortsetzen des Lebens mit der Mumifizierung und Bestattung erreichte den Wert einer Wissenschaft, in der gegenwärtig geforscht wird.

Der Vater der griechischen Historiographie, Herodot (485–425 v. Chr.), berichtete, dass die Direktorin der Ärzte Pesechet von ihrem Pharao zur Überwachung der Qualität ärztlicher Leistungen ernannt worden war (Porter 2000, S. 49). Die Bedeutung der sensiblen Wahrnehmung zeigt sich in diesem Hochrelief des 15. Jahrhunderts v. Chr., das den Prinzen Semenchkaré und seine Frau Merit-Aton, Tochter von Echnaton, darstellt. Sie reicht ihm mit der Hand des Herzens eine Schale als symbolisches Zeichen von natürlichem Respekt, Grazie und Wohlergehen. Die symbolische Ästhetik von Merit-Aton mit Semenchkaré unter der Sonne mit ihren Strahlen sind für C. G. Jung Ausdruck des unbewussten Natur- und Göttlichkeitsempfindens der Menschen jener hohen ägyptischen Kultur.

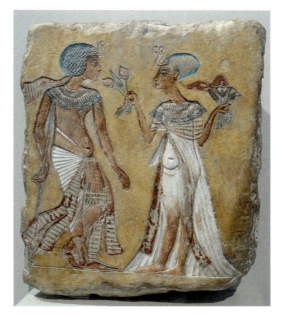

Abb. 1.8 Spaziergang im Garten des jungen königlichen Paares, Semenchkaré und Merit-Aton. Reliefskizze um 1330 v. Chr. Ägyptisches Museum, Berlin. Bildrechte: Andreas Praefcke, veröffentlicht unter public domain

Abbildung 1.8 zeigt das königliche Paar einander gegenüberstehend, während Merit-Aton in beiden Händen Blüten trägt und einige davon Semenchkare reicht. Thomas Mann schreibt über den Brauch des Blumenüberreichen in seinem Roman *Joseph und seine Brüder*:

> Das Volk aber hatte, so hörte Joseph, einen anderen Namen für ihn, einen zarten und zärtlichen. ‚Neb-nef-zen' hieß es ihn, ‚Herr des süßen Hauchs' – es war nicht mit Bestimmtheit zu sagen, warum. Vielleicht weil bekannt war, daß er die Blumen liebte seines Gartens und gern sein Näschen in ihrem Duft begrub (Mann 1948, S. 1004–1275).

Heuß (1991) schreibt: „Ägypten und Mesopotamien bedeuten nun einmal den frühesten Aufstieg des menschlichen Geschlechts zur Höhe geschichtlicher Zivilisation". Dieses, verbunden mit dem Hinweis auf die, für den Historiker mit der Zeittafel dokumentierte, „Wahrheit der Geschichte Ägyptens", bezogen auf die Geschichte der Ästhetik und Ethik sowie Gegenwart der Plastischen Rekonstruktiven und Ästhetischen Chirurgie ist hervorzuheben, welch großen Respekt die Ästhetik des Natürlichen in der hohen Phase der ägyptischen Zivilisation genoss. Das Beachten der Ästhetik des Natürlichen sollte heute wieder als eine wichtige Grundlage für die Indikation zu ästhetischen Behandlungen und Operationen gefordert werden (▶ Abschn. 2.2).

Der Respekt vor der Ästhetik des Natürlichen fordert, dass die Indikationen zu ästhetischen Behandlungen mit großer Umsicht und speziellem Wissen gestellt werden. Die Attraktivität des Natürlichen ist eine dem Menschen eigene und von ihm mit sensiblen Bewusstsein und sensibler Intelligenz wahrgenommene Eigenschaft. Humanethologie und Psychologie haben erwiesen, dass das Verhalten in der Partnerbeziehung von der Kultur der Gesellschaft, in der die Menschen leben, mitbestimmt wird (Fischer 2002; Borkenau 1993).

Das Wesen der Wahrnehmung von zwischenmenschlicher Attraktivität muss bei der Aufklärung beachtet werden. „Leitbilder und Auslösemechanismen bewirken für unsere Art spezifische Wahrnehmungsweisen" (Eibl-Eibesfeldt 2004, S. 922).

Die Menschen, die eine Erfüllung nicht ausreichend überlegter Wünsche zu einer Veränderung ihres Aussehens von Ärzten und Plastischen Chirurgen verlangen, müssen aufgeklärt werden. Dies ist notwendig, weil ihnen kein Schaden zugefügt werden darf. Bei dem Wunsch z. B. ein verjüngtes Aussehen mit einer Gesichtsfaltenbehandlung zu erreichen ist es notwendig, die Beurteilung der Attraktivität des natürlichen Aussehens nicht nur vom fotografischen Bild ausgehend vorzunehmen, sondern auch über die Attraktivität der die Gesichtszüge natürlich gestaltenden Mimik bei der Sprache in der spontanen zwischenmenschlichen Beziehung aufklärend zu besprechen. So ist bei jeder einzelnen Behandlung darüber aufzuklären, dass selbst wenn natürliche Gesichtsfalten verhindert werden können, im Widerspruch dazu die Gefahr einer Minderung der natürlichen Attraktivität entstehen kann.

Die im Älterwerden sich natürlich verändernde, weiterhin affektiv zwischenmenschlich bedeutsame Mimik kann im späteren Lebensalter durch das faltenfreie und dadurch maskenhaft wirkende Gesicht beeinträchtigt werden. Anders verläuft die Beurteilung der anatomisch-physiologisch-dynamischen, auf Physiognomie und Mimik sich auswirkenden Faktoren bei der Gesichtshautstraffung. Dies besonders in Verbindung mit den sozialen und beruflichen Bedingungen der bei den Plastischen und Äthetischen Chirurgen Hilfe suchenden Menschen. So zum Beispiel bei Lehrern, Schauspielern, und vielen anderen Vertretern des beruflichen und privaten Lebens. Auf diese Indikationen wird im Zusammenhang mit den kulturellen und therapeutischen Entwicklungen des „Wissenschaftlichen und Technischen Zeitalters" (Jaspers 1949) noch eingegangen.

» Mit der Erfindung des Garten- und Ackerbaus wird der Mensch zunächst arm an Muße. Nachdem er die Technik der Feldbestellung verbessern konnte, überwindet er diese Phase. Im Jahresablauf der bäuerlichen Kultur Mitteleuropas wechseln arbeitsintensive und mußeintensive Phasen, die reicheres kulturelles Leben gestatten. Mit der industriellen Revolution verstrickte sich der Mensch wieder in eine arbeitsintensive Phase, aus der er sich erst in allerletzter Zeit über die Einführung arbeitssparender Techniken langsam befreit. Der Fortschritt in der industriellen Gesellschaft wird allerdings mit einer gewaltigen Verunsicherung des Einzelnen erkauft: Er kann seinen Arbeitsplatz verlieren. Eine solche existenzbedrohende Erfahrung durch Abhängigkeit von anderen droht keinem Wildbeuter. Ein Buschmann kann nicht arbeitslos werden (Eibl-Eibesfeldt 2004, S. 899–954).

Eibl-Eibesfeldt weist in seinem Buch in ▶ Kap. 9 mit der Überschrift „Das Schöne und Wahre: Der ethologische Beitrag zur Ästhetik" auf für die Plastischen Chirurgen Wichtiges mit den nachfolgenden Worten hin: „In Wissenschaft, Kunst und vernunftbegründeter Moral erhebt sich der Mensch wohl am meisten über seine Tierverwandten. Kultur wird hier zur zweiten Natur und entfaltet sich auf einer für uns Menschen typischen Ebene mit weit reichenden Konsequenzen für das Schicksal unserer Art."

1.3 Die Achsenzeit und die aus ihr entstandenen Kulturen der Antike

> Die Achsenzeit, so wie Jaspers die Epoche nannte, die die griechische und die römische Kultur entstehen ließ, ist einer der wichtigsten Einschnitte in der Weltgeschichte. Mythologie, Philosophie, Kunst, Medizin, Chirurgie und die Physiognomik wurden von diesen Kulturen erfunden oder in einzigartiger Weise geprägt. Ihr Einfluss auf die Menschen der Gegenwart ist immer noch bedeutsam.

1.3.1 Jaspers Begriff der Achsenzeit

Die Jahre 800 bis 200 v. Chr. wurden von Jaspers als Achsenzeit definiert:

» Eine Achse der Weltgeschichte, falls es sie gibt, wäre empirisch als ein Tatbestand zu finden, der als solcher für alle Menschen, auch die Christen, gültig sein kann. Diese Achse wäre dort, wo geboren wurde, was seitdem der Mensch sein kann, wo die überwältigendste Fruchtbarkeit in der Gestaltung des Menschseins geschehen ist in einer Weise, die für das Abendland und Asien und alle Menschen, ohne den Maßstab eines bestimmten Glaubensinhaltes, wenn nicht empirisch zwingend und einsehbar, so doch aber aufgrund empirischer Einsicht überzeugend sein könnte, derart, dass für alle Völker ein gemeinsamer Rahmen geschichtlichen Selbstverständnisses erwachsen würde. Diese Achse der Weltgeschichte scheint nun rund um 500 vor Christus zu liegen, in dem zwischen 800 und 200 stattfindenden geistigen Prozess. Dort liegt der tiefste Einschnitt der Geschichte. Es entstand der Mensch, mit dem wir bis heute leben. Diese Zeit sei in Kürze die ‚Achsenzeit' genannt (Jaspers 1949, S. 49).

„Die Achsenzeit assimiliert alles übrige. Von ihr erhält die Weltgeschichte die einzige Struktur und Einheit, die durchhält oder doch bis heute durchgehalten hat" (Jaspers 1949). Der griechische Physiker und Mathematiker Archimedes, geboren 285 v. Chr., wurde 212 v. Chr. durch römische Soldaten bei der Eroberung von Syrakus erschlagen („Störe mir meine Kreise nicht"). Stein fasst zusammen und nennt in dem von ihm verfassten und herausgegebenen Werk *Der Große Kulturfahrplan* die von Archimedes durchgeführten Forschungsvorhaben über

» Kugel und Zylinder, die Kreismessung, über Konoide und Spheroide, über Spiralen, über das Gleichgewicht von Ebenen, die Sandzahl; die Quadratur der Parabel; über schwimmende Körper; die Methodenlehre; Stomachion (Geduldspiel), enthalten u. a. Auftrieb, Hebelgesetz, schiefe Ebene, Brennspiegel, Flaschenzug, Kreisberechnung, Quadratwurzeln, kubische Gleichung (Stein 1990).

Für de Santillana (1961) entstand 200 v. Chr. der

» … tiefste Einschnitt in der Geschichte: nicht nur wegen des Todes von Archimedes, sondern auch durch die Konsolidierung der römischen Übermacht in den bis dahin Griechischen Territorien … Es trat eine gewisse Reife ein und die Welt erfuhr die Entstehung des imponierenden Gebäudes des ‚Römischen Rechts'; es geschah, aus meiner Sicht ohne, dass es in besonderer Weise aufgefallen wäre.

Jaspers schreibt: „Die Charakteristik der Achsenzeit wurde von uns vorweggenommen und an den Anfang gestellt. Denn ihre Auffassung scheint uns von zentraler Bedeutung für das Bild der Universalgeschichte" (Jaspers 1949). Dies gilt auch für unser Verständnis der Entstehung der kulturellen Grundlagen der Medizin, in ihr der Plastischen Chirurgie und für das Verständnis der Menschen, die in unseren Ländern ästhetische Veränderungen ihres Aussehens wünschen. Dieser Wunsch wird in unserer Zeit den Plastischen und Ästhetischen Chirurgen gegenüber, in den durch elektronische Industrialisierung, Kommunikation und Geld sich rasch weiterentwickelnden und verändernden Teilen der Welt mit auffallend zunehmender Überzeugung und großem Verlangen geäußert. An dieser Stelle sei erneut Jaspers zitiert:

> Die Achsenzeit wird zum Ferment, das die Menschheit in den einen Zusammenhang der Weltgeschichte bringt. Sie wird für uns zum Maßstab, an dem die geschichtliche Bedeutung der Völker für das Ganze klar wird.

Nachfolgend befassen wir uns mit dem, was maßgebliche Autoren der Achsenzeit und der nachfolgenden Zeiten bis in die Gegenwart hinein grundlegend für das gegenwärtige Denken und Handeln geschrieben haben.

1.3.2 Indische Einflüsse auf die antike Philosophie

Nachfolgend beschäftigen wir uns mit dem indischen Einfluss auf Pythagoras, Hippokrates und Alkmaion in Kroton in der Zeit von 740 bis 435 v. Chr.. Hierbei wird insbesondere der Begriff der „aisthesis" in der Wahrnehmung und im Denken bis in die Gegenwart hinein diskutiert, so wie Wolfgang Welsch dies in *Grenzgänge der Ästhetik* ausgeführt hat (Welsch 1996, S. 9).

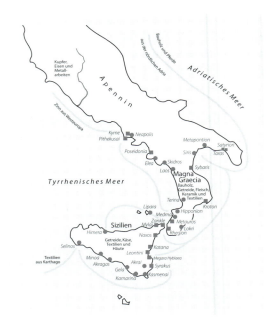

Abb. 1.9 Die Karte zeigt die Orte der griechisch-italienischen und (später) römischen Kulturen und die Stadt Kroton, in dem die älteste Schule griechischer Medizin entstand.

„Nach dem frühesten Aufstieg des menschlichen Geschlechts zur Höhe geschichtlicher Zivilisation in Ägypten und Mesopotamien erhielten Griechenland und Rom ihre besondere Rolle in der europäischen Geschichte" (Heuß 1991). Am Mittelmeer und in Griechenland, an den Küsten des von den Oinotriern bewohnten italischen Südens, der Südspitze Italiens und an den Küsten Griechenlands befanden sich die Orte des Ursprungs der griechisch-römischen und später arabischen Kulturen, wie in ◘ Abb. 1.9 zu erkennen ist.

Die griechische Hafenstadt Kroton („Crotone", ital.) in Unteritalien wurde 740 v. Chr. gegründet. In ihr entstand die älteste Schule der griechischen Medizin. Der Philosoph Pythagoras (570–497 v. Chr.) flüchtete 532 v. Chr. aus dem Metapont, aus dem Ort Samos, nach Kroton. Er stiftete einen Bund mit wissenschaftlichen, sittlichen, religiösen und politischen Zielen. Nach Bischagratna (1963) habe „der Philosoph Pythagoras seine Mysterien und Metaphysik von den

Bráhmanas aus Indien erfahren". Hippokrates (460–375 v. Chr.) habe alles ihm Mögliche getan, um die medizinische Wissenschaft von der Herrschaft der „spekulativen Philosophie" zu befreien. Er sei der Auffassung gewesen, in der Medizin „nur jene Wahrheiten des Ayurweda zu erhalten, die Pythagoras und die buddhistische Brüdergemeinschaft in sein Land gebracht hätten und die nicht exakt dem Bereich des Metaphysischen angehören" (Bishagratna 1963). Im Zusammenhang mit den Gedanken zur Achsenzeit sei zitiert:

> Sicherlich ist für Menschen verschiedener Nationalitäten möglich unabhängig von einander zu den gleichen Wahrheiten und Schlussfolgerungen zu gelangen. Es gibt Koinzidenz in der Wissenschaft so wie in der Kunst und Philosophie. Die Schwerkraft und der Kreislauf des Blutes waren den Indern lange Zeit vor den Geburten von Newton und Harvay in Europa bekannt.

1.3.3 Alkmaion und die Aesthesis

In Kroton fand der Arzt Alkmaion (um 470 v. Chr.) durch anatomische Präparation den Sehnerven. Er beschrieb das Gehirn und nicht das Herz als Zentralorgan der Wahrnehmung und Sinneswahrnehmung (Porter 2000, S. 55). Durch ihn beginnt die „aesthesis", („Empfindung", gr.) zur Lehre der physiologischen Fähigkeiten der Sinnesorgane zu werden. Er unterscheidet zwischen Wahrnehmen und Denken. Das Denken ist die Fähigkeit, die den Menschen von dem Tier unterscheidet: „Nur dem Menschen ist erlaubt, aus Zeichen folgernd zu schließen". Heute ist zu beachten, dass nach über 2500 Jahren der Geschichte der Philosophie z. B. Welsch (1996, S. 9) sich mit der für Plastische Chirurgen wichtigen Themenreihe „Ästhetisierungsprozesse – Phänomene, Unterscheidungen, Perspektiven" befasst. Bezogen auf die Aktualität ästhetischen Denkens schreibt Welsch (1996): Das „Verhalten der Menschen ist durch und durch schon televisionär kodiert. Wirklichkeit – nicht nur die äußere, sondern schon die innere des Selbstverständnisses und der Sozialprogrammierung ist heute weithin über massenmediale Wahrnehmung konstituiert". Es kann hier bereits auf McLuhan (1967, S. 53–58) hingewiesen werden. Aus der fachbezogenen Perspektive definiert der Plastische Chirurg Taylor (2000) den Griechen Alkmaion (um 495–435 v. Chr.) als den Initiator der „aisthesis" und der Humananatomie, der auch als Erster die von ihm erhobenen Befunde dokumentierte (Porter 2000). Taylor schreibt, dass Geschichtsbücher notwendig sind: „Durch den Einblick in die Vergangenheit können wir den Ursprung der angewendeten Denkweisen und Behandlungsmethoden erkennen, Fehler der Vergangenheit feststellen und besser den zu beschreitenden Weg erkennen".

Zur Unterstützung auf diesem Weg zitieren wir hier aus dem Buch *Grenzgänge der Ästhetik* (1996), die von Welsch dem ersten Kapitel vorangesetzten Gedanken Schillers (1759–1805): „Lebe mit deinem Jahrhundert, aber sei nicht sein Geschöpf; leiste deinen Zeitgenossen, aber was sie bedürfen, nicht was sie loben". (Schiller 2000, S. 35)

„Vielleicht aber wird es überhaupt anstoessig sein, ein aesthetisches Problem so ernst genommen zu sehn", so Nietzsche in Kap. 9 der *Geburt der Tragödie aus dem Geist der Musik*. „Und vielleicht sind alle Probleme in ihrer Grundschicht eigentlich Wahrnehmungsprobleme (…) Die Zeit des Übergangs, in der wir leben, ist die Zeit einer Umgestaltung auf allen Ebene" (Welsch 1998, S. 218). Zu beachten ist, dass wir uns in einem Abstand von 2000 Jahren von der Achsenzeit befinden. Wir erinnern uns hier im Zusammenhang mit den die Plastische Chirurgie betreffenden Fragen auch an die nachfolgenden passenden Worte des Philosophen Gadamer: „Wir können uns für diese Fragestellung der Hilfe derer bedie-

1.3.4 Hippokrates, Asklepios und die griechische Heilkunst

Die sechzig Bücher des *Corpus Hippraticum* seien in den Jahren 460 bis 375 v. Chr. in der medizinischen Schule der Insel Kos im Ägäischen Meer geschrieben worden. Auf dieser Insel sei Hippokrates nach den älteren Biografen geboren, so die Überlieferung. In seinem Werk steht: „schön und sachgerecht ist daher die Einrichtung gemäß der Natur" (Porter 2000). Für uns als Erstes zu beachten ist die Bezugnahme der hippokratischen Heilungsmethoden auf die Natur. „Zugegebenermaßen stützte sich die griechische Gesellschaft im Großen und Ganzen stark auf religiöse Heilung" … Bei Homer erscheint Apollon als Gott des Lichtes und Heilens – mal als Verbreiter der Pest, mal als Rächer. Und weiter wäre zu sagen: „mannigfaltig und wunderbar waren sein Charakter und seine Eigenschaften" (Perowne 1969). Die Skulptur des Apollo von Belvedere (◘ Abb. 1.10) ist eine der berühmtesten und schönsten Darstellungen dieses Gottes. Der junge Gott schaut dem Pfeil nach, den er soeben abgeschossen hat.

Apollos Sohn aus seiner Verbindung mit der Fürstentochter Koronis ist Asklepios. Die Bedeutung seines Namens, im Deutschen „Äskulap", setzt sich aus den Worten „as" (gr. „Natter/Schlange") und „klepi" (gr. „etwas umwinden") zusammen. „Asklepios wurde schließlich zur Kultfigur und zum Schutzpatron der Ärzte: Als Schutzgott (heute Symbolgestalt) der Medizin wird Asklepios meist mit Bart, Stab und Schlange dargestellt; daher leitet sich das heutige Arztsymbol ab". Um den geflügelten Äskulapstab winden sich die beiden Schlangen in Form einer Doppelhelix, deutlich zu erkennen in ◘ Abb. 1.11. „Die Häutung der Schlange symbolisierte die Erneuerung des Lebens , sie bedeutet auch Verjüngung durch Häutung" (Porter 2000, S. 52). Bei den Römern wurde der Gott Asklepios als „Aesculapius" bezeichnet.

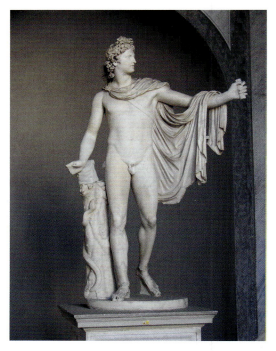

◘ **Abb. 1.10** Skulptur des Apollo von Belvedere. Marmorkopie eines griechischen Originals aus dem 4. Jahrhundert v.Chr. Antikensammlung der Vatikanischen Museen. Bildrechte: Wknight94, CC BY SA 3.0, veröffentlicht unter public domain

Die Mitglieder der „Deutschen Gesellschaft Plastischer Rekonstruktiver Ästhetischer Chirurgen" (DGPRÄC) könnten in der sich häutenden Schlange ein Symbol ihrer therapeutischen und wissenschaftlichen Bemühungen für die Heilung der Brandverletzten mit freien Hauttransplantaten erkennen. „Der Gott Apoll wurde oft zusammen mit seinen Töchtern Hygieia (Gesundheit oder Hygiene) und Panakeia (Allheilerin) abgebildet" (Porter 2000, S. 52). Beide zusammen könnten als Symbolgestalten der technisch erreichten Keimfreiheit, Klimatisierung und ärztlichen sowie pflegerischen Behandlung z. B. in den derzeitigen Intensiveinheiten für Schwerbrandverletzte angesehen werden.

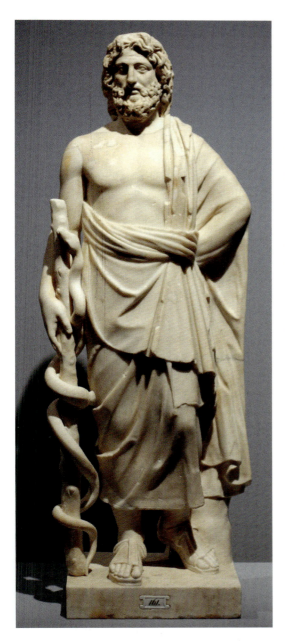

Abb. 1.11 Statue des Asklepios. Römische Marmorkopie eines griechischen Asklepios des 5. Jahrhunderts v. Chr. Pergamonmuseum Berlin. Bildrechte: Sciprogrammer CC BY-SA 3.0, veröffentlicht unter public domain

1.3.5 Anaxagoras, Aristoteles und die Bedeutung der Hände

Aristoteles (384–322 v. Chr.) bezeichnete die Hand als „das Werkzeug der Werkzeuge". Mit dieser die Funktion der Hand eng definierenden Bezeichnung wurde von ihm die Lehre des Anaxagoras (499–428 v. Chr.), dass „die Menschen die klügsten Lebewesen seien, weil sie Hände haben" und dass „die Hände die Ursache dafür seien, dass der Mensch das intelligenteste Lebewesen geworden sei" (Porter 2000, S. 65), bereichert. Nach der aristotelischen Theorie der vier Gründe des Seienden tat die Natur nichts vergebens also galt es, Körperteile (wie die Hände) im Hinblick auf ihren Zweck zu erklären (Teleologie). Die aristotelische Methodik wurde bis in das 18. Jahrhundert zur Grundlage der wissenschaftlichen Forschung, so Porter.

> Aristoteles etablierte die philosophische Ethik im 4. vorchristlichen Jahrhundert als ein eignes Teilgebiet der Philosophie; die Ethik sollte angesichts der neu entstandenen griechischen Stadtgesellschaft die herkömmliche Moral, wie sie sich in Sitten und Gebräuchen ausdrückte, auf ihren vernünftigen Sinn hin überprüfen. Vor allem entwickelte er Vorstellungen über ein gutes und gelungenes Leben und die Möglichkeiten, unter denen es zu führen sei (Wiesing 2004).

Die Kombination der Worte „cheir"(gr. „Hand") und „ergon" (gr. „Arbeit") bildet den Begriff „Chirurgie". „Chirurgie war ein Handwerk" (Porter 2000). Diese Bezeichnung ist in die Gesamtheit der ärztlichen Kunst mit dem *Corpus Hippocraticum* eingeführt worden (Carstensen et al. 1983).

Wichtig für die prognostisch zu beachtende Attraktivität der Mimik im Lauf der natürlichen Altersveränderungen des Gesichts und den derzeit gestellten Indikationen zur Faltenminderung ist nachfolgender auf den Menschen und sein sensibles Bewusstsein übertragbare Leitsatz von Anaxagoras: „Das Sichtbare der Welt öffnet uns die Schau ins Unsichtbare" (Wikipedia „Anaxagoras" 2013). Michler (1985) wies daraufhin, dass für die Plastische Chirurgie bedeutsam ist, dass sie von der griechisch-römischen Medizin über Techniken und Methoden hinausgehend erfuhr, dass die

» Physis als gewachsene Form der einzelnen Gliedmaßen und Körperteile zum ersten ästhetischen Normbegriff wurde, den sich die Medizin für ihre eigenen Bedürfnisse geschaffen hat, es steht dort: Schön und sachgerecht ist daher die Einrichtung (einer Luxation) gemäß der Natur, denn es gibt dort, von Ausnahmen abgesehen, kein besseres Wiederherstellungsergebnis als die naturgewachsene Form.

Dem damaligen Können der Ärzte entsprechend beschränkte sich in der praktischen Realität der Inhalt dieser Maxime auf die Einrichtung von Luxationen und Frakturen. In dem Vorwort zu dem Buch *Principles and Art of Plastic Surgery* von Gillies und Millard zitiert Webster für die Plastische Chirurgie die Definition der Kunst nach Aristoteles (Gillies u. Millard 1975).

1.3.6 Der Eid des Hippokrates

Von den Fachärzten für Plastische und Ästhetische Chirurgie von heute sollte der Eid des Hippokrates beachtet werden.

» Die Bedeutung der hippokratischen Medizin lag in zweierlei: Sie prägte die erhabene Rolle des selbstlosen Arztes, die bleibendes Vorbild für berufliches Selbstverständnis und Verhalten wurde, und sie lehrte, dass man die Natur verstehen muss, um Krankheit zu verstehen (Porter 2000, S. 64).

Für den Beginn der hippokratischen Medizin in Kos wird das Datum des Jahres 401 v. Chr. bestimmt. Die damalige Vorgehensweise entspricht dem ursprünglichen wie auch dem heute geleisteten Anspruch des Eid des Hippokrates.

» Die hippokratischen Ärzte schulten wohl ihr diagnostisches Können, aber die Technik, die sie wirklich schätzten, war die Prognose, eine weltliche Version der Weissagungen früherer Medizin. Für den Arzt ist es nach meiner Einsicht sehr wichtig, dass er die Kunst der Voraussicht übt … Diese Fertigkeit hatte eine soziale Funktion: Prognostisches Gespür machte einen guten Eindruck und erhob den begabten Heiler über Quacksalber und Wahrsager (Porter 2000, S. 62).

1.3.7 Römische Medizin

Plinius Secundus (23–79 n. Chr.), Autor und wahrscheinlich zutreffender, Herausgeber der 32 Bände der *Naturalis historia* (Plinius 1982) missbilligte den

» Einfluss von ‚Luxus' und wertlosen griechischen Ärzten. Ihm zufolge tauchte auf Gedenksteinen überall in Rom eine Inschrift auf, die sinngemäß Alexander den Großen zitierte: ‚die große Zahl der Ärzte war es, die mich tötete'. Die Ursache dieser Beurteilung war weniger ein fremdenfeindliches Vorurteil als der kulturelle und soziale Unterschied zwischen der großstädtisch griechischen und römisch bäuerlichen Medizin (Porter 2000, S. 70–78).

Celsus (25–50 n. Chr.) war in Rom in der Zeit der 4 Cäsaren Augustus (23 v. Chr. –14.n. Chr.), Tiberius (17–37 n. Chr.), Caligula (12–41 n. Chr.) und Claudius (10 v. Chr.–54 n. Chr.) tätig. Das verhüllte Haupt des Augustus „galt fortan als Chiffre für die Pietas der Herrscher" (Pesando u.

Guidobaldi 2004) und ihre Ehrerbietung gegenüber den Göttern und Ahnen.

Celsus besaß ausgedehnte Landgüter und war nicht nur Arzt, sondern wie Plinius auch Herausgeber und Autor der 21 Bände der Enzyklopädie *Artes* über Landwirtschaft, Rhetorik, Kriegswesen und Medizin. Die mit dem Trojanischen Krieg beginnende, ausführliche und sprachlich kultiviert Darstellung der 8 Bände *de Medicina* führte zu seiner Bezeichnung als Cicero der Ärzte. Er beschrieb die „chirurgia curtorum"; („curtum", lat. „Verstümmelung/Verletzung"), „so dass auch Lücken, Defekte, Spalten wie Hasenscharten oder Teile, welche nur degeneriert sind und wie Krebse, die Entfernung erst nötig machen, darunter zu verstehen sind" (Zeis 1963, S. 185–188).

Bis heute wertvoll sind die Techniken des „Celsus-Lappens": „Er hat wahrscheinlich den subkutan gestielten Insellappen entwickelt" (Zeis 1963; Converse 1977). Es handelt sich hierbei um defektnahe, auf der Unterlage gestielte, beiderseits mit parallelen Schnitten zum Verschieben vorbereitete Lappen. Mit ihnen konnten geringe Substanzverluste an Ohren, Nase und Lippen behandelt werden. Er beanstandete das Entstehen von Sekten von Dogmatikern, Empirikern und Methodikern. Die Medizin brauche Erfahrung und Überlegung. Unentbehrlich sei die Prognose. Unter „a capite ad calcaneum" (lat. „von Kopf bis Fuß") wurden allgemeine und spezielle Krankheitssymptome und die Chirurgie beschrieben. Nach der Operation seien die Kardinalsymptome „calor" (lat. „Wärme"), „rubor" (lat. „Röte"), „dolor" (lat. „Schmerz") und „tumor" (lat. „Schwellung") zu beachten (Porter 2000, S. 70–72; Lösch 2003, S. 4).

1.3.8 Galen

Galen, oder auch „Claudius Galenus", wie man den griechischen Arzt in der Renaissance nannte, wurde in Pergamon als Sohn eines begüterten Architekten im Jahr 129 n. Chr. geboren. Er erhielt seine berufliche Erziehung durch alexandrinische Lehrer. Er übersiedelte im Jahr 157 nach Rom und wurde Gladiatorenarzt. Er scheute sich nicht, in der Öffentlichkeit mit Wortgefechten und anatomischen Vivisektionen aufzutreten. Am Schwein demonstrierte er, dass durch die aufeinander durchgeführte Durchschneidung einzelner Nerven am Hals das Schreien unterbrochen werden kann. Er wurde Arzt der Aristokratie und schrieb: „Wirklich wunderbar war die Heilung, die der Kaiser (Marc Aurel) erlebte" (Porter 2000, S. 74–78). Für Galen galt als

» Gesundheit des Körpers die Symmetrie der Elemente warm und kalt, feucht und trocken, als Schönheit die Symmetrie der Glieder, nämlich eines Fingers zu den anderen, aller Finger zur Mittelhand und Handwurzel, dieser aller zur Elle, der Elle zum Arm und aller Teile zu allen, wie es im Kanon des Polyklet (um 440 v. Chr.) geschrieben steht.

und weiter:

» Die Schönheit des Körpers aufgrund der Symmetrie seiner Teile im Verhältnis aller zueinander ist ebenso Sache von Ärzten wie von Philosophen … Daraus ergab sich jener dynamische Gesundheitsbegriff, der sich anschickt, im modernen Gewand neu belebt zu werden. In der diagnostischen Technik der Lehre Galens dient die ‚Sinneswahrnehmung' des Arztes dem Erkennen von Fehlern in der ‚äußeren' Anatomie … Im Kanon des Polyklet steht der Satz des als Mechaniker definierten, Philon: Das Schöne entsteht durch viele Zahlen und doch etwas daneben (Michler 1985, S. 22–24).

An der Statue des Speerträgers von Polyklet in ◘ Abb. 1.12 lassen sich die idealen Proportionen des menschlichen Körpers studieren. Aus der Semiotik dieser Figur entstand die Tabelle der Maße des Kanon des Polyklet, der die künstlerische Proportionen festlegte.

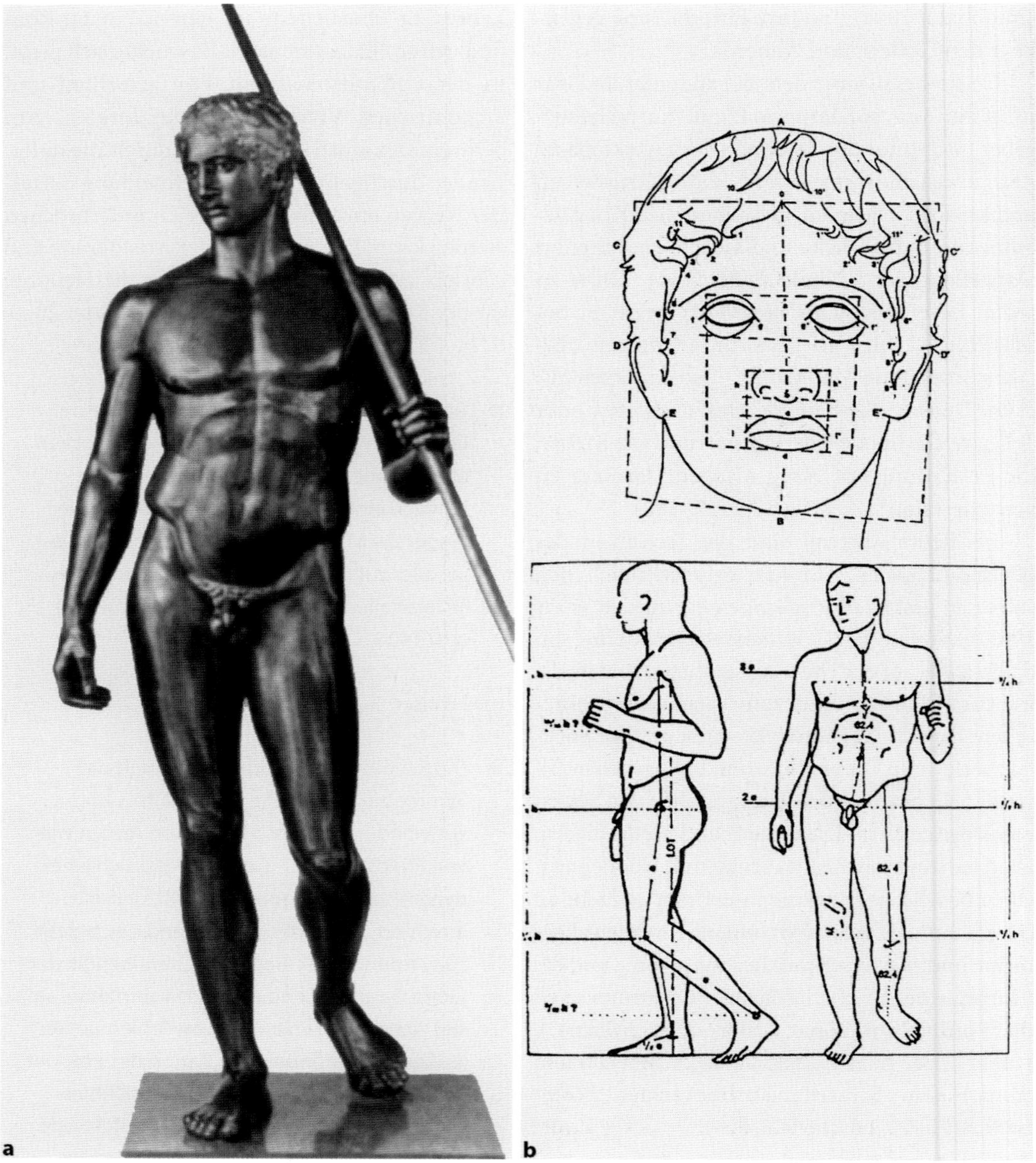

Abb. 1.12 (a) Speerträger, Doryphoros. Griechisch. Polyklet, 440 v. Chr. Museo Archeologico, Neapel. (Wiki Commons, veröffentlicht unter public domain (b) Proportionszeichnung nach der Statue angefertigt. (Aus Springer 978-3-540-42591-5)

Zu bedenken ist, dass in der römischen Ästhetik unbestritten galt, dass die Schönheit des Körpers eine maßgebende Eigenschaft für das Bestimmen der Gesundheit des Körpers ist. Die antiken griechischen, italischen und etruskischen städtischen Kulturen schätzen den Wert der Ausübung von Gymnastik und des Tanzes hoch ein (Poulsen 1964). Deren heilsames und

1.3 · Die Achsenzeit und die aus ihr entstandenen Kulturen der Antike

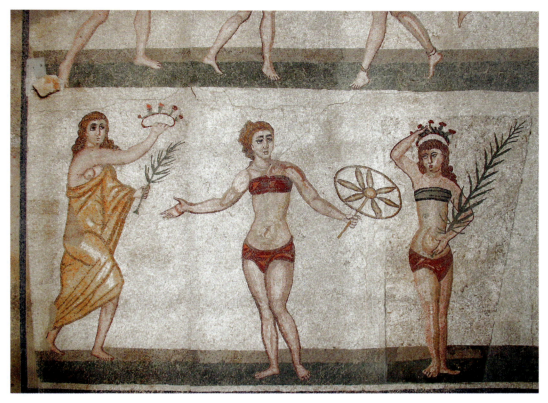

◘ **Abb. 1.13** Tänzerinnen oder professionelle Akrobatinnen mit einer dem sog. „Bikini" vorangehenden römischen Kostümierung. Ausschnitt aus einem Mosaikboden, um 300. Villa bei Piazza Armerina, Sizilien. Bildrechte: Clemensfranz CC-BY-SA 3.0, veröffentlicht unter public domain

erheiterndes Einwirken auf den Körper war in diesen Kulturen sinnlich/sensibel bewusst, wie in ◘ Abb. 1.13 zu besichtigen ist.

Es sei hier an die Geschichte der Olympiaden-Ära (776 v. Chr.–393 n. Chr.) erinnert (Poulsen 1964). Die griechischen Worte „aisthetikòs" („wahrnehmbar") und „aisthànesthai" („wahrnehmen") hatten jeweils die hier aufgezeigte Bedeutung. Das Wort Ästhetik mit der Bedeutung „Lehre von der Schönheit" ist dagegen eine Neubildung des 18. Jahrhunderts (Kluge 1989) (▶ Abschn. 2.1.1).

In diesem Buch über die Kulturgeschichte des medizinischen Fachgebietes der Plastischen und Ästhetischen Chirurgie wird die Disziplin der Ästhetik mit dem oben dargestellten Anspruch in Verbindung mit den Werten der Vernunft, der Wahrheit von Dichtung und Kunst und der Wahrheit der Philosophie noch weiter hervorgehoben.

Zusammenfassend erbrachte Galen eine Übersicht der ärztlichen Lehre der Griechen und Römer. Die galenische Medizin hatte bis in die beginnende Neuzeit hinein eine „nahezu uneingeschränkte Autorität gewonnen" (Diepgen 1949–1959; Porter 2000; Lösch 2003). „Für Galen fügten sich Anatomie, Logik und Erfahrung zu einer Einheit zusammen". Galen selbst schrieb:

» Ich habe für die Medizin selbst soviel getan wie Trajan für das Römische Reich, als er Brücken baute und Trassen durch Italien baute. Ich und nur ich habe den wahren Weg der Medizin aufgetan. Zugegebenermaßen hat Hippokrates diesen Weg bereits gewiesen … er bereitete den Weg, aber ich habe ihn begehbar gemacht. (Porter 2000, S. 78)

1.4 Besondere Formen der männlich-weiblichen Beziehungen in den antiken Mythen

Die in der griechischen Antike tradierten Mythen transportieren Werte dieser Kultur deutlicher als viele andere Quellen. Die Hermaphroditen und die Amazonen sind Beispiele für einen Umgang mit geschlechtlichen Fehlbildungen oder Verstümmeln der äußeren Merkmale, die in der Gegenwart so ganz anders beurteilt werden. Mit der Semiotik, der Lehre von den Zeichen, können diese Differenzen genauer sichtbar gemacht werden.

» In der Chirurgie ist der historische Fundus das Fundament. Erfahrung und Wissenschaft prägen Arbeitsvorstellungen. Die normative Kraft der Tradition ist dabei eine verlässliche Ausschilderung (Schreiber 1989).
Tradition will nicht die Asche bewahren sondern die Flamme hüten (Thielicke 1983).

1.4.1 Der Mythos von Hermaphroditos

„Unter dem Gesichtspunkt der Bild-Beziehung ist die Semiotik, die Lehre von den Zeichen" (Figge 2009). „Ich erscheine" bedeutet auf Griechisch „semaino"; das griechische Wort „semeion" bedeutet „Kennzeichen". In sich unterscheidenden Bereichen grenzt die Semiotik Erscheinungen voneinander ab, die nach fachspezifischen Prinzipien beschrieben werden. Bei dem Hermaphroditen bedeutet dies in der Gegenwart, dass abweichende Befunde als Zeichen/Symptome einer angeborenen Fehlbildung bei einem sonst normal erscheinenden menschlichen Körper gewertet werden. Die Häufigkeit des Hermaphroditismus, gegenwärtig als Pseudoheramphroditismus bezeichnet, wird von Hinderer (2007) vereinfachend auf eine von 1000 Geburten geschätzt. Die Intersexualität hat sich während der Kulturgeschichte zu einem sehr komplexen Kapitel der Medizin entwickelt. „Hermaphroditos" gilt in der Mythologie einem Wesen, das als Kind von Hermes und Aphrodite (lat. „Venus") entstand. Ausgehend von dieser antiken Bezeichnung wird in der Gegenwart eine Vielfalt von angeborenen Fehlbildungen der Genitalia beider Geschlechter als „Hermaphroditismus" definiert.

Der „schlafende Hermaphroditos" (◘ Abb. 1.14) ist eine der römischen Kopien des 2. Jahrhunderts n. Chr. aus einem privaten Haus. Hermaphroditische Plastiken waren als Schmuck für Exedren und Gärten wegen ihrer weiblichen und sinnlichen Ästhetik beliebt. Als Vorbild diente ein griechisches Original aus dem 2. Jahrhundert v. Chr.. Dem Hermphroditos widmete Ovid (43–etwa 17 n. Chr.) in den *Metamorphosen* die nachfolgend gekürzte Erzählung (Herrmann 1890).

Die Gesichtshälften der Aphrodite und des Hermes spiegelten sich im Antlitz von Hermaphroditos wider. Bis zu seinem 15. Lebensjahr wurde er von den Wassernymphen, den Naiaden auf dem Berg Ida, der Geburtsstätte des Zeus, auf Kreta betreut und erzogen. Nach seinem Auszug, die Welt kennen zu lernen, erreichte er in Karien einen See. Die Nymphe Salmakis wünschte sich, ihn zu besitzen. Der in der Liebe Unerfahrene versuchte, sie zu verlassen. Von der Schönheit des Badenden angezogen sprang sie und umschlang ihn wie eine Schlange. Wegen seiner sich fortsetzenden Abwehr bat sie Aphrodite und Hermes, nichts solle sie von ihm wieder trennen. Ihre Körper vereinigten sich daraufhin zu einer Zwittergestalt, sowohl

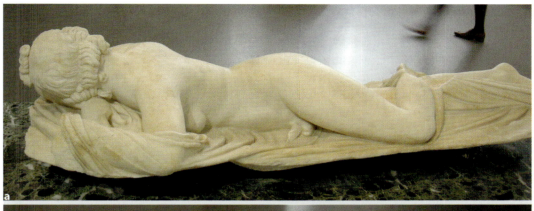
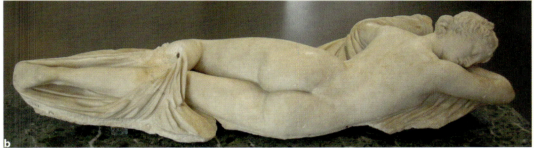

Abb. 1.14 Schlafender Hermaphroditos aus Carrara- (lunense) Marmor. Er wurde 1879 in einer römischen Residenz in einer Nische des zugeschütteten „Peristilium" unter dem „Teatro dell' Opera" gefunden. 2 Teilansichten. Bildrechte. Folegandros, CC-BY-SA 3.0, veröffentlicht unter public domain

Mann als auch Frau und doch eigentlich eines von beiden. Die Eltern ließen sich von der Bitte Hermaphroditos dazu bewegen, dass jeder Mann, der in das klare Wasser dieses Sees steige, zum Zwitter und weibisch verzaubert werde.

Angezeigt sind noch besondere Überlegungen über die semiotisch-philosophische Bedeutung des marmornen Hermaphroditos (Abb. 1.14). Er ist in der Zeit der griechisch-römischen Kultur nach dem Vorbild lebender Hermaphroditen geschaffen und als naturschön und dekorativ angesehen worden (La Regina 1998). Es ist der Fundort, der diese Vermutung nahelegt. Die besondere Ästhetik der Skulptur, humanistisch verstanden als künstlerische Besonderheit, führte zu ihrer Ausstellung im italienischen Pavillon der Weltausstellung im Jahr 2000 in Hannover. Für Plastische Chirurgen ist diese Statue ein naturgetreues Modell eines auch heute noch möglichen Hermaphroditos und Patienten. Seine Darstellung realisiert die äußerlichen Symptome, die physiologischen Krankheitsbefunde, die zur Diagnose führen. Diese gehen in der Regel mit psychologischen Problemen einher. Beides würde in der gegenwärtigen klinischen Realität mit großer Wahrscheinlichkeit zu einer psychologischen Diagnostik und Therapie sowie plastisch chirurgischen Behandlung führen.

1.4.2 Der Mythos von Theseus und der Amazone Antiope

Die Linienführung im Hochrelief des Thron Ludovisi in der Villa Boncompagni-Ludovisi bezeugt die Schönheit der Göttin Venus wie sie, mit nassen Haaren und Schleier aus dem Meeresschaum auftauchend, als für den Kriegsgott Mars bestimmte Frau erschien (◘ Abb. 1.4).

Der Thron Ludovisi wurde 1887 gefunden. Seine dem Jahr 460 v. Chr. zugeordnete Entstehung und griechische Autorenschaft wurde „schwerwiegenden Zweifeln unterworfen" (Batta 1992), was für uns aber nicht weiter von Belang ist. Nach der von Umberto Eco (2004) gezeigten Semiotik weiblicher Schönheit entspricht das Bild des Thron Ludovisi den gegenwärtigen kulturellen ästhetischen Vorstellungen vieler Menschen und fachspezifischen Vorbildern der Plastischen ästhetischen Chirurgie. Dies ist für die Plastische Chirurgie der weiblichen Brust von nicht wenigem Interesse. „Die ersten über die Chirurgie der Brüste geschriebenen Worte betrafen deren Verstümmelung" (Lettermann u. Shurter 1976):

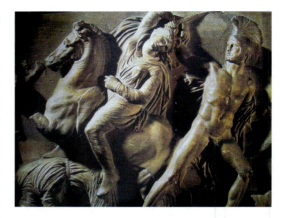

◘ **Abb. 1.15** Hochrelief des Kampfes von Theseus mit Antiope. Es befindet sich auf einem Teil eines Sarkophages. Zweite Hälfte des 4. Jahrhunderts v. Chr. Kunsthistorisches Museum Wien. (Privatfotografie)

» Hippocrates (460–375 v. Chr.) beschrieb die Amputation der Brust wie sie von den Schiiten praktiziert worden sei: Ihre Frauen hätten keine rechte Brust gehabt; weil schon im zarten Alter deren Mütter ein Kupferinstrument erglühen ließen und es auf die rechte Brust legten. Sie verbrannte und entwickelte sich nicht mehr. Die gesamte Kraft und Fülle wurden auf die linke Seite auf Brust und Arm gerichtet (Adams 1849, S. 211–212).

In der Geschichte der männlich-weiblichen Beziehungen fällt die in Stein gemeißelte Dynamik des Kampfes von Theseus gegen die Amazone auf, das im Hochrelief (◘ Abb. 1.15) im Kunsthistorischen Museum Wien zu sehen ist. Der griechische Krieger zieht, nachdem er die Amazone verletzt hat, den bewaffneten rechten Arm und den gesamten Körper zurück. Nachdem sie mit dem Arm und der Hand versucht hat, einen Pfeil aus dem Köcher zu ergreifen und dabei die Achselhöhle offen ließ, fällt sie nach dem Schwerthieb rückwärts zurück. Die Königin der Amazonen, Antiope, wurde von Theseus geraubt oder als Gabe empfangen. Der Held, Sohn des Gottes Poseidon auch Neptun Poseidon in der römischen Mythologie genannt, brachte Antiope nach Athen, wo er sie heiratete. Es wurde erzählt, dass die Amazonen einmal jährlich Kontakt mit den Männern der angrenzenden Regionen aufgenommen und nur Mädchen aufgezogen hätten.

Durch die Natur der psychischen und somatischen Unterschiede der weiblichen und männlichen Geschlechtlichkeit sind seit den Zeiten der Vorgeschichte fortdauernd Spannungsfelder entstanden. Semiotische Bedeutung hat in diesem Spannungsfeld der Verlust der rechten Brust, der bei den Amazonen psychologisch und somatisch einwirkt. Die ◘ Abb. 1.16 zeigt eine verwundete Amazone und die für sie typische Brust. Im Nahkampf können die griechischen Krieger die Gegnerinnen nur mit dem Schwert und der eigenen Kraft bezwingen. Die Amazonen haben den Vorteil, die Gegner bereits aus der Entfernung sogar tötend treffen zu können. Dieses dank der Ausübung der eigenen dynamischen Fähigkeiten und Kraft. Die verletzende, dynamische Kraft des Bogenschießens übertragen die Amazonen mit dem Zielen, Spannen der Seite des Bogens, Schießen des Pfeils auf den zu treffenden Gegner.

1.4 • Besondere Formen der männlich–weiblichen Beziehungen in den antiken Mythen

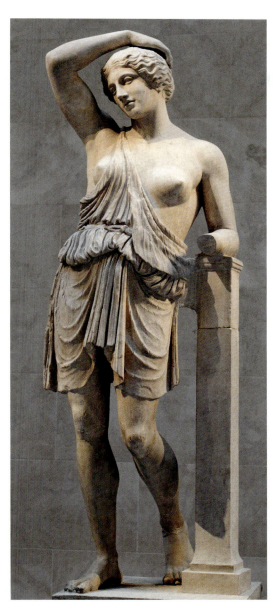

Abb. 1.16 Statue einer Amazone, Marmorkopie. Metropolitan Museum of Art, New York. Bildrechte: Metropolitan Museum, veröffentlicht unter public domain

1.4.3 Ethos, Medizin und Philosophie in der griechisch-römischen geistigen Kultur

Die Worte „Sitte", „Gewohnheit", „Brauch" („éthos", gr.) hatten in den griechisch-römischen Kulturen nicht den universalen, kategorischen Anspruch erreicht, den sie später über lange Zeit in der christlichen oder weltlichen Ethik nach Immanuel Kant (1724–1804) einnahmen. Im 17. Jahrhundert. wurde, nach Kluge (1989), dem Wort „Ėthik" die Bedeutung „Sittenlehre, Moralphilosophie" zugeschrieben. Auf die geschichtliche Entstehung und soziale Wertung von „Sitte, Gewohnheit, Brauch" und der daraufhin entstandenen Lehren der Ethik soll nachfolgend eingegangen werden. Dieses innerhalb des Fortschreitens der Geschichte der Herstellenden/wiederherstellenden Ästhetischen und Plastischen Chirurgie (Schmidt-Tintemann 1972, 1994). Es haben die hier vorangehenden Themata bezogen auf das klinische Wissen und dessen psychologische und ethische Aspekte vielseitige Entwicklungen erfahren. Als ein Beispiel dazu sei auf die Einschätzung des Wertes der Rekonstruktion der Nase und des Werkes Gaspare Tagliacozzis *De Curtorum Chirurgia per Insitionem* (1597) durch die medizinische Fakultät der Universität Paris hingewiesen. Sie erklärte 1742, dass die von ihm dargestellte Methode „illusorisch und rein spekulativ" sei (Schmidt-Tintemann 1972, S. 72; Lösch 1989, S. 168).

In der vorchristlichen und in der griechisch-römischen Zeit war die Mythologie auf das Geheimnis von Ästhetik und Eros ausgerichtet und der Arzt („jatròs", gr.) war „an weitgehenden Debatten über die Natur des Menschen und den Status des Körpers beteiligt" (Porter 2000). Platon (427–347 v. Chr.), sich auf Hippokrates beziehend, unterteilte das

» menschliche Wesen nach drei Funktionen: Vernunft, Gemüt (Mut, Wille, Rechtsempfinden) und Begierde, die ihren Sitz in Kopf,

Brust, und Bauch haben und alle drei potenziell in Konflikt geraten. Nur im Philosophen triumphiere die Vernunft durch Willenskraft über niedere Bedürfnisse. Die Unterscheidung von Vernunft und Begierde, Geist und Körper war in dem Werk, der Staat für Philosophie, und Psychologie von höchster Bedeutung. Platons Stellung im späteren medizinischen Denken beruht jedoch auf seinem Werk Timaios (etwa 375 v. Chr.). Darin beschrieb er den Körper als aus transzendentalen geometrischen Formen zusammengesetzt. Der Schöpfer hatte beim Erschaffen der menschlichen Gestalt bestimmte Absichten im Sinn; daher hatte die Medizin eine erkennbare Teleologie (Porter 2000, S. 64).

In der Polis Athen entstand das abendländische, bis in die Gegenwart wirkende Freiheitsbewusstsein des Städters („polités", gr.). Einhergehend mit der Freiheit des Denkens der griechischen Menschen entstand „nicht nur Begriff und Form der abendländischen Philosophie und Wissenschaft, sondern auch ein vorbildhaftes Bildungssystem, die Bildung ist den Glücklichen Schmuck, den Unglücklichen Zuflucht' befand bereits der Vorsokratiker Demokrit". Durch Platon entstand ein systematisch geordnetes Bildungskonzept. „paideúein" (gr.) für „Erziehen" ist das kostbarste Gut, das den Sterblichen gegeben ist (Wikipedia „Achsenzeit" 2013).

1.5 Der Niedergang des Römischen Reiches, der Einfluss Arabiens und der Aufstieg des Christentums

Der Niedergang des römischen Imperiums gibt anderen Einflüssen Raum, so dem erstarkenden Christentum, aber auch dem Einfluss Arabiens auf die Medizin des frühen Mittelalters. Es gab bedeutende Gelehrte aus der arabischen Kultur, deren teils mehrbändige Werke viele Jahrhunderte lang ihre Gültigkeit bewahrten. Die Verbindung von christlicher Kirche und Medizin führt zu vermehrter Forschung in den neu gegründeten Mönchsorden wie den der Benediktiner.

1.5.1 Medizin und Christentum

Nach Augustus (63 v. Chr.–14 n. Chr.), dem Begründer des „Imperium Romanum", expandierte die Herrschaft Roms im Lauf von Jahrhunderten auf die gesamte damals bekannte Welt. Es folgte die Umwandlung in das weströmische und oströmische Kaiserreich. Mit den Kriegen und Zerstörungen entstanden neue Kontakte zwischen den europäischen, asiatischen und arabischen Kulturen, die sogar China und Indien erreichten. ◘ Abbildung 1.17 zeigt Arabiens Einfluss auf die mittelalterliche Medizin. Das medizinische Wissen hatte ausgehend von Persien, Indien und China Einfluss auf die Kulturzentren in Bagdad und verbreitete sich im arabischen Raum. Dort entstanden fruchtreiche Verbindungen mit Byzanz, Athen und den lateinischen Kulturzentren in Ägypten und Europa. Byzanz (Konstantinopel), das 324 n. Chr. Hauptstadt des oströmischen Kaiserreiches mit seinem Hafen am Übergang zwischen West- und Osteuropa wurde, spielte eine besondere Rolle (Schott 2000).

Die Neoplatoniker Plotin (um 205–270 n. Chr.) und Proklos (411–485 n. Chr.), Leiter der Schule des Neoplatonismus in Athen und besonders Boethius (um 480–524 n. Chr.) haben die griechisch-römische Kultur und „antike Bildung wie einen Brennspiegel aufgefangen" (Borst 1991). In dieser Zeit wurden bereits die sieben „artes liberales" gelehrt: Grammatik, Rhetorik, Dialektik, Arithmetik, Geometrie, Astronomie und Musik. Sie konnten durch ein Studium der Philosophie vervollkommnet werden.

1.5 · Niedergang Roms, Einfluss Arabiens und Aufstieg des Christentums

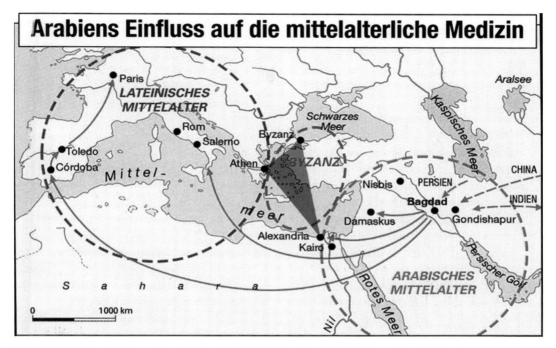

◘ **Abb. 1.17** Arabiens Einfluss auf die mittelalterliche Medizin. (Aus Schott 2000; mit freundl. Genehmigung)

Die besondere Beachtung der Medizin durch die Kirche erweist sich aus diesen Ereignissen: im ersten ökumenischen Konzil von Nicäa im Jahr 325 erfolgte die 398 n. Chr. im Konzil von Karthago wiederholte Verpflichtung eines jeden Bischofs, in seiner Diözese ein „Xenodochion" (gr. „xenon", gr., „Fremder", „dochion", gr. „Herberge, Aufnahme") für Fremde, Arme und Kranke zu errichten (Schott 2000).

In der Zeit der aus dem Osten nach dem westlichen Europa erfolgenden barbarischen Invasionen führte der „Sacco di Roma", die Plünderung Roms 410 n. Chr. zum Ende des Weströmischen Imperiums. „Damit wurde die Kontinuität der (vom Glauben unabhängigen) Schulmedizin zunehmend unterbrochen" (Porter 2000, S. 84). Es entstanden die frühen Christlichen Reiche (Nitschke 1991). In diesen wurden Medizin und Glaube zunehmend in den Klöstern von den führenden Äbten bedacht und von diesen und den Mönchen des Kollegiums praktiziert. Mönche und Priester, auch einfache Adlige außer den Herrschern gewannen an Ansehen und damit an Einfluss und politischer Macht. Es entstand eine besondere Sicht der Realität. Die christlichen Menschen empfanden sich von einem Gott abhängig, dessen Wirken wir nicht mehr spüren. Es wurden Reliquien gesammelt.

» ‚Über diesem Reliquienaltar wird ein Turm errichtet' schildert Gregor von Tours. Der Ort – bisher im christlichen Kirchenbau nicht üblich – begann sich als ‚Ort des Heiligen (Venantius Fortunatus)' durchzusetzen … Als am Anfang des 4. Jahrhunderts der römische Kaiser Constatinus II sich zum Christentum bekehrte verglichen führende christliche Geistliche in immer neuen Wendungen den Kaiser mit Gott (Nitschke 1991, S. 273–293).

Der Heilige Augustinus, Aurelius aus Tagaste in Numidien (354–430) „betrachtete Heilungen durch Salbenöl, Reliquien oder Taufe nicht als routinemäßigen Gesundheitsdienst, sondern als

Vorsehung (Porter 2000). Augustinus wurde Lehrmeister des Abendlandes" (Nitschke 1991). Auf dem Weg zur Scholastik wurden im Kloster Augustinus-Zitate mit Hilfe aristotelischer Kategorien erklärt (Borst 1991). Den Scholastikern ging es

» nicht nur um die natürliche Vernunft des Menschen, sondern auch um seine Einsicht in die Natur der Dinge, auch um sein Wissen von sich selbst; es ging um die Geltung der platonischen und aristotelischen Philosophie, der vergilischen und horazischen Dichtung, der arabischen Medizin, Mathematik und Astronomie im Angesicht der christlichen Offenbarung (Borst 1991, S. 489).

Durch den römischen Staatsmann, Kanzler und Gelehrten Cassiodor (ca. 490–590 n. Chr.) und später durch Isidor (um 550–636 n. Chr.) sind vollständige, das Wissen der „artes liberales" umfassende Lehrtexte entstanden. Cassiodor zog sich aus dem Staatsleben zurück. Er gründete das Kloster Vivarium in Bruttium, in dem er nach seinem Eintreten schrieb und die antiken Wissenschaften lehrte. Mit seinem Können förderte er die Tätigkeiten der Benediktiner. Isidor wurde im Jahr 600 Erzbischof von Sevilla. Er starb 636 n. Chr. Wegen seiner umfassenden theologischen und wissenschaftlichen Schriften erhielt er den Rang des letzten abendländischen Kirchenvaters. Isidors Werk, „das bald in allen Klosterbüchereien stand und uns in fast tausend Handschriften erhalten ist, hielt der Kirche den Weg zur antiken Geisteswelt offen; fast noch wichtiger, den Germanen wies erst Isidors Buch diesen Weg" (Brockhaus Enzyklopädie 1972, S. 255; Borst 1991, S. 494).

1.5.2 Benedikt von Nursia

Benedikt von Nursia (480–547) wurde in Norcia in der Nähe von Perugia als Sohn eines Grundbesitzers geboren. Er studierte einige Jahre in Rom, das er verließ, um sich als Einsiedler der Askese zu widmen.

» Er wurde Mönch und gründete in Monte Cassino ein Kloster dessen Abt er im Jahr 529 wurde. Wie ein Christlicher König für seine Untertanen wurde der Abt als vor Gott für das Seelenheil seiner Mönche verantwortlich angesehen. Nach den, den Zeitablauf streng ordnenden Regeln des Benediktiners, konnte das Seelenheil innerhalb eines kleinen Klosters eingeschlossen, mit ‚ora et labora', das heißt ‚bete und arbeite' erreicht werden. Der christliche Herrscher und der mönchische Abt waren jeweils vor Gott „ wie ein Hirte dem Schafe überantwortet waren" verantwortlich … Liebe und Verantwortungsgefühl, die ja keineswegs miteinander zusammenzuhängen brauchen, schienen zu fast identischen Begriffen geworden zu sein (Nitschke 1991, S. 282).

„Das Kloster sollte die Keimzelle einer Neuen rationalen Ordnung sein; Kirche, Staat und Kultur zogen sich auf diesen einen Punkt zurück, als gäbe es nirgends mehr sonst eine Ordnung". Das Kloster von Monte Cassino wurde 580 von den Langobarden zerstört. Die Benediktiner wanderten nach Rom in das Kloster St. Pankratius im Lateran. Mit einem Sprung durch die Zeit sei hier bemerkt, dass sich Papst Benedikt XVI. am 8. April 2008 zu dem Einfluss, den Benedikt von Nursia auf das westliche Europa hatte, schriftlich wie folgt äußerte: „mit seinem Leben und seiner Arbeit übte St. Benedikt einen fundamentalen Einfluss auf die sich entwickelnde europäische Zivilisation, die dem Fall des Römischen Imperiums folgte, und half Europa der ‚finsteren Nacht der Geschichte' zu entweichen" (Wikipedia „Benedikt" 2011).

Ein umfangreiches Schrifttum befasst sich mit der Bedeutung der Arbeit des großen Netzwerkes mönchischer Orden, das mit dem Sammeln, Kopieren und Konservieren der klassischen griechischen, römischen und arabischen Texte den überwiegenden Anteil der noch Existierenden vor deren endgültigem Verlust rettete.

1.5.3 Arabische und islamische Beiträge zur Medizin

Während der Expansion der Macht des römischen Kaisertums in Asien, Arabien einschließlich Afrika und danach während deren Niedergang vergrößerte sich in den Kulturen des Imperiums der arabisch-islamische Einfluss. Herausragende Leistungen erbrachten der muslimische Philosoph al-Kindi (gest. 873 n. Chr.) und der türkische Philosoph Farabi (gest. 950 n. Chr.).

» Die Griechen sind nicht mehr; doch erlauben die erhaltenen Werke Platons und Aristoteles' eine philosophische Weltkonstruktion, innerhalb deren die natürliche, mit aristotelischer Logik arbeitende Theologie der Offenbarungsreligion überlegen ist … Von Zacharijja ar Razi (Rhazes; gestorben 925 oder 934 n. Chr.) ist die arabische Medizin für immer geprägt worden, auf einem Niveau allerdings, auf dem ihm nur die allerwenigsten zu folgen vermochten (Grunebaum 1991, S. 23–179).

Der andalusisch-arabische Arzt und Wissenschaftler Albucasis (936–1013) wurde, wie später Averroes (1126–1198), in Cordoba geboren. Der Titel seines Werkes, einer 30 Bände umfassenden Enzyklopädie, bedeutet übersetzt: „Hilfestellung für den, der (ein medizinisches Werk) nicht (selber) herstellen kann". Es beschreibt die Wundkauterisierung, Nähte und Operationen an den Augen. Mit 200 Bildern werden ärztliche und zahnärztliche Instrumente dargestellt. Zur Behandlung der angeborenen Lippenspalten verwendete er zur „Wundmachung neben dem Messer auch das glühende Eisen und zur Vereinigung teils die Knopf-, teils die umschlingende Naht" (Helfreich 1905). In lateinischen Schriften wurde sein Werk sehr beachtet. Die Kauterisierung sei in der arabischen Chirurgie zur Eröffnung von Abszessen, Abbrennen von Tumoren der Haut, Reinigen von Wunden und Stillen von Blutungen verwendet worden (Porter 2000, S. 100–101).

Der persische Gelehrte Avicenna (980–1037) und der spanisch-arabische Arzt Averroes (1126–1198) verfassten umfangreiche Werke der Medizin und Wissenschaften. Avicennas Enzyklopädie *Canon medicinae* beherrschte im Islam und im Christentum über Jahrhunderte Medizin und Wissenschaft. Avicenna wurde als Galen des Islam bezeichnet. Für Dante Alighieri (1265–1321) waren Hippokrates, Galen und Avicenna gleich hoch zu achten. Dante gehörte als Dichter der Zunft der Ärzte und Apotheker an in dem Florenz, das von den oberen Zünften regiert wurde, aus dem er 1302 verbannt wurde.

1.6 Die Zeit des Mittelalters

> Die Zeit des Mittelalters in Mitteleuropa stand unter dem Einfluss des sog. „deutschen Symbolismus". Er machte bedeutende Erkenntnisse über die heilende Kunst der Medizin möglich wie die Erkenntnisse Hildegard von Bingens. Mit dem Verbot der Medizin in den Klöstern in den Jahren 1130 und 1215 war jedoch ein Einschnitt in der Weiterentwicklung der Medizin die Folge. Die Gründung der ersten Universitäten zeigte neue Möglichkeiten der medizinischen Weiterbildung auf.

1.6.1 Der deutsche Symbolismus und das Verbot der Medizin für Mönche

Im Jahr 1129 starb der Benediktinermönch von Deutz. Als einer der Autoren exegetischer Schriften

> … verstand er die Weltgeschichte als Entfaltung der Trinität, besonders des Heiligen Geistes, er blickte gebannt auf das Ende der Zeiten und sah seine Gegenwart unter diesem Zeichen … In der größten Frau des Jahrhunderts, der Benediktinerin Hildegard von Bingen, vollendete sich alsbald der Deutsche ‚Symbolysmus'. Die Äbtissin habe Gott sagen gehört: ‚Ich zünde über die Schönheit der Felder hin, ich leuchte in den Gewässern, ich brenne in der Sonne, im Mond und in den Sternen und erwecke in dem Lufthauch, mit dem unsichtbaren, alles haltenden Leben jegliches Ding' (Borst 1991, S. 532–533).

Der Medizinhistoriker Porter (2000, S. 130) schreibt: „Hildegard von Bingen (1098–1179), die mit acht Jahren in ein Kloster gesteckt worden war und bald darauf erste religiöse Visionen hatte, in ihrer Rolle als Äbtissin vom Rupertsberg war sie medizinisch tätig". Sie war Autorin medizinischer Werke über die Heilkräfte von Kräutern, Steinen und Tieren und die natürlichen Krankheitsursachen. „Kräuter waren Gottesgaben und würden die Patienten heilen, es sei denn, Gott will sie nicht heilen" (Porter 2000, S. 131).

Dem deutschen Symbolismus folgte eine Auffassung der Medizin, die gleich der Wahrnehmung des Körpers maßgeblich zusammen mit mystischen Vorstellungen entstand. In der Folge ist zu beachten, dass: von den griechisch-lateinischen und arabischen Zentren der Kultur das im Osten und im Okzident erreichte medizinische Wissen des Mittelalters an Europa weitergegeben wurde (Schott 2000, S. 62–63). Allerdings wurde den Mönchen das ärztliche Praktizieren der Medizin im Konzil von Clermont 1130 verboten.

> Sie sollten sich wieder verstärkt auf ihre geistlichen Aufgaben konzentrieren. Folgenschwer war der Beschluss des Laterankonzils des Jahres 1215: Dieser verbot die Chirurgie für alle Geistlichen und führte zu der jahrhundertelangen Trennung von Chirurgie und innerer Medizin. Die Chirurgie wurde künftig ein Handwerk von Badern (Onmeda 2013).

1.6.2 Die ersten abendländischen Universitäten und die Wahrnehmung des Körpers in der scholastischen Medizin

Als Geburtsorte und -zeiten der europäischen Universitäten, die bis dahin nicht als Körperschaften existiert hatten, werden Paris (um 1200) und Bologna (1113/19/58) als älteste, danach Oxford (1167) und Montpellier (1181/1187) genannt (Borst 1991; Schott 2000, S. 48, 62, 63, 205).

> Den Fächern der Theologie, Jurisprudenz und Medizin ging man zu Leibe mit der dialektischen Methode, dem Zauberschlüssel für jeglichen Inhalt. … Der Lehrer las den Studenten einen Text vor, dann diskutierte er mit den Hörern die schwierigen Stellen: was lässt sich auf diese Frage antworten, was spricht für, was gegen die Lösung, wie lassen sich falsche Ansichten ausscheiden, einander widersprechende Meinungen durch genauere Unterscheidungen vereinen, die richtigen Thesen erweisen? Die Studenten schreiben das, was dabei herauskam, fleißig mit, zuerst auf den breiten Rand ihrer Texte, dann gesondert, vom Textzusammenhang gelöst und systematisch geordnet: daraus erwuchs die unübersehbare scholastische Literatur der Kommentare, der Sentenzen und Summen. … Auch wurde die Theorie vom Augenschein getrennt, und das war der Beginn wissenschaftlicher Naturbeobachtung, rudimentär nur für den hochmütigen Spezialisten von heute (oder von gestern), revolutionär für jeden, der neben den sachlichen Ergebnissen auch das menschliche Mühen um sie beachtet (Borst 1991, S. 514–517).

Friedrich II. gründet im Jahre 1224 die erste staatliche Universität mit einem Studium der Medizin. An der Küste des Thyrrhenischen Meeres im Süden Neapels, in einem früher den Etruskern angehörendem Gebiet in der Hafenstadt Salerno entstand in einer Entfernung von circa 100 Kilometern von dem Benediktinerkloster eine Medizinschule. Sie wurde, so heißt es, von vier Gelehrten, je einem Lateiner, Juden, Araber und einem Griechen gegründet.

Im Zusammenhang mit dem beim „Abstechen des Stars" gezeigten Vorgehen sei über die Geschichte der Medizin aus Porters Buch *Die Kunst des Heilens* Folgendes zitiert:

> … im Kalyanakaraka des Ugraditya aus dem 9. Jahrhundert findet man eine Beschreibung der Linsenentfernung zur Behandlung des grauen Stares, und Texte, die auf dem Susruta Samhita basierten, gaben unter anderem die Abschnitte über Chirurgie wieder. Aber die medizinischen Texte geben keinerlei Hinweis auf eine kontinuierliche Entwicklung chirurgischen Denkens. Kein antikes, ja nicht einmal mittelalterliches Instrument ist enthalten; weder in schriftlichen noch in anderen Quellen ist die Chirurgie (als ein eigenes praktisches Fachgebiet) erwähnt. Hier ließe sich eine Parallele zum offensichtlichen Schicksal der Chirurgie in der islamischen Tradition ziehen (Porter 2000, S. 142).

Nach der Blütezeit Salernos in den Jahren 1150–1180 „verblasste dessen Ruhm im 13. Jahrhundert gegenüber den neuen Universitäten" (Schott 2000). Nicht nur wegen der Übersetzung in das Lateinische von verschiedenen geretteten antiken Texten wie des *Codex latinus Sloane* oder des Lehrgedichtes über ein gesundes Leben „Regimen sanitatis Salernitanum" war Salerno bekannt gewesen. Im *Codex latinus Sloane* wurde in aufwendiger Buchmalerei dargestellt, wie zu dieser Zeit Operationen vorgenommen wurden.

Salerno hatte auch als Ort des Unterrichts in Theorie und Praxis der Medizin im südwestlichen Europa Studenten und Lehrende angezogen (Schott 2000). Nach dem Sieg der Normannen gegen die Araber wurde Friedrich II., Sohn von Konstanze, Erbe des aragonesischen Throns. Er konnte damit König von Jerusalem und Sizilien werden. In Neapel gründete er im Jahr 1224 die erste Staatliche Medizinische Universität mit einer Medizinalordnung. Dank seines den praktischen Bedürfnissen der Menschen offenen Denkens umfasste die Medizinalordnung in einem fünfjährigem Studium die Medizin einschließlich der an den Universitäten als Handwerk angesehenen Chirurgie (Becher 1905, S. 1002).

In den humanistisch geprägten Kulturen der italienischen Länder wurde die Wahrnehmung und das Wissen der formalen und anatomisch dargestellten Schönheit des weiblichen und männlichen Körpers und der Seele in der Renaissance zum klassischen Ideal für Poeten, Bildhauer, Maler, und deren Mäzenen. Zu den Vorreitern der Renaissance-Kunst gehörte Masolino da Panicale (1383– um 1440). „In seiner Figurenauffassung war er noch ganz der internationalen Gotik verpflichtet, in der Konstruktion der perspektivischen Bildräume aber auf dem Weg in die Renaissance" (Deimling 1994). Siehe hierzu ◘ Abb. 1.18. Die Ästhetik der Körper entsprach noch dem Stil der „internationalen Gotik".

Zu beachten ist, dass 147 Jahre nach der Gründung der Medizinischen Universität in Neapel im Jahr 1471 der Grundstein eines öffentlichen Museums mit der Sammlung antiker Skulpturen durch Papst Sixtus IV., Francesco della Rovere (1471–1484), in Rom geschaffen wurde (Stein 1990). Mit 9 Jahren trat er in den Orden der franziskanischen Minoriten ein. Er studierte Dialektik, hörte theologische und philosophische Vorlesungen, die er öffentlich in Genua vor dem Kapitel seines Ordens disputierte. Er war vor seiner Papstwahl franziskanischer

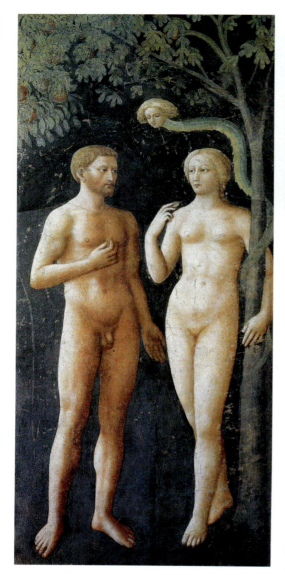

Abb. 1.18 Masolino da Panicale: Die Versuchung Adams durch Eva. Kapelle Santa Maria del Carmine Brancacci, um 1425. Bildrechte: Wikimedia Commons, The Yorck Project, veröffentlicht unter public domain

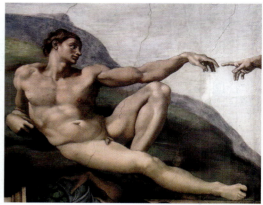

Abb. 1.19 Michelangelo: Detail aus dem Fresko der Erschaffung Adams, Sixtinische Kapelle, Vatikan. Bildrechte: Web Gallery of Art, veröffentlicht unter public domain

dem Papst Julius II. della Rovere (1503–13), erhielten Botticelli (1445–1510) und Michelangelo (1475–1564) den Auftrag mit Fresken über die biblische Geschichte die Sixtinische Kapelle zu bemalen (Abb. 1.19), das heißt sie ästhetisch und im Dienst des Christlichen Glaubens wirksam zu gestalten.

Eine dem Geist des Humanismus gewidmete Aufgabe erhielt Raffael (1483–1520) für die später nach ihm benannten Stanze (Abb. 1.25). Die hier gezeigten Bilder von Botticelli (1445–1510) sind in Florenz entstanden (Abb. 1.20, Abb. 1.21). Die jungen, sich im Reigen zart haltenden Nymphen aus dem Bild in Tempera auf Holz „La Primavera" (Der Frühling) aus dem Jahr 1482 sind, wie das Tafelbild „Die Geburt der Venus", das um 1485 gemalt wurde und die zeitlich diesen vorangehende „Versuchung Adams durch Eva" (Abb. 1.18) von Masolino da Panigale (um 1425). Hierbei handelte es sich um symbolische Darstellungen der Schönheit mit einem mythologischen und geistigem neuen Ursprung (Deimling 1994). Die „Geburt der Venus" wurde von Eco (2004) in seinen Vergleichstafeln der „unbekleideten Venus" zur Darstellung der idealen Schönheit einer weiblichen Gestalt in der humanistischen Kultur der Renaissance gezeigt.

Ordensgeneral gewesen. Als Papst Sixtus IV. erbaute er die Sixtinische Kapelle. Mit der Päpstlichen Bulle, *Ad decorem militantis Ecclesiae* wurde die Vatikanische Bibliothek (1475) modernisiert und juristisch strukturiert („Vatikanische Apostolische Bibliothek" 2011). Von seinem Neffen,

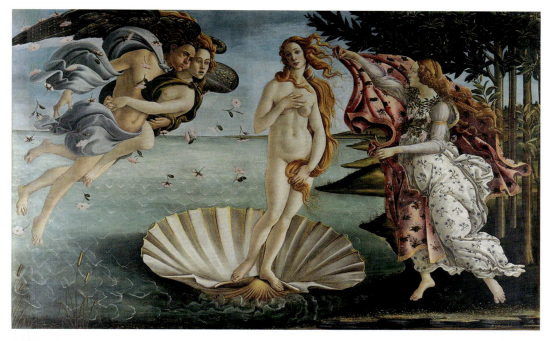

◘ **Abb. 1.20** Botticelli: Die Geburt der Venus. 1485/86, Tafelbild. Galerie der Uffizien Florenz. Bildrechte: Wikimedia Commons, veröffentlicht unter public domain

1.6.3 Scholastische Medizin und der menschliche Körper

„Die scholastische Medizin vertrat die Lehre von der Kette des Seienden oder von der Stufenleiter der Natur (scala naturae), der zufolge der Mensch in der Mitte zwischen Engeln und Tieren stand und sich von letzteren durch den Besitz einer vernünftigen Seele unterschied" (Porter 2000, S. 133). Auf der Grundlage dieses Glaubens und des Respektes vor Körper und Seele des Menschen wurden anatomische Präparationen der inneren Organe an Tieren vorgenommen und deren Resultate als für den Menschen geltend den Ärzten gelehrt. Die Universität in Bologna unterstand rechtlich den Herzögen von Mantua als, wie Porter mitteilt, 1315 von Mondino dei Luzzi (Mundinus 1270–1326) eine „öffentliche Sektion eines Menschen durchgeführt worden ist". Seine *Anatomia mundini* (1318) wurde zum Lehrtext der Ärzte.

» Das Buch stützte sich auf Galen und die Araber, und so wiederholte es die alten fehlerhaften Schlussfolgerungen aus Tiersektionen (…) Die erste gedruckte Ausgabe erschien im Jahre 1478, mindestens 40 weitere Auflagen erfolgten – damit war die zunehmende Bedeutung der Anatomie für medizinisches Wissen klar anerkannt (…) Von Bologna breitete sich die Sektion von Menschen aus; das nächste wichtige Zentrum war das bei ausländischen Studenten beliebte Padua. In Spanien fand die erste öffentliche Sektion im Jahre 1391 in Lérida (Lleida) statt, in Wien erstmals im Jahre 1404 (Porter 2000, S. 133–134).

Einhergehend mit der zunehmenden Wichtigkeit der Anatomie wurden Präparationen im dazu bereitgestellten Raum, so in Padua im ältesten dazu von Girolamo Fabrici D'Acquapendente 1594 errichteten, anatomischen Hörsaal im Palazzo del

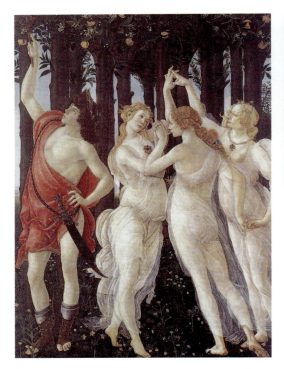

○ **Abb. 1.21** Botticelli: Die drei Grazien. Detail aus La Primavera, Tafelbild. Galerie der Uffizien Florenz, 1482. Bildrechte: Web Gallery of Art, veröffentlicht unter public domain.

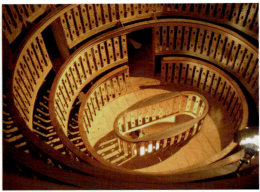

○ **Abb. 1.22** Marco Bisello: Fotografie des Teatro Anatomico. Universität Padua. Bildrechte: Wikimedia Commons, veröffentlicht unter public domain

Bo durchgeführt (○ Abb. 1.22). „Entgegen der verbreiteten Annahme seien Präparationen von Leichen nicht von kirchlichen Behörden verboten gewesen". Dieses werde von der am Eingang deutlich sichtbaren Inschrift erwiesen: „Hic est locus ubi mors gaudet succurrere vitae" (lat.„„dieses ist der Ort an dem der Tod sich freut dem Leben hilfreich zu sein")(Wikipedia 2013„Teatro anatomico di Padova").

Nach der Zeit der Medizinschule von Salerno (1150–1180) (Schott 2000) hat sich die Lehre der Medizin an den Universitäten weiterentwickelt. Der Unterricht ist im Norden eher im Geist der römischen Kirche gestaltet worden. An den Fakultäten in Paris, Oxford und Köln befand sich in der Lehre der Schwerpunkt in der Theologie. Die Fakultäten von Montpellier und in Italien waren eher „säkular", in ihnen „gaben die philosophischen und juristischen Fakultäten den Ton an. Sie alle hatten jedoch viel gemeinsam" (Porter 2000).

Für die Fachärzte der Plastischen und Ästhetischen Chirurgie der Gegenwart sind einige Fakten aus dem Beginn der universitären Lehre der Medizin und Chirurgie und Zitate aus der Literatur von Interesse.

» So brauchte man ungefähr sieben Studienjahre um inklusive einer vorangehenden philosophischen Ausbildung, – seinen Abschluss als „Bachalaureus" zu machen; der „Doktor der Medizin" wurde nach etwa zehn Studienjahren verliehen. Von Studentenmassen konnte nicht die Rede sein: Bologna verlieh zwischen 1419 und 1434 ganze 65 Grade der Medizin und eines der Chirurgie; in Turin gab es zwischen 1426 und 1462 nur 13 Abschlüsse. Die einzige große Lehrstätte und herausragendes Zentrum war Padua, wo die Medizinstudenten ein Zehntel der Studentenschaft stellten. Die dortige medizinische Fakultät war ungewöhnlich groß. Im Jahr 1436 gehörten ihr 16 Ärzte an. In Oxford lehrte nur ein einziger Doktor der Medizin … Die Akademische Rechtfertigung einer medizinischen Ausbildung lag in der Aneignung rationalen Wissens (scientia) in einem naturphilosophischen Rahmen. Die

Professoren der Medizin wollten beweisen, dass ihre Disziplin eine vornehme Kapelle im Tempel der Wissenschaft und Philosophie war. Der gebildete Arzt, der um die Ursachen der Dinge wusste, wurde so nicht mit jemanden verwechselt, der mit dem Heilen nur Geld verdienen wollte (Porter 2000, S. 115–116).

1.7 Indische Medizin: Sushruta Samhita

Die Kontakte zwischen Vertretern der antiken Indischen und griechischen Medizin und Philosophie führten zu bedeutenden Erkenntnissen für Operationen und Heilkunst. Antike indische Schriften über Medizin dokumentieren erstaunliche operative Erfolge. Die indische Methode der Rhinoplastik nimmt hier ihren Anfang, jedoch sind Ort, Zeit und Autoren des Textes noch nicht eindeutig geklärt.

1.7.1 Berührungspunkte indischer und griechischer Medizin in der Antike

Aufgrund der aus der Geschichte der Medizin hervorgehenden Zusammenhänge zwischen den indischen und griechischen Kulturen ist bereits auf die frühen Verbindungen zwischen den indischen Brahmanen und Pythagoras (570–497/6 v. Chr.) eingegangen worden (▶ Abschn. 1.3.2). Festzustellen ist, dass es sich bei den in der Antike zur Lebenszeit des Pythagoras in Indien durchgeführten rekonstruktiven Techniken um die operative Herstellung des fehlgebildeten kindlichen Ohrläppchens und die Wiederherstellung nach durch Verletzung entstandenem Teilverlust der Nase gehandelt haben soll. Darüber ist in den Werken der nachfolgend genannten Autoren berichtet worden: Zeis (1963), Bishagratna (1963), Converse (1977), Porter (2000).

Bishagratna veröffentlichte 1963 in Indien das Buch *Sushruta Samhita* mit dem Vorwort von Dr. N.H. Keswani, „Professor of Anatomy, All-India Institute of Medical Sciences New Delhi". Der Druck erfolgte in der urspünglichen indischen und in englischer Sprache. In diesem Buch werden die antiken Theorien und das indische Wissen der Medizin und die Kontakte mit den namhaften griechischen Philosophen und Ärzten der gleichen Zeit beschrieben. Weitere Themen sind: „The scope and nature of Sushruta's Surgery", „Plastic and Rhinoplastic Operations". Dargestellt werden in dieser Veröffentlichung (Kap. XVI) die Ätiologie der Fettleibigkeit und in der Einführung (Introduction, XXX I–XXXVII) der sogenannte „Sexual Dimorphism, original hermaphroditism". Des Weiteren werden die Theorien des Werkes von Sushruta behandelt, die noch nicht beachtet und in der Folge auch nicht mit unserem medizinischen Wissen verglichen worden sind.

1.7.2 Nasenoperationen im alten Indien

Als ein Beispiel für die Problematik der Erörterung der in der Überschrift angegebenen Fragen sei aus dem Buch von Zeis *Die Literatur und Geschichte der Plastischen Chirurgie* (1862/1963) folgende zusammenfassende Literaturstelle wörtlich zitiert. Zeis bezieht sich direkt auf eine Stelle aus den „Commentarii et annotationes in Susrutae Àyrvedam". Die nachfolgende Stelle aus Franciscus Hesslers Übersetzung des Sushruta von 1855 wird nach Zeis (1963) zitiert:

» Demjenigen der kein Ohrläppchen hat, kann der Arzt eins machen, indem er [den Stoff dazu] aus der Wange nimmt, mit lebendigem, noch anhängendem Fleisch, nachdem er zuvor (die Stelle) wund gemacht hat. Nun werde ich das Verfahren der Ansetzung einer abgetrennten Nase angeben: Der sorgsame Arzt nimmt ein abgetrenntes Pflanzenblatt von der Größe der Nase, schneidet nach dem Maß des ausgelegten (Blattes ein Stück) aus der Wange, aber so, dass es [an einer Stelle] noch anhängt, und setzt die Nase, nachdem er [die Ränder] aufgeritzt hat, rasch auf, fügt sie mit gutem Bindemittel gehörig an, befestigt in der selben mit Sorgfalt zwei passende Röhrchen, richtet sie in die Höhe und bestreut sie mit rotem Sandel, Süßholz und Antimon. Darauf bedeckt er sie mit einen weißen Tuch und begießt sie öfters mit Sesamöl. Den Kranken muss man zerlassene Butter trinken lassen, ist diese verdaut, dann muss er mit Öl eingerieben und ordnungsgemäß purgiert werden. Ist das eingesetzte Stück angewachsen, so schneidet man auch den Rest [die Brücke] durch; ist die Nase zu klein, so versuche man sie wachsen zu lassen, hat sie zu viel Fleisch, so bringe man sie auf das richtige Maß. Wer das Verfahren für Ansetzung der Oberlippe nach Art des Verfahrens bei der Nase, nur ohne Anwendung von Röhrchen – ebenso versteht, verdient Könige zu behandeln. (Zeis 1963, S. 59)

Zu dem vorangehenden Text und dessen Wertung durch Zeis sei aus dessen Buch nachfolgende Passage wiedergegeben:

» Nach Stenzler, Zur Geschichte der Medizin, Janus Bd. I. p 441. stammt das Werk des Sushruta nicht aus 1000 vor Chr., sondern eher so viel nach dessen Geburt … Wie bereits bei Nr. 453 erwähnt wurde, hat Stenzler die Zeit seiner Entstehung, für welche man früher 1000 Jahre vor Christi Geburt annahm, auf mehrere Jahrhunderte herabgesetzt (Janus Bd. 1 p. 453 nicht, so wie ich unter Nr. 453 irrtümlich angegeben habe um 1000 Jahre nach unserer Zeitrechnung). Aber auch diese Zeit reicht vollkommen hin , um das zu beweisen, was wir beweisen möchten, nämlich dass man in Indien die Kunst, Nasen und andere Teile des Gesichts wiederzubilden, viel früher verstanden habe, ehe man in Italien ebenfalls darauf kam (Zeis 1963, S. 59).

Zum oben angeführten Beispiel aus der Literatur ist Folgendes festzustellen: Beim Vergleich des oben zitierten ersten Textes in deutscher Sprache aus der Übersetzung von Hessler aus dem Jahr 1855 mit dem zweiten Text in englischer Sprache von Bhishagratna zeigt sich, dass der erste und der zweite Text im Wesentlichen von gleichem Inhalt sind.

Hinsichtlich des oben zitierten Textes von Hessler aus Zeis (1963) ist anzumerken, dass die einheitliche Definition als „sog. indische Methode der Nasenrekonstruktion" unter anderem dadurch entstanden ist, dass in den von Converse (1977) seit 1964 und von McCarthy seit 1990 herausgegebenen Lehrbüchern *Plastic Surgery* eine Geschichte der Plastischen Chirurgie veröffentlicht worden ist, deren Aussagen seit 47 Jahren nahezu unverändert geblieben sind. Beim kritischen Lesen der zitierten Übersetzung von Hessler hat sich gezeigt, dass für die Wiederherstellung der defekten Nase der erwünschte Anteil von Gewebe aus der Wange entnommen wurde. Für eine Durchführung dieses Vorgehens fehlen weitere nachvollziehbare Angaben z. B. zu der Aufzeichnung des aus der Wange zu gewinnenden Hautunterhautlappens.

Dieses erste Vorgehen mit gestielter Transplantation aus der Wange ist prinzipiell operationstechnisch ein anderes Vorgehen als das zweite, von Converse dem Sushruta (circa 600 v. Chr.) unter der Überschrift „Second Rebirth – a Report from India" zugeschriebene Verfahren, bei dem „die für die Wiederherstellung der Nase benötigte Haut, gestielt aus der Stirn gewonnen wird" (Lösch 2003). Dieser Unterschied könnte aber auch auf einen Fehler in der Übersetzung zurückzuführen sein.

Nach diesem als ein Beispiel für eine sorgfältige Auseinandersetzung mit der Geschichte der Literatur erfolgten Anmerkungen wird zum Abschluss der oben aufgezeigten Fragen Nachfolgendes zusammengefasst: In Anbetracht der Komplexität der seit dem „sechsten bis siebten Jahrhundert v. Chr". (Converse 1977; McCarthy 1990) oder „herabgesetzt auf mehrere Jahrhunderte nach Christus" entstandenen indischen Literatur und der kaum oder nicht bestimmbaren Zeiten der Entstehung, sowie den schwer bis nicht nachvollziehbaren Berichten über operative Techniken wird auf eine weitergehende detaillierte Erörterung der oben aufgezählten Fragen verzichtet und auf Zeis verwiesen, der den Begriff der Plastischen Chirurgie einführte (Zeis 1963).

Hinsichtlich der vielen offenen Fragen bis zu der nach Zeis benannten Zeit der Plastischen Chirurgie in Italien im 15. Jahrhundert mit Branca und seinen Nachfolgern in Italien, sei auf das Buch von Zeis *Die Literatur und Geschichte der Plastischen Chirurgie* mit insgesamt 2008 Literaturstellen sogar mit Zusammenfassungen hingewiesen. Für die Erörterung der Geschichte der rhinoplastischen rekonstruktiven Operationsmethoden in Indien und in Italien ist zu bemerken, dass das Ziel, die Nase zu rekonstruieren dasselbe war, wobei zu berücksichtigen ist, dass die Methoden der Rekonstruktion mit dem defektnahen Lappen aus der Stirn oder dem defektfernen Lappen aus dem Arm sehr verschieden sind.

1.8 Errungenschaften der humanistischen Kultur der Renaissance

> Das Wissen über die „Nasenrekonstruktion", wie sie in der Antike bekannt war, wird in der Renaissance zu einer neuen Blüte geführt. Voraussetzung dafür sind eine Zeit der sich verändernden Kultur und der humanistischen Bildung. Der sizilianische Bischof Petrus Ranzanus prägte seine Zeit ebenso wie der überragende Leonardo da Vinci. Ein Vergleich zwischen Raffael Santis Fresko „Die Schule von Athen" und dem Titelblatt von Vesalius bahnbrechendem medizinischen Werk erhellen wichtige Tendenzen der Zeit. Beide Werke können in ihrer Medialität als Vorläufer des „Web Marketing" und „Semantic Web" im Zeitalter der elektronischen Datenverarbeitung angesehen werden.

1.8.1 Wiederherstellende Operationen in Italien

Innerhalb einer Zeitspanne von 40 Jahren lebten der ältere Petrus Ranzanus (1420–1492) und der um 32 Jahre jüngere Leonardo da Vinci (1452–1519) in einer Zeit, in der sich in Europa und besonders in Italien die Kultur rasch veränderte. Der humanistisch geprägte Bischof im sizilianischen Lucera, Ranzanus (1420–1492), schrieb dank seines aktiven Interesses an den Menschen und der Medizin, dass der Vater Branca und dessen Sohn Antonio Operationen zur Wiederherstellung von „zum Teil oder vollständig" traumatisch abgetrennten Nasen durchgeführt hätten. Beide Brancas wurden von Facius (Zeis 1963) als „Siculos Chirurgicos egregios" (ital. „sizilianische hochgeehrte Chirurgen") gepriesen. Hinsichtlich der Entstehung der Rhinoplastiken sei erwähnt, dass arabische „Scholaren" „das Werk des Susrhuta im 8. Jahrhundert in die arabische Sprache übersetzt hätten. Damit sei die Übertragung in das Lateinische und die Kenntnis der alten indischen Methode der Nasenrekonstruktion in Sizilien möglich geworden" (Carpue 1816, S. 40; Gnudi und Webster, S. 19).

Das islamische Reich hatte sich im Zug seiner Expansion in Mittelasien, Nordindien und über Nordafrika nach Spanien ausgebreitet.

Die Araber eroberten 827 n. Chr. Palermo, das seither Hauptstadt Siziliens geworden war. Zeis (1963) schreibt über Facius, der zur Zeit der Brancas lebte, dass er Historiograf des Königs Alphons I. von Neapel und Sizilien (1396–1485) gewesen sei:

> Facius erzählt, dass Branca, der Vater, seine Nasen ebenfalls aus dem Gesichte (ex ore/ aus dem Mund) gemacht habe, und dass erst sein Sohn (Antonio) darauf gekommen sei, sie aus dem Arme zu bilden. Auf diese Weise gewinnt allerdings jene Vermutung, dass Branca Kenntnis von der Kunst der Inder gehabt haben möge, bedeutend an Wahrscheinlichkeit … Facius starb im Jahr 1457 (Zeis 1963).

In Zusammenhang mit der Geschichte der wiederherstellenden Operationen nach traumatischer Schädigung der Nase werden auch die Namen der Familie der Vianeo aus Tropea in Calabrien genannt (Converse 1977). Sie seien Schüler von Antonio Branca gewesen. Zeis schreibt, „dass die Nachrichten sowohl über die Mitglieder der Familie der Vianeo als auch über ihre Verfahren ziemlich dürftig seien, dies beruhe zum Teil darauf, dass sie aus demselben ein Geheimnis gemacht haben sollen, welches jedoch kein sehr strenges war" (Lösch 2003, S. 9–11). Zeis (1963, S. 12) berichtet, dass

> Fioravanti mit einem Diener aus Bologna nach Turpia zu den wohlhabenden Edelmännern und ehrenvollen Chirurgen Pietro und Paulo geritten sei. Er habe von zwei Edelmännern aus Bologna und der Lombardei berichtet, denen in Gefechten die Nase abgetrennt worden war. Fioravanti selbst ging jeden Tag in deren Haus, die fünf Nasen gemacht hatten. Mit einiger List habe er das Geheimnis der Operation erspäht. Er schließt mit den Worten ‚Ich erlernte es so, dass wenn ich wollte, sie selbst durchführen könnt' Fioravantis Bericht über die Operation stimmt weitgehend mit den Angaben von Tagliacozzi (1597) überein (Lösch 2003, S. 8).

Von Heinrich von Pfalzpaint ist 1460 *die Bündth-Ertzney*, das erste Buch eines Wundarztes geschrieben worden (Schott 2000). Dieses in einem Abstand von 136 Jahren vor dem Druck, in lateinischer Sprache, des *de curtorum chirurgia per insitionem* von Gasparis Tagliacozzi (1597/1992). Von Pfalzpaint wurde, um 1400 in Pfalzpaint im Altmühlthal geboren und war ein deutscher Wundarzt (Chirurg) (Wikipedia „Heinrich von Pfalzpaint", 2013). Von Pfalzpaint sei 1450 in den Deutschen Orden eingetreten (Marchand 1901; Schmidt-Tintemann 1972; Schott 2000), an den preußischen Ordenszweig überstellt worden und hätte dem Konvent Marienburg angehört. Nach Gurlt (1889) und Schmidt-Tintemann hätte

> er bei seinen Kriegszügen ausgiebig Gelegenheit gehabt auszuprobieren, ‚was ihm ein Wall (Italiener) gelernth hat, der gar vielen Leuten do mith gehollfen hath und vieles Geldes domith verdieeneth'. Die von ihm beschriebene Methode entspricht der des Antonio Branca (Schmidt-Tintemann 1972; Lösch 2003).

Gadebusch Bondio (2011) bemerkt zu Pfalzpaint, dass sein Text

> eine sich selbst entwickelnde Richtung der Chirurgie darstellt, die sich um die Wiederherstellung einer Körperpartie bemüht, der kein besonderer Wert zukam. Außerdem, und dies wurde bisher ignoriert, kommt Pfalzpaint zu diesem frühen Zeitpunkt bereits den heutigen Vorstellungen der Patientenaufklärung nach. Im Vorfeld der Operation soll ein Gespräch mit den zu operierenden Patienten stattfinden. Nachdem er geschworen hat, über das Verfahren zu schweigen, soll er genau informiert werden. „will er das mit dir wagen, und die Schmerzen leiden, so gehe ihn mit Vernunft

an, und sage ihm wie du ihn Schneiden und binden musst, und wie lang er liegen muss.

Über die Verursachung der Verletzungen der Nase und deren Behandlung findet sich folgende interessante Begebenheit. Zeis berichtet:

> Bartholinus (1616–1680) erwähnt, dass bei den Aegyptern die Strafe des Nasenabschneidens für Ehebrecher bestanden habe. Wales J. (1794) habe mitgeteilt, dass „Cowasjee, ein Landwirt, welcher Ochsentreiber bei der indischen Armee war, in die Gefangenschaft Tippoos gerathen sei. welcher ihm die Nase und eine Hand abschneiden lies" ... Außer Cowasjee hätten noch andere vier eingeborne Soldaten das Unglück gehabt, auf die nämliche Weise verstümmelt zu werden. Dem englischen Residenten in Poona machte ein indischer Kaufmann kein Hehl daraus, dass ihm die Nase zur Strafe für einen Ehebruch durch den Henker abgeschnitten worden sei und erzählte, dass ein Künstler, der in seiner Nähe lebe, diese Operation (die Wiederherstellung der Nase) ausgeführt habe (Zeis 1963).

Von Zeis (1963) wurde Ammannus (1677) zitiert, der schrieb: „Schon Taliacotius sage, dass man Nasen nur ersetzen könne; wenn sie abgehauen, nicht wenn sie durch Syphilis zerstört worden sind".

Converse (1977) und McCarthy (1990) weisen auf den Dichter und Historiker Addington Symonds (1840–1893) hin, für den das besondere Interesse der Zeit von 1530 bis 1600 darin bestand, dass

> im Vergleich zu dem Mittelalter und der früheren Renaissance diese Zeit sich wegen einer außergewöhnlichen Grausamkeit und Reizbarkeit sowie unvergleichlichen Leichtigkeit des Blutvergießens unterscheidet ... Der Bedarf an rekonstruktiven Operationen während des sechzehnten Jahrhunderts

gehörte zu den häufigen Duellen und dem sich Schlagen bewaffneter Männer. Dieses scheint mit dem zugenommenen Interesse an diesem Zweig der Chirurgie zusammenzutreffen (Converse 1977, S. 5–6).

Außer dem, was Zeis (1963) mit den Zitaten von Tagliacozzi und Paulus Ammannus sagte, fehlen Dokumentationen darüber, dass in der Renaissance Rhinoplastiken bei der Behandlung der Folgen der Syphilis hätten zu helfenden Ergebnissen führen können.

1.8.2 Die anatomischen Studien Leonardo da Vincis

Leonardo, ein uneheliches Kind, das nach seinem Geburtssort, dem toskanischen Vinci „da Vinci" benannt war (Mathé 1978), wurde zu dem in Florenz, Mailand, Rom und Frankreich wirkenden großen Künstler, Techniker und Forscher der Anatomie (◘ Abb. 1.23). Die an einem Schädel präparierte Kieferhöhle („sinus maxillaris") wurde von ihm gezeichnet (◘ Abb. 1.24). Sie wird auch „antro di Leonardo", Höhle des Leonardo oder Höhle des englischen Anatomen „Highmore" genannt. In der Achsenzeit (Jaspers 1949) erinnert Leonardo an Alkmaion (um 470 v. Chr.).

Das Selbstbewusstsein, dass Leonardo früh ausbildete, wird von der Erzählung eines Traumes aufgezeigt, der fest in seinem Gedächtnis blieb als das, was seine zukünftigen Berufungen und seine erste Jugendzeit zusammenfasste. Er schrieb:

> Dieses so deutliche Erinnern des Hühnergeiers scheint mein Schicksal zu sein, weil es mir in der ersten Erinnerung meiner Kindheit, bereits in der Wiege vorhanden, scheint. Ein Hühnergeier kam zu mir, öffnete mir den Mund mit seinem Schwanz, danach flatterte er mit seinen Schwingen bereit für weiter führende Flüge (D'Ancona 1952, Übersetzung aus dem Italienischen von Lösch).

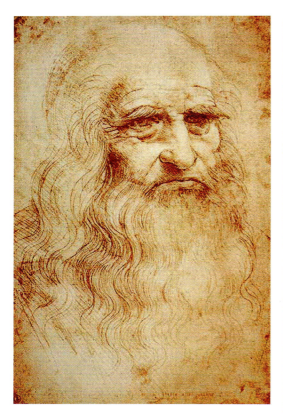

☐ **Abb. 1.23** Leonardo da Vinci: Selbstporträt, 1515/16. Rötelzeichnung. Turin, Bibliotheca Reale. Bildrechte: Web Gallery of Art, veröffentlicht unter public domain

Das Leben Leonardos wurde seit 1469 in Florenz in der Zeit der Kultur des Hofes von Lorenzo il Magnifico geprägt.

> Der Humanismus bestimmte den Geist der Idealisten und ästhetisierenden Neoplatoniker, der auch Leonardo als Schriftsteller, Forscher und Künstler – in seiner kosmischen religiösen Gesinnung während des ganzen Lebens zueigen war (D'Ancona 1952, Übersetzung aus dem Italienischen von Lösch).

Im Jahr 1482 ging er nach Mailand, wo er bei Francesco Sforza als Militäringenieur im Dienste war. Danach war er wieder in Florenz (1500–1506) und in Rom (1506–1513), Mailand und

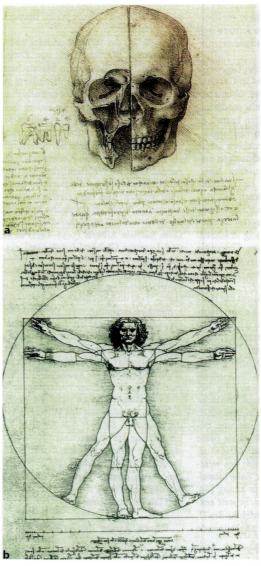

☐ **Abb. 1.24 a**, Leonardo da Vinci: Anatomie des Schädels mit eröffneten Stirn- und Kieferhöhlen. Hier wird die von Alkmaion (um 470 v. Chr.) bestimmte Lokalisation der Wahrnehmung und Sinneswahrnehmung im Schädel dargestellt. Zeichnung aus dem Atlas der anatomischen Studien. Sammlung Königin Elisabeth II, Windsor Castle. **b**, Proportionszeichnung nach Vitruv, um 1490. Galleria dell'Academia Florenz. (Aus Springer 978-3-540-42591-5)

Frankreich bis zum Jahr 1519 schöpferisch tätig. In Amboise starb er

> in den Armen des Königs Franz I. seines letzten und wahrscheinlich aufrichtigsten Protektors ... Während er in seinen siebenundsechzig Lebensjahren nur wenig mehr als ein Dutzend Bilder – unsterbliche Meisterwerke – gemalt hat, fertigte er tausende Zeichnungen an ... Das Studium der Anatomie folgte logisch aus dem Bestreben, den menschlichen Mikrokosmos zu erklären. Die Zeichnungen mit schriftlichen Kommentaren, wurden von ihm am Ende seines Lebens in drei Manuskripten mit insgesamt fast dreihundert Blättern gesammelt. Die meisten davon, 215, befinden sich jetzt in der Königlichen Sammlung in Windsor ... Und alles zusammen ist überstrahlt vom Geist des genialen Künstlers, dessen Entdeckungen erst nach mehreren Jahrhunderten bestätigt und überholt worden sind (Mathé 1978).

Garin schreibt über die Kultur der Renaissance und die neue Wissenschaft:

> Leonardo da Vinci brandmarkte in berühmt gewordenen Sentenzen ,die verlogenen Naturwissenschaften aus dem Kopf', die nicht durch die Erfahrungen hindurch gegangen seien; er war zugleich aber auch der Meinung, ein gereifter Verstand bedürfe der Erfahrung nicht (Garin 1991, S. 429–534).

1.8.3 Raffaels „Die Schule von Athen"

> Die Welt die wir sehen, zeigt uns nur die Oberfläche der Realität.
> Die Welt, die wir sehen bietet uns die Entdeckung des Unsichtbaren an.
> (Anaxagoras, 500–428 v. Chr.)

Im Geiste der in der Kultur der Renaissance (14.–16. Jahrhundert) lebenden Menschen schafften Raffael (1483–1520) und Vesalius (1514–1564) zwei Bilder, die in ihrer ursprünglichen Bedeutung als „Vorbild und Muster" heutiger medialer Kommunikation verstanden werden können. Trotz der einem Vergleich widersprechenden wesentlichen Unterschiede zwischen dem Fresko „die Schule von Athen" von Raffael und dem Titelblatt des Werkes *De humani corporis fabrica libri septem* von Vesalius werden beide Darstellungen hinsichtlich ihrer medialen Inhalte zusammen besprochen.

Auf der Basis der beiden zugrunde liegenden Konzepte: dem Konzept des Bildes der Schule der weltlichen Wissenschaften der Philosophie, „die Schule von Athen" und dem Konzept des Titelblattes des Werkes *de humani corporis fabrica* wird auf die Gedanken, die beide Konzepte leiten, hingewiesen. Es bestand bei Raffael (um 1509) die Motivation, mit dem eigenen Werk das vom Auftraggeber Papst Julius II. vorgegebene theologisch vorbereitete Konzept zu erfüllen. Gleichzeitig wollte er mit dem Malen von antiken Berühmtheiten der Philosophie und der Wissenschaften, mit den Gesichtern von Zeitgenossen die symbolisch dargestellten Wissensgebiete und Menschen vernetzen. Dieses zu Ehren und zur Förderung der Zeitgenossen und deren Arbeit, sowie seiner selbst und vor allem zur Zufriedenheit des Auftraggebers. In unserer zeitgenössischen Kultur entspräche dieses Konzept einer „großräumigen Fläche" mit vorbildlicher Verbindung von Informationen, symbolischen Motiven, Personen, „Stars" bzw. „Prominenten" in einer bildlichen Komposition mit dem Effekt der einheitlichen Übersichtlichkeit einer „speziellen d. h. zumeist auf Webseiten ausgerichteten Form des ‚Marketings', dem Konzept des ‚Webmarketing'"(▶ Abschn. 1.3).

Aus dem rechten Vordergrund des Freskos „die Schule von Athen" blickt das Portrait Raffaels den in der „Stanza" vor dem Bild stehenden Betrachter an. Neben Raffael ist auch der Maler

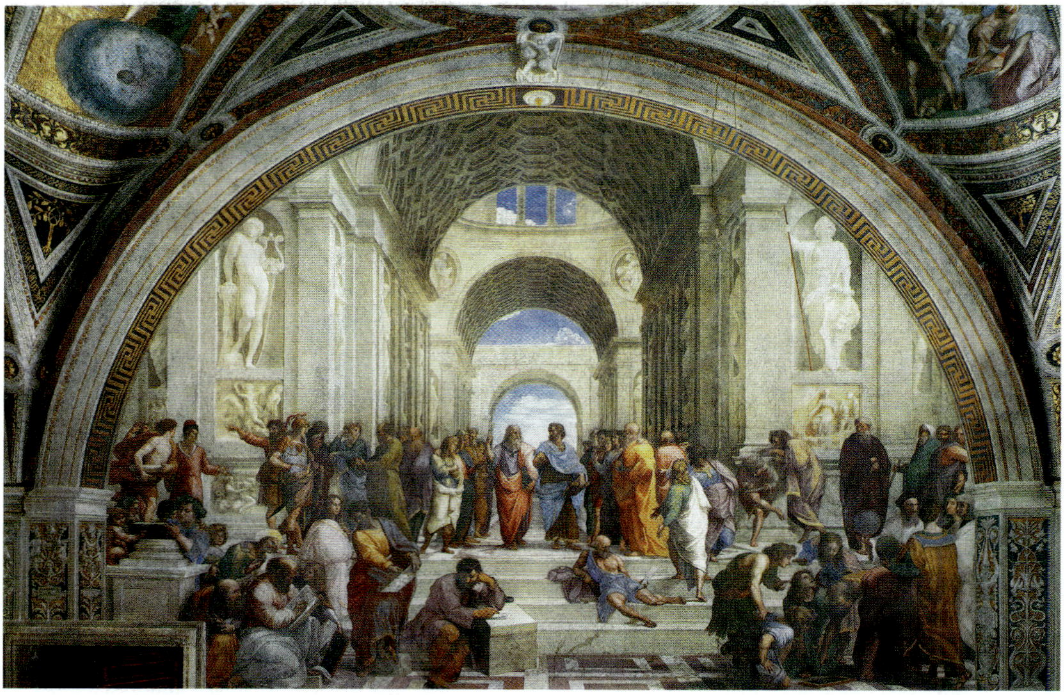

● **Abb. 1.25** Raffel: Die Schule von Athen. Stanza segnatura, Vatikanische Museen. Bildrechte: Wikimedia Commons, veröffentlicht unter public domain

Sodoma verewigt. Die Wirkung dieses Vorbildes und Musters einer neuen Form der Werbung und Fürsprache wurde erreicht, indem Raffael das Bild (● Abb. 1.25) mit dem in Perspektive gestalteten Innenraum der Schule und etlichen identifizierbaren berühmten Lehrern aus der Geschichte, der Philosophie und den Wissenschaften mit ihren Schüler ausstattete. Raffael schuf mit seinem Konzept eine symbolisch als „Schule von Athen" bezeichnete hoch zu schätzende Institution in vorbildlicher und beständiger Form. Als Architekt der in perspektivischer Tiefe gestalteten „aulae" mit den kassettierten Arkaden und den intermittierenden Ausblicken auf den hellblauen, leicht bewölkten Himmel, könnte Raffael selbst, oder sein Befürworter, der Landsmann Bramante (1444–1514) gedacht werden. Dieser begann 1505 den Neubau von St. Peter.

Genau im Fluchtpunkt des Bildes schreiten, mit Pathos diskutierend, die beiden alle über-

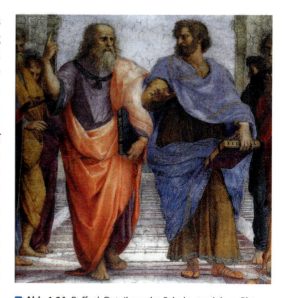

● **Abb. 1.26** Raffael: Detail aus der Schule von Athen. Plato und Aristoteles. Stanza segnatura, Vatikanische Museen. Bildrechte: Wikimedia Commons, veröffentlicht unter public domain

ragenden Philosophen Plato und Aristoteles ◘ Abb. 1.26. Beide weisen auf ihre Ziele hin: Plato (427–347 v. Chr.), in der Gestalt des Zeitgenossen Leonardo da Vincis, zeigt mit der rechten Hand nach oben zur Quelle der Inspiration. Aristoteles (384 v. Chr.–322 v. Chr.) weist mit dem gestreckten Arm und der Hand nach unten zur Erde als dem Ausgangspunkt der Naturwissenschaften.

Vor den vier, mit Raffael, stehenden Teilnehmern beugt sich Archimedes zu Boden, um mit dem Griffel auf der Schiefertafel seine Ziffern zu schreiben. Archimedes entspricht in der Gesichtsgebung dem Zeitgenossen und Architekten Bramante. Er ist von vier Schülern umgeben, die ihm aufmerksam folgen und über das, was sie erfahren, sprechen (◘ Abb. 1.27). Symmetrisch der Figur des Raffael gegenüber, an der linken Seite des großen Bogens, liest mit Lorbeer gekrönt wahrscheinlich Vergil (70 v. Chr.–19 v. Chr.) aus seinem Buch dem Anchises vor, der sein und der Venus Kind Äneas auf den Armen trägt.

Links vom senkrechten Radius des Bildkreises, auf den Stufen der Marmortreppe liegend, hat es sich Diogenes, aus seiner Schrift lesend, bequem gemacht. Durch die Wahl seiner Lage, in der Nähe des Zentrums des Bildes, der Achse des Geschehens, ist der Philosoph des Protestes gegen die Sitten der Zeitgenossen kaum zu übersehen. An C.G. Jung (▶ Abschn. 1.1.3) und das Buch *Der Mensch und seine Symbole* sei hier auch erinnert. Nur wenige weibliche Figuren sind in der Schule von Athen in ihrer symbolischen Gestalt zu benennen. So schreitet eine wahrscheinlich als Frau zu bezeichnende langhaarige jugendliche geheimnisvolle Person. Sie befindet sich, links auf der ersten Stufe, im Rücken des auf dem Marmorboden Stehenden. Dieser zeigt mit der Hand auf seine eigene Schrifttafel und blickt energisch auf den schreibend, ihm gegenüber auf dem Boden hockenden, Archimedes. Seine Lektion wird von zwei Sitzenden, Hörenden und Schreibenden aufgenommen.

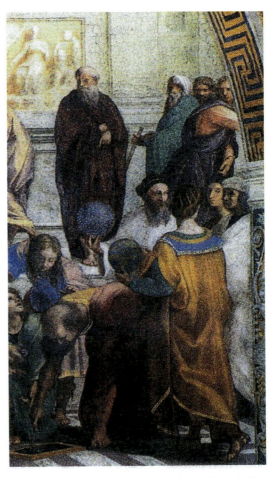

◘ **Abb. 1.27** Raffael: Detail aus der Schule von Athen. Archimedes im Kreise seiner Schüler. Stanza segnatura, Vatikanische Museen. Bildrechte: Wikimedia Commons, veröffentlicht unter public domain

1.8.4 Andreas Vesalius: De humani corporis fabrica

» In der Anatomie war es besonders Andreas Vesalius (1514–1564), der dem unter kritischer Überprüfung der antiken Autoritäten angewandtem Prinzip der ‚Autopsia' in der anatomischen Betrachtung in seinem Werk ‚De humani corporis fabrica' (1543 bei Johannes Oporinus) zum Durchbruch verhalf und

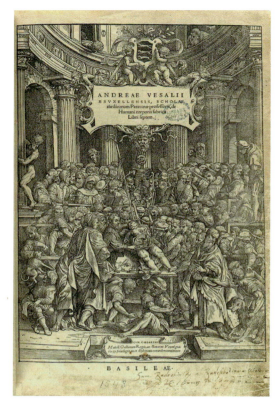

Abb. 1.28 Titelblatt von *De humani corporis fabrica* in sieben Bänden von Andreas Vesalius, 1543. Bildrechte: US National Library of Medicine, veröffentlicht unter public domain

so letztlich die autoritative Kraft des Galen stärkte (Eckart 2011, S. 18).

In der Schrift *Chirurgia magna Lib.III. Cap.IX* schrieb Vesalius, es sei möglich, „Nasen, wenn sie abgehauen worden sind, aus dem Arme wieder zu ersetzen und zwar lange vor Taliacotius". Zeis (1862,1963) findet es befremdlich, dass Vesalius als Anatom von „caro" (lat."Fleisch") und von „Muskeln" schrieb. Mehr zu diesem Thema ist zu lesen bei Zeis (1963, S. 191).

Das Titelbild des Werkes *De humani corporis fabrica* (1543) weist einige Ähnlichkeiten mit Raffaels „Schule von Athen" auf, wie in ◘ Abb. 1.28 zu sehen ist. Räumlich zeigt es einen eindrucksvollen, wenn auch wesentlich kleineren Unterrichtsraum für Eleven der Medizin und die teilnehmende Öffentlichkeit, wie es in der damaligen Zeit auch üblich war. Die Zeichnung ist angedeutet perspektivisch. Sie zeigt drei Galeriereihen mit einem im Zentrum aufgebauten Präparationstisch, um den sich eine große Menge von Menschen drängen. Die Architektur entspricht der Zeit der Renaissance. Das bauliche Konzept entspricht dem des Teatro anatomico im Palazzo del Bo, das Fabrici d'Aquapendente später, 1594, für die Universität Padua erbauen wird (◘ Abb. 1.22).

Andreas Vesalius steht und doziert neben der Leiche mit dem präparierten Abdomen. Die Haltung seines Kopfes, mit den nicht offenen Augen richtet die Aufmerksamkeit des das gesamte Bild Betrachtenden auf die im Vordergrund am Boden vor dem Tisch sich befindenden beiden Gestalten, die um das Kleid der Leiche würfeln. Mit dem Zeigefinger der rechten Hand zeigt Vesalius auf den Teil der Leiste, den er in diesem Unterricht behandelt. Mit dem aufgerichteten Zeigefinger und der gesamten linken Hand fordert er zur konzentrierten Teilnahme auf. Zwei starke, wichtig erscheinende Männer stehen symmetrisch, Aufmerksamkeit fordernd im Vordergrund des Bildes. Links, im Rücken des Einen, hockt ein Mann mit einem spielenden Äffchen. In symmetrischer Position rechts im Bild befindet sich ein möglicherweise bellender Hund. Kleidungen, Haartracht, Alter und Verhaltensweisen der vielen Anwesenden sind sehr verschieden.

Das gesamte Bild zeigt, dass die Anwesenden verschiedenen Schichten der damaligen Gesellschaft angehören. Auf dem Präparationstisch im Zentrum des Bildes, an einer Stelle, die an die Position von Plato und Aristoteles in der Schule von Athen erinnert, ein Skelett mit einem gegen den Himmel gerichteten Stab. Der Schädel, als lebte er, ist wie der Stab auf das „Oben", auf „die Quellen der Inspiration" und den Titel gerichtet. In diesem Zusammenhang zu beachten ist auch die Maske mit den abstehenden Ohren und über dem Kopf beidseitig sich schlängelnden, gegabelt endenden Zweigen. Es könnte in ihnen ein Symbol der Natur vermutet werden.

1.8.5 Ästhetische Fragestellungen in der Anatomie des 16. Jahrhunderts

Gadebusch Bondio (2005) weist in der Einleitung ihres Buches *Medizinische Ästhetik* (2005), Siracusi (1944) zitierend, daraufhin, dass die von Vesalius in der *De humani corporis fabrica* (1543) „abgebildeten Leichen solche von mittleren Alters sind, bei denen Variationen oder Unregelmäßigkeiten systematisch getilgt wurden und, dass die Uniformität des Bildes mit der Multiplizität der Detailles kollidiert". Sie kommt zu den Schlussfolgerungen, „dass: 1. In Vesalius' Werk die Schönheit des menschlichen Körpers, das was Siracusi (1944) als ‚artificial creation' bezeichnet nur bildlich visualisiert werden kann, und 2. dass die Anatomie des 16. Jahrhunderts sich bereits hier als eine Disziplin erweist, in die ästhetisch relevante Fragestellungen einfließen".

In den Gebieten der normalen und pathologischen Anatomie und der vergleichenden Anatomie sowie in der Entwicklungsgeschichte wurde bei der Präparation der Körper und ihrer anatomischen Strukturen stets deren formale Schönheit und die Schönheit des das Leben ermöglichenden Gesamtplanes jeder der untersuchten Arten wahrgenommen. Mit der anatomischen Präparation fehlgebildeter Körper sind die abnormen Strukturen und die Abweichungen von vom normalen Entwicklungsplan dargestellt worden. Es wird hier Gadebusch Bondio (S. 21) erneut zitiert:

> Die Anatomie des 16. Jahrhunderts erweist sich somit bereits hier als eine Disziplin, in der ästhetisch relevante Fragestellungen einfließen ... Sie intendiert die anatomisch-physiologischen Konzepte des Körperbaus als eine ‚fabrica' die nur nach einem sinn- und kunstvollen Plan entstehen konnte.

Diese Hypothese könnte auch für die Entstehungsweise der abnormen Strukturen bei syndaktylen Händen gedacht werden. So lassen die Befunde an den sog. Löffelhänden an den Flexorensehnen, dem Skelett der Finger, den Nerven und Gefäßen den Zeitpunkt bestimmen, zu dem der „Entwicklungsplan" des Handblastems gestört worden ist und danach die Entwicklung der Hand mit fünf getrennten Fingern und dieser jeweils in drei Phalangen unterblieben ist. Durch diese Störung ist die ungetrennte Form des Handblastems verblieben und es haben sich die vier Fingerstrahlen mit den jeweils dazugehörenden anatomischen Strukturen nach einem, dem Zeitpunkt der Störung entsprechend abgeänderten „Entwicklungsplan" verwirklicht. Aus der Störung ist eine abgeänderte, aber noch dem „Entwicklungsplan" in erkennbarer Weise entsprechende anatomische Struktur der Hand als sog. Löffelhand entstanden (Lösch 1970). Das Grundmuster der Fünfstrahligkeit ist erhalten, der Prozess der Trennung durch fehlenden Zelltod unterblieben.

Dieses Beispiel aus der Entwicklungsgeschichte zeigt, dass die Wahrnehmung des Schönen, die Ästhetik auch mit Berücksichtigung des „Unschönen" der humanistischen Tradition entsprechend in der Medizin weiterhin praktiziert wird und geschult wird. Die hier genannte Untersuchung ist im Anatomischen Institut der Universität Hamburg durchgeführt worden. Die speziellen Präparationen wurden durch den Einsatz eines in der klinischen Praxis verwendeten Operationsmikroskops ermöglicht.

Die dargestellten Befunde wurden auf der Grundlage des bestehenden embryologischen und entwicklungsgeschichtlichen Wissens interpretiert und die daraus zu ziehenden Folgerungen der Kenntnis der Gesetzlichkeit der sich entwickelnden Lebensformen zugeordnet. Für die Plastischen und Ästhetischen Chirurgen waren und sind diese Gebiete von großem Interesse und grundlegender Bedeutung gewesen und zur unentbehrlichen ästhetischen Grundlage geworden (Lösch, Duncker 1971).

Das, was die „Schule von Athen" und das Titelblatt des Werkes von Vesalius mitteilen sollten, erfolgt in der Bildsprache. Aus der durchgeführten detaillierten Beschreibung des in dem Fresko und dem Titelblatt Dargestellten ergibt sich für uns die Bedeutung von vielfach kulturell vernetzten Aufforderungen zur Kontaktaufnahme und zum Handeln entsprechend des inhaltlichen Kontextes des Freskos und des Titelbildes.

1.8.6 Betrachtungen zum Umgang mit den Medien in der Renaissance und heute

Durch die Berücksichtigung der Entstehung und Entwicklung der alten Hochkulturen bis in unser „Wissenschaftliches und Technisches Zeitalter" hinein (◘ Abb. 1.2) und mit der Entwicklung des humanistischen Denkens ist das Interesse an den Gedanken von McLuhan (1967), der als „first media theorist" bezeichnet wird, und an der „diskursanalytischen Begriffsgeschichte" entstanden. Das „World Wide Web" hat die Möglichkeit, Daten miteinander zu vernetzen, eröffnet. Das sog. „Semantic Web" zeigt den neuen Weg auf, Informationen auf der Ebene ihrer Bedeutung mit elektronischer Datenverarbeitung miteinander zu verknüpfen. Dieses sei mit der gebotenen „reservatio mentalis" gesagt.

Fünfhundert Jahre nach der „Schule von Athen" ist in Europa anlässlich der deutsch-österreichischen Jahrestagung 2008 der DGPRÄC, der VDÄPC und der ÖGPÄRC in Stuttgart ein „Panel" mit zehn Plastischen Chirurgen (eine Frau) unter dem Motto: „Quo Vadis – Zur Zukunft der Plastischen Chirurgie" gehalten worden. Die Komposition des Titelblattes (◘ Abb. 1.29) und die im Panel aufgetretene Diskussion über überregionale Vernetzung für Kontakte, Austausch und Information führen die Gedanken zurück zur „Schule von Athen" und zu dem Titelblatt von *De humanis corporis fabrica* (▶ Abschn. 1.9.1 ▶ Abschn. 1.9.3).

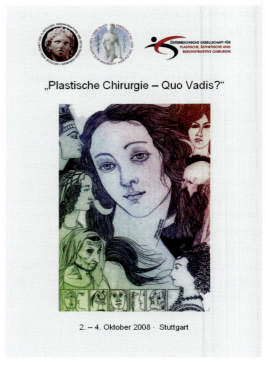

◘ **Abb. 1.29** Titelblatt des Kongresskataloges der DGPRÄC und der ÖGPÄRCC am 24.10.2008, Stuttgart. (Mit freundl. Genehmigung von Prof. Gubisch)

In der Zeit dieses an Galen orientierten Werkes war die Philosophie mit der Medizin als Wissenschaft eng verbunden). Wie Welsch (1996, S. 53) in seinem Fazit der epistemologischen/ erkenntnistheoretischen Ästhetisierung seit zweihundert Jahren schreibt: „Die Wissenschaft kann uns vor dem ästhetischen Bruder Leichtfuß nicht bewahren, denn sie ist selbst in sein Lager übergelaufen – aber nicht aus Leichtfertigkeit, sondern unter dem Druck von ‚Einsichten' und auch von ‚Menschlichkeit'" (▶ Abschn. 1.1)

Die medialen Möglichkeiten und Entwicklungen der elektronischen Datenverarbeitung sind zum praktisch-technischen und geistigem Medium der zwischenmenschlichen Kommunikation, des Gebrauches und der Entwicklung von Technik und Wissenschaft in der Medizin geworden. Bei der Nutzung dieser Möglichkeiten und Entwicklungen ist zu beachten, dass der Einsatz von „Web Marketing" von Fachärzten für Plastische und Ästhetische Chirurgie nur unter Berücksichtigung der Vorgaben der Berufsordnung und in dieser des Eides des Hippokrates erfolgen darf. Wird das ausgeübte Handeln angezweifelt, so müssen Ärztin und Arzt vor allem prüfen ob ihr Handeln der ethischen Regel des hippokratischen „primum non nocere" (lat., „zuerst einmal nicht schaden") entspricht.

1.9 Große Chirurgen des 16. Jahrhunderts

> Tagliacozzi veröffentlichte 1597 als Erster in gedruckter Form zwei Bände über die Rekonstruktion der teilamputierten Nase aus dem Oberarm und lehrt die psychisch aufrichtende Wirksamkeit wiederherstellender chirurgischer Methode. Die Licht- und Schattenseiten der Renaissance beleuchtet das Beispiel Parés (1510–1590), dessen grundlegendes Werk *Dix livres de chirurgie* auf Ablehnung der Pariser Universität stößt.

1.9.1 Gaspare Tagliacozzi

Tagliacozzi ist „nach einem Horoskop, das der Astrologo Magini im Jahre 1607 veröffentlichte, am 27.2 .1545 um 2.33 Uhr früh in Bologna zur Welt gekommen" (Schmidt-Tintemann 1972). Magini war Professor für Astronomie, Astrologie und Mathematik an der Universität Bologna. Tagliacozzi studierte an dieser Universität und promovierte 1570 unter Cardano. Cardano war dort in den Jahren 1563 bis 1570 Professor der Medizin (Wikipedia „Gaspare Tagliacozzi" 2013).

Cardano (1501–1576) lebte in einer von Gewalt, Kriegen, persönlichen und politischen Zwistigkeiten und der Inquisition beherrschten Zeit und wurde Autor von 138 gedruckten Schriften auf den Gebieten der Philosophie, Medizin und Technik. 1570 wurde er in Haft genommen und nach drei Monaten auf Kaution wieder entlassen. Er gilt als einer der letzten großen Universalgelehrten der Renaissance mit einer zu seiner Lebenszeit erstaunlichen internationalen Bekanntheit, die zu dieser Zeit sonst noch am ehesten bei prominenten Künstlern und Literaten zu beobachten war. Er war, laut Schmidt-Tintemann (1972), der Erfinder des Begriffes des „Kardangelenkes gewesen, da er 1548 eine Kardanwelle für eine Kutsche von Kaiser Karl V entwarf". Schmidt-Tintemann befasst sich mit Einzelheiten, die das tägliche Leben Tagliacozzis als Persönlichkeit der Universität Bologna mitbestimmt haben könnten. Sie beginnt mit der damals hoch eingeschätzten Aussage seines Horoskops und dessen Bedeutung im Zusammenhang mit den Entscheidungsprozessen der Inquisition während seiner Lebenszeit.

Zurückkommend auf die päpstlichen Stanzen Raffaels in Rom und dort am Beispiel des humanistischen, lebendigen Geistes der „Schule von Athen" zeigt sich ein besonderer Aspekt der damaligen Kultur. Diese auf die „Achsenzeit" (▶ Abschn. 1.3) zurückführende Kultur wird „medial" verstärkt im „Wissenschaftlichen und Technischen Zeitalter" weltweit wirksam werden. Wie oben dargestellt (▶ Abschn. 1.9.1), hat Raffael auf der Grundlage eines von Papst Julius II. theologisch vorbereiteten Konzeptes sein Konzept der Schule von Athen gemalt. Darin ist Dichtung und philosophische Wissenschaft vereint und mit ihm selbst wichtige Lebenszeitgenossen, in den von ihm konzipierten großen Zeitraum eingebracht. Diese Zeit beginnt mit der *Äneis*, der Dichtung (Publicus Vergilius Maro, 70 v. Chr.–19 v. Chr.) über die des trojanischen Helden Äneas und die Gründung Roms. durch Romulus und Remus (Vergil 1994).

Der Einfluss dieser humanistischen Kultur reicht bis in die Zeit Raffaels. Raffael selbst hat mit der „Schule von Athen" ein bildliches Beispiel des bis in unsere Zeit reichenden Einflusses der humanistischen Kultur geschaffen.

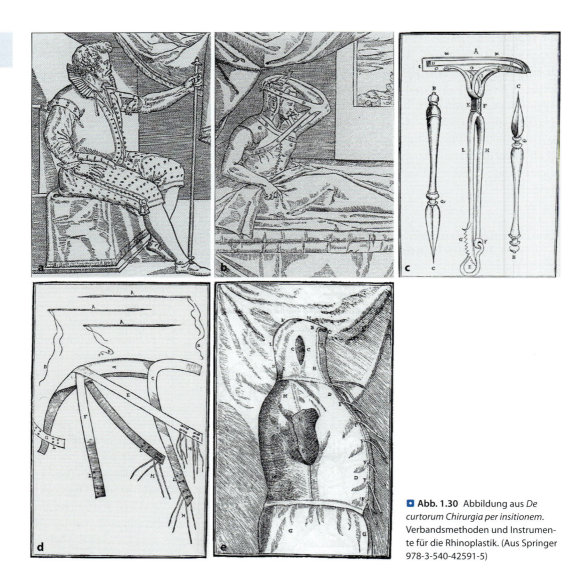

Abb. 1.30 Abbildung aus *De curtorum Chirurgia per insitionem*. Verbandsmethoden und Instrumente für die Rhinoplastik. (Aus Springer 978-3-540-42591-5)

1.9.2 De curtorum Chirurgia per insitionem (1597)

Tagliacozzi widmete sein Werk *De curtorum Chirurgia per insitionem* 1597 dem für das „Gymnasio Bononiensi" verantwortlichen „Principem Vincentium Gonzagam Mantue, & Montis Ferrari Ducem". Er selbst figurierte als „Philosophi et Medici Praeclarissimi" („erlauchter Philosoph und Arzt") und lehrte als Ordinarius Anatomie in gesprochenem und gedrucktem Wort sowie Praxis „Über die Chirurgie der Verstümmelten mittels Einfügung".

Die Abbildungen ◘ Abb. 1.30, 1.31 und 1.32 aus dem zweiten Buch Tagliacozzis zeigen Winkelmessungen und deren methodische Anwendung an der dreidimensionalen Gestalt der Nase mit den dazu verwendeten Instrumenten und Verbandsmethoden.

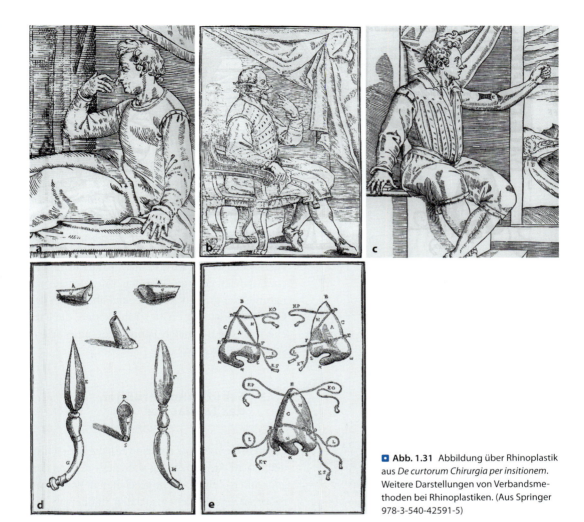

◘ **Abb. 1.31** Abbildung über Rhinoplastik aus *De curtorum Chirurgia per insitionem*. Weitere Darstellungen von Verbandsmethoden bei Rhinoplastiken. (Aus Springer 978-3-540-42591-5)

Die für das Erscheinen des akademischen Werkes des Tagliacozzi zu erfüllenden politischen und wissenschaftlichen Voraussetzungen betrafen damals die Formalien der Dokumentation der Herausgabe, der Widmungen, des Zweckes, des Studiums, des Nutzens, der wissenschaftlichen Grundlagen, der Unterstützung, des Schutzes während der Lebenszeit, der lehrenden Zeitgenossen und der herausragenden Fähigkeiten des Autors. Die Herausgabe des Werkes erfolgte mit den „Privilegis Summi Pontificis, Caesareae Maiestatis, Christianissimi Regis Galliae, Regio Hispaniarum, Senatus Veneti,& aliorum Principum".

Auf den ersten vier Seiten des ersten Bandes widmet der Autor seine Arbeit zuvorderst dem Prinzen der „benè morata Republica". Er lobt die von ihm erbrachten Werke, die alle dem „Studium, seinen Mitgeborenen und der Würde des Vaterlandes von Nutzen sind". Tagliacozzi weist auf das Verbundensein seiner Kunst mit Hippokrates und dem Dichter Horatius (65–8 v. Chr.) hin (Tagliacozzi 1992).

In Calabria vorhandene Vorläufer in der Kunst der Wiederherstellung verletzter Nasen werden genannt. Deren Fehler, die aus noch nicht erkannten Prinzipien entstanden sind, seien von

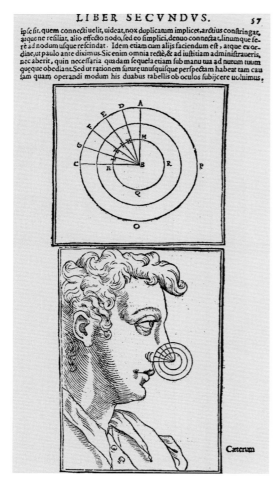

◘ **Abb. 1.32** Abbildung über Rhinoplastik aus *De curtorium Chirurgia per insitionem*. Winkelmessungen für die dreidimensionale Gestalt der Nase. (Aus Tagliacozzi 1992)

ihm korrigiert. Er möchte es nicht versäumen, dieses ausgedehnte seit antiken Zeiten vernachlässigte Feld der Medizin in neuer Form als sein „foetum meum" zur Ehre seines „Serenissimus Dux" diesem zu opfern. Es werden danach die ihn unterstützenden Kardinäle Federico von Bologna, Ioannes Vincentius Ferrantis und Scipio protector quondam Academiae nostrae Otiosorum genannt. Tagliacozzi wünscht dem Prinzen zuletzt die Gunst des Mars für seine stets erfolgreichen Bewaffneten. Es folgt die Widmung von Gaspar Bindonus, Drucker der in Venedig erfolgten Ausgabe des Werkes. Danach sind 19 Seiten schriftlichen Ehrungen gewidmet. Von den Autoren und Adressaten seien einige genannt: „Ioannes Andreas Taliacotius, der Vater, widmet dem Serenissimum Principem D. Vincentium Gonzagam Mantue,& Montisferrati Ducem: lingua et calamus" (die Sprache und Schrift). Der Vater schreibt: „auch als Geschenk war die rechte Hand zu deinem offiziellem Lob eingesetzt". Es folgen die Widmungen der akademischen Lehrer: „F. Ioannes Bitener Silesius Philoso. & Med. Doctor Praeceptori optimo, Ioannis Baptistae Morelli Carmina und Elegien von Matthias Timinus ab Ottenfeldo und M. Paulus Stromarus Ingolstadiensis Bauarus". Es wird Ioannis Andreae Tagliacozzi danach gefragt: „Wer den Vater der ‚rerum naturae' der großen Natürlichen Fähigkeiten des Gasparis bewundert hätte? Fähigkeiten, die jetzt alle über die normalen Fähigkeiten eines Menschen erhaben sind".

1.9.3 Schutz und Ehrungen des Tagliacozzi

Die in diesem Absatz zitierten Inhalte haben ihre hauptsächliche Bedeutung als Signale der von den genannten Zeitgenossen geschätzten Werte. Sie gehörten verschiedenen sozialen Ständen an. Sie können für Schutz und Wertung des Tagliacozzi in seinem sozialen Stand als Professor der Anatomie, Medicus et Philosophus am Gymnasium der Universität Bologna aufgrund seiner auffallenden „Tätigkeit als Forscher und Plastischer Chirurg" als über das Übliche Hinausragenden sogar notwendig angesehen werden.

Schmidt-Tintemann (1972) berichtet, dass 21 Jahre vor der Geburt des Tagliacozzi,

» am 18.1.1524, Papst Clemens VII. an den Gouverneur von Bologna eine schriftliche Zurechtweisung und die Aufforderung hätte ergehen lassen müssen, die Inquisition besser zu unterstützen, als das bis dahin geschehen war ... Sicher war Italien in vieler Hinsicht freier als das übrige Europa, und die heile Universität von Bologna, damals noch überzeugend in ihrer mittelalterlichen Hoheit, hatte nicht nur den Geist, sondern auch die irdische Macht, waghalsigen Denkern und Experimentatoren den Rücken frei zu halten ... Solange der Chirurg am Leben war, wagte die Geistlichkeit es nicht, sich mit ihm, und noch weniger mit seinen Freunden anzulegen. 1599 starb Tagliacozzi. Nach der Bestattung im Kloster des Heiligen Johannes des Täufers hörten die Nonnen mehrere Wochen lang eine Stimme, die verkündete, dass Er der ewigen Verdammnis verfallen sei. Jetzt konnte ihn niemand mehr schützen, denn für die Angelegenheiten des Jenseits war die Kirche zuständig. Seine Leiche wurde aus der formalen Gruft geholt und in ungeweihter Erde verscharrt. Obwohl seine Universität nie aufhörte, ihn zu verehren, blieb der Ort, an dem Tagliacozzi begraben wurde, bis heute unbekannt ... Nach seinem Tode im Jahr 1599 schreibt Zeis ehrte der Magistrat von Bologna sein Andenken durch eine Statue im anatomischen Theater der Universität, die noch heute vorhanden ist (Schmidt-Tintemann 1972, S. 20–25).

Die Rhinoplastik nach Tagliacozzis Methode wurde noch im Anfang des 17. Jahrhunderts ausgeführt, geriet aber später derartig in Misskredit, dass die Pariser Fakultät dieselbe im Jahr 1742 für illusorisch und rein spekulativ erklärte (Lösch 2003).

Von beiden Bänden Tagliacozzis bestehen exakte Inhaltverzeichnisse. Der erste Band enthält 25 Kapitel. Als Beispiel sei der Inhalt des „Capitulum Primum" zusammengefasst. Es bearbeitet die Frage, ob die empfundene Anziehungskraft und das Ausdrucksvermögen des Gesichtes mit den erfolgten Benennungen und Beschreibungen seiner einzelnen Teile in der Literatur als übereinstimmend mit der Wirklichkeit wahrgenommen werden können. Diese Argumentation stützt sich auf die nachfolgenden Autoren der Antike. Begonnen wird mit Texten von Galen, die die Struktur und Würde der Nase, Ohren und Lippen beschreiben. Es folgt Aristoteles, der auf den Unterschied zwischen dem tierischen Schnabel und dem Mund des Menschen hinweist. Er vergleicht „die höchste, zu dem Himmel weisende Position des Mundes bei dem aufrecht stehenden Menschen mit seiner dem Boden zugewandten Lage bei den Tieren". Es folgen viele Zitate von Äußerungen der Autoren Rufus (23–100 n. Chr.), Plinius (23–79 n. Chr.), Cicero (106–43 v. Chr.), Hippocrates (460–375 v. Chr) sowie Lactantius (232–250 n. Chr.).

Im Zusammenhang mit dem von Eibl-Eibelsfeld (1973)(▶ Abschn. 1.1.7) beschriebenen Augengruß sei darauf hingewiesen, dass Tagliacozzi Lactantius zitierte. Dieser habe auf die Bedeutung der Ausdrucksfähigkeit der Augenbrauen im zwischenmenschlichen Kontakt aufmerksam gemacht. Bis zum 25. Kapitel des ersten Bandes zitiert und diskutiert Tagliacozzi die Literatur, aus der seine Gedanken entstanden sind. Das *Liber Secundus. Qui est de huius artis praxi* umfasst 28 Kapitel. Es erklärt mit Text und Zeichnungen die vorgestellten Methoden und angefertigten Instrumente (◘ Abb. 1.30, 1.31, 1.32). Die Messer erscheinen spitz; es werden auch abgerundete Nadeln gezeigt, die den Nadeln unserer Zeit sehr ähnlich sind. Welche Resultate in der Zeit Tagliacozzis tatsächlich erreicht wurden, wissen wir nicht. Annahmen, wie sie auch von Zeis (1862) beschrieben wurden, sind müßig. Zeis (1862) sei zitiert: „Tagliacozza's Werk,... schon weil es lateinisch geschrieben worden ist,... dürfte gegenwärtig selten zum Gegenstand eines genauen Studiums gemacht (worden sein)".

In unserer Zeit sind von Paul Wilflingseder (1967) in seiner Antrittsvorlesung zu der Errichtung der ersten Lehrkanzel für Plastische Chirurgie im deutschsprachigen Raum in Innsbruck nachfolgende Worte Tagliacozzis zitiert worden:„wir rekonstruieren und ergänzen Teile, die zwar die Natur gegeben, aber das Schicksal wieder zerstört hat, nicht so sehr zur Freude des Auges, sondern um die Betroffenen psychisch aufzurichten". Zu dieser Äußerung Tagliacozzis schreibt Lösch: „Dieses Zitat klingt wie ein Bekenntnis damaliger Fähigkeiten der Wiederherstellung, die sicher sehr begrenzt sein mussten. Es beleuchtet aber bereits die Bestrebung, mit Anwendung Plastisch-Chirurgischer Techniken auch psychisch heilsam zu wirken" (Lösch 1989; Lösch 2003).

Das Werk Tagliacozzis (1597) kann hinsichtlich seiner Struktur mit der Herausgabe in zwei Bänden, der Wahl und Gliederung der Thematik, der strukturierten Kapitel und der Illustrationen mit für das Verständnis wichtigen Zeichnungen als ein Vorbild für das Erarbeiten plastisch-chirurgischer Fachbücher angesehen werden. Auch wenn die in einer der Kultur der Zeit entsprechenden Weise geschriebenen Teile später entbehrlich erscheinen mögen, ist es jedoch wichtig festzustellen, dass Tagliacozzi sich entschieden der Philosophie und der Medizin verpflichtet fühlte. Dieses besonders wegen der von ihm als Grundlage seiner Überlegungen zitierten und diskutierten klassischen Literatur.

Heute ist eine aufmerksame Beziehung zu den natürlichen und geistigen Inhalten der Medizin mit Berücksichtigung philosophischer und ethischer Grundlagen besonders in der Plastischen Chirurgie wieder erforderlich. Mit einem Rückblick auf die ersten Seiten dieses Buches sei hier auf geistige Inhalte der Medizin, besonders auf philosophische und ethische Grundlagen der Plastischen Chirurgie, in zeitlicher Folge, auf die Autoren Popper (1984) und Gadebusch Bondio (2005) aufmerksam gemacht. Popper schreibt zum „Wert in einer Welt der Tatsachen" Nachfolgendes:

> Wenn ich recht habe mit der Vermutung, dass wir nur durch Wechselwirkung mit der Welt wachsen und zu einer Person, zu einem Ich, zu einem selbst werden, dann ist der Gedanke tröstlich, dass wir alle zu dieser Welt beitragen können, wenn vielleicht auch nur wenig. Es ist besonders tröstlich für jemanden, der glaubt, im Kampf mit Ideen und im Kampf um Ideen sein Glück gefunden zu haben ... Der innerste Kern der Welt 3, wie ich sie sehe, ist die Welt der Probleme, der Theorien und der Kritik (Popper 1984, S. 158–197).

Gadebusch Bondio (2011) weist u. a. darauf hin, dass Tagliacozzi mit der natürlichen Rekonstruktion der Nase und seiner *De Curtorum Chirurgia per Insitionem* Wesentliches über seine Lebenszeit Hinausgehendes geleistet habe. Sie schreibt: „Wie unsere zeitgenössischen Plastischen Chirurgen das Glück ihrer Patienten als höchst motivierend empfinden, haben auch Ärzte im 16. Jahrhundert eben diesen Aspekt hervorgehoben. Das ‚wiedergewonnene Glück' wurde damit zum Topos in der wiederherstellenden Chirurgie". Bondio hat Folgendes über „Zeitlose Patientenwünsche und ärztliche Herausforderungen" beigetragen. Sie berichtet von Tycho Brahe (1546–1601), der während eines Duells einen Teil seiner Nase verlor und danach auch „ohne Nase leben konnte". Er trug eine „Gold-Silberprothese".

> Der Anatom Alessandro Benedetti (1425–1512) bemerkt 1483: ‚in dieser Zeit haben einige kluge Geister gezeigt, wie man der deformierten Nase Ehre und Ansehen verleihen kann'. Damit unterstreicht Benedetti, wie eine chirurgische Intervention zur moralischen Rehabilitierung des Betroffenen führen kann (Gadebusch Bondio, 2011 S. 158).

In ihrer Veröffentlichung hat Gadebusch Bondio (2011) das Resultat ihrer Untersuchungen dargestellt. Mit der Überschrift „3. Die Nase: prominent, umstritten und höchst individuell" werden die sich unterscheidenden Ansichten des Aristoteles (384–322 v. Chr.) und des Arztes Galen von Pergamon (129–um 199 v. Chr.) dargestellt:

> Für Aristoteles besaß die Nase, ihrer zweigeteilte Form entsprechend, zwei Funktionen: das Atmen und das Riechen. Die Riechwahrnehmung sei durch die Inspiration verursacht. Die aristotelische Theorie war zwar falsch, wertete die Nase als Riechorgan auf. [Die Ansicht Galens war] dass das Organ des Riechens … in den vorderen länglichen und hohlen Ausbuchtungen, die sich von den vorderen (Gehirn) Ventrikeln bis zu jenem Teil des Schädels herabziehen, wo die Nase anfängt, zu lokalisieren sei (Gadebusch Bondio 2011, S. 518).

Mit der Überschrift „4. Auf den Spuren der Patienten" beschreibt der Chirurg Hildanus (1560–1634) „Wie eine abgeschnittene Nas wider ergänzt unnd geheylet worden sey". Es folgt der Bericht über die zweite Nasenrekonstruktion nach Pfalzpaint im Norden der Alpen und die einzige bei einer Frau.

> Während des Genfer Krieges fiel ‚ein frommes und keusches Mägdelein / Susanna mit Namen' in die Hände von Soldaten. Diese versuchten, sie sexuell zu missbrauchen. Susanna verteidigte sich aber so vehement, dass sie von den Angreifern durch die Abtrennung der Nase geschändet wurde. Sie war dadurch in einer Weise stigmatisiert, die normalerweise Kupplerinnen und Ehebrecherinnen im 15. und 16. Jh. vorbehalten war. Dem Chirurgen Johannes Griffon – Hildanus, Lehrer den er als ‚scharfsinnig' und ‚sehr glückseliger Wundarzt' beschreibt, kommt der Verdienst zu, die Mutilation beseitigt zu haben. Die Operation stellt durch die Verleihung eines ‚normalen' Aussehens die zerstörte Ordnung des Körpers und in diesem besonderen Fall auch eine Form von Gerechtigkeit wieder her, denn Susanna trägt nicht wieder das Zeichen eines Vergehens, dessen sie sich nie schuldig gemacht hat. Es folgen die Informationen über das ‚neue Leben' nach der Operation, mit einer bewundernswerten Nase, der man kaum ansah, dass sie ‚durch die Kunst' gestaltet worden war. Hier betont Hildanus, dass er selbst Zeuge wurde (Gadebusch Bondio 2011, S. 518–521).

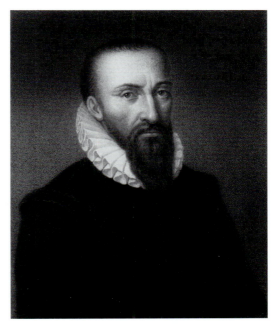

○ **Abb. 1.33** Etienne Delauline: Porträt des Ambroise Paré. Stich. 1782. Bildrechte: Magnus Manske, veröffentlicht unter public domain

1.9.4 Ambroise Paré

Paré (○ Abb. 1.33) wurde um 1510 in Bourg en Hersaent bei Laval, Mayenne Paris geboren

> den am meisten gefeierten Chirurgen der Renaissance … Er erlernte sein Handwerk im Krieg. 1533 diente er als Hilfschirurg am führenden Pariser Krankenhaus, dem Hotel Dieu. Ab 1537 arbeitete er fast 30 Jahre lang am Krankenhaus in Paris und begleitete außerdem Feldzüge. 1554 wurde er in das (nicht universitäre) Kollegium von St. Come, die Chirurgengilde, aufgenommen … Seine Erfolge blieben jedoch nicht ohne Gegen-

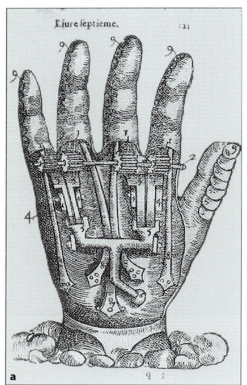 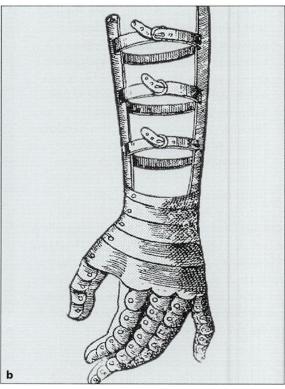

Abb. 1.34 Zeichnung einer Handprothese, veröffentlicht in den *Dix livres de chirurgie* von Ambroise Paré. (Aus Springer 978-3-540-42591-5)

reaktion. 1575 verurteilte ihn die Pariser Fakultät, weil er Schriften zu ‚medizinischen' Themen veröffentlicht hatte. Dieser Affront verdeutlicht die Empfindlichkeit der Ärzte gegenüber Chirurgen, die in ihrem Revier wilderten … Paré hatte über die Kunst der Wendung auf dem Fuß (im Mutterleib), um eine Geburt mit den Füßen voran zu erleichtern geschrieben … und versuchte auch, monströse Missgeburten zu erklären (Porter 2000, S. 189–191).

Die von Paré geschaffenen Neuerungen der Chirurgie und Einzelheiten aus seinen *Dix livres de la Chirurgie* (1564) sollen hier bezogen auf die von Porter (2000) dargestellte Geschichte der Medizin dargestellt werden. Bei diesen Neuerungen sollen die Prinzipien definiert werden, die auch heute für den Anfang der chirurgischen Weiterbildung für alle speziellen Gebiete als gleichwertige „basale" Weiterbildung erfahren werden. Es handelt sich um die Regeln, deren Einhalten die „Basis" der kunstgerechten Behandlung ist, die von allen speziellen chirurgischen Gebieten gewährleistet werden muss. In ◘ Abb. 1.34 ist eine Handprothese zu sehen, die Paré mit einem Schlosser entwickelt hat.

Paré gab die „fünf Pflichten" seiner Kunst an, sie waren: „Überflüssiges entfernen, Ausgerenktes wieder einrenken, Verwachsenes trennen, Getrenntes wieder zusammenbringen, und natürliche Defekte beheben" (Porter 2000, S. 190). In neuer Formulierung entsprechen diese Pflichten den Prinzipien der hippokratischen Medizin. Diese Pflichten widersprechen, auch wenn sie detaillierte Zweige der ärztlichen

1.9 · Große Chirurgen des 16. Jahrhunderts

Kunst nennen, noch nicht „den alten Autoritäten der Universitätsmedizin" (Eckart 2011). Mit der praktischen Präzisierung, die nicht über den „basalen" Aspekt hinausgeht, sind diese fünf Pflichten auch eine Definition der Inhalte der Plastischen und Ästhetischen Chirurgie der gegenwärtigen Weiterbildungsordnung. Die von Paré geforderte Durchführung der „Gefäßunterbindungen bei Amputationen" gehört zu den Regeln der sog.

> …,basalen' chirurgischen Weiterbildung und auch der nachfolgenden Weiterbildung in verschiedenen ‚Fachgebieten' einschließlich der ‚Plastischen und ästhetischen Chirurgie' sowie der ‚Handchirurgie' … Auch Paré beschränkt sich im Wesentlichen auf eine Wiederholung der Galenischen Indikationen der Wundbehandlung, indem er als erste (auch als prima intentio bezeichnete) die Entfernung der fremden Körper einschließlich der Blutgerinnsel hinstellt. Das zweite und dritte Ziel, die Verbindung der Wundränder und das Zusammenhalten derselben, wird durch Binden und Suturen erreicht (Marchand 1901) ◘ Abb. 1.31.

Diese Ziele bestehen prinzipiell auch heute. Converse (1977) und McCarthy (1990) schreiben in „The Ages of Plastic Surgery" (Converse 1977, S. 4–5) unter den Überschriften „The Renaissance", „Remarks of Paré": „Der bekannte Chirurg Ambroise Paré warnte jedenfalls, wegen der extremen Schwierigkeit der Operation und der damit einhergehenden Belastungen vor der Wiederherstellung einer verstümmelten Nase". Da Paré schon sieben Jahre (1590) vor dem Erscheinen des Buches des Tagliacozzi (1597) gestorben war, und es bis dahin keine Schriften über die Rhinoplastik gegeben habe, konnten seine Warnungen sich lediglich auf entsprechende mündliche und nicht auf dokumentierte Mitteilungen bezogen haben. Dieses wird auch von der Bemerkung beider Autoren, Converse (1977) und McCarthy (1990) bestätigt, die schrieben: „Paré scheint das verbreitete Missverständnis des Lappens aus dem Arm für die Wiederherstellung der Nase mitgemacht zu haben. Er nannte den Bizepsmuskel als Spender und präzisierte falsch 40 Tage für die Einheilung"(Converse 1977, S. 5). Dieses im Vergleich zu dem Text des Tagliacozzi.

Als Bestätigung, für den in dieser Zeit epfundenen Schrecken vor den Gesichtsverletzungen zitieren die oben genannten Autoren aus dem von Paré (1575) veröffentlichten Buch, das von ihm beschriebene Erlebnis:

> Als ich in der Stadt eintraf, ging ich in ein Gebäude. Dort fand ich vier Soldaten die tot waren und drei, die an einer Wand lehnten, deren Gesichter waren völlig entstellt, sie konnten weder sehen, noch hören oder sprechen und ihre Gewänder rauchten noch von dem Pulverfeuer, dass sie verbrannt hatte. Während ich auf sie mit Erbarmen blickte, näherte sich mir ein alter Soldat und fragte mich ob ich irgend eine Möglichkeit hätte sie zu heilen: ich antwortete, dass es kein Mittel dazu gab. Sofort näherte er sich jedem Einzelnen und schnitt ihm in die Kehl sanft und ohne Ärger. Dieses grausame Handeln sehend, sagte ich ihm, er sei ein böser Mann, weil er dieses getan hatte. Er antwortete, dass er zu Gott bete, dass wenn er so verletzt würde, es jemanden gäbe der ihm den selben Dienst leisten würde, eher als dass er ihm erlauben würde, miserabel dahinzusiechen (Converse 1977, S. 5).

Auf Paré (1564) sind die in ◘ Abb. 1.35 gezeigte Technik der Wundnaht im Gesicht und die in ◘ Abb. 1.34 zusammen mit einem Schmied entwickelte Handprothese zurückzuführen. Die Naht im Gesicht kombiniert mit dem gegen das Auseinanderweichen der Wundränder wirkenden Verband zeigt die von ihm geübte Behutsamkeit in der Wundbehandlung. Es wird sich

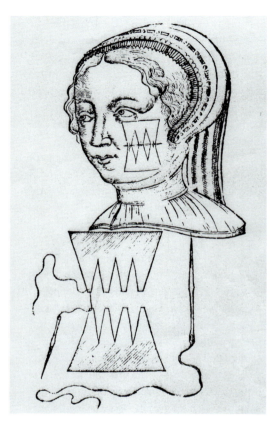

Abb. 1.35 Zeichnung einer Wundnaht zur bestmöglichen Vermeidung auffälliger Narben im Gesicht. Aus Parés *Dix livres de chirurgie*, Bibliotheque Nationale de France. (University of Georgia Press; mit freundl. Genehmigung)

zusammengeführt werden (▶ Abschn. 1.3.5). Porter (2000, S. 190) schreibt zu der Einführung der neuen Methode der Schusswundenbehandlung: als frommer Mann verwies er stets darauf: „Je le pansais, Dieu le guérit" („Ich verband ihn, aber Gott heilte ihn").

1.9.5 Die Zeit nach Tagliacozzi und Paré

Die klassische Lehre von dem Schönen verliert nach Ende der Renaissance immer mehr an Bedeutung bei den zunehmend naturwissenschaftlich interessierten und Medikamente verabreichenden akademischen Ärzten. Die Wundärzte/Chirurgen praktizieren die Heilkunst mit der Geschicklichkeit der Hände. Porter (2000) vergleicht die „seit der Antike in Indien bekannte Rhinoplastik" und die von einigen Chirurgen aufgebrachte „ehrgeizige neue Operation" der Plastischen Wiederherstellung verstümmelter Körperteile, die von Tagliacozzi in *De curtorum Chirurgia per Insitionem* beschrieben worden ist, mit der von Ambroise Paré praktizierten Chirurgie. Sein Fazit, die fünf Pflichten der Kunst des Paré einbeziehend, wird im Folgenden beschrieben:

> Doch da die Chirurgie [des Paré] tief im Handwerk verwurzelt war, blieb sie insgesamt eher traditionell. Paré kam zu dem Schluss: Ein Chirurg muss sowohl eine starke, feste und kühne Hand als auch ein resolutes, gnadenloses Wesen haben, um die Heilung in die Hand zu nehmen und sich nicht zu größerer Eile verleiten zu lassen, als die Sache verlangt, oder weniger zu schneiden, als nötig ist. Doch soll er alle Dinge tun, als wenn ihn ihre Schreie nicht berührten, und nichts auf das Urteil gemeiner Leute geben, die in ihrem Unwissen schlecht von Chirurgen reden. Ob die Chirurgen nun unwissend waren oder nicht – was sie erreichen konnten, war doch weiterhin sehr begrenzt (Porter 2000, S. 192).

erweisen, dass diese Einstellung zur Grundlage der neuzeitlichen Chirurgie und ihrer speziellen Gebiete als „atraumatisches Vorgehen und atraumatische Technik" bezeichnet wird.

Das Entdecken neuer Behandlungsmöglichkeiten im Krieg durch das fatale Fehlen der traditionellen Möglichkeit der Behandlung der Schusswunden mit siedendem Öl und die Erfindung der völlig neuen Methode der „Wundabdeckung" kann auf Parés Begabung, „seine Welt so anzusehen, dass sie ihm die Entdeckung des Unsichtbaren anbietet", zurückgeführt werden. Eine Begabung, die wesentlich für den ärztlichen Beruf ist. Sie kann auch mit dem Denken des Philosophen Anaxagoras (500–428 v. Chr.)

1.9 · Große Chirurgen des 16. Jahrhunderts

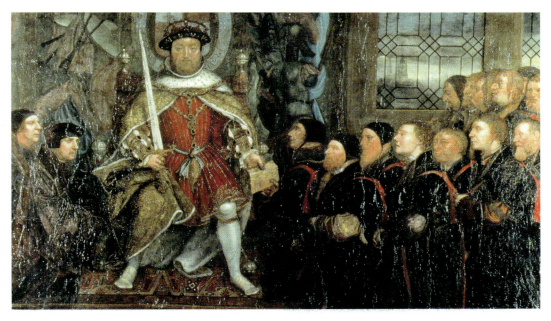

Abb. 1.36 Hans Holbein: Heinrich VIII bei der Verleihung des „Freibriefes für die Barbier und Chirurgengilde" in England im Jahr 1540. Royal College of Surgeons, London 1543. Bildrechte: Wikimedia Commons, veröffentlicht unter public domain

Um die Einschätzung Porters besser zu verstehen, sei hier das Vorwort zu dem Buch, das von Engelhardt (2000, S. XI) verfasst hat, zitiert:

> Gerade der Fortschritt der Medizin hat aber die Bedeutung der Geschichte – wie ebenso der Ethik und auch der Theorie – für den Umgang mit Gesundheit und Krankheit, Geburt und Tod manifest werden lassen. Krankheit ist keineswegs nur eine biologische, sondern stets auch eine soziale, seelische und geistige Erscheinung. Krankheit stellt nicht allein ein Faktum, sondern immer auch ein Werturteil dar. Krankheit und Gesundheit sind nicht nur sich ausschließende Gegensätze, sondern bestehen nebeneinander und gehen ineinander über … In dieser Perspektive verdient das umfangreiche neue Buch des Sozialhistorikers der Medizin Roy Porter mit dem auffallend verheißungsvollen Titel ‚Die Kunst des Heilens', eine medizinische Geschichte der Menschheit von der Antike bis heute, große Anerkennung und weite Resonanz. Der Blick dieses Werkes ist auf die Historie von der Frühzeit der Menschheitsgeschichte bis in die Gegenwart gerichtet und wird ebenso von aktuellen Problemen oder Fragen der Medizin gelenkt.

Von Engelhardt hat hier Probleme und Fragen dargestellt und auch Antworten gegeben, die seit Langem Hilfe suchende Menschen und Fachärzte für Plastische und Ästhetische Chirurgie interessieren werden. Damit wird, kurz vor dem Ende dieses ersten Kapitels, die Sicht bis zu den ersten Seiten dieses Buches wieder zurückgeführt und auf die noch folgenden Seiten hingewiesen.

Um dieses Kapitel abzuschließen und zurück auf das 16. und das 17. Jahrhundert zu kommen, ist zu bedenken, dass beginnend mit dem sorgfältig denkenden und handelnden Paré und dem Einfluss seiner *Dix livres de chirurgie* eine Eingrenzung mit weitgehender Distanzierung der praktischen Chirurgie von der akademischen Medizin und Forschung erfolgte. Sie betraf die Grundlagen des ärztlichen und chirurgischen Denkens und

Handelns. Die theoretischen Überlegungen der nicht akademisch gebildeten Chirurgen/Wundärzte wurden auf die fünf Pflichten der Kunst des Paré eingegrenzt. Auch diese konnten wegen der Kompetenz- bzw. Zuständigkeitsstreitigkeiten mit den universitären Ärzten nur unvollständig realisiert werden. Es wurde auf die räumlichen Möglichkeiten und den Ehrgeiz für die Suche nach dem noch nicht Bekannten, nach den Geheimnissen des Lebens mit experimentellen und gedanklichen Mitteln verzichtet. Im Wissen und in der Kenntnis ihrer Fähigkeiten handelten die Chirurgen/Wundärzte pragmatisch und, entsprechend den als unentbehrlich geltenden Regeln der praktischen Behandlung der ihnen anvertrauten oder sich anvertrauenden Menschen.

Mit dem Verdrängen der Chirurgie aus den Universitäten war bereits im Mittelalter begonnen worden. Hauptsächlich, weil die Chirurgie nicht als Wissenschaft geachtet, sondern zunehmend als Handwerk angesehen wurde. Die schließlich durch das Werk von Paré (1564) instruierten Wundärzte und Chirurgen erlernten „die handwerkliche Kunst des Heilens" (Porter 2000), jedoch außerhalb der medizinischen Fakultäten. In England wurde 1540 von Heinrich dem VIII. ein „Freibrief Barbier und Chirurgengilde" verliehen (◘ Abb. 1.36). Diese Institution bildet den Ursprung des 1843 durch Bestätigung des Königs entstandenen „Royal College of Surgeons of England" (Petrucelli 1980, S. 367–397). Es entstanden als Standesorganisationen in Frankreich, das Collège de St. Come, in Holland die Chirurgengilde und in den deutschsprachigen Ländern der Beruf des Wundarztes und Chirurgen.

Über die geschichtliche Entwicklung in den Zeiten nach Tagliacozzi schrieb Dieffenbach in seinem 1845 und 1848 erschienen Werk *Die operative Chirurgie*: „Je mehr Jahre nach Tagliacozzis Tod verstrichen, desto mehr versank die Plastische Chirurgie in Vergessenheit und Verachtung, desto häufiger wurden die alten Tatsachen als lächerliche Märchen behandelt". Marchand (1901) teilte mit, dass „die Pariser Fakultät die Rhinoplastik nach Tagliacozzi im Jahr 1742 für illusorisch und rein spekulativ erklärte".

Literatur

Adams F (1849) The genuine works of Hippocrates: On air, waters, and places Bd. 1. Sydenham Society, London, S 922 (Sect. 17)

Ammannus P (1677) Paraemensis ad discentes occupata circa Institutionum medicarum Emendationem. Edit. Seconda Leipzig Lipsiae. Lib.V. Part II Sect.I Cap II. & 50, S 444

Batta E (1992) Römische Paläste und Villen. Insel Verlag, Frankfurt am Main und Leipzig

Becher W (1905) Geschichte des ärztlichen Standes. In: Puschmann T (Hrsg) Handbuch der Geschichte der Medizin. Verlag von Gustav Fischer, Jena, S 1002

Bielschowsky A (1909) Goethe. Sein Leben und seine Werke Bd. Zweiter Band. C.H. Beck, München

Bishagratna KKL (1963) Sushruta Samhita. The Chowkhamba Sanskrit Office, Varanasi-1, India

Brockhaus Enzyklopädie (1972) Vierzehnter Band. F.A. Brockhaus, Wiesbaden

Borkenau P (1993) Reicher Mann und Schöne Frau? Zwei Studien zu Geschlechtsunterschieden in der Partnerpräferenz. In: Zeitschrift für Sozialpsychologie, S 289–297

Borst A (1991) In: Mann G, Nitschke A (Hrsg) Religiöse und Geistige Verbindungen im Hochmitterlalter. Propyläen Weltgeschichte, Bd. 5. Propyläen Verlag, Berlin Frankfurt am Main, S 494–561

Carrington R (1965) Dieses unser Leben. Rütten & Loening Verlag GmbH, München, S 192–224 (Erstveröff. 1936)

Carstensen G, Schadewaldt H, Vogt P (1983) Die Chirurgie in den alten Hochkulturen. In: Die Chirurgie in der Kunst. Econ Verlag GmbH, Düsseldorf und Wien

Carpue JC (1816) An account of two successful operations for restoring a lost nose from the integuments of the forehead. Longman, London

Converse JM (1977) Introduction to Plastic Surgery. In: Reconstructive Plastic Surgery, Bd. 1. W.B. Saunders Company, Philadephia, London, Toronto, S 3–68

D'Ancona P (1952) Leonardo da Vinci. Collezione Silvana Monumenti della Civiltà Pittorica Italiana. Edizioni D'Arte Amilcare Pizzi, Milano

Dieffenbach JF (1845–48) Die operative Chirurgie. F.A. Brockhaus, Leipzig (2 Bände)

Diepgen P (1949–1959) Geschichte der Medizin. Urban & Schwarzenberg Verlag, Berlin

Deimling B (1994) Malerei der Frührenaissance in Florenz und Mittelitalien. In: Die Kunst der italienischen Renaissance, Könemann Verlag, S 176–237

De Santillana G (1961) The Origins of Scientific Thought, Vol. 1, The University of Chicago Press, 1961

Duncker H-R (1998) Evolutionsbiologische Neubewertung der Stammesgeschichtlichen Entwicklung des Menschen und seiner Ontogenese. Steiner Verlag, Stuttgart

Literatur

Duncker, H-R (2000) Die Kulturfähigkeit des Menschen. Vorstellungen einer evolutionsbiologischen Anthropologie. In: Spiegel der Forschung. Magazin der H. Universität Gießen, S. 33–39

Duncker H-R (2003) Die Kulturfähigkeit des Menschen aus Goethes Sicht – und weit darüber hinaus. In: Manger K (Hrsg) Goethe und die Weltkultur. Universitätsverlag Winter, Heidelberg, S 33–87

Eckart WU (2011) Illustrierte Geschichte der Medizin. Von der französischen Revolution bis zur Gegenwart. Springer-Verlag, Berlin Heidelberg

Eco U (2004) Die Geschichte der Schönheit. Carl Hanser Verlag, München

Eibl-Eibesfeldt I (1967) Grundriß der vergleichenden Verhaltensforschung. R. Piper Verlag, München

Eibl-Eibesfeldt I (1973) Der vorprogrammierte Mensch. Das Ererbte als bestimmender Faktor im menschlichen Verhalten. Verlag Fritz Molden, Wien München Zürich

Eibl-Eibesfeldt I (2004) Die Biologie des menschlichen Verhaltens. Grundriss der Humanethologie. Buch Vertrieb Blank GmbH, Vierkirchen-Pasenbach (S 19)

v Engelhardt D (2000) Geleitwort zu Roy Porter. In: Die Kunst des Heilens. Spektrum Akademischer Verlag, Heidelberg – Berlin

Figge U L (2009) Semiotisches vs. Nicht-semiotisches. http:/homepage. Ruhr-uni-bochum.de/Udo Figge/texte/semvsnsem.html . Zugegriffen 23.5.2009

Fischer N (2002) http://www. uni-koblenz-de/paarbeziehung Zugegriffen 8.9.2002

v Franz M-L et al (1979) Zum Abschluss: Das Unbewusste und die Wissenschaften. In: Jung CG (Hrsg) Der Mensch und seine Symbole. Walter Verlag AG, Olten und Freiburg im Breisgau, S 304

Gadamer H-G (1977) Die Aktualität des Schönen. Philipp Reclam Verlag, Stuttgart, S 5

Gadebusch Bondio M (2005) Medizinische Ästhetik. Kosmetik und Plastische Chirurgie zwischen Antike und früher Neuzeit. , München

Gadebusch Bondio M (2011) Zeitlose Patientenwünsche und Ärztliche Herausforderungen. Besser als die natürliche Nase. In: Ärzteblatt Baden-Württemberg, 10

Garin E (1991) Weltkulturen Renaissance. In: Mann G, Nitschke A (Hrsg) Europa, die Kultur der Renaissance. Propyläen Weltgeschichte, Bd. 6. Propyläen Verlag, Berlin Frankfurt am Main, S 429–534

Gillies HD, Millard DR (1975) The principles and art of plastic surgery. Little & Brown, Boston (Erstveröff. 1958)

Gnudi MT, Webster JP (1950) The life and time of Gasparo Tagliacozzi. Reichner, New York

v Grunebaum GE (1991) Der Islam. In: Mann G, Nitschke A (Hrsg) Islam, die Entstehung Europas. Propyläen Weltgeschichte, Bd. 5. Propyläen Verlag, Berlin Frankfurt am Main, S 124–179

Gurlt E (1898) Geschichte der Chirurgie. Hirschwal, Berlin

Helfreich F (1905) In: Puschmann T (Hrsg) Geschichte der Chirurgie. Handbuch der Geschichte der Medizin, Bd. 3. Verlag von Gustav Fischer, Jena

Hillmann J (2005) Coda. Una nota sul metod. In: Il codice dell'anima 339–355: Adelphi 342, 351. Edizioni S., Milano, S 7 (Erstveröff. 1996)

Hillmann J (2003) Il linguaggio della vita conversazioni con Laura Pozzo. Rizzoli RCS Libri S.p.A., Milano

Herrmann P (1890) In: Roscher WH (Hrsg) Ausführliches Lexikon der griechischen und römischen Mythologie, Bd. 1,2., Leipzig, S 2314–2342

Heuß A (1991) In: Mann G, Kappelmacher A (Hrsg) Propyläen Weltgeschichte. Propyläen Verlag, Frankfurt am Main

Jaffé A (1979) Bildende Kunst als Symbol. In: Der Mensch und seine Symbole. Walter Verlag, Olten und Freiburg im Breisgau, S 232–270

Jaspers K (1949) Vom Ursprung und Ziel der Geschichte. Artemis Verlag, Zürich

Jaspers K (2003) Was ist der Mensch? Pieper Verlag, München

Jung CG, Jaffé A, von Franz M-L, Henderson JL, Jacobi Y (1979) Der Mensch und seine Symbole. Walter-Verlag, Freiburg im Breisgau

Jütte R (2000) Geschichte der Sinne. Von der Antike bis zum Cyberspace. Verlag C.H. Beck, München

Kluge F (1989) Etymologisches Wörterbuch der deutschen Sprache. Walter de Gruyter, Berlin New York

La Regina A (Hrsg) (1998) Museo nazionale romano palazzo massimo alle terme, museo per i beni culturali e ambientali soprintendenza archeologica di roma. Electra, Milan Elemond Editori Associati

Lettermann G, Shurter MAA (1976) History of mammaplasty with emphasis on correction of ptosis and macromastia. In: Goldwin RM (Hrsg) Plastic and reconstructive surgery of the breast. Little, Brown and Company, Boston

Lyons AS, Petrucelli RJ, Joseph R (1980) Die Geschichte der Medizin im Spiegel der Kunst. Du Mont Buchverlag, Köln

Lösch GM (1970) In: Bargmann W, Doerr (Hrsg) Syndaktylien. Anatomie, Entwicklung, therapeutische Aspekte, normale und pathologische Anatomie. Monographien. Georg Thieme Verlag, Stuttgart

Lösch G M, Duncker H R (1971) Acrosyndactylism transactions of the fifth International congress of plastic and reconstructive surgery. Butterworths, Australien S 671–678

Lösch GM (1989) Systematik und Ethik der Plastischen Chirurgie. In: v Engelhardt D (Hrsg) Ethik im Alltag der Medizin. Springer-Verlag, Berlin Heidelberg

Lösch GM (2003) Geschichte. In: Berger A, Hierner R (Hrsg) Plastische Chirurgie. Grundlagen Prinzipien Techniken, Bd. 1. Springer-Verlag, Berlin Heidelberg New York, S 1–36

Mann T (1948) Joseph in Ägypten Bd. II. S. Fischer Verlag, Frankfurt am Main

Marchand FJ (1901) Der Prozess der Wundheilung mit Einschluss der Transplantation. In: Bergmann E, von Bruns P (Hrsg) Deutsche Chirurgie. Verlag von Ferdinand Enke, Stuttgart

Mathé J (1978) Leonardo da Vinci Anatomische Zeichnungen. Productions Libers Fribourg, Editions Minerva, Genf

McCarthy JG (1990) Introduction to plastic surgery. In: Plastic surgery, Bd. I. W.B. Saunders, Philadelphia London Toronto Montreal Sidney Tokyo, S 1–68

McLuhan M, Quentin F (1967) The medium is the message. Penguin, London

Michler M (1985) Die Geburt der Ästhetik im alten Griechenland und ihre Beziehung zur bildenden Kunst, Gymnastik und Medizin. In: Pfeifer G (Hrsg) Die Ästhetik von Form und Funktion in der Plastischen und Wiederherstellungschirurgie. Springer, Berlin Heidelberg New York Tokio

Nitschke A (1991) Frühe Christliche Reiche. Propyläen Weltgeschichte Islam. In: Mann G, Nitschke A (Hrsg) . Propyläen Weltgeschichte Islam die Entstehung Europas, Bd. 5. Propyläen Verlag, Berlin Frankfurt am Main, S 273–293

Onmeda (2013) Streifzüge durch die Medizingeschichte, http://www.onmeda.de/lexika/persoenlichkeiten/streifzuege_medizingeschichte. Zugegriffen 4.2.2013

Paré A (1969) Ten books of surgery. University of Georgia Press, Athens, GA (Erstveröff. 1564)

Perowne S (1969) Römische Mythologie. Emil Vollmer Verlag, Wiesbaden, S 16

Pesando F, Guidobaldi M P (2004) Das Kunstschaffen von der Königszeit bis zur Flavischen Zeit in Rom. In: Bussagli M (Hrsg) Kunst und Architektur. Tandem Verlag. Ullmann Sonderausgabe

Petrucelli RJ (1980) Das 15. und 16. Jahrhundert. Die Renaissance. In: Lyons AS, Petrucelli RJ (Hrsg) Die Geschichte der Medizin im Spiegel der Kunst. Du Mont, Köln, S 367–397

Plinius Secundus G (1982) Storia Naturale. Libri 1–37 Enaudi G (Hrsg) s.p. a.,Turin

Popper KR (1984) Logik der Forschung. J.C.B. Mohr (Paul Siebeck), Tübingen

Popper KR (1984) Ausgangspunkte, Meine intellektuelle Entwicklung. Hoffmann und Campe, Hamburg

Popper KR (1984) Objektive Erkenntnis. Ein evolutionärer Entwurf. Hoffmann und Campe, Hamburg, S 158–197

Porter R (2000) Die Kunst des Heilens. Eine medizinische Geschichte der Menschheit von der Antike bis heute. Spektrum Akademischer Verlag, Heidelberg Berlin (Erstveröff. 1977)

Poulsen V (1964) Römische Kunst, zweiter Teil in einem Band. Karl Robert Langewiesche Nachfolger Hans Köster, Königstein im Taunus

Reallexikon der Medizin und ihrer Grenzgebiete (1973) 5. Bd. Urban und Schwarzenberg, München

Rust A (1991) Der Primitive Mensch. In: . Propyläen Weltgeschichte, Bd. 1. Propyläen Verlag, Berlin Frankfurt am Main, S 200

Schiller F (2000) Über die ästhetische Erziehung des Menschen in einer Reihe von Briefen. Philipp Reclam Verlag, Stuttgart (Erstveröff. 1795)

Schmidt-Tintemann U (1972) Zur Lage der Plastischen Chirurgie. In: de la Bürkle Camp H (Hrsg) . Hefte Unfallheilkd, Bd. 109. Springer-Verlag, Berlin Heidelberg New York

Schmidt-Tintemann U (1994) Plastische Chirurgie – der lange und steinige Weg eines Handwerkes. Vereinigung der Deutschen Plastischen Chirurgen. In: Mitteilungen 1/1, S 10–14

Schott H (Hrsg) (2000) Die Chronik der Medizin. Bertelsmann, Gütersloh München

Schreiber HW (1989) Die Bedeutung der Tradition in der Chirurgie. In: Hierholzer G, Hierholzer S (Hrsg) Chirurgisches Handeln Fragen – Überlegungen – Antworten. Georg Thieme Verlag, Stuttgart, New York, S 182

Stein W (1990) Der Große Kulturfahrplan. Herbig Verlagsbuchhandlung, Berlin (Erweiterte Auflage)

Tagliacozzi G (1992) Hrsg. In: Forni A (Hrsg) De curtorum chirurgia per insitionem. Ristampa anastatica. , Milano

Thielicke H (1983) Chirurgie im Spiegel der Zeit. Georg Thieme Verlag, Stuttgart New York, S 881–890

Taylor B W (2000) Plastic surgery origins and innovations. Taylor B (Hrsg) National Library of Australia Cataloguing-in-Publication data

Vergil (1994) In: Binder G (Hrsg) Äeneis. Erstes und Zweites Buch. Philipp Reclam Verlag, Stuttgart

Welsch W (1998) Ästhetisches Denken. Philipp Reclam Verlag, Stuttgart

Welsch W (1996) Grenzgänge der Ästhetik. Philipp Reclam Verlag, Stuttgart

Wiesing U (2004) Ethik in der Medizin Ein Studienbuch. Philipp Reclam Verlag, Stuttgart

Wikipedia „Achsenzeit" (2013) http://de.wikipedia.org/wiki/Achsenzeit. Zugegriffen 4.2.2013

Wikipedia „Anaxagoras" (2013) http://de.wikipedia.org/wiki/Anaxagoras. Zugegriffen 4.2.2013

Wikipedia „Benedikt" (2011) http://de.wikipedia. org/wiki/Benedikt. Zugegriffen 14.8.2011

Wikipedia „Gaspare Tagliacozzi" (2013) http://de.wikipedia. org/wiki/Gaspare Tagliacozzi. Zugegriffen 4.4.2013.

Wikipedia „Heinrich von Pfalzpaint"(2013) http://de.wikipedia.org/wiki/Heinrich_von_Pfalzpaint. Zugegriffen 4.2.2013

Wikipedia „Teatro anatomico di Padova" (2013) http://it.wikipedia.org/wiki/Teatro_anatomico_di_Padova. Zugegriffen 1.4.2013

Wilflingseder P (1967) Wesen und Aufgaben der Plastischen Chirurgie. Wochenschr Wien Klein 79:557–560

Zeis E (1963) Die Literatur und Geschichte der Plastischen Chirurgie. Arnoldo Forni, Bologna (Erstveröff. 1862)

Zichicchi A (2005) Tra Fede e Scienza da Giovanni Paolo II a Benedetto XVI Gruppo editoriale il Saggiatore S. p. A., Milano 2005

Wiederentdeckung und Fortschritte der Plastischen Chirurgie im 18. und 19. Jahrhundert

Günter Maria Lösch

2.1	Ästhetik in der bildenden Kunst und in der Plastischen Chirurgie – 67	
2.1.1	Die Wahrnehmung des Schönen – 67	
2.1.2	Die Geschichte der Schönheit – 69	
2.1.3	Die „gefühlvolle Stimmung": die Romantik und die Zeit danach – 69	
2.2	Wiedergeburt – Die Wiederentstehung der Plastischen Chirurgie im 19. Jahrhundert – 73	
2.2.1	Karl Ferdinand von Graefe – 73	
2.2.2	Die Einführung des Wortes „plastisch" durch von Graefe – 74	
2.2.3	Carl Zeis – 75	
2.2.4	Baron Guillaume Dupuytren: Vorträge über chirurgische Clinik im Hôtel-Dieu in Paris – 78	
2.2.5	Definition, Erweiterung und Systematisierung der Plastischen Chirurgie durch Johann Friedrich Dieffenbach – 82	
2.2.6	Erste Ehrung Dieffenbachs seitens der DGPRÄC mit Verleihung der Dieffenbach Medaille und einer Dieffenbach-Vorlersung – 85	
2.3	Goethes Begriff des Plastischen in der Medizin – 86	
2.3.1	Das Wort „Plastik" im 18. und 19. Jahrhundert – 86	
2.3.2	Geistige Verbindungen von Dieffenbach und Goethe zu Alexander von Humboldt – 87	
2.4	Fortschritte an der Universität Berlin und die Gründung der Gesellschaft für Chirurgie – 88	
2.4.1	Gersuny und Billroth – 88	
2.4.2	Medizinischer Unterricht an der Universität Berlin – 89	

G. M. Lösch, *Plastische Chirurgie – Ästhetik Ethik Geschichte*
DOI 10.1007/978-3-642-37970-3_2, © Springer-Verlag Berlin Heidelberg 2014

2.4.3	Augenheilkunde und Chirurgie – von Graefe und der „Kliniker Reil" an der Universität Berlin	– 92
2.4.4	Grundlegende Neuerungen in der Lehre	– 93
2.4.5	Gründung der Deutschen Gesellschaft für Chirurgie 1872 in Berlin	– 93
2.5	**Wegweisende Gedanken des 19. und 20. Jahrhunderts in Philosophie und Ästhetik**	**– 96**
2.5.1	Ecos Begriffe der Religion, der Schönheit und der ästhetischen Religion	– 96
2.5.2	Die Bedeutung der Naturschönheit für die heutige Plastische Chirurgie	– 98
2.5.3	Welschs Begriff der epistemischen Ästhetik	– 99
	Literatur	**– 100**

2.1 Ästhetik in der bildenden Kunst und in der Plastischen Chirurgie

> Eine erkenntnistheoretische und sinnliche Betrachtung des Schönen in den Betrachtungen von Romantikern und Kant im Spiegel moderner Denker wie Umberto Eco führt zur Erkenntnis der besonderen Bedeutung von Ästhetik in der Medizin mit weitreichenden ethischen Auswirkungen für die Plastischen Chirurgen.

2.1.1 Die Wahrnehmung des Schönen

Das Wahrnehmen des Schönen war und ist eine angeborene, für das Leben des Einzelnen und in der Gesellschaft, wesentliche Eigenschaft. Sie ist jedem Menschen zu eigen. In jedem Säugling beginnt die Wahrnehmung des Schönen. Sie erhält im Lauf der Zeit eine geschlechtsspezifische und darüber hinaus individuelle Eigenart. Archäologie, Geschichte und die Gegenwart zeigen, dass das Konzept des Schönen von der Vorgeschichte an eine spontan entstandene Grundlage der medizinischen Bemühungen war und auch immer noch sein sollte (▶ Abschn. 1.1, ◻ Abb. 1.1 u. 1.2). Schon wegen dieser natürlichen Spontaneität erwies und erweist es sich als problematisch, dieser angeborenen Eigenschaft, dem Konzept des Schönen, eine über seine Selbstverständlichkeit hinausgehende Bedeutung zu geben.

Es geht nicht nur um die Suche nach dem Verständnis, das für die Praxis der plastisch-chirurgischen Behandlungen, die auf Körperform und Ausdruck einwirken und als Selbstverständlichkeit bei denjenigen vorhanden ist, die eine sog. „verschönernde" Behandlung anstreben, sondern es geht im Sinne Anaxagoras um eine Schau ins Unsichtbare, um das Streben, mehr über die Wichtigkeit der naturgewachsenen Form und das „Geheimnis des Lebens" zu erfahren (▶ Abschn. 1.1.2)

Nach dem Sichten einschlägiger Dokumente der Kulturgeschichte entstand der Eindruck, dass schon die Absicht, mehr über das Geheimnis des Lebens zu erfahren, nicht immer von Interesse war und ist. Bei unseren Bemühungen, für das Selbstverständliche eine tiefer reichende Bedeutung zu finden, entstanden sogar Zweifel und Fragen hinsichtlich dieser Veröffentlichung. Es sei hier an das bereits genannte Zitat von Nietzsche erinnert: „Vielleicht aber wird es überhaupt anstoessig sein, ein aesthetisches Problem so ernst genommen zu sehn". (▶ Abschn. 1.3)

Das als Krankheit zu beurteilende Leiden wird heute weitgehend von der namentlichen Auflistung der Behandlungsmaßnahmen im Gegenstandskatalog und in den Bestimmungen der Weiterbildung gegeben. Im Jahr 2003 begann, dem aktuellen Stand der Plastischen und Ästhetischen Chirurgie entsprechend, die Veröffentlichung von Nachschlagewerken in deutscher Sprache (Berger, Hierner 2009; Vogt 2011).

Probleme bestehen heute bei der Frage der Kostenübernahme durch Versicherungen im Fall von Operationen, deren Verlangen aus dem „Konzept des Schönen" heraus entsteht. Mit der Absicht, uns an der Frage der Bedeutung der Ästhetik in der Plastischen Chirurgie zu orientieren, befassen wir uns mit der Philosophie. Diese wird in der Etymologie definiert als „Lehre, die sich mit den Grundfragen des menschlichen Daseins befasst" (Kluge 1989). Es sollen nun notwendige Hilfen aus der Geschichte der Philosophie beigetragen werden. Dieses, um ein über die Selbstverständlichkeit hinausgehendes Wissen über die Ästhetik, als Lehre von der Schönheit zu erlangen. Kluges Herleitung des Ästhetikbegriffes (◻ Tab. 2.1) sei hinzugefügt, dass die Bezeichnung sich aus der klassischen Gegenüberstellung von Vernunft und Sinnlichkeit erklärt. Die Philosophie sollte durch die neue Disziplin Ästhetik erweitert werden, indem sinnliche Empfindungen und Eindrücke

Tab. 2.1 Etymologie der Wörter „Chirurg", „Plastisch", „Ästhetik"

Begriff	Etymologische Erklärung
Chirurg	Fachsprache. Entlehnt aus 1. *chirurgus*, dieses aus gr. *cheirourgós*, zu gr. *cheír* f. ‚Hand' und gr. *érgon* ‚Tätigkeit', zunächst in lateinischer Form, dann endungslos. So benannt, weil er durch die Geschicklichkeit der Hände heilt im Gegensatz etwa zum Verabreichen von Medikamenten. Der *Chirurg* galt bis ins 19. Jh. als ‚Handwerker' im Gegensatz zum akademischen Arzt.
Plastik	(18. Jh.) Entlehnt aus frz. *plastique* ‚Bildhauerkunst', einer Substantivierung des Adjektivs frz. *plastique* ‚formbar'. Dieses aus 1. *plasticus*, aus gr. *plastikos* ‚zur Formung geeignet; plastisch', zu gr. *plastes m.* ‚Bildner, Bildhauer, Former, Schöpfer', zu gr. *plassein* ‚aus weicher Masse bilden, formen, gestalten'. Die Bedeutung ‚Kunststoff' aus ne. *plastics* selben Ursprungs, das eine ‚formabare Masse' meint. Die *Plastische Chirurgie* dient der Wiederherstellung (Formung) nach Verbrennungen usw. Adjektiv: *plastisch*.
Ästhetik	‚Lehre von der Schönheit' (18. Jh.). Eine besondere Wissenschaft der Gesetzmäßigkeiten des Schönen wurde 1735 von Baumgarten gefordert und dann in Vorlesungen und Schriften (1759 Aesthetica) ausgebaut. Der Vorschlag wurde rasch aufgegriffen und das Wort auch in die Volkssprache übernommen. Das Wort ist übernommen aus gr. *aistetikos* ‚das Wahrnehmbare (gr. *aistethos*) betreffend', zu gr. *aisthanesthai* ‚wahrnehmen' … Die Bedeutungskomponente ‚schön, geschmackvoll' … ist erst durch diesen terminologischen Gebrauch in die Sippe des griechischen Wortes gekommen (zuvor nur ‚wahrnehmen', ‚Sinneswahrnehmung').

Kluge (1989)

gleichrangig neben die Vernunft gestellt werden, um die Wahrheit von Dichtung und Kunst mit der Wahrheit in Einklang zu bringen.

In ihrem Buch *Medizinische Ästhetik* (2005) auf der Grundlage ihrer Erforschung der speziellen Literatur befasst sich Gadebusch Bondio mit den Problemen der Kosmetik und der Plastischen Chirurgie zwischen Antike und früher Neuzeit.

Es sei an dieser Stelle der Philosoph Gadamer (1977, S. 5) zitiert: „Wir können uns für diese Fragestellung der Hilfe derer bedienen, die über gleiche Fragen ehedem nachgedacht haben".

Die Etymologie des seit der Zeit von Baumgarten (1714–1762) in der Philosophie eingeführten Bereiches der Ästhetik führt zurück zu den griechischen Wörtern „aistétikós" („wahrnehmbar") und „aistháinesthai" („wahrnehmen") (◘ Tab. 2.1). Wie am Anfang dieses Buches gezeigt worden ist, führt Sinneswahrnehmung dank des sensiblen Bewusstseins und der sensiblen Intelligenz (▶ Abschn. 1.1.1) durch die Fähigkeit begrifflichen Denkens in eigener und individueller Weise zur Wahrnehmung von Körper und Geist.

Aus dem Selbstwahrnehmen von Körper und Geist entstand die Vermutung von zwei philosophischen Hypothesen: als erste die der „Wahrnehmung des Lebens als nicht nur natürlichen Prozess, vielleicht noch mehr als ein Geheimnis" (Hillmann 2005) und als zweite, die Hypothese der Wahrnehmung der „Einheitswirklichkeit der Welt in dem ‚unus mundus'" von C. G. Jung. (▶ Abschn. 1.1). Diese philosophischen Hypothesen umfassen in einem übergreifenden Kontext die Kunst der Medizin, die sie ausübenden Ärzte und die Mitmenschen, die ihre Hilfe benötigen.

Sehr früh in der Entwicklung der Menschen wurden zuerst der eigene Körper und Geist und danach die Beziehung zu den Mitmenschen und schließlich die Umwelt wahrgenommen.(▶ Abschn. 1.1) Seit dem oberen Pleistozän entstanden aus dieser Wahrnehmung heraus die handwerklichen, teilweise sehr fantasievollen Darstellungen von Mitmenschen als Frau, Mutter, Mann,

Jäger, Held und, in höherer Kategorie, Göttlichkeit (▶ Kap. 1, ▫ Abb. 1.2). Von Bildhauern geschaffen wurden die symbolischen Statuen der griechischen, danach der griechisch-römischen Mythologie. Sie bezeugen sinnliches und geistiges Wahrnehmen der Schönheit, aber auch des Chaos, der Gesundheit und sowie auch der Verletzungen, Krankheiten sowie angeborener Fehlbildungen des Körpers.

2.1.2 Die Geschichte der Schönheit

Eco veröffentlichte 2004 *Die Geschichte der Schönheit*. In der Einführung des Buches steht:

» Schön ist neben ‚anmutig', ‚hübsch' oder auch ‚erhaben', ‚wunderbar', ‚prächtig' und ähnlichen Worten – ein Adjektiv, das wir oft benutzen um etwas zu bezeichnen, das uns gefällt. Es scheint, so gesehen, als wäre das, was schön ist, identisch mit dem, was gut ist, und tatsächlich gab es in verschiedenen Epochen der Geschichte eine enge Verbindung zwischen dem Schönen und Guten (S. 8).

Eco verwendet das Wort „ästhetisch" in nachfolgend genannten Kapiteln: im 1. Kapitel „Das ästhetische Ideal Griechenlands" und im 13. Kapitel „Die ästhetische Religion". Er verwendet das Wort „ästhetisch", ohne auf die spezielle Bedeutung des Wortes „Ästhetik" in der Systematik und Geschichte der Philosophie einzugehen.

Eco schreibt im 2. Kapitel „Apollinisch und dionysisch" Nachfolgendes über Ethik in der Mythologie:

» Im griechischen Mythos hat Zeus jedem Wesen das geeignete Maß und eine bestimmte Grenze zugewiesen: Die Gestaltung der Welt bedeutet so zugleich eine klare und messbare Harmonie, die in den vier Sprüchen auf den Mauern des delphischen Tempels zum Ausdruck kommt: ‚Das Richtigste ist das Schönste', ‚Beachte die Grenze', ‚Hasse die Hybris', und ‚Nichts im Übermaß'. Auf diese Regeln gründet sich das in Griechenland allgemein-gültige Schönheitsideal in Übereinstimmung mit einem Weltbild, das Ordnung und Harmonie versteht als das, was das ‚gähnende Chaos' in Grenzen hält, aus dem nach Hesiod (um 700 v. Chr.) die Welt entstanden ist. Dieses Weltbild steht unter dem Schutz von Apollo, der im westlichen Giebelfeld des delphischen Tempels inmitten der Musen dargestellt ist. Auf demselben Tempel (aus dem 4. Jahrhundert v. Chr.) ist jedoch auf der gegenüberliegenden östlichen Seite Dionysos, der Gott des Chaos und des zügellosen Durchbrechens aller Regeln, zu sehen. Die gleichzeitige Anwesenheit der beiden entgegen gesetzten Gottheiten ist nicht zufällig. … Allgemein tritt darin zum Vorschein, dass das Chaos immer wieder bedrohlich in die schöne Harmonie einbrechen kann. Genauer werden hier einige bedeutsame Widersprüche deutlich, die in der griechischen Konzeption der Schönheit ungelöst blieben und sie viel komplexer machten, als es die Vereinfachungen der klassischen Tradition erkennen ließen (Eco 2004, S. 53–55).

2.1.3 Die „gefühlvolle Stimmung": die Romantik und die Zeit danach

Die oben zitierten vier delphischen Lehrsätze beginnen mit dem Axiom „Das Richtigste ist das Schönste". Für humanistisch denkende Plastische Chirurgen war und ist das Fragen nach dem Ursprung und der Entwicklung der Ästhetik stets wichtig. Es wurde aber nicht vermutet, dass für die Plastischen Chirurgen die nachfolgenden Fragen entstehen könnten. Die neuen Fragen betreffen eine Unstimmigkeit zwischen dem geistigen Sinn des göttlichen Axioms aus der Mythologie „Das Richtigste ist das Schönste" und des Neuen in der

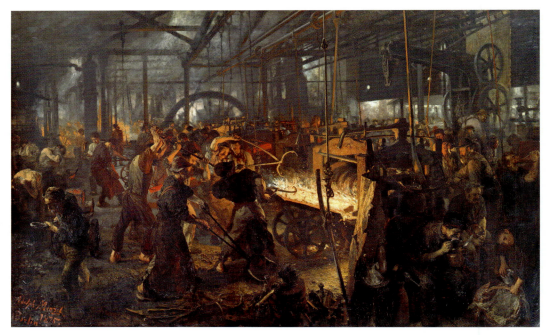

Abb. 2.1 Adolph Menzel, Das Eisenwalzwerk (1872–1875). Bildrechte: Google Art Project, veröffentlicht unter public domain

Philosophie, und zwar in der „Lehre der Schönheit, der Ästhetik" (Baumgarten, zitiert von Gadamer 1977, S. 22) entstandenen Konzeption der Ästhetik, die von der Mythologie unabhängig ist.

Die bis dahin nicht existierenden neuen Fragen entstanden aus den Unterschieden zwischen der klassischen antiken und der nachfolgenden besonders in den nordischen und deutschsprachigen Ländern umgewandelten romantischen Kultur des 19. bis 21. Jahrhunderts in dem „Technischen und Wissenschaftlichen Zeitalter". Das Fragen begann mit dem Zeitalter der Nationalstaaten des 19. Jahrhunderts und der mit romantischem Enthusiasmus und Grausamkeit umgesetzten Idee der französischen Revolution (1789) im Sinne von Freiheit, Gleichheit und Brüderlichkeit. Es war auch die Zeit der Kaiserreiche von Napoleon I. (1804–1815), Napoleon dem III. (1852–1870) und die Zeit des rapiden Wachstums der Stahl- und anderen Industrien. Ein Beispiel ist Alfred Krupps 1862 in Betrieb genommenes erstes Bessemer Stahlwerk (Abb. 2.1). Hier wurde auch aus Schrott und Roheisen Stahl gewonnen (Beier et al. 2007). In dieser Epoche entstand 1863 das Internationale Komitee vom Roten Kreuz (IKRK) das es sich fortan zur Aufgabe machte, „im Krieg das Los der Kriegsopfer zu mildern" (Beier et al. 2007).

Nachdem die Umbenennung der Fachbezeichnung in „Plastische und Ästhetische Chirurgie" im Jahr 2005 erfolgt war, ist das Bearbeiten dieser Fragen und Probleme auch rückwirkend notwendig geworden. Die humanistisch denkenden Fachärzte dieses Gebietes werden sich gern an die von Schmidt-Tintemann (1971) vertretene Auffassung erinnern, dass bei der in großen Anfangsbuchstaben geschriebenen Definition des Faches „Plastische Chirurgie" eine Benennung dieses Fachgebietes als „Plastische Ästhetische Chirurgie" als nicht sinnvoll gedacht wurde. Zu bemerken ist, dass im Jahr 2005 die Bezeichnung „Facharzt für Plastische Chirurgie" in „Facharzt für Plastische und Ästhetische Chirurgie" umformuliert wurde. In diesem Zusammenhang sei hier der Hinweis von Gadamer (1977, S. 15) nicht vergessen: „Wir dürfen nie unterschätzen, was ein Wort uns sagen kann".

Die humanistisch denkende Schmidt-Tintemann schloss ihre Schrift „Zur Lage der Plastischen Chirurgie" (1972, S. 89) in lateinischer und deutscher Sprache mit dem nachfolgenden Zitat von Zeis (1838, S. 89) aus Tagliacozzi (► Abschn. 1.9): „Aber wie in der ganzen Medizin und bei allem, was man tut, nichts unveränderlich und ewig ist, so ist auch das, wovon wir geredet haben, nicht auf immer festgelegt".

Die eingangs gestellte Frage soll nachfolgend beantwortet werden: Die vier delphischen Axiome sind, wie auch die hippokratische Medizin, in der gleichen Epoche in der griechischen Kultur, also während der Achsenzeit (► Abschn. 1.3) entstanden. Für die Medizin und das soziale Leben galt die an Göttern, Halbgöttern und anderen abstrakten Wesen reiche Mythologie. Keine der von Eco (2004) geschilderten vier Axiome und als Erstes „das Richtigste ist das Schönste" steht in Widerspruch zu den Regeln der hippokratischen Medizin sondern sie stimmen mit diesen überein. Ein sich nach den vier Regeln orientierendes empathisches Gespräch des Arztes mit dem Patienten bildet auch in der Gegenwart die besten Bedingungen für ein gegenseitiges Verständnis. Unter Berücksichtigung des sich verstärkenden Verlangens von gesund erscheinenden Menschen, ihr Aussehen, ihre Schönheit, Jugendlichkeit und Attraktivität durch Plastische Operationen zu verbessernden, ist die Umbenennung des Faches in „Plastische und Ästhetische Chirurgie" schließlich erfolgt.

In seinem Buch *Die Aktualität des Schönen, Kunst als Spiel, Symbol und Fest* (1977) stellt Gadamer fest, dass in der Geschichte der Philosophie die Ästhetik als philosophische Disziplin erst im 18. Jahrhundert entstand. Baumgarten (1714–1762) wird von ihm als deren Begründer bezeichnet. Baumgarten

» sprach von einer ‚cognitio sensitiva', einer sinnlichen Erkenntnis. ‚Sinnliche Erkenntnis' ist für die große Tradition von Erkenntnis, die wir seit den Griechen pflegen, zunächst ein Paradox. Erkenntnis ist etwas immer erst, wenn es die subjektive sinnliche Bedingtheit hinter sich gelassen hat und die Vernunft, das Allgemeine und das Gesetzhafte in den Dingen begreift. Das Sinnliche in seiner Einzelheit tritt dann nur als ein bloßer Fall einer allgemeinen Gesetzlichkeit auf … Vielmehr (als dieses) meint ‚cognitio sensitiva', dass auch in dem, was scheinbar nur das Partikulare der sinnlichen Erfahrung ist und das wir immer auf ein Allgemeines hin zu beziehen pflegen, plötzlich angesichts des Schönen uns etwas festhält und nötigt, bei dem individuell Erscheinenden zu verweilen. Was geht uns darin an? Was ist es, das darin erkannt wird? Was ist wichtig und bedeutsam an diesem Vereinzelten, dass es den Gegenanspruch erheben kann ‚auch Wahrheit zu sein, und dass nicht nur das „Allgemeine", wie die mathematisch formulierbaren Naturgesetze, wahr ist? Auf diese Frage eine Antwort zu finden ist die Aufgabe der philosophischen Ästhetik (Gadamer 1977, S. 21).

Gadamer gelangt zur Antwort, dass es

» … fast immer die bildende Kunst ist, an der sich unser Nachdenken orientiert und auf die wir unsere ästhetische Begrifflichkeit am leichtesten anwenden. … So ist man versucht, um die Erfahrung der Kunst zu fassen und neue Worte zu wagen, wie etwa, das ‚Anbild' ein Ausdruck, in den sich der Anblick des Bildes zusammenziehen ließe. … So ist es die Einbildungskraft, die Kraft des Menschen, sich ein Bild einzubilden, an der sich das ästhetische Nachdenken orientiert.

Für Gadamer hat Kant (1790)

» … in der Erfahrung des Schönen und der Kunst eine eigene Fragestellung der Philosophie erkannt … Er hat als erster die Selbstständigkeit des Ästhetischen gegenüber dem praktischen Zweck und dem theoretischen

Begriff verteidigt. Er tat dies in der berühmten Wendung von dem ‚Interesselosen Wohlgefallen', er meinte, dass alleine ‚die Freude am Schönen' ohne praktischem Interesse an dem ‚Dargestellten' vorhanden sei.

Kant, der deutlich die Autonomie des Ästhetischen herausgearbeitet hat, war sogar in erster Linie am Naturschönen interessiert:

» Es ist gewiss nicht ohne Bedeutsamkeit, dass wir Natur schön finden. Es ist eine ans Wunderbare grenzende sittliche Erfahrung des Menschen, dass in der generativen Potenz der Natur uns Schönheit entgegenblüht, so, als ob die Natur für uns die Schönheiten zeigte. Bei Kant hat diese Auszeichnung des Menschen, dass ihm die Schönheit der Natur entgegenkommt einen schöpfungstheologischen Hintergrund und ist auch die selbstverständliche Basis, von der aus Kant das Schaffen des Genies, das Schaffen des Künstlers, wie eine höchste Steigerung der Potenz, die die Natur, die göttliche Schöpfung besitzt, darstellt. Aber offensichtlich ist das Naturschöne von einer eigentümlichen Unbestimmtheit in seiner Aussage (Gadamer 1977, S. 39–40).

Gadamer (weist auf Plato (427–347 v. Chr.) und sein Gespräch in der Schrift *Das Gastmahl* hin, um die Bedeutung der Kunst für uns darzustellen:

» Da erzählt Aristophanes eine bis heute faszinierende Geschichte über das Wesen der Liebe. Er sagt, dass die Menschen ursprünglich Kugelwesen waren; dann haben sie sich schlecht benommen, und die Götter haben sie entzweigeschnitten. Nun sucht jede dieser Hälften einer vollen Lebens- und Seinskugel ihre Ergänzung. Das ist das ‚Symbolon tou antropou', ‚Symbol des Menschen, daß jeder Mensch gleichsam ein Bruchstück ist';

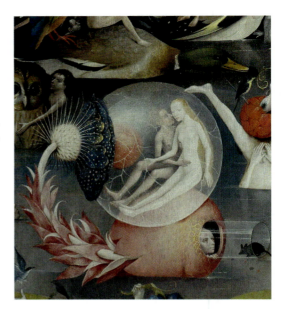

◘ **Abb. 2.2** Hieronymus Bosch, Detail Adam und Eva aus „Der Garten der Lüste". Triptychon um 1500, Museum Prado, Madrid. Bildrechte: Google Art Project, veröffentlicht unter public domain

und das ist die Liebe, dass sich die Erwartung, etwas sei das zum Heilen ergänzende Bruchstück, in der Begegnung erfüllt. Dieses tiefsinnige Gleichnis für Seelenfindung und Wahlverwandtschaft lässt sich auf die Erfahrung des Schönen im Sinne der Kunst umdenken (Gadamer 1977, S. 42).

Aristophanes' phantasievolle Ideen über die Kugelwesen und das Wesen der Liebe wird später von Hieronymus Bosch in seinem Triptichon „Der Garten der Lüste" wieder aufgegriffen und in einen neuen Zusammenhang gestellt (◘ Abb. 2.2). Diese Abbildung kann als ein Beispiel zur „Gleichzeitigkeit von Vergangenheit und Zukunft" nach Gadamer (1977) interpretiert werden. Der Ausschnitt erinnert an Plato (427–347 v. Chr.), der sinngemäß mitteilte: „jeder Mensch ist gleichsam ein Bruckstück, in der Begegnung erfüllt".

2.2 Wiedergeburt – Die Wiederentstehung der Plastischen Chirurgie im 19. Jahrhundert

> Von Graefe sorgt für eine Wiederentdeckung der Rhinoplastik und anderen zwischenzeitlich vergessenen operativen Methoden. Im 19. Jahrhundert beginnt sich die Plastische Chirurgie besonders mit speziellen Lehrbüchern zu einem eigenständigen Zweig der Chirurgie zu entwickeln. Von Graefe verwendet erstmals bewusst den Zusatz „plastisch" für „unsere Chirurgische Spezialität". Bedeutend für die fortschreitende Entwicklung der Plastischen Chirurgie sind die Veröffentlichungen von Zeis und die Vorträge des Dupuytren. Dieffenbachs Leistung geht über sein zweibändiges, immer noch aktuelles Lehrbuch *Die operative Medizin* weit hinaus bis in die heutige Zeit hinein.

2.2.1 Karl Ferdinand von Graefe

Im Oktober 1794 erhielt Urban, Herausgeber des *Gentleman's Magazine* in London einen Brief aus Indien. Es wurde berichtet, dass ein Freund des Absenders als Zeuge eine ihm unbekannte Operation erlebt habe. Diese Methode werde dort seit Langem mit Erfolg durchgeführt, siehe hierzu ◘ Abb. 2.3. Der Eingriff sei wegen einer Verletzung, die sich im dritten Mysore Krieg ereignet habe, durchgeführt worden. Die „British East Indian Forces" hatten gegen den Sultan Tippoo gekämpft.

» Cowasjee, im Krieg des Jahres 1792, war Führer eines Ochsenwagens der englischen Armee gewesen und wurde von Tippoo gefangen genommen. Danach sei ihm die Nase und eine seiner Hände abgeschnitten worden.

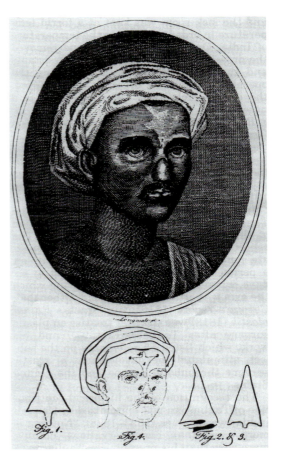

◘ **Abb. 2.3** Darstellung der indischen Methode aus dem „Letter to the Editor", Gentleman's Magazine. 1794. (Aus McCarthy 1990)

In diesem Zustand erreichte er die Armee von Bombay in in der Nähe von Seringapatam, und wurde Pensionär der ehrenhaften ‚East India Company'. Für ungefähr zwölf Monate blieb er ohne Nase; danach erhielt er eine vollständig neue von einem Mahratta Chirurgen aufgesetzt. Diese Operation ist in Indien nicht ungewöhnlich und wurde seit unbekannter Zeit praktiziert. Zwei ‚medical gentlemen Mr. Thomas Cruso and Mr. James Findlay, of Bombay haben als Anwesende die Operation gesehen' (Converse 1977, S. 6).

Es folgt eine Beschreibung des Vorgehens, die in alle Einzelheiten geht und weitgehend mit der bereits vorangehend (S. 46–48) aus dem Buch von Zeis (1862) zitierten und diskutierten sog. „indischen Methode" der Nasenrekonstruktion übereinstimmt. Für die Rekonstruktion wurde ein gestielt aus der Stirn transplantierter Haut-Unterhautlappen verwendet. In England zögerte Carpue (1816), bis er 1814 und 1815 bei zwei Patienten die Rekonstruktion der Nase mit der „indischen Methode" mit Erfolg durchführte. Es folgten die Veröffentlichungen, vor allem die bahnbrechende Schrift von Graefes (1787–1840) unter dem Titel *Rhinoplastik* (1818, 1821). Von Graefe war der erste Chirurg, der die Methode Tagliacozzis (1597) wieder anwendete (▶ Abschn. 1.9).

Converse und McCarthy geben in ihren Werken *Reconstructive Plastic Surgery* (1977) und *Plastic Surgery* (1990) ihren Darstellungen der Ereignisse bis zu den von Carpue durchgeführten Rhinoplastiken jeweils die Titel „Second Rebirth" und „Rebirth", und so können auch wir von der Wiedergeburt der Plastischen Chirurgie durch die Leistungen von von Graefes sprechen.

2.2.2 Die Einführung des Wortes „plastisch" durch von Graefe

Rogers (1970) teilt in einer sehr ausführlichen Arbeit mit, dass Karl Ferdinand von Graefe (1787–1840). 1818 in zwei Artikeln die Worte „Rhinoplastik" (zu Deutsch) und „De Rhinoplastice" (in Lateinisch) veröffentlichte.

> Gibson (1957) glaubt deshalb, dass als Ergebnis dieser Veröffentlichungen von Graefe wahrscheinlich der Erste gewesen ist, der das Wort ‚Plastik' für ‚unsere Spezialität' eingeführt hat. Einige Medizinhistoriker betrachten von Graefe als Gründer der modernen Plastischen Chirurgie. Dieses auf Grund des Zieles seiner frühen Beiträge zu diesem Gebiet, das heißt seiner Veröffentlichungen über Palatoplastik, Rhinoplastik, Blepharoplastik, etc. (Rogers 1970, S. 554–563).

In Rogers (1970) ist zu lesen, dass 1822 von Graefe als den Gründer der modernen Plastischen Chirurgie wegen des Stellens der Wahl der Themen in seinen frühen Beiträgen zu diesem Gebiet betrachtet. Dieses wird davon abgeleitet, dass er seine Artikel über „Palatoplastik, Rhinoplastik, Blepharoplastik etc." zusammenfasste.

Karl Ferdinand von Graefe wurde 1787 als Sohn des Barons von Graefe, Sekretär des Grafen Maszynsky, in Warschau geboren. In der Schule in Dresden erhielt er ein solides Wissen des klassischen Griechisch und Latein. Durch seine chirurgischen Lehrer Floriep, Loder, und Bernstein bekam er, noch als Student in Halle, eine „exclusive charge" im städtischen Krankenhaus. Als die französischen Truppen Napoleons die Region besetzten, wurde die Universität aufgelöst. Von Graefe beendete das Studium in Leipzig im nahen Sachsen. 1807 erhielt er den Titel „Doctor der Medicin und Chirurgie" mit der Diskussion seiner Arbeit *De notione et cura angiectaseos labiorum*. Sie begann mit der Extirpation und Behandlung eines Naevus an der Lippe, der sich nach einer irrtümlichen Diagnose zum Malignom umgewandelt hatte.

1808 wurde der Einundzwanzigjährige auf Fürsprache seines beständigen Freundes, „Patron" und „eines seiner besten Lehrer" Reil am Hofe des herrschenden Reichsgrafen Alexis von Bernburg Ballenstedt empfangen. Als Arzt des Reichsgrafen ordnete er die ärztliche Behandlungseinrichtung von Ballenstedt und machte das Alexisbad im Selkenthal im Unterharz zu einem attraktiven Ort. Trotz seiner Treue zu dem erkrankten Reichsgraf von Bernburg folgte er der Empfehlung Reils und nahm 1810 den Ruf für den neu gegründeten Lehrstuhl als Chirurg und Augenarzt in Berlin an. 1818 veröffentlichte er seine „Verfahrensweisen" mit erstmaliger „Ausführung der ‚deutschen Rhinoplastik', der Stiellappenplastik mittels eines frisch excidierten

Hautlappens" (im Gegensatz zur Verwendung granulierender Lappen; sog. ital. Methode) (Rogers 1970). Bei dem Entstehen bzw. der Regeneration der deutschen Chirurgie hatte von Graefe demnach eine sehr wichtige Rolle gehabt.

„Die Universität Berlin wurde zu einem der hervorragenden Zentren der 23 in dieser Zeit in Deutschland existierenden Universitäten". Im Jahr 1813 folgt von Graefe dem Appell zum Widerstand von Friedrich Wilhelm III. von Preußen, den dieser in der Rede „an mein Volk" ausrief, und nahm, bis zu seiner Rückkehr an die Universität in Berlin, am Krieg gegen Napoleon teil. Er wurde zum „Generalchirurgen" einer gesamten Division und „organisierte die Sanitätsdienste so effektvoll, dass unter seiner Leitung eine effektive Behandlung und Betreuung von 100.000 kranken und verwundeten Personen erfolgen konnte" (Porter 2000). Dabei wurden von ihm geschaffene Methoden der Wundbehandlung und der Reinigung der Hospitalluft angewendet.

Blücher und andere bekannte Generäle schrieben lobende Briefe über seine ärztlichen Leistungen im Krieg und im Frieden. Rogers (1970) teilt die Titel der 19 Ehrungen und Orden mit, die er in Preußen, Paris, Neapel, Moskau, Schweden, Bayern, Hannover, Hessen und den Universitäten von Berlin, Pest, Wilna und Krakau bekam.

Von Graefe starb 1840 in Hannover. Er befand sich dort, um George Kronprinz von Hannover wegen Star zu operieren. Sein Freund Bullen (1840–1841) schloss seine Mitteilung im *Lancet* mit diesen letzten Sätzen: „Er hat in der Praxis einen immensen Reichtum erreicht. Sein Verlust wird universell beweint und sein Ruf ist unsterblich" (Rogers 1970).

Schmidt-Tintemann (1972, S. 29) zitiert wörtlich einen Teil der Vorrede zu von Graefes *Rhinoplastik* (1818). Sie kommentiert: „Besser lässt sich das Wesen der Plastischen Chirurgie auch heute kaum formulieren". Wenn wir heute von dem romantischen Stil des Zitates absehen, kommen wir dem Geist jener Zeit entsprechend zu einer übereinstimmenden Einschätzung. Wichtig ist auch festzustellen, dass „es bei von Graefe und seinen Zeitgenossen immer noch um den Wiederersatz des Verlorenen, um die Wiederherstellung eines ursprünglichen Zustandes und nicht wie heute sehr oft, um die Verbesserung von bereits Vorhandenem geht" (Schmidt-Tintemann 1972). Hinsichtlich der in der Literatur festzustellenden kontroversen Ansichten über die Wege und Autoren spezieller Operationsmethoden, besonders bei den rekonstruktiven Rhinoplastiken, kommt Schmidt-Tintemann zur Feststellung dass „die beiden Informationswege von Sizilien und Bologna bis auf von Graefe und von Indien über England bis auf Carpue sich im 19. Jahrhundert vereinigten. Die Plastische Chirurgie war nicht wieder erfunden, sondern die Zeit war reif für sie".

2.2.3 Carl Zeis

Zeis veröffentlichte 1838 das *Handbuch der Plastischen Chirurgie*, das von Schmidt-Tintemann (1972) als „Fundgrube über die Plastische Chirurgie im 19. Jahrhundert" bezeichnet und kritisch vorgestellt worden ist. Noch wertvoller ist seine 1863 herausgegebene Schrift *Die Literatur und Geschichte der Plastischen Chirurgie*. In dieser sind die im ersten Buch kritisierten Mängel überarbeitet worden. Wesentlich ist, dass darüber hinausgehend eine Darstellung des Gebietes und seiner Grundlagen erreicht worden ist In seinem Vorwort mit der Überschrift „Ueber die Veranlassung zu dieser Arbeit" schreibt Zeis (1863, S. VIII):

> Niemand wird meinen, dass Plastische Chirurgie jetzt schon eine solche Höhe der Ausbildung erfahren habe, dass sie keiner Vervollkommnung mehr fähig sei. Finden wir doch, das selbst in der allerneuesten Zeit Dinge erfunden worden sind, welche man, wie die Osteoplastik, in der Bedeutung einer neuen Nase oder Gaumen eine knöcherne Unterlage zu verschaffen, vor nicht mehr sehr langer Zeit für Unmöglichkeiten gehalten

haben würde. Aber trotzdem ist nicht daran zu zweifeln, dass die erste Hälfte des gegenwärtigen Jahrhunderts in der Geschichte der Medicin, und speziell der Chirurgie, als die Glanzperiode der Plastischen Chirurgie anerkannt werden wird, während welcher wahrhaft Großes geleistet worden ist, und es dürfte daher wohl späteren Generationen nicht unwillkommen sein, hier mit einem Male überblicken zu können, wie eifrig man gearbeitet hat, das Gebäude der Plastischen Chirurgie aufzurichten, so dass es allerdings wohl, als in der Hauptsache vollendet dastehend, betrachtet werden darf. … Dieser Zweig der Chirurgie ist nicht blos als ein müssiges oder gar frevelhaftes Spiel, sondern im Gegenteil als eine höchst wohltätige Bereicherung unserer Kunst zu betrachten. Es gibt aber eine Anzahl Plastischer Operationen, welche ganz und gar nicht den Zweck haben das Aussehen zu verbessern, sondern lediglich, die Funktion mancher Theile wiederherzustellen. Die ältere ‚Chirurgia curtorum' kannte sie nicht und sie sind vielmehr erst durch die Übertragung der für die Wiederbildung der Gesichtsteile gewordenen Erfahrungen und Gesetze entstanden, ich meine die Operationen zur Heilung von Fisteln, Spalten und Einrissen an verschiedenen Körperstellen, besonders den Geschlechtsteilen. Die Schwierigkeiten, welche hierbei zu überwinden sind, sind ungeheuer groß, aber umso mehr gereicht es der neuen Chirurgie zur Ehre, dass viele Vertreter derselben mit der ausdauerndsten Geduld und dem angestrengtesten Scharfsinne auch da noch Hülfe geschafft haben, wo man ehemals die unbeschreiblich Unglücklichen ihrem traurigen Schicksale überließ. Diese Andeutungen mögen dienen, den hohen Wert der Plastischen Chirurgie in der Kürze zu bezeichnen. Mehr darüber wird bei den einzelnen Kapiteln gesagt werden.

Tab. 2.2 Übersicht über die grundlegenden plastisch-chirurgischen Werke in den Jahren 1807 bis 1847

Eduard Zeis	*Handbuch der plastischen Chirurgie*	Berlin, 1838
Eduard Zeis	*Die Literatur und Geschichte der plastischen Chirurgie*	Berlin, 1862/63
Guillaume Dupuytren	*Vorträge über chirurgische Klinik im Hôtel-Dieu in Paris gehalten von Baron Dupuytren*	Paris, 1832–34
Johann Friedrich Dieffenbach	*Die operative Chirurgie. 2 Bände*	Berlin, 1845–48

Genauere Quellenangaben: siehe Literaturverzeichnis

An dieser Stelle soll noch einmal erinnert werden an die Zeit, in der die grundlegenden Werke des nach Zeis (1838, 1862/3) und anderen definierten Gebietes „Plastische Chirurgie" entstanden. Siehe hierzu ◘ Tab. 2.2

Am Beginn seines Buches *Die Literatur und Geschichte der Plastischen Chirurgie* (1863) präzisiert Zeis den Begriff des Wortes Operationsmethode:

> Der häufige Gebrauch des Wortes veranlasst mich zu einer Bemerkung hierüber. Nicht Jeder für einen speziellen Fall entworfene, wenn auch in dem einen oder anderen Bezug etwas Neues enthaltenden Operationsplan, darf auf jenen Namen Anspruch machen. Dieser ist vielmehr erst dann gerechtfertigt, wenn sich daraus neue allgemeine Regeln ergeben, welche sich unter ähnlichen Verhältnissen weiter verwerten lassen (Zeis 1863, S. XVI–XXII).

Den Begriff der Operationsmethode teilt Zeis (1863, Kap. XVI–XVII) die Methoden in vier verschiedene Abteilungen ein:

> 1. Italienische Operationsmethode
> Methode nach welcher man von einer entfernten Körperstelle ein Hautstück entlehnt, es dabei durch eine breite Verbindung mit seinem ursprünglichen Boden noch einige Zeit in Zusammenhang lässt und die vollkommene Trennung nicht eher vornimmt, als wenn man sicher darauf rechnen kann, dass die Ernährung des Hautstücks an der Stelle, auf welche man es verpflanzt hat, erfolgen werde.
> 2. Indische Operationsmethode
> Entlehnung eines Hautlappens aus der unmittelbaren Nachbarschaft des Defektes in der Weise, dass er zuforderst durch eine verhältnissmässig schmale Hautbrücke, welche eine Drehung erfährt, ernährt werden kann.

Nota bene: Unzählige Abänderungen lassen sich an diesen beiden Operationsmethoden anbringen, ohne dass deshalb ihr Hauptcharakter verloren geht. Wir stellen daher von Graefes so genannte deutsche Methode nicht in gleichen Rang mit ihnen.

> 3. Verfahren von Celsus
> Die Operationsmethode besteht nur in der Ausdehnung und Herbeiziehung eines mehr oder weniger gelösten Theiles in der Weise, dass nach geschehener Anheftung keinerlei Defect mehr zu bemerken ist.

> 4. Operationsmethode durch seitliche Verschiebung nach Dieffenbach
> Diese Methode war ursprünglich nur für die Augenlidbildung erfunden und bestimmt eignet sich aber dazu auch andere Theile wiederherzustellen.

Es folgt in dem Dieffenbach gewidmeten Kapitel eine drei Seiten einnehmende Beschreibung.

Dieses Konzept ist für die Beurteilung der bisher veröffentlichten operationstechnischen Beiträge auch heute noch gültig. Wesentlich für die Geschichte der Plastischen Chirurgie ist das zweite Buch von Zeis (1863) aufgrund der erfolgten Erarbeitung der Literatur und damit einhergehend der Entwicklung der plastisch-chirurgischen Methoden und des Wissens der Namen und des Wertes der Autoren. Daraus entsteht die Bestätigung dafür, dass es sich um ein ärztliches Gebiet handelt, das Besonderes fordert. Es verlangt von den Chirurgen, die es betreiben, künstlerische Begabung, besonderes Wissen, Fantasie und, mit einem Wort von heute, höchste Empathie.

Nach dem oben zitierten, für das Verständnis der Geschichte der Plastischen Chirurgie wichtigen Vorwort von Zeis wird die Literatur gemäß seiner Zeiteinteilung von ihrem Anfang bis in den Beginn des 19. Jahrhunderts in den Kap. 1–5 behandelt. Beginnend mit dem 6. bis zum 26. Kapitel erfolgen die Abhandlungen nach allen betroffenen äußerlich sichtbaren Körperregionen, behandelten anatomischen Strukturen, speziellen Operationsmethoden einschließlich der Osteoplastik. Guillaume Dupuytren wird in Zusammenhang mit der „Cheiloplastie" (1830, 1831) und der „beidseitigen angeborenen Lippenspalte" (1832) genannt. Sein Werk *Leçons orales de clinique chirurgicale* (1832) wird in der Literatur genannt. Dupuytrens Vorlesungen über Verbrennungen und „Contracturen der Finger" werden von Zeis (1838, 1862) jedoch nicht im Einzelnen beachtet.

Zeis' Nomenklatur in der Plastischen Chirurgie

Zeis (1863) systematisierte die in dem Schrifttum bis zu seiner Zeit verwendete fachspezifische Nomenklatur. Hinsichtlich der Benennung des Gebietes schreibt er:

> Meines Wissens habe ich den Namen Plastische Chirurgie in meinem Handbuche zuerst gebraucht. Andere suchten die Benennungen Neoplastice, oder Anaplastice in Aufnahme zu bringen. Langenbeck pflegt sich des Namens

organische Plastik, den ich sehr angemessen finde zu bedienen … Im 16. Jahrhundert bezeichnete man die Kunst, zerstörte Theile wiederherzustellen, mit dem Ausdrucke Chirurgia curtorum, wohl auch, wie es Tagliacozza that, mit dem Zusatze: per insitionem (Einfügung). Man sagte ferner: curta (Theile) reficere, instaurare oder restaurare. Die häufig vorkommenden Worte Prosthesis und Decoratio haben eine allgemeine Bedeutung, indem sie sich zugleich auch auf die Anwendung künstlicher Mechanismen zum Ersatze fehlender Glieder, oder verschiedener Kosmetica beziehen (Zeis 1863, S. XVIII).

Die von Zeis aus der Literatur entstandene Nomenklatur in Bezug auf die Plastische Chirurgie wird in ◘ Tab. 2.3 dargestellt.

Tab. 2.3 Nomenklatur der Plastischen Chirurgie und ihre Herkunft

Tradux	„Gelöster, zur Transplantation bestimmter Hautlappen", entlehnt der Bezeichnung „Absenker" von dem „Pfropfen" der Bäume
Rhinopoia	Garmannus 1709
Rhinurgus	Kircherus 1649
Restoration of the lost nose	Carpue 1816
Rhinoplastik	Von Graefe 1818
Rhinoplastie	Jobert 1849
Autoplaste	Labat 1834
Heteroplastie	Langenbeck
Morioplastik	Von „to morion", gr. „der Theil", Langenbeck
Organische Plastik	Langenbeck
Aus Zeis (1862)	

2.2.4 Baron Guillaume Dupuytren: Vorträge über chirurgische Clinik im Hôtel-Dieu in Paris

In seiner Vorrede als Übersetzer der Vorträge Dupuytrens über das chirurgische Spital Hôtel-Dieu in Paris bestätigt der deutsche Arzt Weyland „das rege Streben deutscher Ärzte, die Erfahrungen und Grundsätze ausländischer Schulen zu studieren, zu prüfen und das Gute davon sich zu eigen zu machen". Er berichtet über die Entstehung des Hôtel-Dieu im Jahr 1208 unter König Philipp August, der „den dort aufgenommenen Armen das gesamte Stroh seines Raumes und Hauses in Paris nach seinen Abreisen stiftete. Ludwig dem Heiligen gebührt die Ehre, dass er 1248 das Hôtel-Dieu unter seinen besonderen Schutz nahm, es von allen Abgaben befreite, das Gebäude vergrößerte und demselben ansehnliche Renten bei verschiedenen Gelegenheiten angedeihen ließ". Besonders hervorgehoben wird von Weiland die über Jahrhunderte sich erstreckende „Wartung der Kranken, die Wohltätigkeit und die Trost spendende Aufopferung der oft noch in den blühendsten Jahren sich befindenden Schwestern" des Krankenhauses. Es folgen zahlreiche wertvolle Einzelheiten über die Geschichte mit Reformen, Zahlen der aufgenommenen, wieder entlassenen und verstorbenen Patienten und vor allem gegenwärtigen Bedingungen der Logistik, Zahl der „Bettstellen von Eisen mit zwei Matrazen und einigen Kopfkissen", Ausstattung mit Wäsche, deren Wechsel, Nahrungsmittel, Reinlichkeit, Qualität und Durchzug der Luft in den Sälen, sowie Sorgfalt der pflegerischen und ärztlichen Betreuung.

> Die Wartung der Kranken wird von den Schwestern der Charité versehen, welche auf die Betten Leinwand, Wäsche usw. zu besorgen haben. Es befinden sich gewöhnlich in jedem Saal zwei, welche auch in einem dazu besonders errichteten Verschlage die Nacht daselbst verbringen. Nicht allein

als Pflegerinnen des Leibes stehen sie den armen Kranken zur Seite, sondern auch in der Erfüllung ihres frommen Berufes als Trösterinnen der Leidenden, indem sie durch ihren frommen Zuspruch die Verzagenden aufrichten, die Verzweifelnden schützen und, den fern von der Heimat, fern von Gattin, Kindern Dahinsterbenden treue, mitfühlende Schwestern sind. Wer jemals in einer schweren Krankheit den milden Trost, welchen die Pflege einer zarten, weiblichen Hand gewährt empfunden, wird den großen Werth dieser menschenfreundlichen Einrichtung und die Aufopferung dieser, oft noch in den blühendsten Jahren ihres Lebens sich befindenden Schwestern, zu würdigen wissen ... Vorzüglich in Beziehung auf Chirurgie habe das Hôtel-Dieu einen großen Ruf erlangt (Dupuytren 1832–34, Seite IX–X).

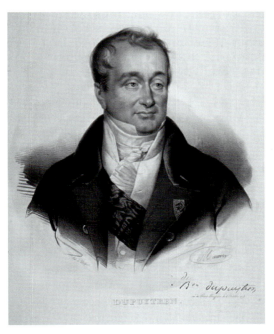

Abb. 2.4 Baron Guillaume Dupuytren, Porträt. Bildrechte: Gilem, veröffentlicht unter public domain

Diese Beschreibungen sollen heute, im Sinne der Selbstwahrnehmung von Körper und Geist (▶ Abschn. 1.1) zu Überlegungen und damit einhergehend, praktischen Folgerungen Anregung geben und diese, seit 1832 erreichten technischen Fortschritte der Plastischen und Ästhetischen Chirurgie in notwendiger Weise selbstkritisch zu überprüfen und zu unterstützen.

» Nachdem Dupuytren morgens einen genauen Besuch bei allen Kranken gemacht hat, hält er dann über die interessantesten Fälle klinische Vorträge, vollzieht die notwendigen Operationen, und gibt dann auswärtigen Kranken in den öffentlichen Consultationen Rath und Hülfe. Des Abends, nach dem zweiten Besuch, halten die Herren Brechet und Sanson abwechselnd Vorträge, der eine über chirurgische Anatomie, der Andere über operative Medicin. Eine Masse von Studierenden hat das Amphitheater besetzt und alle diese Vorträge, so wie der Besuch der Krankensäle zur Zeit, wo der Professor den seinigen macht, sind unentgeltlich mit der größten Liberalität den Fremden nach ihrem Gefallen zu benutzen erlaubt (Dupuytren 1862–34, S. XV–XVI).

In der Vorrede Weylands (1832) finden sich Äußerungen zum Lob Dupuytrens (1777–1835). Deren Stil und Zweck erinnert an den Stil und Zweck des Inhaltes der Seiten, die im Jahr 1597 von Tagliacozzi dessen *De curtorum chirurgia per insitionem* vorangestellt worden sind (▶ Abschn. 1.9). Die in 235 Jahren erfolgten Veränderungen der herrschenden Kulturen erklärt die Unterschiede im Stil und in den Absichten, die von Tagliacozzi 1597 und Weyland 1832 berücksichtigt worden sind. Über diese Zeit schreibt Porter (2000): „Die schillerndste Gestalt war Guillaume Dupuytren (1777–1835). Er stammte aus einfachen Verhältnissen und kam im Jahr 1802 an das Hôtel-Dieu, wo er zum Chefchirurgen aufstieg" und später zum Baron geadelt wurde (◻ Abb. 2.4).

Dupuytren: „Von den dauernden Contracturen der Finger, als Folgen einer Affection der Aponeurosis Palmaris" (aus seinem Werk über das Hôtel-Dieu).

Über sechzehn Seiten berichtet Dupuytren von der Vorstellung und Behandlung dreier Patienten. Auf der letzten Seite steht:

> Die Tatsachen, welche wir hier aufgezeichnet haben, begründen auf eine unbestreitbare Weise, dass die Contractur der Finger von einer Zusammenziehung der aponeurosis palmaris und insbesondere der Verlängerungen, die sie an die Basis der Finger schickt, abhängt, und daß diese Krankheit durch eine Zerschneidung dieser Verlängerungen und der Partie der Aponeurose, die sie bildet geheilt werden kann (Dupuytren 1832, S. 16).

Der erste Teil des Satzes, der die Erkrankung der Palmaraponeurose betrifft, hat zu ihrer Benennung als „Morbus Dupuytren" geführt. Die von ihm als Behandlung angesehene „Zerschneidung" war zu einfach gedacht und ist aus heutiger Sicht nicht korrekt. In der zweiten „Abteilung" des ersten Bandes (1833, S. 175–183) wird „Von den verschiedenen Ursachen der dauernden Contracturen der Finger und ihrer verschiedenen Diagnostik" gesprochen. An dem anatomischen Präparat einer Hand und des Unterarmes konnte Dupuytren selbst, mit Zug an den oberflächlichen und tiefen Beugesehnen und unabhängig davon mit Zug, zur Beuge und danach Streckseite, an der „Palmaris longus–Sehne" und der erkrankten „aponeurosis palmaris" demonstriert werden, dass ihre krankhafte Veränderung zu den von ihm beschriebenen „Contrakturen der Finger" geführt hatte.

Dupuytren: „Von den Verbrennungen" (1833, S 105–174)

Auch über das Thema Verbrennungen schreibt Dupuytren in beiden Bänden der Vorträge über das Hôtel-Dieu. Die von ihm in fünfundzwanzig Jahren „mit einem fast beispiellosen Eifer überlassenen Fortschritte der neueren Chirurgie sind ‚ihm zu verdanken'" (Weyland 1834). Dem Stil der Zeit Weylands entsprechend erfolgen nachfolgende Mitteilungen und Zitate. „Mit Verbrennungen afficirte Individuen bevölkern vorzüglich in strengen Wintern die für chirurgische Krankheiten bestimmten Säle im Hôtel-Dieu, dabei handelt sich oft um durch unglückliche Zufälle entstandene Verbrennungen von jammervoll lebenden Menschen:

> … alte Frauen und Männer nach Genuss von Wein oder Brandwein, Greise … Kinder von zartem Alter, unkluger Weise eine gewisse Zeit hindurch allein gelassen, nähern sich zu sehr einem Herde oder Lichte und werden von den Flammen verzehrt … Epileptiker. … Pförtner, Bediente, welche benöthigt sind bis spät in die Nacht hinein zu wachen und vom Schlaf ergriffen werden … Böttcher in Kellern beschäftigt entzünden mit ihren Lichtern den Fässern entweichendes Gas. Endlich vermehren die Versuche zum Selbstmord durch Kohlendampf die Zahl der Verbrennungen um ein bedeutendes; gewöhnlich begeben sich die Unglücklichen,… in die Nähe der verhängnisvollen Kohlenpfanne oder setzen diese unter ihr Bett und wenn die Convulsionen beginnen, rollen sie auf die glühenden Kohlen und verbrennen sich auf eine furchtbare Weise. Verbindet man mit allen diesen Ursachen eine Menge andere, ebenfalls zufällige oder unvorhergesehene, wie Feuersbrünste oder solche, die aus der Profession, welche so viele Klassen von Arbeitern ausüben, entstehen, wie die der Schmiede, der Eisengießer, der in Glashütten angestellten, der Brandweinbrenner und man wird über die bedeutende Anzahl von Verbrennungen nicht erstaunt seyn, welche jedes Jahr in den Hospitälern von Paris und vorzüglich im Hotel-Dieu vorkommen. (Dupuytren 1832–34, S. 105–174)

Als eine Ausnahme zu bemerken ist, „das 1867 Mathilde, Tochter des bayerischen Erzherzogs Albrecht erwischt wird. Sie versteckt ihre Zigarette in den Falten ihres Kleides und verbrennt" (Knauer 2000). Die heute als Unfälle zu bezeichnenden Ereignisse wurden von Weyland (1832–34) als „Zufälle" benannt.

Die sechs Grade der Verbrennungen und deren Behandlung

Dupuytren beobachtete, dokumentierte und dachte nach über die von ihm mit den Nonnen der Charité und der Hilfe anderer behandelten einzelnen Brandverletzten; er untersuchte sie und ließ die Befunde, bis hin zu mikroskopischen Befunden und Autopsie in seinem Buch (1832–34) dokumentieren. Daraus entstand seine Klassifikation.

» Die organische Verletzung, die man Verbrennung, ustio, combustio nennt, ist immer die Folge der Einwirkung des concentrierten Wärmestoffs auf lebende Gebilde. Sie verdankt der Natur dieser Ursache die Charactere, die ihr eigentümlich sind und welche sie nicht mit einer anderen Art von Verletzung verwechseln lässt. (Die sechs Grade werden wie folgt) characterisiert: 1) Erythema oder oberflächliche Entzündung der Haut, ohne Bildung von Phlyctänen; 2) Entzündung der Haut mit Lostrennung der Epidermis und Entwicklung mit Serosität angefüllter Bläschen; 3) Destruction eines Theils der Dicke des corpus papillare; 4) Destruction des ganzen Hautgebildes bis zu dem darunter befindlichen Zellgewebe; 5) Reduction aller oberflächlichen Theile und der Muskeln bis zu einer mehr oder weniger ansehnlichen Entfernung von den Knochen in Brandschorfe; 6) Verkohlung der ganzen Dicke des verbrannten Theils (Dupuytren 1832–34, S. 1–27).

Beschrieben werden die Krankheitssymptome, die allgemeine und lokale Behandlung der verschiedenen Grade der Verbrennungen am Beispiel von 14 Patienten. Zu beachten ist, dass die Behandlung der Verbrennungswunden, am Beispiel der „vierzehnten Beobachtung einer Köchin von 18 Jahren, Heilung" zusammengefasst, aus nachfolgenden Methoden Bestand: ganze Bäder (hier bei Verbrennung des ganzen rechten Armes im vierten Grade), ferner:

» Verband mit durchlöcherter Leinwand, mit einer dicken Schicht frischen Cerats bedeckt, … darüber Längen/Compressen, die man leicht erneuern konnte; auch wurde die Wunde jeden Tag mit geschmolzenem Höllenstein touchiert, aber nur teilweise und auf einer kleinen Oberfläche, um die Entzündung nicht zurückzurufen.

Alle Sorge galt der Vermeidung von Kontakten mit der Wunde, die zu Verunreinigungen hätten führen können. Das sechste Kapitel wird mit einem „statistischen Bild der Zahl der mit Verbrennungen afficierten 50 Kranken, welche im Jahre 1828 im Hôtel-Dieu behandelt worden sind", gewidmet (40 weibliche, 10 männliche, davon 12 Kinder/Jugendliche, zwei im Alter von unter fünf und neun im Alter von acht bis zwanzig Jahren) 44 Patienten sind geheilt worden, 6 sind gestorben. „Diese Resultaten seien sehr glücklich gewesen" (Dupuytren 1832–34, S. 53).

Umfangreich werden die damaligen Theorien und die Praxis der lokalen Behandlung der Verbrennungswunden ohne operative Maßnahmen geschildert. Es kann gefolgert werden, dass nur mit großer Geduld eine Heilung zu erreichen war. Dieses verbunden mit der Entstehung ausgedehnter und über den Gelenken kontrahierender Narben. Die ausführlich dargestellten Methoden, einschließlich der Schienen, die über lange Zeit angewendet wurden, hatten sehr geringe Erfolgsaussichten verglichen mit der später eingeführten plastisch-chirurgischen Therapie, vor allem mit freien Spalthauttransplantaten.

2.2.5 Definition, Erweiterung und Systematisierung der Plastischen Chirurgie durch Johann Friedrich Dieffenbach

Dieffenbach (1792–1847) „entstammte einer süddeutschen Pastoren- und Gelehrten Familie, die gegen den Ausgang des 30-jährigern Krieges in der Pfalz ansässig war. Sein Vater war Magister der Philosophie und Lehrer an dem Gymnasium Friedericianum in Königsberg" (Brunn 1992). Hier wurde er am 1. Februar 1792 geboren, genau zur gleichen Zeit, in der dort der große Philosoph Kant (1724–1804) lebte und lehrte. Der Vater Dieffenbachs verstarb früh. Danach zog die Mutter mit dem kleinen Jungen und seiner Schwester zu ihrem Vater, der als Stadtchirurg in Rostock lebte.

Seine nordischen „Lehr- und Wanderjahre" begann Dieffenbach mit sechs Semestern Studium der Theologie an den Universitäten Rostock und Greifswald (Gerste 2002; Müller 1991). Als freiwilliger Lützowscher Jäger kämpfte er von 1813 bis 1815 für die Befreiung von der Napoleonischen Besatzung. Müller (1991) schreibt:

> Im Dezember 1816, inzwischen vierundzwanzigeinhalb Jahre alt, hören wir von ihm aus Königsberg: ‚Ich studierte seit meiner Ankunft Medizin, Ja die Medizin, ist auf dem Grund der Theologie gebaut und eine herrliche Wissenschaft … In Königsberg gründete er 1818 die erste ‚Schwimmschule'. Als republikanischer ‚Urbursche' war er gezwungen aus Königsberg nach Greifswald, auf schwedisches Territorium, zu wechseln. Dort wurde er Mitglied des ‚Corps Pomerania' (1812) heute ‚Saxonia Göttingen' … 1820 wechselte er nach Bonn. Dort freundete er sich mit einem Studenten, aus dem nahe gelegenen Düsseldorf, an, der einen gänzlich anderen Lebensweg gehen sollte: mit dem Dichter Heinrich Heine. Heine bemerkte, dass des Freundes großes Interesse der Transplantation von Körperteilen und Organen galt; der Poet erzählte später einmal rückblickend, Dieffenbach habe in der gemeinsamen Bonner Zeit unzähligen Hunden ‚und Katzen die Schwänze abgeschnitten und wieder angenäht'.

„Es war eine Thematik, mit der Dieffenbach 1822 inzwischen nach Würzburg gewechselt", das 1816 in Königsberg begonnene Studium mit der Promotion zum Dr. med. und der Dissertation *Nonnullae de Regenerazione et Transplantatione* 1823, mit 31 Jahren abschloss (Gerste 2010, S. 57–62). Der Bonner Professor für Chirurgie und Augenheilkunde, Franz Philip von Walther, vermittelte dem noch Studierenden die Aufgabe als Leibarzt einer russischen Aristokratin, um Geld zu verdienen. Er habe „längere Zeit in Paris verbracht, wo er auch bei Dupuytren habe hospitieren können" (Gerste 2010) und dem Baron Dominique Larrey (1766–1842), den Leibarzt Napoleons habe kennenlernen können (Müller 1991; Müller 1999). Er war von 1824 bis 1833 mit Charlotte Motherby verheiratet. „Noch im gleichen Jahr der Scheidung von ihr habe er Emilie Wilhelmine Heydecker, Tochter eines Arztes geheiratet" (Müller 1991).

Dieses und Weiteres wird von Gerste (2010) und Müller (1991, 1999) über Dieffenbach berichtet. Die nachfolgenden Zitate von Walter von Brunn (1876–1952) stammen aus der Begleitschrift der von Joachim Gabka, Ekkehard Vaubel und Robert M. Goldwyn am 1. Februar 1992 in Berlin veranstalteten „Internationalen Gedenkfeier zum 200. Geburtstag von Dieffenbach". Diese Autoren schrieben zum 150. Geburtstage von Dieffenbach im *Zentralblatt für Chirurgie* Nachfolgendes:

> [Nach seiner Tätigkeit in Bonn] legte Dieffenbach in Berlin die Ärztliche Staatsprüfung ab und ließ sich 1823 dort als Arzt nieder. Auffallend schnell gelang es ihm, Geltung zu gewinnen, selbst gegenüber so angesehenen Männern wie C. F. von Graefe und Rust, die am königlichem Klinikum bzw. an der Charité

wirkten. Gerade seine Erfolge in der Plastischen Chirurgie machten ihn in der ganzen Bevölkerung schnell bekannt … Man hatte zwar als Rust zurücktrat Dieffenbach mit der Weiterführung der Charitèklinik betraut, zögerte aber sehr lange ihn endgültig zum Leiter der Klinik zu ernennen obwohl die Studentenschaft sich stürmisch für ihn einsetzte … Sein Arbeitstag begann um 9.00 Uhr: dann standen seine in ganz Berlin berühmten Pferde vor dem Wagen an seiner Haustür; er fuhr stets selbst und hat im Jahr vor seinem Tode ein kleines Buch über das Selbstfahren geschrieben. Er fuhr dann drei Stunden in der Stadt herum, um seine Kranken zu besuchen. Vor allem führte er dann auch die zahlreichen Privatoperationen in den Wohnungen der Kranken oder in Gasthäusern aus; es war noch nicht üblich, dazu in die Krankenhäuser zu gehen, wenn man in der Lage war, den Arzt zu sich kommen zu lassen, Sein getreuer Gehilfe, der Zivilwundarzt Brandt, begleitete ihn und hatte dafür zu sorgen, dass schnell alles Nötige bereit gestellt wurde. Von 12–2 Uhr besuchte er seine Kranken in der Klinik und hielt von 2–3 Uhr die klinische Vorlesung, wie auch das nach seiner Zeit noch bis 1807 üblich gewesen ist. Sein Ansehen als Operateur strahlte längst über die Grenzen Preussens hinaus. Doch er musste – sicherlich über Jahre voller Frustration – lange warten, bis sein chirurgisches Wirken die erhoffte akademische und gesellschaftliche Anerkennung fand. Fast ein halbes Jahr nach dem plötzlichen Tod Karl Ferdinand von Graefes am 6. November 1840, wurde Dieffenbach auf den Lehrstuhl für Chirurgie an der Königlichen Universität zu Berlin berufen und konnte den begehrten Professorentitel tragen (Gerste 2010, S. 57–62).

Nachdem am 16. Oktober 1846 in Boston zum ersten Mal in Schwefeläthervollnarkose eine Operation durchgeführt worden war, führte Dieffenbach diese Vollnarkose bei der schmerzfreien

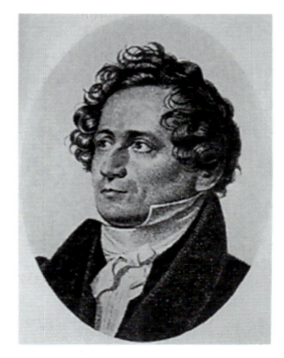

Abb. 2.5 Johann Friedrich Dieffenbach (1792–1847). Bildrechte: Mit freundl. Genehmigung des Steinkopff-Verlages, Darmstadt

Rhinoplastik eines Sechzehnjährigen durch. Mit der Arbeit *Der Äther gegen den Schmerz* (1847) veröffentlichte er seine Erfahrungen mit der Äthernarkose (Gerste 2010). In Abb. 2.5 ist Dieffenbach im Kreise von Chirurgen und Gelehrten in Berlin zu sehen.

Die Operative Chirurgie (Dieffenbach 1845–48) Erster Band (1845)

Zwei Jahre vor seinem Tod schrieb Dieffenbach (1792–1847) in seiner Vorrede:

> Zu diesem Buch hat mich besonders der Wunsch getrieben, das mitzuteilen, was ich in der Chirurgie nützlich fand. … Jeder Schriftsteller muss seinen eigenen Weg gehen. Die eingeflochtenen Krankheitsgeschichten vertreten die Stelle der Kupfer oder Holzschnitte, ich möchte am liebsten es wären die letzten (Dieffenbach 1845, S. VII, X).

In beiden Büchern sind keine Abbildungen vorhanden. Dieffenbach schließt das vierzehnseitige in der Vorgeschichte beginnende Kapitel „Historischer Überblick über die operative Chirurgie" mit einem Vergleich zwischen der neuen Chirurgie Sir Astley Coopers (1768–1841), der „im Jahr 1824, 20 Minuten brauchte um ein Bein am Hüftgelenk zu amputieren" (Porter 2000) und die „Unterbindung der Aorta" durchführte und der „neuesten Chirurgie" seiner Tage.

» [Diese] trat einen Schritt zurück und fand weite unangebaute der leichten Kultur fähige Länder, über welche sich ausbreitend sie weniger blutig, weniger lebensgefährlich und viel helfend wurde. So hat sich denn, was die Anzahl der Operationen anlangt, diese im Vergleich mit der vorletzten Chirurgie vervielfacht, und in eben dem Verhältnis hat sich die Zahl der operierenden Ärzte in der jüngeren Generation so vergrößert, dass der Arzt und der Chirurg jetzt ein und dieselbe Person ist (Dieffenbach 1845–48).

Im ersten Band trägt das 28. Kapitel den Titel „Plastische Chirurgie im Allgemeinen". Es beginnt mit 30 Seiten über „Allgemeine chirurgische Grundsätze für die Plastischen Operationen". Die weiteren 256 Seiten behandeln Eingriffe, die den meisten Regionen des Körpers der Plastischen Chirurgie zugeordnet sind. Als „Plastische Chirurgie" definierte er:

» Den Wiederersatz eines verloren gegangenen oder die Herstellung der Form eines verstümmelten Theils des menschlichen Körpers nennen wir Plastische Chirurgie. Ein großes, wichtiges, künstlerisches Gebiet, auf dem die Physiologie der Chirurgie die Hand reicht (Dieffenbach 1845–48, S. 312).

Die behandelte Thematik erfasst die Geschichte, allgemeine Prinzipien Plastischer Operationen in den Regionen des Gesichts, Halses, der äußeren Genitalien, die angeborenen Fehlbildungen, die Verbrennungen und die Narben. Er kannte die von den Militärärzten Napoleons aus Ägypten mitgebrachte Nutzung der Blutegel zur Entlastung des venösen Rückstaus und setzte sie bei dieser Komplikation an transplantierten Hautlappen ein.

Die Operative Chirurgie (Dieffenbach 1845–48) Zweiter Band

Der zweite Band (1848) enthält überwiegend nicht von Dieffenbach der Plastischen Chirurgie zugeordnete Kapitel. Hinderer (1992) hat zum 200-jährigen Tag der Geburt Dieffenbachs diesen als „Initiator der ästhetischen Mammaplastie" geehrt. Im zweiten Band seiner *Operativen Chirurgie* beschreibt er seine Methode der Behandlung der Mammahypertrophie wie folgt:

» Bei der gesunden Hyperthrophie der Drüse, welche ich mehrmals bei jungen Personen beobachtet habe, und wo die Vergrößerung immerfort zunahm, ist die Totalextirpation der Drüse durchaus nicht nötig und nur eine Verkleinerung derselben zu unternehmen. Um bei jungen Mädchen die Entstellung möglichst gering zu machen, habe ich die Wegnahme der überflüssigen Masse von unten aus bewirkt. Man umkreist die Brust an zwei Drittheln ihres Umfanges an der unteren Seite, löst die Drüse an der Stelle, und schneidet mit einem kleinen Amputationsmesser eine so dicke Lage mit flach geführtem Messer ab, das mit der Haut zurückbleibende halbkugelige Segment die Größe und Gestalt der anderen Drüse hat. Ist zu viel Haut vorhanden, oder diese verdünnt, so wird der Überfluss vom Rande entfernt. Die Vereinigung geschieht durch Nähte und breite, über die Brustdrüse fortlaufende Pflaster, um dieselben anzudrücken (Dieffenbach 1845–48, S. 371ff).

2.2 · Wiedergeburt – Die Wiederentstehung der Plastischen Chirurgie im 19. Jahrhundert

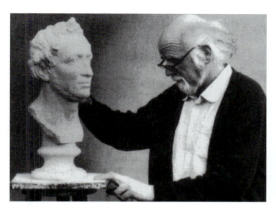

Abb. 2.6 Der Bildhauer Franz Becker mit seiner Büste von Dieffenbach (Aus Lösch et al. 2008, mit freundl. Genehmigung)

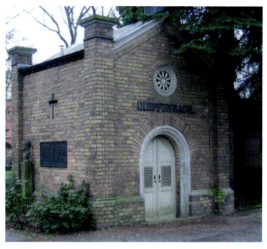

Abb. 2.7 Grabkapelle von Dieffenbach auf dem Friedhof der Friedrichswerder Kirche, Berlin. (Aus Lösch et. al. 2008, mit freundl. Genehmigung)

Aus der Vorrede des Julius Bühring nach dem Tod Dieffenbachs ist folgendes Zitat entommen:

» … es erscheint dieser zweite Band der Operativen Chirurgie Dieffenbachs ein volles Jahr nach dem Tode des Verfassers, nach einem gewiss längeren Zeitraum, als er selbst für die Vollendung seines Werkes bestimmt hatte … Durch die letzten Monate des Lebens unseres Verfassers zieht sich eine merkwürdige Todes-Vorahnung … Der 11. November des vorigen Jahres sollte diese Ahnung erfüllen. Mitten in seinem Beruf, von seinen Schülern umgeben, berührte ihn der Tod mit so sanfter Hand, dass an ihm, was er oftmals angesprochen, in Erfüllung ging ‚nur nicht sterben – das ist ein qualvoller Kampf; aber der Tod ist schön!' (Dieffenbach 1845–48, S. V–VIII).

2.2.6 Erste Ehrung Dieffenbachs seitens der DGPRÄC mit Verleihung der Dieffenbach Medaille und einer Dieffenbach-Vorlersung

„Mit der Dieffenbach-Medaille ehrt die DGPRÄC Persönlichkeiten, die sich um die Plastische Chirurgie besonders verdient gemacht haben. Die Medaille wurde erstmalig in Düsseldorf anlässlich der 20. Jahrestagung der VDPC, 1989 in Düsseldorf verliehen" (Olbrisch 2008). Die Geschichte zu diesen Äußerungen ist die Folgende: Olbrisch nahm den Auftrag an, die Organisation der festlichen Tagung der „Deutschen Gesellschaft der Plastischen Rekonstuktiven Ästhetischen Chirurgen" (GPRÄC) an der Universität Düsseldorf zu übernehmen. Durch seine Anregung wurde die Verleihung der Medaille mit der Einladung zu einem Festvortrag eines jährlich zu wählenden Vortragenden für eine Dieffenbach-Vorlesung vervollständigt. Seinem Vorschlag entsprechend wurde für die erste Vorlesung der Medizinhistoriker Schadewaldt gewählt. Dieser „bereitete die erste Vorlesung mit großer Begeisterung vor, weil er zu diesem Thema viel wusste". Der Berliner Bildhauer Becker (1922) „entwarf und schuf die sehr schöne, mit dem Profil von Dieffenbach und dessen Daten gezierte 15 cm durchmessende Bronzemedaille, die aus der Hand des jeweiligen Präsidenten unserer Gesellschaft zu erhalten als höchste Ehrung von Seiten der Deutschen Plastischen Chirurgen gelten soll" (Olbrisch 2008, Abb. 2.6, 2.7).

Pirogoff und die Verleihung der Dieffenbach-Medaille in Innsbruck

Von der Preisträgerin Piza-Katzer ist in ihrer Dieffenbach-Vorlesung: „Zufall oder konsequenter Weg? Vom Rundstiellappen zur Handtransplantation" an eine Beschreibung Dieffenbachs durch seinen Schüler Pirogow (1810–1881) erinnert worden. Er sagte: „Dieffenbachs Erfindungsgabe in der Plastischen Chirurgie ist unbegrenzt. Jede seiner Operationen zeichnet sich durch etwas neues Improvisiertes aus". Diese Worte charakterisieren die Gaben, die ein Maler oder Bildhauer für das Schaffen von Kunstwerken haben muss. Diese Gaben müssen auch Plastische Chirurgen und Chirurginnen besitzen. Pirogow wurde Professor der Chirurgie an der Militärärztlichen Akademie in St. Petersburg (1841–47). „Auf seine Anregung wurde das Frauenstudium in Russland eingeführt. Er verwandte als Erster in Russland den Äther zur Narkose" (Bielschowsky 1909).

2.3 Goethes Begriff des Plastischen in der Medizin

Goethes Verwendung des Wortes „plastisch" ist nicht nur für die bildende Kunst von Bedeutung, sondern lässt sich gut auf die Medizin übertragen. Er setzte sich auch persönlich für die Würdigung der sog. „Plastischen Anatomen" ein. Geistige Verbindungen zwischen Goethe, Alexander von Humboldt und Dieffenbach lassen sich herstellen.

2.3.1 Das Wort „Plastik" im 18. und 19. Jahrhundert

Im dritten Buch von Goethes *Wilhelm Meisters Wanderjahren* sagt der Meister zu seinem Schüler Wilhelm: „Ich lasse mich nicht irremachen und bereite etwas vor, welches in der Folge gewiß von großer Einwirkung sein wird. Der Chirurg besonders, wenn er sich zum plastischen Begriff erhebt, wird der ewig fortbildenden Natur bei jeder Verletzung gewiss am besten zu Hülfe kommen; den Arzt selbst würde ein solcher Begriff bei seinen Funktionen erheben" (Goethe 1988, S. 25–30). Es sei hier an das Zitat aus Dieffenbachs Vorrede zum ersten Band seines Werkes erinnert. Sich auf das Wesentliche der „neuesten Chirurgie" beziehend stellte er fest: „Der Arzt und der Chirurg sind jetzt ein und dieselbe Person".

Die Etymologie weist daraufhin, dass das Wort „Plastik" im 18. Jahrhundert dem französischen „plastique" entlehnt wurde. „Kunststoff" meint hier „eine formbare Masse" (Kluge 1989, ◘ Tab. 2.1).

Goethe (1749–1832) setzte sich für die Anerkennung der Tätigkeit des „Plastischen Anatomen" ein (◘ Abb. 2.8). Dieses besonders, um dem Mangel an Leichen für das Studium der normalen Anatomie mit dem Erstellen anatomischer Modelle entgegenzuwirken. Goethe hatte bereits während seines Straßburger Studiums Vorlesungen in Anatomie besucht und sich 1774 mit Jung-Stilling (1740–1817) angefreundet und mit Lavater (1741–1801), Verfasser der *Physiognomischen Fragmente* (1775) und des *Essai sur la physiognomie* (1783) gearbeitet (Helfreich 1905; Jung-Stilling 1876; Lösch 2003).

Das Resultat der anatomischen Studien Goethes am menschlichen Schädel, die zur Feststellung des „Zwischenkiefers" führten, wurde in dem *Anatomischen Handbuch* von Löderers (1788) veröffentlicht. Die Existenz des Zwischenkiefers auch beim Menschen bedeutete für die Entwicklungsgeschichte, dass bei ihm keine Ausnahme in der Entwicklung des Schädels gegenüber anderer Spezies besteht. Dies bestätigte die Auffassung Goethes, nach der in der Natur ein einheitliches Grundprinzip besteht, das auch für den Menschen gültig ist (▶ Abschn. 1.1).

tische Anatomie", datiert 4.2.1832, der kurz vor seinem Tode am 22.3. veröffentlicht wurde.

2.3.2 Geistige Verbindungen von Dieffenbach und Goethe zu Alexander von Humboldt

Dieffenbach widmete die zwei Bände seiner *Operativen Chirurgie* dem 23 Jahre älteren Alexander von Humboldt (1769–1859) mit den Worten „Herrn Alexander von Humboldt in höchster Verehrung der Verfasser". Er schätzte ihn wegen seiner Pionierleistungen und humanistischen Kultur. Dessen Werk *Kosmos* in fünf Bänden ist in den Jahren 1845–1872, bis in die Zeit nach dem Tod Dieffenbachs, erschienen. Es vereinte den Geist der deutschen Klassik mit dem Stil der Naturforschung Humboldts.

Im Vorwort zur *Operativen Medizin* schrieb Dieffenbach, sich an Alexander von Humboldt richtend, „Ich wünsch ein Buch zu schreiben, welches den ganzen Reichtum der Wundarzneikunst in einer gedrungenen, aber vollständigeren und deutlichen Kürze enthält, ein Buch ohne allen gelehrten Putz, bloß brauchbar und allein dem praktischen Wundarzte bestimmt, ein Buch so einfältig als die Natur" (Dieffenbach, 1845–48, S. VII).

Alexander von Humboldt (◘ Abb. 2.9) sendete die *Ideen zu einer Geographie der Pflanzen nebst einem Naturgemälde der Tropenländer* (Tag und Jahreshefte 1807) an Goethe. Daraufhin dankte ihm Goethe am 5.10.1809 und schrieb ihm nach Paris:

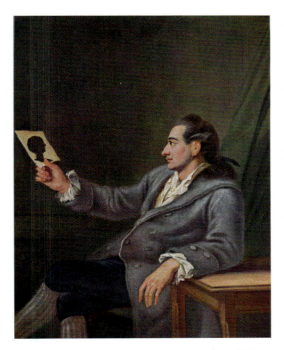

◘ **Abb. 2.8** Georg Melchior Kraus: Der junge Johann Wolfgang von Goethe betrachtet einen Scherenschnitt, Gemälde, 1775/76. Frankfurter Goethe-Museum. Bildrechte: Wikimedia Commons, veröffentlicht unter public domain

» Sein im Jahre 1781 begonnenes Studium des menschlichen Körpers hat er immer fortgeführt und bei v. Loderer, Sömmering und Gall u. a. zu lernen sich bemüht ... Die Techniken des Gewinnens anatomischer Präparate interessierte ihn um damit die Strukturen der Körper zu erfassen. Der sanfte friedliche Boissiere besuchte ihn im Jahre 1826. Die Unterhaltung wendet sich dem damals im Schwange gehenden Simbolismus in der Kunst zu. ‚Ich bin ein Plastiker', fährt Goethe los, ,habe gesucht, mir die Welt und die Natur klar zu machen, und nun kommen die Kerle, machen einen Dunst, zeigen mir die Dinge bald in der Ferne, bald in einer erdrückenden Nähe, wie ombres chinoises, das hohle der Teufel' (Bielschowsky 1909, S. 494).

Goethe verfasste noch im höchsten Alter über das gleiche Thema den ausführlichen Aufsatz „Plas-

» So will ich wenigstens etwas von mir hinüber schicken und zwar einen kleinen Roman [Die Wahlverwandtschaften], der soeben fertig geworden. Sie werden gewiss freundlich aufnehmen, dass darin Ihr Namen von so schönen Lippen ausgesprochen wird. In dem Roman schreibt Ottilie in ihrem Tagebuch: Nur der Naturforscher ist verehrungswert, der uns das Fremdeste, Seltsamste, mit seiner

2.4 Fortschritte an der Universität Berlin und die Gründung der Gesellschaft für Chirurgie

> Gersuny bewundert Billroth, der mit Freude und Erfolg Schönheitsgebrechen behandelt. Brahms schreibt Billroth über seinen Verdacht, selbst an Eitelkeit zu leiden. Grundlegende Neuerungen in der Konzeption der Lehre an der Universität Berlin sorgen für neue Standards in der Plastischen Chirurgie. Die Gesellschaft für Chirurgie wird gegründet.

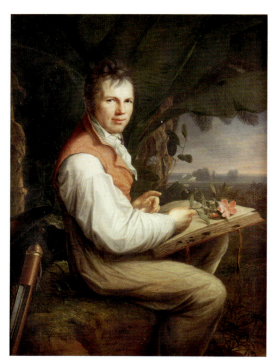

Abb. 2.9 Friedrich Georg Weitsch: Alexander von Humboldt, 1806. Alte Nationalgalerie, Berlin. Bildrechte: Wikimedia Commons, veröffentlicht unter public domain

2.4.1 Gersuny und Billroth

Gersuny (1844–1924), Schüler Billroths (1829–1894), entwickelte sich zu einem vielseitigen Chirurgen in Wien, der in die Zukunft weisende plastisch-wiederherstellende Methoden anwendete (Reallexikon der Medizin 1969). Er schrieb über seinen Meister und verehrten Freund:

> Lokalität, mit aller Nachbarschaft, jedes Mal in dem eigensten Elemente zu schildern und darzustellen weiß. Wie gerne möchte ich nur einmal Humboldten erzählen hören (Lösch 2003, S. 18).

Charakteristisch für den Geist jener Zeit sind auch nachfolgende Zeilen Goethes, die er in Rom am 10.1.1788 schrieb:

> Ich bin nun recht weit im Studio der Menschengestalt, welche das non plus ultra alles menschlichen Wissens und Tuns ist, meine fleißige Vorbereitung im Studio der ganzen Natur, besonders die Osteologie, hilft mir starke Schritte machen. Jetzt seh' ich, jetzt genieß ich erst das Höchste, was uns vom Altertum übrig blieb, die Statuen (Goethe 1988, Band 11, S. 477).

> Was die Plastische Chirurgie anlangt, interessierten Billroth besonders die Kosmetischen Operationen … Seine Schüler haben dem verehrten Meister oft zugesehen, wie er mit künstlerischem Behagen Plastische Operationen wegen Schönheitsgebrechen ausführte, wie er nach reiflicher Überlegung alle seine Erfahrungen dabei verwertete; Sie konnten seine Freude sehen, wenn es ihm gelungen war, ein entstelltes Menschenkind so zu verschönern, dass es nicht mehr ein Gegenstand des Mitleids, gar der Abscheu war. … Wir wollen die rein kosmetischen Operationen nicht gering schätzen, wenn gleich der Chirurg gewohnt ist, auf chirurgische Verschönerungsbestrebungen herabzusehen.

Billroth (Abb. 2.10) wurde 1829 „als Sohn eines evangelischen Pastors auf der Insel Rügen gebo-

2.4 · Fortschritte an der Universität Berlin und die Gründung der Gesellschaft für Chirurgie

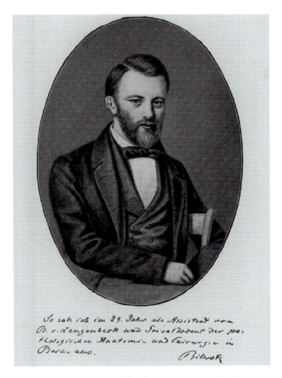

Abb. 2.10 Porträt von Billroth mit Signatur an Brahms: „So sah ich im 29. Jahr als Assistent von Pr. Langenbeck und Privatdozent der Pathologischen Anatomie und Chirurgie in Berlin aus". (Aus Lösch 2003)

ren. Als Schüler Langenbecks wurde er Ordinarius für Chirurgie 1860 in Zürich und 1867 in Wien und jeweils Direktor der dortigen Kliniken" (Skopec 1888, S. 77–84). „Er war musikalisch, spielte Clavier und Violine und war zeitweise als Musikkritiker tätig" (Gerste 2002). Ein Briefwechsel mit Brahms führte zu einer tief empfundenen Freundschaft. Brahms widmete 1873 zwei seiner Quartette seinem Freund. Sie führten einen regen Briefwechsel (◘ Abb. 2.11). „1878 reiste Brahms ins Musterland der abendländischen Kultur nach Italien. Billroth begleitete ihn".

So schrieb er (Billroth) am 20. Juni 1880 aus Wien an ihn:

» Ich habe viel Schönes im Leben genossen und darf mich dessen glücklich preisen; wer sein Leben groß angelegt, darf sich nicht verwundern, wenn der allmählich weiter und weiter gezogene Kreis sich auch nach und nach wieder verengt. Daß ich Dich und Deine herrliche Kunst festhalte, ist mir Lebensbedürfnis, Erholung und Verquickung. Verzeih wenn ich Dich gelegentlich langweile (Gerste 2002, S. 345–348).

Brahms antwortete am 28.8.1880 aus Ischl: „Die Akademische hat mich noch zu einer zweiten Ouvertüre verführt, die ich nun ‚dramatische' zu nennen weiß – was mir wieder nicht gefällt. Früher gefiel mir bloß meine Musik nicht, jetzt auch der Titel nicht, das ist am Ende Eitelkeit?" (Gerste 2002, S. 345–348).

2.4.2 Medizinischer Unterricht an der Universität Berlin

Die Geschichte des medizinischen Unterrichtes ist von Becher (1905) bis zum Jahr 1902 in drei Etappen dargestellt worden. Diese wollen wir am Beispiel der Universität Berlin kurz zusammengefasst darstellen, um einen Eindruck über die Bedingungen zu gewinnen, in denen die hier genannten Chirurgen, wie z. B. Langenbeck und Billroth ihre Plastische Chirurgie erlernten, praktizierten und an ihre Schüler weitergaben. ◘ Tabelle 2.4 zeigt die Entstehung der medizinischen Universitätsanstalten von 1713 bis 1902.

Erste Etappe: Einführung der anatomischen Präparierübungen. Der Student lernte durch selbst nach den Prinzipien der Schule durchgeführte Präparation den Bau des menschlichen Körpers zu erfahren. Die Einführung dauerte von 1700 bis zum Beginn des 19. Jahrhunderts.

Zweite Etappe: Reform des medizinischen Unterrichts. In großen Krankenhäusern wurden Kliniken mit einer Zahl um die 12 Betten eingerichtet. Die Belegung veränderte sich, so dass die Studenten verschiedene Krankheitsbilder mit Untersuchungen der Patienten mit inneren und chirurgischen Erkrankungen kennen lernen konnten.

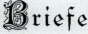

An Dr. Johannes Brahms in Wien.

Abbazia, Januar 1886.
Morgens.

Lieber Freund!

..... Die Lampe hält noch aus. Also noch zu Grimm. Vom Robert zum Jacob, der Schritt ist gar nicht so groß. Ich sah den alten Jacob Grimm oft in Berlin; sein Kopf, und der von Rauch und Alexander v. Humboldt, vom Physiologen Johannes Müller, vom Physiker Gauß, vom Chemiker Wöhler, die sind mir alle noch so ganz lebhaft im Gedächtniß. Alle waren große Gelehrte, nicht nur durch ihre Verstandesmacht und ihr Wissen, sondern durch ihre mächtige Fantasie. Wenn sich der Forscher nicht vorstellen kann, was er erforschen will, wenn er nicht eine anfangs vielleicht noch ganz unklare Vorstellung von der Bedeutung dessen hat, was er erforschen will, so bleibt er ein Handlanger der Wissenschaft und wird nie ein Meister. Ich habe noch nie einen großen Forscher kennen gelernt, sei es persönlich, sei es aus seiner Biographie, der nicht eine Art von Künstler gewesen wäre, mit reicher Fantasie und kindlichem Sinn. Da bin ich denn wieder bei meinem Steckenpferd angelangt: Wissenschaft und Kunst schöpfen aus derselben Quelle. .....

Dein
Theodor Billroth

Abb. 2.11 Abdruck eines Briefes Billroths an Brahms. Er schließt mit den Worten: „Wissenschaft und Kunst schöpfen aus der selben Quelle". (Aus Lösch 2003)

Tab. 2.4 Entstehungsgeschichte der Anstalten und Institute an der Universität Berlin

1713	Anatomische Theater 1742 an das Collegium medico chirurgicum übergeben 1810 de Universität übergeben
1727	Chirurgische Abteilung der Charité 1817 Klinik für Chirurgie und Augenheilkunde
1727	Gebärabteilung der Charité 1878 Geburtshilfliche Poliklinik 1880 Geburtshilfliche Poliklinik 1882 Gynäkologische Poliklinik
1810	Klinik für Chirurgie Medizinische Poliklinik 1888 mit der 3. Medizinischen Klinik vereinigt
1817	Entbindungsanstalt der Universität 1882 Universitätsfrauenklinik
1825	Klinik für Syphilis (Charité) 1858 Klinik für Hautkrankheiten

Quelle: Becher, Wolf (1905): Geschichte des medizinischen Unterrichts. In: Puschmann T (Hrsg) Handbuch der Geschichte der Medizin. Verlag Gustav Fischer, Jena, S. 1001–1084

◻ **Tab. 2.4** *(Fortsetzung)* Entstehungsgeschichte der Anstalten und Institute an der Universität Berlin

1830	Klinik für Kinderkrankheiten (Charité) mit Poliklinik (von 1847–1849 wurde klinischer Unterrricht nicht erteilt)
1832	Unterrichtsanstalt für Staatsarzneikunde
1856	Pathologisches Institut Um 1836 Einrichtung einer Prosectur bei der Charité
1859	Physiologisches Laboratorium 1877 Eröffnung des physiologischen Instituts
1865	Klinik für Psychiatrie und Nervenkrankheiten (Charité) (Es wurde aber schon zuvor zuerst von Ernst Horn, dann von Ludwig Meyer und zuletzt von Karl Westphal die Abteilung für Geisteskranke zu Unterrichtszwecken benutzt.) 1869 Poliklinik für Nervenkrankheiten
1872	Pharmakologisches Institut
1874	Poliklinik für Ohrenkrankheiten
1881	Klinik für Ohrenkrankheiten Zuvor Privatanstalt
1881	Klinik für Augenkrankheiten Zuvor mit der chirurgischen Klinik der Charité verbunden; von 1870 an selbstständig
1884	Zahnärztliches Institut
1885	Hygienisches Institut
1886	Poliklinik für orthopädische Chirurgie
1887	Poliklinik für Hals-, Nasen-, Ohrenkrankheiten
1893	Klinik
1898	Poliklinik für Lungenleidende
1898	Mechanotherapeutische Anstalt
1898	Massage-Anstalt
1898	2. Universitätsaugenklinik
1902	Neurobiologisches Laboratorium (1898 als private neurologische Zentralstation begründet.)

Quelle: Becher, Wolf (1905): Geschichte des medizinischen Unterrichts. In: Puschmann T (Hrsg) Handbuch der Geschichte der Medizin. Verlag Gustav Fischer, Jena, S. 1001–1084

Dritte Etappe: Errichtung von Laboratorien in der medizinischen Fakultät. Diese dienten dem Unterricht und der Forschung zugleich mit erfahren der Methoden der wissenschaftlichen Arbeit und ihrer Entwicklung. In dieser Phase entstanden nach Gründungen des „Collegium medico chirurgicum" an der Universität Berlin die einzelnen fachlich ausgerichteten Anstalten mit Auseinandersetzungen um deren Wichtigkeit.

Die Plastische Chirurgie blieb noch lange ein nicht amtlich genannter, aber praktizierter Zweig in der Klinik für Chirurgie, die 1810 durch von Graefe institutionalisiert worden war. „Mitte des 19. Jahrhunderts ließ das Mikroskop die Medizin mit neuen Augen sehen" (Porter 2000). Die Bildungsreformen der Berliner Universität von Wilhelm von Humboldt (1767–1835) führten dazu, dass die Forschung der universitären Institute unterstützt wurde. Die erreichten Fortschritte unterstützten das nationale Ansehen und die Industrie. Vorbildlich wurde die in Berlin gewährte „Lehrfreiheit" der Professoren für ihr Spezialgebiet (Porter 2000, S. 325).

Wir setzen unsere Recherche nach den Wegen der Menschen, die Interesse an der Plastischen Chirurgie hatten und die spontan, nach eigenem Wunsch oder auch willkürlich deren Entwicklung förderten, fort. Dazu wurde zunächst auf der Basis der wertvollen Arbeit von Becher (1905) eine Übersicht über die gesamte Entwicklung des medizinischen Unterrichts in Berlin gewonnen. Auf dieser Basis lassen sich über die komplizierte Geschichte der Fachgebiete und deren Akteure jene finden, die an der Universität Berlin für die Plastische Chirurgie Interesse hatten. Das Resultat wird in alphabetischer Reihenfolge nachfolgend dargestellt.

Normale und Pathologische Anatomie: Virchow, Langenbeck und Billroth

Den Kern des anatomischen Unterrichts bildeten die ständigen anatomischen Präparierübungen, die in den Jahren 1706–1800 zu einem festen Bestandteil des Medizinstudiums geworden sind. Ein Detail, das auf die Vielseitigkeit der Interessen Billroths hinweist, ist Folgendes: Nachdem Virchow in der Anatomie in Berlin die Histologie eingebürgert hatte, führte frühzeitig Billroth (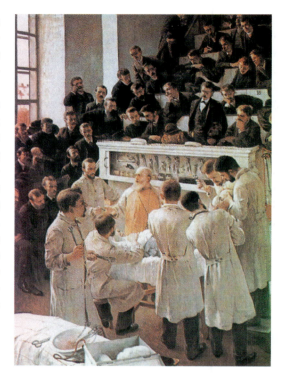 Abb. 2.12), Assistent des Chirurgen Langenbeck, mikroskopisch anatomische Übungen durch (Becher 1905). Virchow (1821–1902) war 1849 auf den Lehrstuhl für pathologische Anatomie in Würzburg berufen worden. Er nahm 1856 die für ihn geschaffene Professur an der Berliner Universität an. Durch die Einführung und Weiterentwicklung der mikroskopischen Untersuchungstechniken hat die Medizin und Chirurgie und ihre Zweige, so auch die Plastische Chirurgie, eine entscheidende Entwicklung erfahren.

Abb. 2.12 Ölgemälde von A. F. Seligmann mit Billroth beim Unterricht während einer Operation mit Unterricht im Allgemeinen Krankenhaus in Wien. (Aus Lösch 2003)

2.4.3 Augenheilkunde und Chirurgie – von Graefe und der „Kliniker Reil" an der Universität Berlin

Becher (2005) schrieb: „Bei der Gründung der Universität Berlin z. B. verlangte der Kliniker Reil, dass der Chirurg ihm unterstellt werden sollte. Dieser aber – es war Ferdinand von Graefe – lehnte ein solches Ansinnen ab und die Regierung stimmte ihm bei". Von Graefe war auch wegen seiner Erfolge in der Entwicklung plastisch-chirurgischer Behandlungsmethoden in verschiedenen Körperregionen hoch angesehen. Als Lehrstuhlinhaber der Chirurgie erreichte von Graefe die Umbenennung „Chirurgische Abteilung der Charité" von 1727 ab 1817 in „Klinik für Chirurgie und Augenheilkunde" (Becher 1905). Horstmann (1905, S. 515) nennt dazu das Jahr 1810.

In der praktischen Realität musste sich von Graefe sehr bescheiden. Seine zunächst nur in den Akten existierende Klinik hatte noch für 8 Jahre kein eigenes Gebäude. Bettlägerige Kranken konnten am Anfang für 6 Monate nicht aufgenommen werden. Der Unterricht musste an ambulanten Patienten vorgenommen werden.

Das von Weyland aus dem Französischen ins Deutsche übersetzte Buch *Vorträge über chirurgische Klinik gehalten von Dupuytren* (▶ Abschn. 2.2.4) entstand bei seinem der damaligen Tendenz entsprechenden Aufenthalt und Studium in Paris. Diese Neigung führte dazu, dass „nach Frankreich und England alle diejenigen gingen, denen es um eine bessere Ausbildung in der Chirurgie zu tun war" (Becher 1905, S. 1043–1065).

2.4.4 Grundlegende Neuerungen in der Lehre

Becher (1905) erklärt, dass die Chirurgen an den Universitäten um die Mitte des 19. Jahrhunderts herum bestrebt waren, ihre Disziplin von dem rein praktischen Inhalt zunehmend zu einem klinischen, das bedeutet universitären Gebiet zu entwickeln. Damit einhergehend entstand die Bezeichnung „allgemeine Chirurgie" und die zurückhaltende Einstellung gegenüber denen, die die speziellen Zweige der Chirurgie zur Verselbständigung vorantreiben wollten.

Wie die Internisten vor ihnen nehmen die Chirurgen die pathologische Anatomie, die experimentelle „Pathologie und die mikroskopische Anatomie zu Hilfe, um chirurgische Kernfragen zu klären" (Becher 1905, S. 1043–1065). So die Wundheilung, deren Störungen, und besonders die Onkologie. Als bahnbrechend gewertet wird das Wirken von Langenbeck und seiner Schule. Wegen seiner wissenschaftlichen pathologisch-anatomischen Arbeiten wurde Billroth bei den Pathologen für pathologisch-anatomische Lehrkanzeln vorgeschlagen. In den chirurgischen Kliniken wurden pathologisch-anatomische, bakteriologische, chemische und röntgenologische Laboratorien eingerichtet. Es konnten zunehmend chemische Substanzen für die lokale, Leitungs- und Allgemeinanästhesie verwendet werden. Dadurch konnte die chirurgische Präparationstechnik durch Zunahme des anatomischen und histologischen Wissens ohne Zeitdruck verfeinert werden. Eingriffe, ihre Methoden und ihre Indikationen wurden vielseitiger und vielfach erweitert.

Mit Semmelweis (1818–1865) hatte das Wissen dank seiner Lehre der Kontaktübertragung begonnen. Es hatte aber erst nach den Erfahrungen in den Kriegen von 1864, 1866, und 1870/71 nach der Veröffentlichung des *Antiseptic system of treatment* (1867) bei der Bekämpfung des infektiösen Hospitalismus den erwarteten Erfolg erbringen können (Becher 1905, S. 1043–1065). Dass trotz der angegebenen zurückhaltenden Tendenz Verselbststständigungen erfolgen konnten, zeigt die 1890 erreichte Errichtung einer „Universitätspoliklinik für orthopädische Chirurgie" in Berlin (Becher 1905).

2.4.5 Gründung der Deutschen Gesellschaft für Chirurgie 1872 in Berlin

1872 wurde die Deutsche Gesellschaft für Chirurgie in Berlin gegründet. König Wilhelm I., König von Preußen, wird, nach dem Krieg von 1871 gegen Frankreich, Kaiser Wilhelm I. von Deutschland und seine Frau, Kaiserin Augusta, wird in Berlin Gründerin des „Vaterländischen Frauenvereins vom Roten Kreuz". Es entsteht ein starker Patriotismus, der bis nach Österreich in den deutsch sprachigen Raum der Metropole Wien zu Billroth und Brahms reichte (Gerste 2002).

Die folgende Darstellung der Gründung der Deutschen Gesellschaft für Chirurgie bezieht sich auf das von Schöber (1983) veröffentlichte

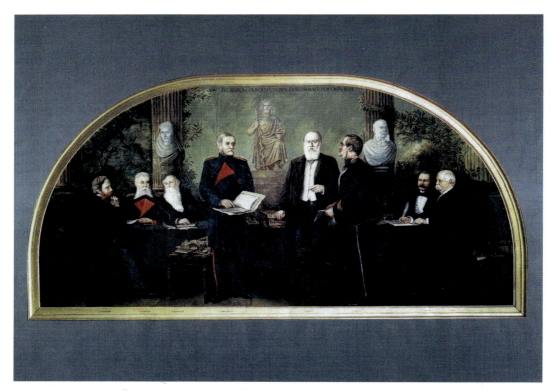

Abb. 2.13 Gemälde von Wilhelm Gentz (1822–1890) in dem Langenbeck-Virchow-Haus in Berlin. Porträtiert werden die Gründer der Deutschen Gesellschaft für Chirurgie. Bildrechte: Mit freundl. Genehmigung der Deutschen Gesellschaft für Chirurgie

Kapitel: „Die Deutsche Gesellschaft für Chirurgie – Ihre Gründer und deren Ziele". Dank der ästhetischen Wahrnehmung und Kunst des beauftragten Karl Wilhelm Gentz (1822–1890) ist das Gemälde (Abb. 2.13) im Langenbeck-Virchow-Haus entstanden. Es beeindruckt heute wie eine Blitzlichtaufnahme und kann dort trotz der in der Zwischenzeit erfolgten kriegerischen Zerstörungen in Berlin, nahe dem Sitz der Geschäftsstelle der DGPRÄC und ihrer „Hinderer-Bibliothek" betrachtet werden. Das auf dem Bild von Gentz gezeigte Szenario wird in der vom Karl Demeter Verlag zum 100-jährigen Bestehen 1973 gewidmeten Faszikel präzisiert. In ihm steht: „Die Deutsche Gesellschaft für Chirurgie konstituierte sich im Berliner Hotel de Rome am 4. April 1872".

Die bisher dargestellten kulturgeschichtlichen Betrachtungen führen jetzt zurück zu einem Vergleich zwischen den im 1. Kapitel behandelten Bildern, die „Schule von Athen" (1510–1511) (▶ Abschn. 1.8.3, Abb. 1.32) und das Titelbild der Schrift *de humani corporis fabrica* (▶ Abschn. 1.8.4, Abb. 1.33) zum Bild von Gentz. Bezogen auf die Komposition, den Gegenstand, die räumlichen und geistigen Perspektiven zeigen alle drei Bilder kulturelle Ereignisse und deren Protagonisten. Perspektivisch dargestellt, spielen sich die Ereignisse in verschieden weit offenen klassisch gestalteten Räumen ab.

In der „Schule von Athen" sind die Akteure: die wichtigsten Philosophen, Architekten, Ärzte, Künstler und auch „condottieri". Eine Besonderheit ist die Verschmelzung historischer und zeitgenössischer Persönlichkeiten in dem Bild Raffaels. Im Titelbild der Schrift des Vesalius konzentriert sich das Ereignis auf die Existenz der von ihm praktizierten Schule der Anatomie und deren Wichtigkeit für die Medizin (s. Abb. zu Kap. 1).

Das Gemälde von Gentz zeigt eine Komposition im klassischen Stil, vor dem die Begründer der deutschen Gesellschaft für Chirurgie dargestellt sind. Im Vergleich mit der Szenerie in Raffaels „Schule von Athen" ist die jedoch anders (▶ Abschn. 1.8.3). Der die Figuren umspannende Rahmen ist kein Halbbogen mehr, er hat sich abflachend erniedrigt und dem Boden der perspektivisch dargestellten Ereignisse angenähert. Es stehen noch zwei klassische Säulen, vor diesen befinden sich von dem Geschehen leicht abgewendet, es aber kompositorisch vervollständigend, die Marmorbüsten des Kaisers Wilhelm des I. (1797–1888), und der mit einem klassischen Schleier umgebenen Kaiserin Augusta. Wilhelm Gentz malte, nach Reisen in den Orient, gerne exotische Landschaften und Sittenbilder (Rogers 1970). Entsprechend befinden sich dicht hinter beiden Säulen die grünen Zweige von Bäumen und Büschen. Im Hintergrund des Bildes thront in zentraler Position die griechische Statue von Äskulap, mit Stab, Schlange und wahrscheinlich einem Kelch.

Auf dem Bild, von links nach rechts, sitzen an einem langen Tisch in einer Dreiergruppe:
1. Richard von Volkmann (1872–1880), gemalt nach Vorlage einer jugendlichen Fotografie. Er hielt den ersten Vortrag aus Anlass des ersten Kongresses der DGCH: „Zur vergleichenden Statistik analoger Kriegs- und Friedensverletzungen" und wurde bald als Forscher ebenso berühmt wie als Chirurg.
2. Ferdinand von Esmarch (1823–1908) ist in Kiel Generalarzt und beratender Chirurg der Armee. In seiner Klinik, der Christian Albrecht Universität, ist die nach Ihm benannte Technik der „künstlichen Oberarmblutleere bei Operationen" (1873) entwickelt worden. 1874, am dritten Kongress, hielt er darüber das Einführungsreferat. Er unterhält sich mit
3. von Bardeleben, dessen rechte Hand auf einem Buch liegt.
4. Aufrecht, vor dem Tisch, steht von Langenbeck mit einer offenen Schrift in den Armen. Der rechte Zeigefinger berührt eine Zeile auf dem eröffneten Blatt.

In der Konzeption des Bildes bilden die Häupter von Langenbeck, Billroth und Asklepios in der Mitte des Hintergrundes, ein die gesamte Darstellung beherrschendes Dreieck. Langenbecks Blick ist auf den soeben vom Tisch aufgestandenen und zu den beiden hinzugetretenen v. Bruhns gerichtet. Simon und Gurlt schließen die zusammengekommene Gruppe der insgesamt acht Professoren und Chirurgen ab.

Noch im Jahr 1872 erschien, herausgegeben von den Schriftführern Vollkmann und Gurlt, der erste Band der *Verhandlungen der Deutschen Gesellschaft für Chirurgie* im Verlag Hirschwald in Berlin. Darin dokumentiert ist folgendes, an eine große Zahl von Adressen versandtes Rundschreiben:

> In Übereinkunft mit einer großen Anzahl deutscher Chirurgen haben wir beschlossen, eine Gesellschaft für Chirurgie in Verbindung mit einem jährlich wiederkommenden 3. bis 4-tägigen Congress an einem ständigen Versammlungsorte zu gründen. Dieser Entschluss ist hervorgegangen aus dem lebhaft gefühlten Bedürfnis, bei dem stets wachsenden Umfang unserer Wissenschaft die chirurgischen Arbeitskräfte zu einigen, uns durch persönlichen Verkehr den Austausch der Ideen zu erleichtern und gemeinsame Arbeiten zu fördern (Unterzeichner sind Langenbeck, Simon, Volkmann).

Nach langer Zeit, im Jahr 2006, wurde es möglich, entsprechend den oben stehenden Absichten der Deutschen Gesellschaft für Chirurgie aus dem Jahre 1872, dass die Geschäftsstelle der 1968 gegründeten Deutschen Gesellschaft der Plastischen Rekonstruktiven Ästhetischen Chirurgen (DGPRÄC) und die Hinderer-Bibliothek in das Langenbeck-Virchow-Haus aufgenommen worden sind. Dieses wurde erreicht in der Zeit des Vorstandes der Präsidentin Eisenmann-Klein und der Vizepräsidenten, sowie Feller, Pallua, Gehrmann, Vogt, des Sekretärs Schaller, des Schatzmeisters Lampe und der Pressesprecherin und Leiterin der Geschäftsstelle van Ark.

2.5 Wegweisende Gedanken des 19. und 20. Jahrhunderts in Philosophie und Ästhetik

> Ecos Begriff der Religion der Schönheit und die Wiederentdeckung des Naturschönen zeigen den Weg in das 20. Jahrhundert. Die Ansprüche an Schönheit haben sich gewandelt. Diesen Umständen müssen sich die Plastischen Chirurgen stellen und eigene Werte entgegensetzen. In diesem Bemühen kommt dem Begriff des Naturschönen eine besondere Beachtung zu, vor allem auch im Hinblick auf natürliche Alterungsprozesse des Menschen.

2.5.1 Ecos Begriffe der Religion, der Schönheit und der ästhetischen Religion

In seinem Buch *Die Geschichte der Schönheit* (2004) schreibt Eco in Kap. 13 „Die Religion der Schönheit 1. Die Ästhetische Religion" über das 19. Jahrhundert:

» Angesichts des repressiven Charakters der industriellen Welt, des Wachstums der Metropolen, die von gewaltigen und anonymen Massen bevölkert werden, und des Aufstiegs neuer Klassen, unter deren dringenden Bedürfnissen gewiss nicht das Ästhetische im Vordergrund steht, sieht der Künstler, beleidigt von der Form der neuen Maschinen, welche die reine Funktionalität neuer Materialien zur Schau stellen, seine Ideale bedroht, er betrachtet die demokratischen Ideen, die sich allmählich verbreiten, als feindlich und beschließt ‚anders' zu werden. So nimmt eine regelrechte ästhetische Religion Gestalt an, und unter der Devise ‚l'art pour l'art' setzt sich die Idee durch, daß die Schönheit ein erstrangiger, um jeden Preis zu verwirklichender Wert ist, was so weit geht, dass für Viele das Leben selbst als Kunstwerk gelebt werden muss. Und während sich die Kunst von der Moral und den praktischen Erfordernissen trennt, [entwickelt sich der schon in der Romantik vorhandene Impuls], der Welt der Kunst die beunruhigendsten Aspekte des Lebens, die Krankheit die Übertretung, den Tod, das Dunkle, das Dämonische und Entsetzliche zu erobern. Nur dass jetzt die Kunst nicht mehr den Anspruch erhebt darzustellen, um zu dokumentieren und zu beurteilen. Indem sie darstellt, will sie all diese Aspekte im Lichte der Schönheit erlösen, und sie macht sie auch als Lebensmodell faszinierend (Eco 2004, S. 329–330).

Eco beschreibt die vielen verschiedenen Richtungen der Kunst des Malens: er beginnt mit dem „Dandyismus" und dem Bildnis von Boldini des Grafen Robert de Montesquiou-Fezensac, (◘ Abb. 2.14). Die Beschreibung der verschiedenen Stile endet mit dem Titel: „Die Impression" und dem Bild „die blonde Badende" von Renoir.

Im letzen Absatz schreibt Eco über den Impressionismus hinausgehend:

» Der Symbolismus schenkt jetzt neuen Techniken des Kontakts zur Wirklichkeit. Das Leben, die Suche nach der Schönheit verlässt den Himmel und veranlasst den Künstler dazu, ins Innerste der Materie einzutauchen. In dem Maße wie er fortschreitet, vergisst der Künstler sogar das Ideal des Schönen, das ihn

2.5 • Wegweisende Gedanken des 19. und 20. Jahrhunderts in Philosophie und Ästhetik

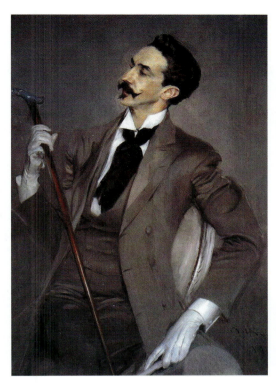

Abb. 2.14 Giovanni Boldini: Bildnis des Grafen Robert de Montesquiou-Fezensac, 1887. Musée d'Orsay, Paris. Bildrechte: Wikimedia Commons, veröffentlicht unter public domain

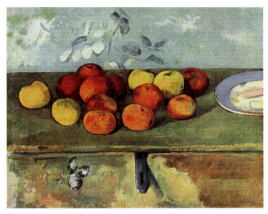

Abb. 2.15 Paul Cezanne: Äpfel und Gebäck. Musée de l'Orangerie, Paris. Bildrechte: Mit freundl. Genehmigung der DIRECTMEDIA Publishing GmbH, veröffentlicht unter public domain

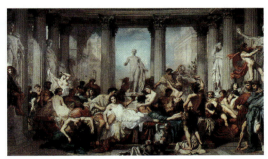

Abb. 2.16 Thomas Couture: Die Römer der Verfallszeit, 1847, Musée d'Orsay, Paris. Bildrechte: Wikimedia Commons, veröffentlicht unter public domain

leitete, und versteht die Kunst nicht mehr als Aufzeichnen und Hervorrufen einer ästhetischen Ekstase, sondern als Erkenntnisinstrument (Eco 2004, S. 329ff.).

Die Darstellung der Dinge als Erkenntnisinstrument fern jeder Ekstase kann in den Stillleben von Cezanne beobachtet werden (Abb. 2.15).

In dem oben kurz zusammengefassten Kapitel „Die Religion der Schönheit" verdeutlicht Eco (2004) die geistige Welt, in der im 19. Jahrhundert sich auch die Plastischen Chirurgen und ihre die Schönheit empfindenden Patienten und Patientinnen aller Gesellschaftsschichten von der Geburt bis zu ihrem Tod befanden. In der als bürgerlich-kapitalistisch definierten Gesellschaft begannen in der zweiten Hälfte des 19. Jahrhunderts in den Industriestaaten Entwicklungen, die ihr bis in die ersten Jahrzehnte des 20. Jahrhunderts die Bezeichnung „dekadent" einbrachten.(Abb. 2.16).

Während der immer stärker werdenden sozialen Unterschiede entstanden Unruhen und 1848 das *Kommunistische Manifest* von Karl Marx, das für die sich bewusst werdende Arbeiterklasse gedacht war. In seinem Roman *Harte Zeiten* aus dem Jahr 1854 schildert Dickens eine typische englische Industriestadt (Abb. 2.17) als ein „Reich der Traurigkeit, der Einförmigkeit, der Trostlosigkeit und Hässlichkeit"(Eco 2004). Es wurde versucht, das von dem Philosophen und Politiker Marx (1818–1883) aufgezeigte Ideal zu verwirklichen. Diese Versuche

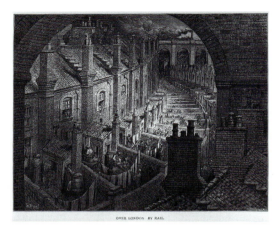

Abb. 2.17 Gustave Doré: Armenviertel in London, 1872. Galleria d'Arte Moderna, Venedig. Bildrechte: veröffentlicht unter public domain

sind in den kommunistischen Ländern Europas gescheitert.

2.5.2 Die Bedeutung der Naturschönheit für die heutige Plastische Chirurgie

In der Summe besteht auch heute noch die Gefahr, sich in einem dekadenten oder sogar falschen Verhalten in Bezug auf die Regeln der hippokratischen Medizin zu verirren. Die von Eco für das 19. Jahrhundert aufgezeigte „ästhetische Religion" besteht, sogar in verstärktem Maß, auch heute noch. Sie kann zum Handeln gegen die Prinzipien des ärztlichen Berufs führen, wenn gegen die Regel des „primum non nocere" gehandelt wird.

Es geschieht, dass von jungen oder zu jungen Menschen Operationen für ein „besseres Aussehen" gewünscht werden. Wenn diese nicht mit der notwendigen Sorgfalt über die Prognose der Maßnahmen informiert werden und das Gewünschte durchgeführt wird, werden in der Folge bei physisch gesunden Menschen spätere krank machende Schäden möglich sein. Daher

gilt für die aufgesuchten Plastischen und Ästhetischen Chirurgen eine besondere Verpflichtung zur sorgfältigen Aufklärung. Daraus entsteht die Verpflichtung zur sorgfältigen Aufklärung der Hilfe Suchenden oder eine ärztliche Leistung fordernden, sonst gesunden Menschen. Die Aufklärung muss die Kurz- und Langzeit- Prognose der gewünschten Maßnahmen berücksichtigen. Zu beachten ist:

1. das Alter des zu behandelnden Menschen und dessen Wissen über die Physiologie und die Wundheilungsprozesse
2. das Wissens des aufgesuchten Plastischen und Ästhetischen Chirurgen über das natürliche Einwirken des Alterns auf die Gewebe und der Wirkung der gegen diese Vorgänge eingesetzten Mittel und Maßnahmen muss dem jetzt als „Patient" zu Behandelnden verständlich mitgeteilt werden
3. die möglichen Einwirkungen der Folgen der erwünschten Behandlungen auf die unausweichlich in der Zukunft zu erwartenden schicksalhaften körperlichen und geistigen Veränderungen
4. das Fehlen von genügendem Wissen, um eine wissenschaftlich fundierte Prognose der Folgen der gewünschten Eingriffe stellen zu können
5. die Aufklärung über mögliche Unterstützung bei dem Suchen nach eventuell vorhandenen Ursachen der vorhandenen Unzufriedenheit

Wenn die aufgesuchten Plastischen und Ästhetischen Chirurgen zur Einsicht gelangen, dass bei den sie aufsuchenden Menschen durch die Durchführung der gewünschten Maßnahmen das „primum non nocere" nicht eingehalten werden kann, so sollten sie, mit Rücksicht auf die ärztlichen Verpflichtungen, nicht die erwünschte Behandlung über die einfühlende Aufklärung hinausgehend durchführen.

Den empathisch wahrnehmenden Ärzten, besonders den Plastischen und Ästhetischen Chirurgen von heute, die ohne ausreichende

Überlegungen den „Regeln des schöneren Aussehens der Jugendlichkeit" folgen wollen, sei gesagt: Den Hilfe suchenden Menschen, die ohne ausreichende Überlegung den Regeln der neuen „Ästhetischen Religion" gehorchend, einen von ihnen selbst bestimmten operativen Eingriff wünschen, kann möglicherweise mit der notwendigen Empathie und mit dem Gedanken Kants über das Schaffen des Künstlers „als Günstling der Natur" geholfen werden. „Naturschön" ist eine „freie Schönheit", eine „begriffsfreie und bedeutungsfreie Schönheit". Die „Naturschönheit schafft das Musterhafte ohne bloß Regelrechtes herzustellen".

Es kann, besser, es muss versucht werden, denjenigen, die durch die Religion der Schönheit irrtümlich anhängen, zu helfen. Dieses vor allem dann, wenn aus Sicht der Plastischen und Ästhetischen Chirurgie die Indikation aus den oben angegebenen Gründen ärztlich nicht gegeben ist. Es muss den Informationsbedürftigen die Möglichkeit gegeben werden, dieses in einem Gespräch zu verstehen.

Der Facharzt für Gesicht- und Kieferchirurgie und im Ausland als Plastischer Chirurg dieser anatomischen Bereiche bekannte Karl Schuchardt (1901–1985) wurde in Hamburg, ähnlich wie seinerzeit Dupuytren in Paris, von ausländischen Ärzten aufgesucht. Er sagte seinen Assistenten und Gastärzten: „Es kann notwendig sein einen Patienten länger aufzuklären als die Dauer der von ihm gewollten, aber nicht angezeigten Operation gewesen wäre". Den Menschen, welche die Religion der Schönheit und die Möglichkeiten der Plastischen und Ästhetischen Chirurgie falsch interpretieren, muss die Möglichkeit gegeben werden, darüber Informationen zu erhalten, dass auch das Altern zu einer natürlichen Schönheit führen kann, die sie als Jüngere noch nicht erahnen können.

Das weiter oben zitierte, von Eco (2004) über den Symbolismus Geschriebene könnte für die Plastischen und Ästhetischen Chirurgen dem hippokratischen Geist entsprechend folgendermaßen umgeschrieben werden: Die Plastische und Ästhetische Chirurgie schenkt jetzt neue Wege des Kontaktes zur Wirklichkeit des Lebens, die Suche nach der Schönheit verlässt den Himmel und veranlasst den Arzt dazu, ins Innerste des Hilfe Suchenden sich einzufühlen. In dem Maße, wie er und der Hilfe suchende Mensch fortschreiten, können Arzt und Patient sogar das Ideal des Schönen, das sie leitete, vergessen und dann diese Kunst nicht mehr als Operieren und Hervorrufen einer äußerlichen ästhetischen Verschönerung verstehen, sondern als Erkenntnisinstrument natürlicher, altersabhängiger menschlicher Schönheit. Diese Regel entspricht im hippokratischem Sinn auch den oben zitierten Gedanken Kants über die Naturschönheit und über die freie Schönheit (▶ Abschn. 2.1).

2.5.3 Welschs Begriff der epistemischen Ästhetik

Welsch (1998) setzte seinem Buch mit dem Titel *Ästhetisches Denken* in griechischer und deutscher Sprache nachfolgende Worte des Aristoteles aus der *Nikomachischen Ethik* (VI 12, 1143b 5) voraus: „Für diese Dinge braucht es Wahrnehmung und solche Wahrnehmung ist Geist".

In dem Buch *Grenzgänge der Ästhetik* (1996) fasst Welsch im Kap. 3. die epistemologische Ästhetisierung, 1. die Kritik der Ästhetisierung im Namen der Wahrheit, und 2. die epistemologische Ästhetisierung seit 200 Jahren (hier besonders Kant und Nietzsche berücksichtigend) dialektisch zusammen:

> » [Er] geht auf die epistemologische Ästhetisierung deshalb so ausführlich ein, weil sie offenbar die fundamentalste aller Ästhetisierungen ist mit denen wir es heute zu tun haben. Sie scheint mir [Welsch] den eigentlichen Untergrund der aktuellen Ästhetisierungsprozesse zu bilden und deren Akzeptanz zu erklären (Welsch 1996, S. 9).

Diese im 20. Jahrhundert dargestellten gedanklichen Entwicklungen werden wir im Zusammenhang mit der entsprechenden Zeit noch eingehender betrachten

Literatur

Becher W (1905) Geschichte des medizinischen Unterrichts. In: Puschmann T (Hrsg) Handbuch der Geschichte der Medizin. Verlag von Gustav Fischer, S 1043–1065
Beier B, Birnstein U, Gehlhoff B, Schütt EC, Carl D, Westphal W (2007) Neue Chronik der Weltgeschichte. Chronik Verlag, Gütersloh München
Berger A, Hierner (Hrsg) (2009) Plastische Chirurgie. Grundlagen Prinzipien Techniken Bd. 1. Springer-Verlag, Berlin Heidelberg New York, S 1–36
Bielschowsky A (1909) Goethe, Sein Leben und seine Werke Bd. Zweiter. C.H. Beck'sche Verlagsbuchhandlung Oskar Beck, München
Brunn v W (1992) In: Gabka J, Vaubel E Vaubel, Goldwyn R (Hrsg) Zentralblatt für Chirurgie. Internationale Gedenkfeier zum 200. Geburtstag von J. F. Dieffenbach
Bullen S (1840–1841) Memoir of the life of the late Professor von Graefe. Lancet I:364
Carpue JC (1816) An account of two successful operations for restoring a lost nose from the integuments of the forehead. Longman, London
Converse JM (1977) Introduction to Plastic Surgery. In: Reconstructive Plastic Surgery, Bd. 1. W.B. Saunders Company, Philadephia, London, Toronto, S 3–68
Dieffenbach JF (1845–48) Die operative Chiru. F.A. Brockhaus, Leipzig (2 Bände)
Dupuytren G D (1832–34) Vorträge über chirurgische Clinik im Hôtel-Dieu in Paris gehalten von Baron Dupuytren. Weyland G (Hrsg, Übers). Heidelhoff und Campe, Paris, 1. Und 2. Band
Eco U (2004) Die Geschichte der Schönheit. Carl Hanser Verlag, München Wien
Gadamer H-G (1977) Die Aktualität des Schönen. Philipp Reclam Verlag, Stuttgart
Gadebusch Bondio M (2005) Medizinische Ästhetik. Kosmetik und Plastische Chirurgie zwischen Antike und früher Neuzeit. Wilhelm Fink Verlag, München
Gerste R (2002) Billroth und Brahms – eine Freundschaft in D – Dur. Chaz 3(9):345–348
Gerste RD (2010) Zum Chirurgen bin ich geboren! Leben und Werk des Johann Friedrich Dieffenbach. Plastische Chirurgie 10(1):57–62
Gibson T (1957) Plastic Surgery. Brit J Plastic Surgery 9:249
Goethe v J W (1988) Trunz E (Hrsg) Werke Hamburger Ausgabe in 14 Bänden, Band 8 Romane und Novellen. C.H. Beck, München
v Graefe KF (1818) Rhinoplastik oder die Kunst, den Verlust der Nase organisch zu ersetzen. In ihren früheren Verhältnissen erforscht, und durch neue Verfahrensweisen zur höheren Vollkommenheit gefördert. Realbuchhandlung, Berlin
v Graefe KF (1818) De rhinoplastice sive arte curtum nasum ad vivum restituendi commentario, etc. Reimer, Berlin (Latine edidit J. F. C. Hecker)
Graefe v K F(1821) Neue Beiträge zur Kunst, Teile des Angesichts organisch zu ersetzen. J. Chir. Augenheilk.
Helfreich F (1905) Geschichte der Chirurgie. In: Puschmann T (Hrsg) Handbuch der Geschichte der Medizin. Verlag von Gustav Fischer, Jena, S 501
Hillmann J (2005) Coda. Una Nota sul Metod. In: Il Codice dell'Anima 339–355: Adelphi 342, 351 Edizioni S.P. 7, Milano, (Erstveröff. 1996)
Hinderer UT (1992) Dieffenbach, initiator of aesthetic breast surgery. Development of mammaplasty and actual state. Chirurgia Plastica Ibero-Latinoamericana XVIII(2):137–140
Horstmann C (1905) Geschichte der Augenheilkunde. In: Puschmann T (Hrsg) Handbuch der Geschichte der Medizin. Verlag Gustav Fischer, Jena, S 515
Jung-Stilling JH (1976) In: Bemrath GA (Hrsg) Lebensgeschichte Vollständige Ausgabe. Wissenschaftliche Buchgesellschaft, Darmstadt
Kluge F (1989) Etymologisches Wörterbuch der deutschen Sprache. Walter de Gruyter, Berlin New York
Knauer (2000) Knauers Zeittafeln zur deutschen Geschichte. Knauer Verlag, Frankfurt
Lösch GM (2003) Geschichte. In: Berger A, Hierner (Hrsg) Plastische Chirurgie. Grundlagen Prinzipien Techniken, Bd. 1. Springer-Verlag, Berlin Heidelberg New York, S 1–36
Lösch GM, Gehrmann G, van Ark K () Festschrift 40 Jahre DGRPRÄC (1968–2008). In: Plastische Chirurgie, Bd. 8. Dr. Kaden Verlag, Heidelberg (Suppl. 2)
McCarthy JG (1990) In: Plastic surgery, Bd. I. W.B. Saunders, Philadelphia London Toronto Montreal Sidney Tokyo, S 1–68
Müller FE (1991) Der Chirurg Johann Friedrich Dieffenbach und sein Einfluss auf die Entwicklung der Plastischen Chirurgie. In: Nr. Kompass 101, Bd. 3. Verlag Glückauf GmbH, Essen, S 121–125
Müller FE (1999) Festvortrag, Jahrestagung der VDPC 1998 in Bochum. Vereinigung der Deutschen. Plastischen Chirurgen Mitteilungen 6(11):9–15
Olbrisch RR (2008) Die Dieffenbach-Medaille. In: Lösch GM, van Ark K, Gehrmann G (Hrsg) Festschrift 40 Jahre DGPRÄC. Dr. R. Kaden Verlag, Heidelberg, S 54–57
Porter R (2000) Die Kunst des Heilens Eine medizinische Geschichte der Menschheit von der Antike bis heute. Spektrum Akademischer Verlag, Heidelberg Berlin (Erstveröff. 1977)
Reallexikon der Medizin (1969) Urban & Schwarzenberg, München Berlin Wien
Rogers BO (1970) Karl Ferdinand von Graefe (1787–1840). Plastic and Reconstructive Surgery 46(6):554–563
Schmidt-Tintemann U (1972) In: de la Bürkle Camp H (Hrsg) Zur Lage der Plastischen Chirurgie. Hefte Unfallheilkd, Bd. 109. Springer-Verlag, Berlin Heidelberg New York
Skopec M (1888) Zur Geschichte der Plastischen Chirurgie in Österreich. Österreichische Krankenhaus-Zeitung 29:77–84

Literatur

Vogt PM (2011) Praxis der Plastischen Chirurgie. Springer-Verlag, Berlin Heidelberg

v Volkmann R, Gurlt EJ (1872) Verhandlungen der Deutschen Gesellschaft für Chirurgie. Verlag Hirschwald, Berlin

Welsch W (1996) Grenzgänge der Ästhetik. Philipp Reclam Verlag, Stuttgart

Welsch W (1998) Ästhetisches Denken. Philipp Reclam Verlag, Stuttgart

Weyland G (1833) Vorrede. In: Weyland G (Hrsg) Dupuytren. G D (1832–34) Vorträge über chirurgische Clinik im Hôtel-Dieu in Paris gehalten von Baron Dupuytren, Bd. 1 Und 2. Heidelhoff und Campe, Paris

Zeis E (1838) Handbuch der Plastischen Chirurgie. G. Reimer, Berlin

Zeis E (1863) Die Literatur und Geschichte der Plastischen Chirurgie. Wilhelm Engelmann, Leipzig

Besondere Entwicklungen zwischen dem 1. und dem 2. Weltkrieg

Günter Maria Lösch

3.1 Sepsis, Asepsis und Hygiene – 104
3.1.1 Die Gleichzeitigkeit von Vergangenheit und Zukunft – 104
3.1.2 Sepsis, Antisepsis und Hygiene – 105

3.2 Wichtige Veröffentlichungen in deutscher Sprache – Marchand, Lexer und Joseph – 106
3.2.1 Felix Marchand – 106
3.2.2 Deutsche Chirurgie. Der Process der Wundheilung mit Einschluss der Transplantation (1901) – 107
3.2.3 Erich Lexer und der Begriff der wiederherstellenden Chirurgie – 111
3.2.4 Das Kriterium der Interpretierbarkeit und der grundlegende Unterschied zwischen Wirklichkeit und Sinn nach Eco – 115
3.2.5 Jacques Joseph und der Begriff der Plastischen Chirurgie – 120
3.2.6 Joseps Werk in genauerer Betrachtung der einzelnen Kapitel – 120

3.3 Plastische Chirurgie im englischsprachigen Raum – Gillies und Millard – 131
3.3.1 Gillies und Millard – 131
3.3.2 Principles and art of plastic surgery (1958) – 132
3.3.3 Die Gesichtsverletzten des 1. Weltkrieges und ihre Behandlung auf beiden Seiten der Fronten – 133
3.3.4 Entstehung neuer Fachbereiche und ihr Einsatz im 1. Weltkrieg in Österreich und Deutschland – 136

Literatur – 138

3.1 Sepsis, Asepsis und Hygiene

> Gadamers Gedanke unseres täglichen Lebens als ein beständiges Schreiten durch die Gleichzeitigkeit von Vergangenheit und Zukunft gibt Anlass zu der Frage, ob diejenigen, die ihr Leben der Plastischen Chirurgie widmen, diesen Anforderungen auch entsprechen. In der Zeit des 1. Weltkrieges entstand das Konzept der Plastischen Chirurgie. Eine genauere Sicht auf die Methoden der Wundheilung in der Zeit bis zum Ende des 2. Weltkrieges führt von der Sepsis über die Antisepsis zur Hygiene.

» Das Wort ist die Vorleistung des Denkens.
Ein Wort kann Vieles bedeuten.
Wir dürfen nie unterschätzen was ein Wort uns sagen kann.
(Gadamer 1977, S. 15)

3.1.1 Die Gleichzeitigkeit von Vergangenheit und Zukunft

In *Die Aktualität des Schönen* (1977, S. 12) schreibt Gadamer: „Unser tägliches Leben ist ein beständiges Schreiten durch die Gleichzeitigkeit von Vergangenheit und Zukunft". Dieser Gedanke wird „im Sinn eines Leitfadens für die Geschichte, also eigentlich für die Geschehnisse" (Kluge 1989) des Ursprungs, der Neubildung und Fortentwicklung der Plastischen Chirurgie genutzt. Als Erstes muss jedoch festgestellt werden, dass die philosophische Maxime Gadamers (1977), bezogen auf das Leben mit den ständig fortschreitenden Ereignissen in der Chirurgie und Plastischen Chirurgie, nicht ohne weiteres als natürliches, harmonisches und konfliktfreies Geschehen angesehen werden kann.

Es erweist sich dieses nicht nur aus der Vergangenheit, sondern auch aus der hier zu erörternden eher schwierigen Geschichte der Anerkennung des Wertes der antiseptischen Vorgehensweise Joseph Listers (1827–1912). Die Ursachen werden sich auch während der folgenden Phasen der geschichtlichen Entwicklung der Chirurgie, der Plastischen Chirurgie und der gleichzeitig sich weiter entwickelnden Fachgebiete finden lassen.

Dem Sinn der zitierten Worte des Philosophen Gadamer folgend und die Forderungen des Eides des Hippokrates berücksichtigend, sollte aus dem bereits in der Geschichte festgestellten Fortschreiten der *Kunst des Heilens* (Porter 2000) und der plastisch-chirurgischen Möglichkeiten nachfolgende Maxime zitiert werden, gewissermaßen als Aufforderung zu gut überlegtem Schreiten: „Unser tägliches ärztliches Leben und Helfen sollte ein beständiges Schreiten, nicht Hasten durch die Gleichzeitigkeit von Vergangenheit und Zukunft sein".

Bezogen auf die Frage der Rechtfertigung der bildenden Kunst präzisierte Gadamer (1977, S. 12) die Aufgabe des beständigen Schreitens durch die Gleichzeitigkeit von Vergangenheit und Zukunft:

» Zunächst ist ein oberster Grundsatz, von dem ich ausgehe, daß man im Denken über diese Frage die Maße so zu nehmen hat, daß sie beides umfassen: die große Kunst der Vergangenheit und der Tradition und die Kunst der Moderne, die sich ihr nicht nur entgegenstellt, sondern auch ihre eigenen Kräfte und Impulse aus ihr gezogen hat … Die Aufgabe, dass man die Maße der großen Kunst der Vergangenheit und der Tradition und die Kunst der Moderne im Denken zu umfassen hat, …

… besteht auch für die Fachärzte der Plastischen und Ästhetische Chirurgie. Allerdings mit dem fundamentalen Unterschied, dass sich ihre ärztliche Kunst auf die Behandlung der sich ihnen anvertrauenden Menschen bezieht. Die Plastischen und Ästhetischen Chirurgen sind durch ihren Beruf als Arzt gemäß der *Berufsordnung für die in Deutschland tätigen Ärztinnen und Ärzte* (Stand 2011) verpflichtet (MBO 1997). International besteht die zeitgenössische Fassung des Hippokratischen Eides der Deklaration in Genf 1948, die in der Zusammenkunft der Weltgesundheitsorganisation (WHO) 1968 ergänzt wurde (Eckart 2011, S. 348–349).

Gadamer (1977, S. 12) wiederholt und setzt fort:

> Unser tägliches Leben ist ein beständiges Schreiten durch die Gleichzeitigkeit von Vergangenheit und Zukunft. So gehen zu können, mit diesem Horizont offener Zukunft und unwiederholbarer Vergangenheit, ist das Wesen dessen, was wir „Geist" nennen. Mnemosyne, die Muse des Gedächtnisses, die Muse der erinnernden Aneignung, die darin waltet, ist zugleich die Muse der geistigen Freiheit. Das Gedächtnis und die Erinnerung, welche die vergangene Kunst und die Tradition unserer Kunst in sich aufnimmt, und die Kühnheit des neuen Experimentierens mit unerhörten formwidrigen Formen sind die gleiche Betätigung des Geistes. Wir werden uns fragen müssen, was aus dieser Einheit von Gewesenem und Heutigem folgt.

Als Ärzte des Fachgebietes der Plastischen und Ästhetischen Chirurgie werden wir uns mit dem, was aus dem obigen Zitat von Gadamer (1977) zu entnehmen ist, über die bisherigen geschichtlichen Betrachtungen hinausgehend, auch heute und in der Zukunft bezogen auf unsere Kunst des Heilens befassen müssen.

Im Zusammenhang mit den philosophischen Gedanken über die Gleichzeitigkeit von Vergangenheit, Gegenwart und Zukunft des ärztlichen Lebens und Helfens sei auf Nachfolgendes hingewiesen. Es handelt sich dabei um die einleitend geschriebenen Auffassungen über die Ästhetik als Lehre vom Schönen, das „Geheimnis des Lebens", „die nicht sichtbaren Wahrheiten des Lebens mit der Natur" (▶ Abschn. 1.1), das „primum non nocere" des Hippokrates, den „unus mundus" (▶ Abschn. 1.1), die „Explosion des Geistes" (▶ Abschn. 1.1), die Zitate von Friedrich Schiller und Friedrich Nietzsche und all das, was über die Entstehung der Plastischen Chirurgie aufgezeigt worden ist (▶ Abschn. 1.1).

Von den Plastischen Chirurgen mögen die interpretierten kulturellen Zusammenhänge kritisch durchschaut und mit den eigenen Ansichten, so weit wie möglich in konstruktiv beitragender Weise, verglichen, gewertet und auch diskutiert werden. Dieses auch hinsichtlich der hier besprochenen und weiter zu beachtenden Entwicklungen während des ausklingenden 19. Jahrhunderts und der ersten drei Jahrzehnte des 20. Jahrhunderts.

3.1.2 Sepsis, Antisepsis und Hygiene

Viele Jahre nach den Untersuchungen von Gordon (1752–1799) und dem Erscheinen seiner Schrift *A Treatise on the Epidemic Puerperal Fever of Aberdeen* (1795) entstand durch Louis Pasteur (1822–1895) die Keimtheorie (1878). Es folgten die präzisen bakteriologischen Laboruntersuchungen und klinischen Studien Robert Kochs (1843–1910) über die Erreger der Sepsis.

In seinem Buch *Die Kunst des Heilens* beschreibt Porter (2000) die komplizierte Entwicklung der theoretischen und praktischen wissenschaftlichen Medizin. Sie führte dank Pasteur, Ignaz Semmelweis (1818–1865) und vielen anderen, bis zu Lister (1827–1912), Professor der Chirurgie in Glasgow. Von den Resultaten Louis Pasteurs und Robert Kochs systematischen Untersuchungen überzeugt, forderte Lister (1867) die Einhaltung der von ihm neu entwickelten festen antiseptischen Vorgehensweise. In Deutschland unterstützte Thiersch (1822–1895) die Durchführung der Antisepsis bei der operativen Behandlung.

Trotzdem entstanden starke Widerstände bis hin zur Ironie. Es sei hier Porter (2000, S. 375) zitiert:

> Manche Chirurgen wollten sich vor Lachen ausschütten. „Wo sind diese kleinen Biester?"

schnappte John Hughes Bennett, Professor in Edinburgh, der nicht an Bakterien glaubte. „Zeigen Sie sie uns, und wir werden daran glauben, hat sie schon irgendwer gesehen?" Lister war jedoch überzeugt, dass die Probleme der Chirurgie von Bakterien herrührten.

Die praktische Durchsetzung der Antisepsis in der Chirurgie erforderte noch eine lange Zeit. Es wird berichtet, dass im Deutsch-Französischen Krieg (1870/1871) von den Franzosen zirka 13.200 Gliedmassenamputationen durchgeführt worden seien. Es sei danach bei 10.000 Patienten, also in über 75 % der Fälle, ein tödliches Wundfieber entstanden. Dieses sei auf das Nichtbeachten der „antiseptischen Vorgehensweise" bei den Amputationen zurückzuführen gewesen.

Koch bewies, dass Hitze bei der Sterilisation von Instrumenten besser als chemische Substanzen wirkte. Während des ausklingenden 19. und der ersten beiden Jahrzehnte des 20. Jahrhunderts stellte sich ein zunehmender Fortschritt in der praktischen Durchführung der Chirurgie ein. Die Operationssäle wurden verkleinert und die Zahl der darin Anwesenden vermindert.

» Mundschutz, Gummihandschuhe und Operationskittel setzten die Infektionsrate deutlich herab. Entscheidend war nicht die Karbolsäure, sondern die wachsende Überzeugung der Chirurgen, dass sichere Chirurgie möglich, ja eine Pflicht war ... Anästhesie und Antisepsis erweiterten den chirurgischen Horizont ... Die Chirurgie, früher Notfallbehandlung oder letzter Ausweg, wurde zur geschätzten Waffe im therapeutischen Arsenal – nicht nur annehmbar, sondern Mittel der Wahl (Porter 2000, S. 377).

Alle in ihrem täglichen Leben als Chirurgen Tätigen erlebten ein sehr langsames Fortschreiten der Hygiene der Wundbehandlung, bis sie zur festen Regel der Gesundheitslehre wurde. Nach eigenem Gutdünken wirkten die Chirurgen entweder gegen die neuen, eher revolutionären Regeln der antiseptischen Chirurgie, oder sie befolgten sie. Diese Regeln stellten große Anforderungen mit ihren besonders strengen Maßnahmen zur Säuberung der Wunde und Vermeidung des Kontaktes der Wunde mit allem, was diese infizieren konnte. Das Wort Hygiene ist eine Neubildung des 18. Jahrhunderts. Es wurde von dem griechischen Wort „hygieinnós" für „heilsam, der Gesundheit zuträglich" abgeleitet (Kluge 1989, S. 390).

3.2 Wichtige Veröffentlichungen in deutscher Sprache – Marchand, Lexer und Joseph

Die Lehrbücher Marchands und Josephs zeigen neue Methoden auf, die in der Plastischen Chirurgie besonders in der Behandlung der Kriegsverletzten wichtig wurden. Lexer vermeidet in seinem Lehrbuch den Begriff der Plastischen Chirurgie zugunsten des Begriffes der Wiederherstellungschirurgie als Teil der allgemeinen Chirurgie. Die Vorteile dieser Vermeidung sind anzuzweifeln.

3.2.1 Felix Marchand

Marchand (1846–1928), Erich Lexer (1847–1937) und Jacques Joseph (1865–1934) waren Zeitgenossen, die sich in deutschsprachigen Ländern erfolgreich als Ärzte und in ihrem akademischen Leben für Lehre, Wissenschaft und die Kunst des Heilens mit ihrer Arbeit in Klinik und Praxis einsetzten. Jeder von ihnen hat aus dem in der Vergangenheit von den Vorgängern Erreichten gelernt und auf der Grundlage seiner Talente und des von ihm erreichten Wissens in seinem Leben, jeder in persönlicher, selbstständiger Weise an der Entwicklung der universitären Medizin mitgewirkt. Die Summe ihrer Neigungen und Erfolge führte zu den nachfolgend aufgezeigten Lebenswegen und vielen bis heute wertvollen Ergebnissen.

Marchand wurde zu einem der wichtigsten Autoren der Gründung und Institutionalisierung der pathologischen Anatomie. Mit seinem Werk *Der Process der Wundheilung mit Einschluss der Transplantation* (1901) begann in der Geschichte der Plastischen Chirurgie die erste Stufe ihrer modernen wissenschaftlichen und interdisziplinären Entwicklung. Die wissenschaftliche, mikroskopische Untersuchung der Prozesse der Wundheilung der betroffenen Gewebe und anatomischen Strukturen unter Einschluss der transplantierten Gewebe stellten die Grundlage dar.

Wir skizzieren zunächst seinen Lebenslauf. Felix Marchand, 1846 in Leipzig geboren, studierte bis 1871 an der medizinisch-chirurgischen Akademie Berlin und promovierte 1870 zum Dr. med. an der Universität Berlin. 1879 habilitierte er in pathologischer Anatomie an der Universität Halle-Wittenberg. 1879–1881 war er Privatdozent für spezielle Pathologie an der Universität Breslau. Danach wurde er ordentlicher Professor an den Lehrstühlen für: 1. pathologische Anatomie und allgemeine Anatomie an der Universität Gießen (1881–1883), 2. allgemeine Pathologie und pathologische Anatomie an der Universität Marburg (1883–1900), 3. allgemeine Pathologie und pathologische Anatomie an der Medizinische Fakultät der Universität Leipzig (1900–1922). Von 1907 bis 1908 war er Dekan der Medizinischen Fakultät der Universität Leipzig.

Marchand wurde von anerkannten Zeitgenossen als „führender deutscher Pathologe seiner Zeit" bezeichnet (Hehl 2012, Krauspe 1970 in einer persönlichen Mitteilung). Es wird im Rahmen dieses Buches darauf aufmerksam gemacht, dass von Hehl seit dem Sommersemester 1992 Inhaber des Lehrstuhls für neuere und neueste Geschichte der Universität Leipzig war. Er ist, als herausragende Persönlichkeit und Inhaber des Lehrstuhls Herausgeber des *Professorenkatalogs der Universität Leipzig*, der einige interessante Informationen über Marchand enthält. Carl Krauspe (1895–1983) war ordentlicher Professor für Pathologie im Universitätskrankenhaus Hamburg Eppendorf, Präsident der Deutschen Gesellschaft für Pathologie und ein Zeitgenosse Marchands (1846–1928).

3.2.2 Deutsche Chirurgie. Der Process der Wundheilung mit Einschluss der Transplantation (1901)

Marchands Buch *Deutsche Chirurgie. Der Process der Wundheilung mit Einschluss der Transplantation* (1901) wurde in der von Billroth und Lücke gegründeten Reihe *Deutsche Chirurgie* als „6. Lieferung" von Marchand herausgegeben. Es zeigt 108 kostbare Zeichnungen von lichtmikroskopischen Schnitten der zur Darstellung der Heilungsprozesse untersuchten Gewebe (Marchand 1901, S. 1–528).

Um eine Übersicht über den grundlegenden Wert des Buches zu geben, werden hier die Überschriften des Inhaltsverzeichnisses und Inhalte aufgezeigt. Einem klareren Überblick dienen die Übersichten in ◘ Tab. 3.1 und 3.2. Dieses für die Fachärzte plastisch-ästhetischer Chirurgie und für jene, die heute für alle fachärztlichen chirurgischen Kompetenzen die Basisweiterbildung im Gebiet Chirurgie erhalten müssen.

Abschnitt 1. „Allgemeiner Theil" – Das 1. Kapitel mit der Einleitung und das 2. Kapitel mit dem Titel „Geschichtliches zur Lehre der Wundheilung"

Für Marchand (1901, S. 4) beginnt die Geschichte der Lehre von der Wundheilung bei Hippokrates. Er schreibt:

» So liefert uns diese Geschichte das Bild einer stufenweise fortschreitenden Erkenntnis, wel-

Tab. 3.1 Inhaltsverzeichnis Abschnitt 1 „Allgemeiner Teil"

Kapitel	Inhalt
I u. II	Einleitung, Geschichtliches zur Lehre von der Wundheilung
III u. IV	Folgen der Verwundung, Arten der Wundheilung im Allgemeinen
V	Die traumatische Entzündung, 1. Entzündung und Eiterung, 2. Bildung des fibrinösen Exsudates, 3. Leucozyten, Plasmazellen, 4. Infection frischer Wunden, Schutzstoffe, 5. Aetiologie der Eiterung
VI–VII	Gewebsneubildung im Allgemeinen, Bindegewebsneubildung
VIII	Phagocyten, Plasmazellen und Riesenzellen
IX	Neubildung von Fettgewebe
X	Neubildung der elast. Fasern
XI	Gefäßneubildung
XII	Epithelneubildung
XIII	Heilung duch direkte Vereinigung
XIV	Heilung unter dem Schorf
XV	Secundärheilung (durch Regeneration, Granulation)

Die Kap. I – XV enthalten über 560 Literaturangaben. Marchand 1901

che nur selten durch Entdeckung besonders hervorragender neuer Tatsachen, durch neue lichtvolle Anschauungen eine Steigerung erfuhr. Eine jede Stufe baut sich aus der vorhergehenden auf; Gedanken, die wir gewohnt sind, für ganz neu zu halten, finden wir, nicht ohne Überraschung, zuweilen schon ein Jahrhundert früher in ähnlicher Form ausgesprochen. Darum ist die Kenntnis der Geschichte dieses Theils der Pathologie, welche mit so vielen anderen Gebieten der normalen und pathologischen Anatomie und Physiologie zusammenhängt, eine sehr wichtige, man kann sagen die wichtigste Quelle eines wirklichen Verständnisses der jetzigen Anschauungen.

Es werden zwei größere Abschnitte in der Geschichte der Lehre von der Wundheilung von Marchand charakterisiert:

» … der erste und zugleich längste Abschnitt ist bezeichnet durch die fast unumschränkte Herrschaft der Galenischen Medizin; er reicht bis in die neuere Zeit und erreicht sein Ende erst mit der Entdeckung des Blutkreislaufs, mit dem Aufblühen einer naturwissenschaftlichen Methode der Untersuchung mit Hülfe des Experiments und des Mikroskops. Die zweite Periode erstreckt sich bis zur Begründung der Schwann'schen Zellenlehre und der daraus hervorgegangenen neuen Anschauung von der Bildung neuer Gewebe.

Die Namen von Boerhave (1668–1738), Hunter (1728–1793), Bichat (1771–1808), Billroth (1829–1894), Remak (1815–1865), Schwann (1810–1882), Thiersch (1822–1895), Virchow (1821–1902) Reverdin (1842–1908), Lister (1827–1912) und Halsted (1852–1922), werden hervorgehoben.

» Auch diejenige Stufe der Erkenntnis, auf welcher wir uns zur Zeit befinden, wird durch weitere Fortschritte überholt werden; aber wir können diesen mit den tröstli-

3.2 · Wichtige Veröffentlichungen in deutscher Sprache – Marchand, Lexer und Joseph

Tab. 3.2 Inhaltsverzeichnis Abschnitt 2 „Specieller Teil". Heilung der Wunden der Organe und einzelner Gewebe

Kapitel	Inhalte
XVI	Wunden der Hornhaut und Sklera
XVII	Wunden der Sehnen
XVIII	Wunden der Knorpel
IXX	Wunden der Knochen
XX	Wunden der Muskeln
XXI	Wunden der serösen Häute und der in den serösen Höhlen gelegenen Hohlorgane 1–5
XXII	Heilung der Wunden der großen Unterleibsdrüsen 1–5
XXIII	Wunden des 1. Herzens und der 2. Gefäße
XXIV	Wunden der Nerven
XXV	Wunden des Rückenmarks und Gehirns
XXVI	Einheilung der Fremdkörper: von Kugeln, zum Ersatz von Knochendefekten
XXVII	Transplantation im Allgemeinen. Eigenleben der Gewebselemente
XXVIII	Geschichtliche Bemerkungen zur Transplantation der Haut
XXIX	Transplantation von Haut nach Reverdin und Thiersch
XXX	Transplantation von Stücken der ganzen Haut und Schleimhäute
XXXI	Transplantation der Hornhaut
XXXII	Transplantation von Knorpel, Periost und Knochenmark
XXXIII	Transplantation lebender Knochen
XXXIV	Einheilung abgetöteter Knochen
XXXV	Re- und Transplantation der Zähne
XXXVI	Transplantation der Drüsen
XXXVII	Transplantation der Muskeln
XXXVIII	Transplantation der Nerven

Marchand 1901

chen Gedanken entgegensehen, dass die Thatsachen, welche wir auf dem Wege einer naturwissenschaftlichen Methode gewonnen haben, einen bleibenden Gewinn, die unentbehrliche Grundlage jener Fortschritte darstellen, mag auch unsere derzeitige Deutung der Thatsachen einer künftigern besseren Erkenntnis weichen müssen (Marchand, S. 5).

Das mit Hippokrates begonnene, sorgfältig behandelte Kapitel der Geschichte führt bis hin zu Lister (1827–1912), der in der Kunst des Heilens mit seiner Tätigkeit für die Sepsis und Antisepsis wesentlich am Fortschritt der Chirurgie beigetragen hat (► Abschn. 3.1).

Das 2. Kapitel der Geschichte wird von Marchand (1901, S. 33) wie folgt beendet:

> Den größten Einfluss auf die Anschauungen von den Vorgängen der Wundheilung hatte die durch Lister begründete antiseptische Wundbehandlung. War man bis dahin überzeugt, dass mit wenigen Ausnahmen die Heilung von Wunden mit Substanzverlust nur auf dem Wege der Eiterung erfolgen könne, so erkannte man nun, dass die Bildung von Granulationen nicht notwendig mit einer Eiterung verbunden, dass diese vielmehr stets eine durch besondere Ursachen hervorgerufene Störung der normalen Wundheilung sei … die Künstliche Einheilung verschiedenartiger dem Organismus fremder oder im selbst entstammender Theile spielt in der modernen chirurgischen Therapie eine immer größere Rolle … die genaue Kenntnis der Einheilungsvorgänge und ihre (praktische) Verwertung zu einer der vielen Errungenschaften der anti- und aseptischen Behandlungsmethode geworden ist … der ideale Zweck, welcher den Transplantationen und Replantationen zugrunde liegt, ist der Ersatz von Defekten durch gleichartig lebende Theile.

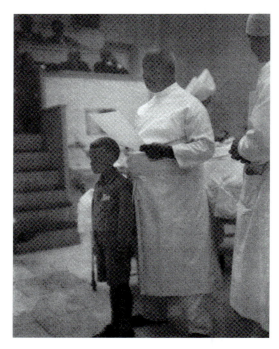

Abb. 3.1 Erich Lexer beim Unterricht in der Freiburger Klinik 1932. Privatbesitz der Familie. (Aus Dittmann 2007; mit freundl. Genehmigung)

Zweiter Abschnitt. „Specieller Theil": Die Heilung der Wunden der Organe und einzelnen Gewebe

> Anschließend werden die traumatische Entzündung, die Arten der Wundheilung und Gewebsneubildung im Allgemeinen und Speziellen nach dem damaligen Wissensstand beschrieben : Bindegewebe, Phagozyten, Plasma- und Riesenzellen, Fettgewebe, elastische Fasern, Gefäße und Epithel. Mit gleicher Systematik werden die Prozesse der Wundheilung nach Durchtrennung und Transplantation der in den serösen Hüllen gelegenen Hohlorgane und einzelner Gewebe (Haut, Sehnen, Knorpel, Knochen, und Knochenmark, Nerven, Muskeln und Drüsen) – gründend auf die wissenschaftlich erarbeiteten eigenen Resultate – aus pathologisch-anatomischer und klinischer Sicht dargestellt und kritisch erörtert.

In Kap. 19 geht es um die „Die Transplantation von Haut nach Reverdin und Thiersch" (S. 400):

> Der grösste Fortschritt in der Praktischen Verwertung der Ueberpflanzung vollständig abgetrennter Theile wurde durch die von Jaques L. Reverdin eingeführte Epidermispfropfung, „greffe epidermique", ins Leben gerufen … er trug wesentlich zur Aufklärung des dabei zu erzielenden Heilungsvorganges bei, und ermöglichte dadurch die später durch Thiersch eingeführte Verbesserung des Verfahrens der künstlichen Ueberhäutung.

Das 38. Kapitel behandelt die „Transplantation der Nerven, Implantation in Nervendefekte"

Tab. 3.3 Berufliche Stationen Erich Lexers

1890–1892	Assistenzarzt im Institut für Anatomie der Universität Göttingen bei Johann Friedrich Sigmund Merkel (Entdecker der Merkel-Körperchen, Druckrezeptoren in den tiefen Anteilen der Epidermis)
1892–1905	Assistenzarzt in der Chirurgischen Klinik II der Universität Berlin bei Ernst von Bergmann. Bereits 1892 Habilitation und Übernahme einer eigenen Abteilung (Dittmann 2007)
1905–1936	Ordinarius, mit Übernahme des Lehrstuhl für das Gebiet Chirurgie
1905–1910	Ordinarius an der Albertus Universität Königsberg
1910–1919	Ordinarius an der Schiller Universität Jena
1919–1928	Ordinarius an der Albert-Ludwig Universität Freiburg
1928–1936	Ordinarius an der Universitätsklinik der Ludwig Maximilians Universität München, sowie Chefarzt der Chirurgischen Abteilung des Schwabinger Krankenhauses München (Wikipedia „Erich Lexer" 2013).

(Marchand S. 522–524). Es wird über Resultate experimenteller Untersuchungen an verschiedenen Tieren berichtet. Der letzte Satz über das Thema lautet:

> Nach dem oben Auseinandergesetzten ist die Wiederherstellung einer leitenden Verbindung durch Nerventransplantation in Zeit von wenigen Tagen selbstverständlich ausgeschlossen. Anatomische Untersuchungen über das Ergebnis der Implantation beim Menschen liegen nicht vor.

Aus dem Buch Marchands geht hervor,

> dass die hier, bisher fast ausschließlich wegen methodischer und operativ-technischer Neuerungen genannten Chirurgen des 18. und 19. Jahrhunderts eine enge Zusammenarbeit und Wissensaustausch mit Anatomen und Pathologen pflegten. Die von ihnen realisierten klinischen Fortschritte sind von Anfang an als Frucht einer Wechselwirkung in Klinik, Lehre und Forschung dieser Gebiete erreicht worden (Lösch 2003, S. 21).

Das Buch Marchands „leistete mit den subtil dokumentierten Befunden und ihrer Interpretation einen wesentlichen Beitrag sodass er zur wissenschaftlichen Grundlage jeder danach folgenden, die Wundheilung und Transplantation betreffenden Forschung geworden ist" (Krauspe 1965).

3.2.3 Erich Lexer und der Begriff der wiederherstellenden Chirurgie

Erich Lexer (1867–1937) stammt aus einem Bauerngeschlecht des Lesachtals in Kärnten (◘ Abb. 3.1). Dort wurde er 1867 geboren. Er war Enkel eines Müllers und Sohn des Germanisten Lexer. „In neun Jahren brachte dieser sein bis heute unerreichtes Mittelhochdeutsches Handwörterbuch heraus" (Dittmann 2007, S. 14). Noch vor dem Abitur lernte Lexer Zeichnen und Malen, das er bis 1937 betrieb.

Nach dem Abitur in Würzburg 1885 studierte er dort bis 1890 Medizin. Seine akademische Laufbahn wird in ◘ Tab. 3.3 dargestellt.

Lexer veröffentlichte im Jahr 1922 seine Erfahrungen aus dem 1. Weltkrieg, die rasch internationale Bedeutung fanden. Er wurde 1919 als Erster auf die Abstoßung genetisch verschiedener Hauttransplantate, unter Ausnahme der eineiigen Zwillinge aufmerksam. Er erklärte dieses als Folge von Immunitätsreaktionen (Lösch 2003). Lexer wurde zweimal, 1923 und 1936, zum Präsidenten der Deutschen Gesellschaft für Chirurgie gewählt (Dittmann 2007). Damit einhergehend hatte er sich wiederholt dem Gründungsbeschluss der DGCH des Jahres 1872 verpflichtet. Aus diesem sei nachfolgender Satz zitiert:

> Dieser Entschluss ist hervorgegangen aus dem lebhaft gefühlten Bedürfnis, bei dem stets wachsenden Umfang unserer Wissenschaft die chirurgischen Arbeitskräfte zu einigen, uns durch persönlichen Verkehr den Austausch der Ideen zu erleichtern und gemeinsame Arbeiten zu fördern (Volkmann u. Gurtl 1872).

Lexer veröffentlichte das den methodischen Aspekt seiner Arbeit zusammenfassende Werk unter dem Titel: *Die Gesamte Wiederherstellungschirurgie 1 und 2* (1931).

Nachfolgend werden die Struktur und einige Inhalte der beiden oben genannten Bände zusammenfassend dargestellt. In den ersten Zeilen des Vorwortes des 1. Bandes Gewebslücken schrieb Lexer:

> Aus der chirurgischen Arbeit der Kriegszeit (1814–18) geboren, betraf die erste Zusammenfassung der zur Wiedererlangung der normalen äußeren Form und von verloren gegangenen Bewegungen wichtigen Operationen die Wiederherstellung nach Kriegsverletzungen … Das große Material der von mir seit 1905 geleiteten Universitätskliniken [▶ Abschn. 3.1 und 3.2] bot, abgesehen von der Kriegstätigkeit, reichlich Gelegenheit, auf diesem Gebiete Erfahrungen zu sammeln, neue operative Wege zu überlegen und zu erproben und besonders im Verein mit der seither betriebenen klinischen Transplantatforschung neue Aufgaben zu lösen (Lexer 1931, S. 3).

Das Vorwort von Lexer endet mit den Worten :

> Noch bietet die Wiederherstellungschirurgie eine Fülle von neuen Aufgaben, deren Meisterung die vollste Befriedigung gewähren kann, schon deshalb, weil hier das ganze Wesen der Chirurgie zur Geltung kommt. Denn Chirurgie ist Handwerk, Wissenschaft und Kunst (Lexer 1931, S. 3).

Dazu sagt sein Schüler Bürkle de la Camp (1967): „Chirurgie lernt man durch Zuschauen. Wer nicht nachahmen kann, wird nie ein Chirurg werden", das waren seine [Lexer's] trostreichen Worte, wenn er die schönen Fälle selbst operierte, die wir gern behandelt hätten (Bürkle de la Camp 1967).

Lexer begründete seine neue Definition der Operationsverfahren, die er als „Wiederherstellungs-Chirurgie" bezeichnete mit den Worten:

> Es hat sich doch immer mehr gezeigt, dass hiermit ein bedeutsamer Teil der Chirurgie begrenzt werden kann, dessen Eigenart bisher kaum bewusst geworden ist. Denn das Heilbestreben der Chirurgie erfüllt sich, je nach den Verhältnissen des einzelnen Falles, auf verschiedene Weise: den verstümmelnden Operationsverfahren stehen die der Wiederherstellung gegenüber.

Es entstand die Dreiteilung des Werkes in: „Band I. Gewebslücken, Band II. Verunstaltungen, III. Bewegungsstörungen wobei sich die weitere Gliederung (in beiden Bänden) in (A) angeborene und (B) erworbene Störungen von selbst ergeben hat" (Lexer 1931).

Im Folgenden wird das Inhaltsverzeichnis des 1. Bandes von Lexers Werk *Die gesamte Wiederherstellungschirurgie* (1931) wiedergegeben:

Vorwort
I. Gewebslücken
  A. Angeborene Gewebslücken
  1. Defekte des Wirbelkanals
  2. Angeborene Lücken des Schädeldachs
  3. Die angeborenen Gesichts- und Kieferspalten
  4. Übrige Spaltbildungen
  5. Angeborene Kiefergaumenspalten

6. Angeborene Ohrdefekte
7. Angeborene Muskeldefekte
8. Angeborene Knochendefekte
9. Defekte am Brustkorb
10. Bauchdeckendefekte
11. Harnblasendefekte
12. Harnröhrendefekte
13. Mastdarmdefekte

Am Beginn von Band 2 „Verunstaltungen, Fehler der Form und Stellung", steht:

> Die äußere Form von Körperabschnitten erscheint als fehlerhaft, wenn sie auffällig von der gewöhnlichen abweicht. Aber die Übergänge vom normalen zum Ungewöhnlichen sind keine scharfen, weder bei angeborenen noch bei erworbenen Fehlformen. **Im Gesicht kann jede Abweichung vom Schönheitsideal einer Rasse unschön auffallen.** Fehlformen der Gelenkabschnitte bedingen fehlerhafte Stellungen aller Art auch mit Bewegungsstörungen und mit den Folgen der fehlerhaften Belastung. Die angeborenen Formfehler der Gelenke führen zu dem Bilde der sogenannten angeborenen Luxation (Lexer 1931, S. 28).

Der im Zitat hervorgehobene Satz mit dem Gedanken des Schönheitsideals einer Rasse zeigt, dass Lexer (1931) sich bewusst von der in der Geschichte der abendländischen Kunst geltenden Lehre von der Schönheit distanzieren und für das Gesicht auf das Konzept von „biologisch feststellbaren Rassen" beziehen wollte. Dazu kann gesagt werden, dass zu Lexers Zeiten „die Anziehungskraft solcher Gedanken durch ihre Verwurzelung in älteren Vorstellungen von nationaler Einheit und Geltung gesteigert und legitimiert wurde" (Bracher 1991, S. 392). In unserem täglichen Leben mit beständigem Schreiten durch die Gleichzeitigkeit von Vergangenheit und Zukunft (▶ Abschn. 3.1.1) kann das von der abendländischen Ästhetik abweichende Konzept der Schönheit auf der Grundlage des Schönheitsideals der Rasse nicht für die Vergangenheit und auch nicht für die Zukunft als richtungsweisend angesehen werden. Von Lexer (1931) ist ein Versuch der Präzisierung der traditionellen abendländischen Ästhetik in nicht fundierter Weise unternommen worden.

Nachfolgend werden aus dem 2. Band die Systematik und Teile des Inhalts beschrieben. A. Die angeborenen Verunstaltungen: 1. Verunstaltungen des Gesichts (Untergruppen a–d), 2. Angeborene Verunstaltungen der Wirbelsäule (Untergruppen a und b), 3. Formfehler am Brustkorb, a) angeborene Trichterbrust, b) Schulterblatthochstand, 4. Angeborene Verunstaltungen der Gliedmaßen. Acht Seiten wurden diesem Thema gewidmet.

Für die Syndaktylien werden die Methoden nach Zeller und Didot genannt und vor Frühoperation hauptsächlich wegen der Gefahr des Verursachens von tiefgehenden Verwachsungen und Narbenkontrakturen entschieden gewarnt.

In dem Abschnitt B. „Erworbene Verunstaltungen" werden in Kap. 1 Verunstaltungen durch Narben behandelt. Der 53 Seiten umfassende Teil beginnt mit: a) Die einfache Narbe. Siehe hierzu ◘ Abb. 3.2.

Es werden weitere sechs unterschiedliche Typen der Narben, je nach den Befunden, das Aussehen und die Schädigung der Gewebe betreffend, angegeben, z. B. zeigen die Vorher/Nachherbilder in ◘ Abb. 3.3 Unterpolsterung mit Fettgewebe.

Das 2. Kapitel behandelt die „Traumatische Schiefnase". Das 3. Kapitel thematisiert die „Beseitigung von Gesichtsfalten". Mit der Überschrift „Das Verfahren der Gesichtsspannung" wird diese von Lexer, als ersten, beschriebene Methode auch in der nachfolgenden Fachliteratur bezeichnet (Lexer 1931, S. 548–549). Zu beachten ist, dass Lexer schrieb:

> Während früher kein Mensch daran dachte, sich unangenehm auffallende Falten des Gesichts, die Furchen, die das kräftige Spiel der mimischen Muskeln allmählich gräbt, oder die Falten der alternden, schlaff werdenden

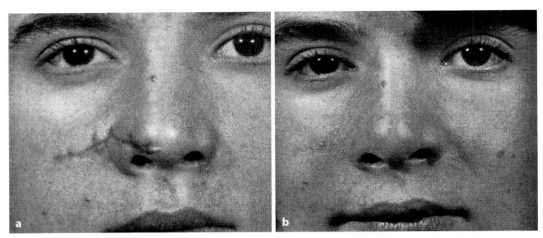

Abb. 3.2 22-jährige junge Frau mit Narben an der Nase und Wange durch Glasscheibenverletzung: **a**, vor der Narbenverbesserung (a) und nach der Operation (b). (Aus Lexer 1931)

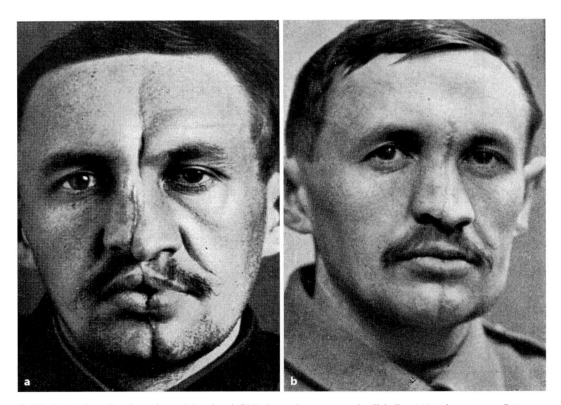

Abb. 3.3 Mediane Gesichtsnarbe vor (**a**) und nach (**b**) Narbenverbesserung an der Glabella mit Unterlagerung von Fettgewebe. (Aus Lexer 1931)

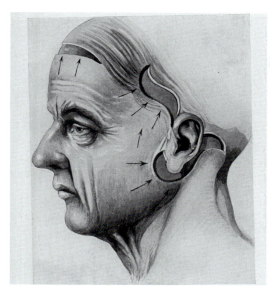

Abb. 3.4 Schematische Zeichnung der Gesichtsspannung mit Schema zur operativen Beseitigung von Gesichtsfalten. (Aus Lexer 1931)

Haut beseitigen zu lassen, ist das Verlangen danach, namentlich beim weiblichen Geschlecht heute sehr häufig geworden. … Wann und wo die ersten Operationen aufgetaucht sind, ist aus dem Schrifttum nicht zu ersehen, wohl deshalb, weil sich die ersten Operateure mit ihren Verfahren kaum an die Öffentlichkeit wagten. Vielleicht auch deshalb, weil damals mehr als heute die Paraffineinspritzungen zur Straffung der welken Haut im Schwange waren, deren Ergebnisse auf die Dauer ganz jammervoll sind.

Es folgt eine detaillierte Beschreibung der Verfahren der Gesichtsspannung, die keine „kleinen" Operationen sind und auch nicht leicht durchzuführen, vor allem in Bezug auf die Herstellung einer auf beiden Seiten gleich gespannten Gesichtsmaske. Dies besonders mit dem Hinweis auf die Gefahr der Entstehung von hyperthrophischen Narben hinter dem Ohr. Die Abbildungen ◘ Abb. 3.4, ◘ Abb. 3.5 und ◘ Abb. 3.6 veranschaulichen Lexers Ausführungen über Verfahren der Gesichtsspannung und Narbenverbesserung.

Aus dem 4. Abschnitt über die „Verunstaltungen der Brüste" sei zitiert:

» Die Operation der Hängebrust, sowohl der atrophischen als der hypertrophischen, hat den doppelten Zweck eine normale Brustform herzustellen, erstens durch Verschiebung des Drüsenkörpers mit richtigem Ausschneiden überflüssigen Drüsengewebes bei der hypertrophischen Form, zweitens durch Schonung der Milchkanäle auch die Funktion zu erhalten.

Zur Illustration von Lexers Ausführungen über die Brust werden mit ◘ Abb. 3.7, ◘ Abb. 3.8, ◘ Abb. 3.9, ◘ Abb. 3.10 und ◘ Abb. 3.11 Bilder aus seinem Werk wiedergegeben (Lexer 1931, S. 556–559).

Hinderer (1992) hat die Geschichte der *Aesthetic reduction mammaplastie* untersucht und festgestellt, dass sie mit Dieffenbach 1848 begann (▶ Abschn. 2.2).

Das 5. Kapitel „Verunstaltungen der Knochen" wird gefolgt von dem 6. Kapitel über die „Verunstaltungen der Gliedmaßen durch chronische Ödeme und Elephantiasis". Es folgt in dem 2. Band ein 3. Teil mit der Überschrift: „Fehlfunktionen (Störung der Bewegungsorgane), soweit nicht durch Gewebslücken und Formfehler bedingt" mit einem Umfang von 264 Seiten.

3.2.4 Das Kriterium der Interpretierbarkeit und der grundlegende Unterschied zwischen Wirklichkeit und Sinn nach Eco

Es besteht das Problem der Interpretierbarkeit der Motive, die Lexer (1931) bei der Wahl des Titels seines Werkes als *Die Gesamte Wiederherstellungs-Chirurgie* geleitet hatten. Daraus ergab

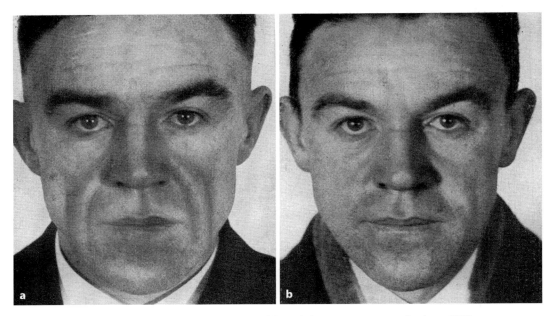

Abb. 3.5 28-jähriger Mann mit Wangenfurchen (**a**) vor und (**b**) nach der Wangenspannung. (Aus Lexer 1931)

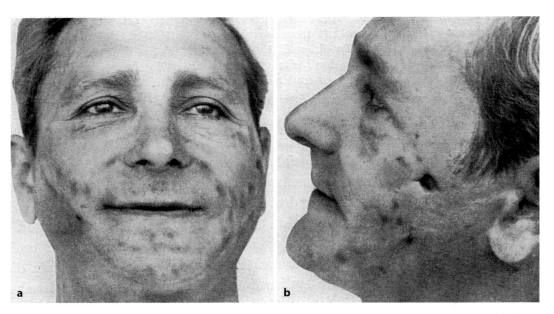

Abb. 3.6 Befunde bei dem Patienten aus Abb. 3.5 sechs Jahre nach Paraffininjektion (alio loco, andernorts) zur Gesichtshautspannung. (Aus Lexer 1931)

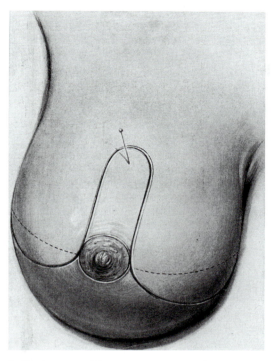

◘ **Abb. 3.7** Schnittführung bei Operation der Hängebrust. Schematische Zeichnung aus Lexer (1931)

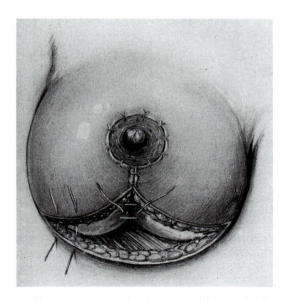

◘ **Abb. 3.9** Operative Stadien der Mammareduktionsplastik: Naht zur Aufrichtung und Stützung der Mamma. Schematische Zeichnung aus Lexer (1931)

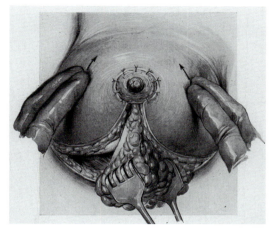

◘ **Abb. 3.8** Operative Stadien der Mammareduktionsplastik: gestielte Transposition des Warzenhofes und Entfernung von Fett- und Drüsengewebe. Schematische Zeichnung aus Lexer (1931)

sich die Problematik des Unterschiedes zwischen Wirklichkeit und Sinn des menschlichen Handelns, wie Dieter Mersch in seiner Einleitung in Ecos *Streit der Interpretationen* (2005) formuliert. Gesucht werden soll nach „dem entscheidenden Grund aus dem Lexer (1931) sein Werk nicht mit dem das gesamte künstlerische Gebiet umfassenden Begriff ‚Plastische Chirurgie' bezeichnen konnte bzw. wollte, sondern anstelle dessen den Titel ‚Die Gesamte Wiederherstellungs-Chirurgie' gewählt hat". (Lösch 2003, S. 28–29). Für die Beurteilung des Handelns von Lexer (1931) und dem Sinn der von ihm beschriebenen und dargestellten Fakten hat der Autor die von Eco (2005) aufgezeigten Kriterien innerhalb des Buches *Streit der Interpretationen* genutzt. Dieses gilt auch für die Einleitung von Mersch (2005).

Lexer (1931) verwendete das Wort „Kunst" in seiner Definition „Chirurgie ist Handwerk, Wissen und Kunst". Er erklärte aber nicht, was das „Abstraktum Kunst" (Kluge 1989) in Zusammenhang mit der Chirurgie als Handwerk und Wissen bedeutet. Dachte Lexer, dass Kunst selbstverständlich alleine der sog. „allgemeinen Chirurgie" zu eigen sei? Es muss davon ausgegangen

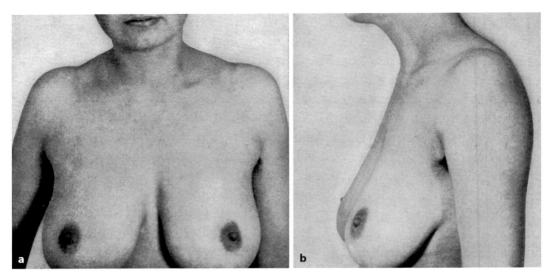

Abb. 3.10 20-jährige Patientin mit hypertrophischer Hängebrust in Vorderansicht (**a**) und Seitenansicht (**b**). (Aus Lexer 1931)

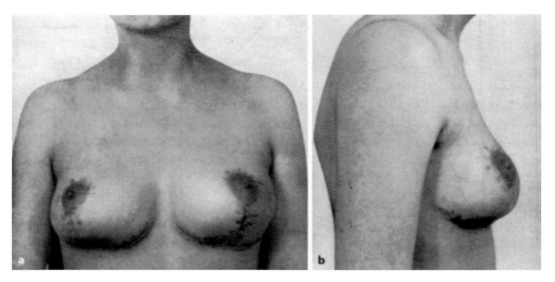

Abb. 3.11 Postoperativer Befund ein Jahr nach der Mammaplastik der Patientin aus Abb. 3.10 in Vorderansicht (**a**) und Seitenansicht (**b**). (Aus Lexer 1931)

werden, dass die Bezeichnung „Wiederherstellungs-Chirurgie" statt „Plastische Chirurgie" von Lexer als richtig angesehen worden ist. Es könnte auch sein, dass er die von uns dargestellte Geschichte des Wortes und Begriffes der Plastischen Chirurgie vielleicht absichtlich ignorierte. Er begründete die Wahl der Bezeichnung „Wiederherstellungs-Chirurgie" so: „Es hat sich doch immer mehr gezeigt, dass hiermit ein bedeutsamer Teil der Chirurgie begrenzt werden kann, dessen Eigenart bisher kaum bewusst geworden ist".

Aus der Geschichte der Chirurgie geht hervor, dass der Begriff der Plastischen Chirurgie im Verlauf eines natürlichen, künstlerischen, wissenschaftlichen Entwicklungsprozesses entstand. Dieses hätte von Lexer (1931) erkannt werden können. Es kann, schon hier, angenommen werden, dass er dieses Anerkennen vermeiden wollte. Bei dem Werten der Plastischen Chirurgie als Wiederherstellungs-Chirurgie/-Technik hat er die bei dem Begriff der Plastischen Chirurgie übergeordnet notwendige „Kunst des Heilens" (Porter 2000) nicht berücksichtigt.

Durch das Nichtbeachten der in dem Wort „plastisch" immanenten ästhetischen Bedeutung konnte er die wesentlichen, differenzierenden und speziellen Eigenschaften der Plastischen Chirurgie verschweigen. Damit blieb von ihm das Prinzip der Einheit der Chirurgie als allgemeines Gebiet unangefochten. Das abstrakte Wort „Kunst" (Kluge 1989) blieb somit der allgemeinen Chirurgie vorbehalten.

Mit Blick auf die dargestellte Geschichte erweist sich, dass ein Großteil der von Lexer (1931) definierten „Wiederherstellungschirurgie" bereits dem Gebiet der Plastischen Chirurgie zugeordnet worden war. Dieffenbach, ordentlicher Professor für Chirurgie an der Königlichen Universität in Berlin, hatte die „Plastische Chirurgie" (1845–1848) (▶ Abschn. 2.3) charakterisiert

» … als den Wiederersatz (die Wiederherstellung) eines verloren gegangenen oder die Herstellung der Form eines verstümmelten Theils des menschlichen Körpers (angeborene oder erlittene Deformität) nennen wir Plastische Chirurgie. Ein großes, wichtiges, künstlerisches Gebiet, auf dem die Physiologie der Chirurgie die Hand reicht Dieffenbach 1845/48, S. 14).

Diese Definition der Plastischen Chirurgie findet sich, in dem Lehrbuch *Die Operative Chirurgie* von Dieffenbach (1845-48), 86 Jahre vor der Veröffentlichung der *Wiederherstellungschirurgie* von Lexer (1931) und ungefähr 30 Jahre vor der Gründung der Deutschen Gesellschaft für Chirurgie (▶ Abschn. 2.4). Es kann angenommen werden, dass Lexer die Absicht hatte „bei dem wachsenden Umfang unserer Wissenschaft [Chirurgie] die chirurgischen Arbeitskräfte [hier die Plastischen Chirurgen] zu einigen". Es wird hier wiederholt, dass es sein Wunsch war, dem Weg des in der Geschichte entstandenen Gebietes „Plastische Chirurgie" auszuweichen. Dazu hat er hat den Begriff der Operationsmethode verwendet und mit der Zusammenstellung von Operationsmethoden den Begriff „Wiederherstellungschirurgie" geschaffen.

Beim Lesen beider Bände der *Wiederherstellungschirurgie* sind nachfolgende, die Plastische Chirurgie betreffenden Bezeichnungen gefunden worden:

» 1. Abbé-Neubersche Plastik aus der Unterlippe [Band I., S. 19–84], 2. einfache und doppelte Lippenplastik (Dieffenbach), 3. Gaumenplastik, Gaumensegelplastik (Langenbeck, Billroth, Schönborn, Rosenthal), Dieffenbach (1834), gestielter Lappen zur Lid- und Lippenplastik, 4. Ungestielte Hautplastik, Freie Hautplastik, 5. Plastik nach schwerer Röntgenschädigung, 6. Verwendung der Burow'schen Schnittführung für die Lidplastik nach Imre …, 7. Dieffenbachsche Unterlippenplastik nach v. Bergmann …, 8. Lappenplastik aus dem Masseter [S. 109], 10. Gestielte Plastik aus dem Arm [S. 110], 11. Schnurrbartplastik, Wangenplastik, Ungestielte Hautplastik, Wanderlappenplastik, Wanderplastik, 12. sogenannte Plastik mit rundem oder röhrenförmigem Stiel (Henkel Stiel) von Filatow 1917 angeschrieben und beschrieben (Lexer 1931, S. 117–149).

Diese Zitate wurden von Lexer (1931) als Technik oder Methode in seinem Werk genannt. Eine über diese Zitate hinausgehende Auseinandersetzung mit der geschichtlichen Entstehung des Wortes „Plastisch" und der Entwicklung des Begriffes der Plastischen Chirurgie konnte beim Prüfen seines Werkes nicht gefunden werden.

3.2.5 Jacques Joseph und der Begriff der Plastischen Chirurgie

Joseph (1865–1933) wurde 1865 in Königsberg als Sohn des Rabbiners Israel Joseph und seiner Frau Sarah geboren. Von 1879 bis zum Abitur besuchte er in Berlin eine berühmte Schule, das Sophiengymnasium. Das Medizinstudium mit der Approbation 1890 absolvierte er an der damaligen Friedrich-Wilhelm-Universität, heute Humboldt-Universität. Aus dieser Zeit stammt der Schmiss an seiner linken Wange. Als Ausbildungsassistent im städtischen Krankenhaus im Friedrichshain in Berlin, bei dem Internisten Fürbringer, verfasste er seine Dissertation über die Symptomatik einer Form der Tuberkulose. Den Doktorgrad erhielt er an der Universität Leipzig. 1892 wurde er Assistent des bekannten Wolff an der Universitätspoliklinik für Orthopädische Chirurgie, die auch eine Bettenstation hatte (Briedigkeit u. Behrbohm 2006). Das starke Interesse Josephs an der Plastischen Chirurgie und sein natürliches Wahrnehmen der Bedeutung des ästhetischen Empfindens vieler Menschen sowie sein spontanes unkonventionelles Handeln führte 1896 zu seiner Entlassung durch Wolff.

Der Anlass zu diesem Eklat war, dass sich Joseph im Falle eines 10-jährigen Jungen, der nicht mehr in die Schule gehen wollte, weil er wegen seiner „Eselsohren" ständig gehänselt wurde, zu einer Operation der Ohranlegung entschieden und diese auch durchgeführt hatte, ohne seinen Vorgesetzten Wolff zu informieren. „Es lag in diesem Fall ein abnormes Abstehen (Otoapostasis) in Kombination mit abnormer Größe der Ohren" vor (Joseph 1931). Er stellte den Jungen und das Ergebnis sowie die Methode der Otoklisis in der Berliner Medizinischen Gesellschaft am 21.10.1896 vor. Trotz seines Erfolges wurde Joseph von Wolff entlassen, „weil er ohne Erlaubnis und dazu nur aus kosmetischen Grund operiert hatte" (Briedigkeit u. Behrbohm 2006). Nach der Entlassung eröffnete Joseph wieder eine private Praxis, in der er mit Erfolg als chirurgischer Arzt tätig wurde.

3.2.6 Joseps Werk in genauerer Betrachtung der einzelnen Kapitel

Joseph schuf im Jahre 1931 das für die Tradition und Zukunft des Begriffes der Plastischen Chirurgie wichtige Buch *Nasenplastik und Sonstige Gesichtsplastik nebst Mammaplastik und einige weitere Operationen aus dem Gebiete der äußeren Körperplastik* (1931). Wir berücksichtigen nun als Quelle unseres Berichtes einige besonders wichtige Teile dieses Buches von Joseph, das so wie das Werk Lexers im Jahr 1931 herausgegeben wurde. Die zitierten Sätze sind direkt aus dem Buch Josephs (1931) entnommen oder mit der Literaturangabe der jeweiligen Autoren versehen worden.

Auf der ersten Seite schreibt Joseph eine Widmung an seine „liebe Frau Leonore". Er hatte seine Frau 1893 als Zwanzigjährige geheiratet und nach einem Jahr die sehr geliebte Tochter Bella von ihr bekommen (◘ Abb. 3.12).

Am Beginn des Vorwortes ist zu lesen:

> Das vorliegende Werk verdankt seine Entstehung der Anregung der zahlreichen Kollegen des In- und Auslandes, welche meinen plastischen Operationen beiwohnten und den lebhaften Wunsch äußerten. Ich solle meine Methoden im Zusammenhang darstellen. Ich glaubte die mir gestellte Aufgabe in der Weise erweitern zu sollen, daß das Werk zu einem umfassenden Lehrbuch wurde.

Es werden die „Hauptarten der in Betracht kommenden Deformitäten mit Fotographien" und Hinweisen zu den in Frage kommenden plastischen Operationen dargestellt. Die Bilder zeigen die anatomischen Regionen und Diagnosen: Nase, Stirn, Orbita, Lid, Lippen, Wangen, Kiefer, Ohr und großen Gesichtsdefekten, Mammahyperthrophie und Polymastie.

Unter dem Punkt „a) Bemerkenswertes aus der topografischen Anatomie des Gesichtes"

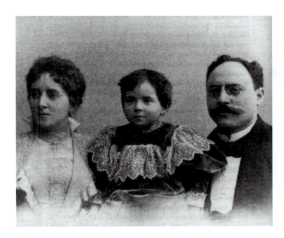

Abb. 3.12 Familienporträt der Familie Joseph mit Jacques, Leonore und der dreijährigen Bella, aus dem Jahr 1879. Aus Paul Natvig (1982) Surgical Sculptor, W.B. Saunders Company; mit freundl. Genehmigung

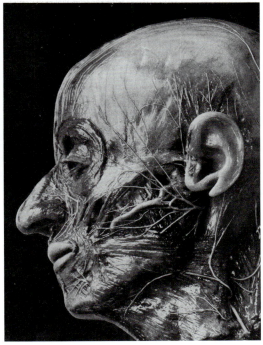

Abb. 3.13 Wachspräparat von Trammond aus Paris aus der Sammlung von Joseph in Berlin. (Aus Joseph 1931)

schreibt Joseph in dem Kapitel „2. Anatomisches" über die Gesichtsnerven. Auf dem Fotoabzug und der Zeichnung einer seitlichen Ansicht der Präparation einer Gesichtshälfte werden die mimischen Muskeln und die motorischen Äste des „nervus facialis" gezeigt (Präparat von Trammond, Paris, ◘ Abb. 3.13). Zur Vermeidung intraoperativer Verletzung wichtiger anatomischer Strukturen ist in ◘ Abb. 3.14 der Verlauf der Schnittführung nach Borkenheimer rot eingezeichnet.

In den beiden anderen Unterkapiteln geht es b, um die „Raumbezeichnungen der Nase" sowie c, um „statische Verhältnisse der Nase".

Im 3. Kapitel schließen sich kunstanatomische Betrachtungen anhand Dürers an:

> Wer Gesichtsplastik treiben will, für den genügt es nicht, aseptisch nach den allgemein chirurgischen Grundsätzen zu operieren; er muß auch etwas vom Künstler speziell vom Bildhauer haben, d. h. er muß den Sinn für die Harmonie oder mit anderen Worten für die richtigen Proportionen des Gesichtes besitzen. Dieser Sinn ist von den anerkannten Meistern der Kunst stets gepflegt worden (S. 9).

Im Kapitel über „Die normalen Proportionen des Gesichts" schreibt Joseph in Punkt a, über den „Kanon des Schadow":

> So spricht man in Beziehung auf die ganze menschliche Gestalt von einem Kanon von 8 Köpfen und meint damit, dass an der speziellen Gestalt die ganze Körperlänge das Achtfache der Kopfhöhe beträgt, die ihrerseits das einheitliche Grundmaß den Modulus darstellt (◘ Abb. 3.15).

In Punkt b) „Die drei anatomischen Profilkomponenten der Nase" (◘ Abb. 3.16) geht es um die 1. die Nasenbein – Komponente, 2. Septumknorpel – Komponente, 3. Spitzenknorpel – Komponente. Ausgehend von dem Bildnis mit idealem Profilwinkel (30°) von da Vinci, (◘ Abb. 3.17) werden die verschiedenen Grundformen der von der Norm abweichenden Profil-

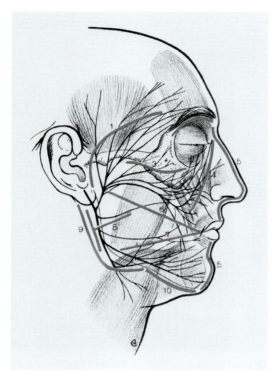

◘ **Abb. 3.14** Aufzeichnung der Schnittführungen (nach Bockenheimer) für die Vermeidung von Verletzungen des Nervus facialis bei geplanten Operationen. (Aus Joseph 1931)

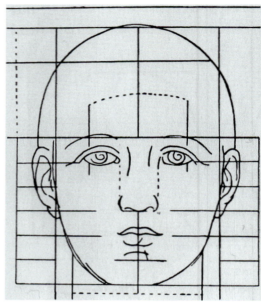

◘ **Abb. 3.15** Proportionszeichnung des Gesichts, übernommen von Schadow. (Aus Joseph 1931)

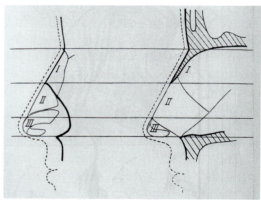

◘ **Abb. 3.16** Die drei anatomischen Profilkomponenten der Nase nach Joseph. (Aus Joseph 1931)

komponenten und deren Kombinationen in 26 Zeichnungen dargestellt".

Im 5. Kapitel werden die Vorbedingungen für das Gelingen von Plastiken behandelt:

» Als besonders wichtige Vorbedingungen möchte ich neben der Beherrschung der Methoden nennen: 1. Ein gewisses Maß künstlerischer Begabung. (Gutes Vermögen in 3 Ebenen zu denken, 2. Eine klare Vorstellung von dem Umfang der Deformität (Analyse der Deformität; 3. Ein wohlüberlegter Operationsplan (evtl. Gesamtplan). 4. Strenge Asepsis, 5. Einvernehmen mit dem Patienten in der Narbenfrage, 6. Psychisches zur Gesichtsplastik, nebst einigen Winken für die Indikationsstellung … Wir müssen uns beständig vor Augen halten, dass – unbeschadet der in besonderen Fällen zu erreichenden Funktionsverbesserung – das Hauptziel der plastischen Gesichtsoperation darin bestehen muß, die Psychische Depression des Patienten zu heilen […] Der] Widerwille gegen eine körperliche Entstellung wird Antidysplasie genannt (S. 29).

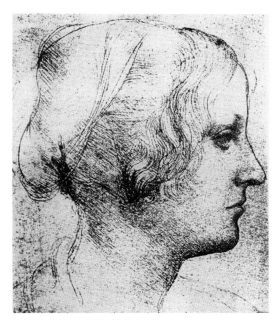

Abb. 3.17 Leonardo da Vinci: Bildnis mit idealem Profilwinkel (30°)

Es werden nach eigener Erfahrung vier Klassen von Patienten unterschieden:
a) Ästhetisch subnormal empfindende (Hypästhetische)
b) Ästhetisch normal empfindende (Orthästhetische)
c) Ästhetisch übernormal empfindende (Hyperästhetische)
d) Ästhetisch pervers empfindende (Parästhetische) (S. 36)

Bei der soeben zitierten Gruppe a, so stellt Joseph fest,

» ist trotz starker Deformität der Gleichmut der Seele nur wenig gestört ... Sie sind schon dann zufrieden, wenn der Plastiker selbst noch manches an dem Organ auszusetzen hat und weiter verbessern möchte. Solche Patienten sind aus diesem Grunde oft recht dankbare Objekte der plastischen Behandlung.

Die Gruppe b. dagegen stellt, so Joseph,

» die große Masse der Patienten dar. Sie schätzen die Deformität im allgemeinen objektiv richtig ein. Sie leiden darunter, ohne sich gar zu sehr von ihr niederdrücken zu lassen. Sie empfinden die Beseitigung der Deformität, je nach deren Umfang als eine Befreiung von einer mehr oder weniger drückenden Last und sind dem Operateur dafür von Herzen dankbar.

Die Gruppe c. wird dahingegen von denjenigen Patienten gebildet,

» ... die sich bereits wegen einer sehr geringen Deformität sehr unglücklich fühlen. Manche tragen sich zuweilen mit Selbstmordgedanken ... In diese Klasse gehören auch Personen mit stark entwickeltem Schönheitsgefühl, wie Maler, Bildhauer, Zeichner, Künstlernaturen und Kunstfreunde und auch die ausübenden Künstler ... Wir müssen uns unserer Sache schon sehr sicher sein, und überlegen ob man nicht im Interesse der Patienten wie im eigenen Interesse besser tut, die gewünschte Operation abzulehnen. Denn man muss in solchen Fällen mit der Möglichkeit rechnen, dass eine evtl. zurückbleibende geringfügige Unschönheit, auf welche normal Ästhetische Menschen gar nicht achten, diesen Patienten vielleicht ebenso stören kann, wie die ursprüngliche kleine Verbildung. Freilich zeigen sich diese Patienten, wenn der Operationserfolg ihren Wünschen entspricht, oft von überschwenglicher Dankbarkeit.

Die Gruppe d. ist, so schreibt Joseph,

» glücklicherweise nicht groß ... Die Patienten leiden an eingebildeten Deformitäten, oder sie bilden sich Deformitäten ein, die nicht vorhanden sind. Das sind Personen mit normalen, ja schön geformten Gesichtsteilen, die sie in irgend einer Weise in ihrem Aussehen verändern wollen … Im allgemeinen rate ich in solchen Fällen von einer Operation ab, empfehle statt der Operation in erster Linie eine energische Ablenkung durch berufliche oder sportliche Tätigkeit.

Wir stellen hier fest, dass die am Anfang dieses Teiles stehende Formulierung der psychischen Ziele der Plastischen Chirurgie von Joseph mit den von Wilflingseder (1967) und Schmidt-Tintemann (1972) in Erinnerung gebrachten Worten Tagliacozzis (1597) bis heute übereinstimmt: „Wir rekonstruieren und ergänzen Teile, die zwar die Natur gegeben, aber das Schicksal wieder zerstört hat, nicht so sehr zur Freude des Auges, sondern um die Betroffenen psychisch aufzurichten" (▶ Abschn. 1.9). Es ist damit das Übereinstimmen der Gedanken Plastischer Chirurgen der Jahre 1597, 1931 und 1967 aufgezeigt. Dies entspricht in dem Leben der Plastischen Chirurgen dem hier wiederholten Gedanken von Gadamer (1977, S. 12): „Unser tägliches Leben ist ein beständiges Schreiten durch die Gleichzeitigkeit von Vergangenheit und Zukunft".

In dem Kapitel „Indikationsstellung" geht Joseph ausführlich, auf dem notwendigen anatomischen Wissen der bildenden Kunst gründend, auf die wichtigen Regeln des Übereinstimmens der Formen der einzelnen Teile des Gesichtes ein:

> » Die neue Nase muß in sich harmonisch sein und darf auch die Harmonie des Gesichts nicht stören, mit einem Worte, die neue Nase muss in das alte Gesicht passen … Für die Indikationsstellung kommt nicht nur der psychische Zustand des Patienten, sondern auch der jeweilige körperliche Zustand der Deformität in Betracht. So wird man, zumal bei Defekten, an dem Grundsatz festhalten, dass die Krankheit, welche den Defekt verursacht hat (Lues, Lupus usw.) geheilt sein muss, bevor man die Plastik beginnt.

Das 6. Kapitel „Die biologischen Grundlagen der Gesichtsplastik" unterteilt sich in zwei Kapitel. Das 1. Kapitel ist mit Punkt a „Grobanatomische Heilungsvorgänge" überschrieben. Auf der Grundlage der in dem Buch von Marchand (1901) aufgezeigten Prozesse der Wundheilung („per primam oder per secundam"), Narbenbildung und „Ersatzplastik" werden die biologischen Vorgänge der Plastischen Chirurgie des Gesichtes aufgezeigt.

Das 2. Unterkapitel ist Punkt b, „Histologischer Ausdruck der Heilungsvorgänge". Darin werden aus dem Buch von Marchand (1901) die histologischen Bilder der Präparate von Narben, ausgeheilten Thiersch – Transplantaten und von frisch implantierten Knochen gezeigt und beurteilt (Präparate von Enderlen in Marchand 1901).

Im 8. Kapitel „Die Grundmethoden der Gesichtsplastik und ihre hauptsächlichsten Anwendungsformen" geht es 1. um die Verkleinerungsplastik oder Myoplastik (Resektion resp. Exzision), 2. um die Richtigstellung oder Orthoplastik (Reposition und Synthese) und 3. um den Ersatz von Defekten oder Neoplastik (Transplantation, Implantation, Enthese).

Dem 9. Kapitel „Allgemeine Technik der Gesichtsplastik" schließt sich das 10. Kapitel an: „Allgemeine Vorbereitung zur Operation, Vorbereitung des Operateurs und des Patienten" (◘ Abb. 3.18).

Im „Speziellen Teil", Kap. 11 bis 12, wird die Klassifikation der Deformitäten nach anatomischen resp. pathologisch- anatomischen Gesichtspunkten durchgeführt. Es wird die angewendete Terminologie am Beispiel der von Hans Virchow angewendeten Benennung „Spitzenknorpel" statt „Flügelknorpel" erklärt.

Im ersten Teil dieses Kapitels wird das erste Hauptgebiet benannt: die „Nasenplastik oder Rhinoplastik" (Joseph 1931, S. 11–13). Als Erstes wird die Nasenplastik oder Rhinoplastik nach den drei Grundmethoden differenziert: in Kap. 11 „Nasenverkleinerungsplastik" (◘ Abb. 3.19), in Kap. 12 „Nasenrichtungs- oder Schiefnasenplastik" und in Kap. 13, „Nasendefekt

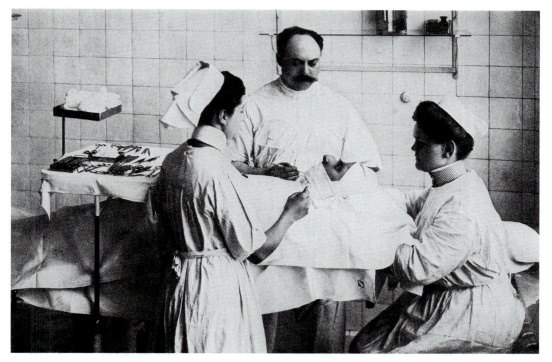

Abb. 3.18 Vorbereitung der Operation. Instrumente und Tupferschalen stehen bereit. (Aus Joseph 1931)

oder Nasenersatzplastik" detailliert beschrieben (Abb. 3.20, 3.21, 3.22, 3.23 und 3.24)

Das zweite Hauptgebiet bildet die Abteilung „Sonstige Gesichtsplastik", behandelt in den Kap. 15 bis 19. Auf den Seiten 506–807 werden in diesen Kapiteln mit gleichbleibender Exaktheit zahlreiche Methoden beschrieben. Die einzelnen Überschriften lauten: Stirnplastik, Lidplastik, Lippenplastik, Wangenplastik, Kieferplastik und Ohrenplastik.

In Anhang 1 wird die Mammaplastik oder Mastoplastik wie folgt behandelt: Allgemeiner Teil 1. Bemerkenswertes zur normalen Anatomie der Mamma, 2. Anthropologisches, 3. Teratologisches, Spezieller Teil A. Hyperthrophie, B. Asymmetrie, Defekte.

Es folgt der Anhang 2 mit einigen weiteren Operationen aus dem Gebiet der äußeren Körperplastik: 1. größere Verbrennungsnarben an Kopf und Hals, und 2. Hypertrophien am Rumpf und den Extremitäten.

Wir kommen auf die weiter oben gestellte Frage zurück (▶ Abschn. 3.1.1). Sie war bezogen auf die philosophische Ansicht von Gadamer (1977, S. 12) entstanden. Die Frage war: Entspricht das Leben derjenigen, die es der Plastischen Chirurgie gewidmet haben, dieser Ansicht? Wir werden darauf antworten. Die Werke von Marchand (1901) und Joseph (1931) lassen auf ein Leben der Autoren schließen, das sinnbildlich mit einem „Schreiten durch die Gleichzeitigkeit von Vergangenheit und Zukunft" vergleichbar ist. Diese Ansicht kann auch für die Struktur und den Inhalt ihrer Bücher als geltend angesehen werden. Die Biographie und Werke von Lexer (1931) geben beispielhaft den Hinweis auf die Probleme, die für jene entstehen konnten, die in der Gleichzeitigkeit von Vergangenheit und Zukunft Mitglieder der Gesellschaft für Chirurgie und auch Plastische, Wiederherstellende und Ästhetische Chirurgen waren.

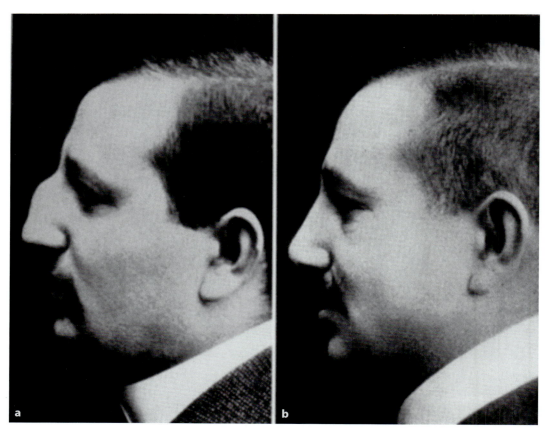

Abb. 3.19 Großer Knochenhöcker vor (**a**) und nach der Operation (**b**). (Aus Joseph 1931)

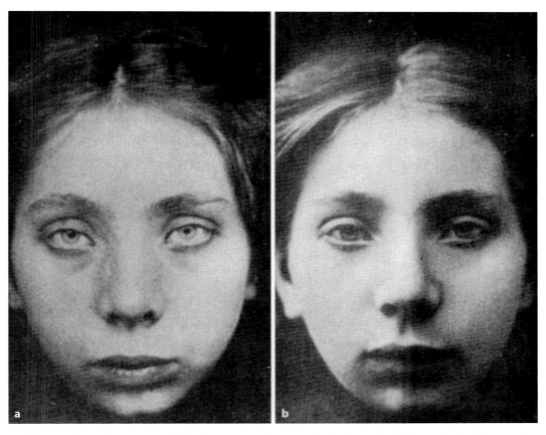

◨ **Abb. 3.20** Isolierte abnorme Breite der knöchernen Nase. Schwere psychische Depression (**a**). Zustand nach der intranasalen Korrektur (**b**): Gesichtsausdruck frei von Depression. (Aus Joseph 1931)

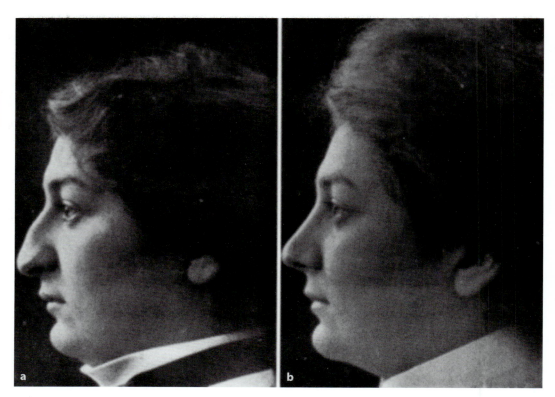

Abb. 3.21 Inversion der Spitzenknorpel (abnorme Schmalheit der Nasenspitze, Höckerbildung). Vor (**a**) und nach der Operation (**b**). (Aus Joseph 1931)

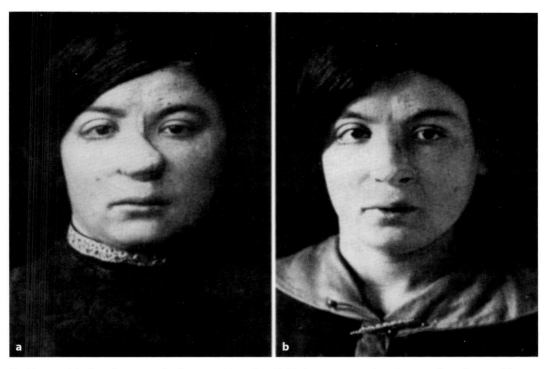

◘ **Abb. 3.22** Schiefheit der Nase und rechtsseitiger Nasenflügeldefekt bei einer von anderer Seite unvollständig ausgeführten totalen Ersatzplastik. (Aus Joseph 1931):

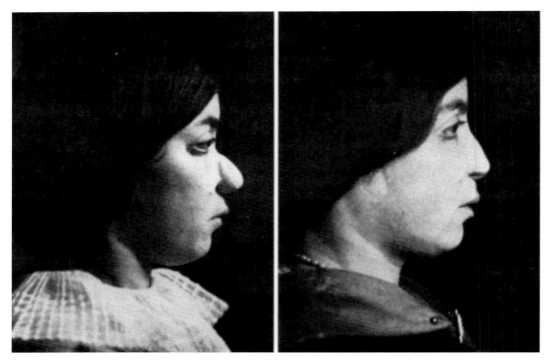

Abb. 3.23 Gezeigt wird die Patientin der Abb. 3.22 nach der Operation. Die punktierte Linie zeigt die hier angewandte Schnittführung in der Seitenansicht. (Aus Joseph 1931)

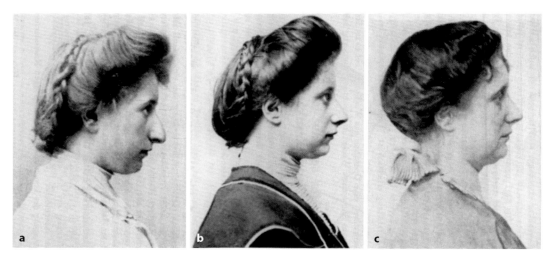

Abb. 3.24 Patientin mit gekrümmter, langer Nase intranasal korrigiert: **a**, vor der Operation und **b**, kurz nach der Operation, sowie **c**, 20 Jahre später. (Aus Joseph 1931)

Schlussbetrachtung zu Josephs Werk

Der Wunsch Josephs hat sich erfüllt. Er setzte sich zum Ziel, dass sein „Werk ein umfassendes Lehrbuch" werden solle. Die Bücher der Professoren für allgemeine Pathologie Marchand (1901), und Joseph (1931) und auch des Ordinarius für Chirurgie, Lexer (1931), bilden für die modernen Plastischen Chirurgen das Fundament der fachlich und künstlerisch die natürliche Schönheit des Körpers wahrnehmenden speziellen Kultur. Der Sanitätsrat Joseph ist 1919, als Leiter der Abteilung für Gesichtsplastik an der von Passow geleiteten, an der Charité 1881 eingerichteten Klinik für Ohrenkrankheiten zum Professor ernannt worden (Becher 1958, Briedigkeit und Behrbohm 2006).

Auch heute noch wertvoll ist Josephs sorgfältige Beachtung der Literatur. Sie ist dem Inhalt jedes Kapitels seines Buches berücksichtigend erfolgt. Die mit den verschiedenen Methoden erreichbaren Vorteile sind kritisch differenzierend erarbeitet. Unter diesem Aspekt sei besonders auf die Werke des Pathologen Marchand (1901) und Joseph (1931) hingewiesen, die für die Kenntnis der schwierigen Geschichte der Plastischen, Rekonstruktiven und Ästhetischen Chirurgie unentbehrlich geworden sind.

Mit seinen anatomischen und kunstanatomischen Betrachtungen kommt Joseph (1931) zu der Schlussfolgerung, „dass auch der Plastische Chirurg etwas vom Künstler, speziell vom Bildhauer haben muß". Er begründet dies mit kunstgeschichtlichen Betrachtungen, die von der Antike bis in die Gegenwart reichen. Unter den vielen von ihm zitierten Namen seien hier die von Polyklet, Leonardo da Vinci und Schadow genannt. Wichtig ist die Darstellung der Vorbedingungen für das Gelingen von Plastiken. Die Bezeichnung „Plastiken" für das „Resultat heilsamer plastisch-chirurgischer Operationen" wurde von ihm verwendet, ohne sie weiter zu erklären. Nach Kluge (1989) bedeutet das Wort Plastik: „Bildhauerisches Kunstwerk, Kunststoff, im 18. Jh. aus dem Frz. ‚plastique', Bildhauerkunst".

Einer der wertvollsten von Joseph geleisteten Beiträge ist das Kapitel „Psychisches zur Gesichtsplastik, nebst Winken zur Indikationsstellung" mit der auf seiner großen Erfahrung begründeten Charakterisierung von vier Gruppen der ästhetisch empfindenden Menschen, die Plastische und Ästhetische Chirurgen um Rat und Hilfe aufsuchen.

3.3 Plastische Chirurgie im englischsprachigen Raum – Gillies und Millard

> Die Veröffentlichung von Gillies u. Millard mit ihrer Darstellung neuer Methoden der Plastischen Chirurgie wurde im 1. Weltkrieg bei der Behandlung von Kriegsverwundeten praktisch umgesetzt. Dies hatte große Fortschritte in den Methoden der Hauttransplantation zur Folge. Die Behandlung gravierender Gesichtsverletzungen durch den Einsatz neuer Kriegstechnologie ließ neue Fachbereiche in Deutschland und Österreich entstehen.

3.3.1 Gillies und Millard

Porter (2000) berichtet, dass in der Zeit des 1. Weltkrieges die Plastische Chirurgie mit der „Hauttransplantation entscheidende Fortschritte machte". Nach Porter war Gillies (1882–1960) einer der ersten Plastischen Chirurgen, die das Äußere des Patienten berücksichtigten. „Die Schönheit einer Frau", so glaubte er, „muss bewahrt werden".

Nach der Schlacht an der Somme im Jahr 1916 kümmerte sich Gillies persönlich um 2000 Fälle von Gesichtsverletzungen. 1932 stellte er seinen Cousin McIndoe (1900–1960), der an der Mayo Clinic Erfahrungen gesammelt hatte, als Assistenten ein. Kurz nach dem Ausbruch des 2. Weltkrieges gründete er eine Station im Queen Victoria Hospital in East Grinstead, Sussex. Diese Klinik wurde in der Nachkriegszeit für Plastische Chirurgen aus vielen Ländern der Welt ein sehr geschätzter Ort der Weiterbildung. So auch für Wilflingseder, dem 1967 ersten Lehrstuhlinhaber für Plastische Chirurgie an einer deutschsprachigen Universität in Innsbruck. In seinen Anekdoten lies Wilflingseder später den originellen humorvollen Geist von Gillies lebensnah wieder erstehen.

3.3.2 Principles and art of plastic surgery (1958)

Über seine vieljährigen klinischen Erfahrungen veröffentlichte Gillies (1975) mit Millard (1919–1920), Associate Clinical Professor an der University of Miami School of Medicine, das zweibändige, die Geschichte des Gebietes mitprägende, 652 Seiten umfassende, bilderreiche Werk *Principles and art of plastic surgery* (1958). Es sei darauf hingewiesen, dass wir uns hier besonders auf die Aspekte konzentrieren werden, die charakteristisch für die Zeit der Plastischen Chirurgie im 1. Weltkrieg sind.

Jerome Pierce Webster schrieb im Vorwort des 1. Bandes:

> In seinem Werk „Pars Animalium" sagt Aristoteles „Die Kunst, fürwahr, besteht in der Konzeption des Ergebnisses, das erreicht werden soll, vor seiner Realisierung im Material". Ein Künstler muss deshalb nicht nur fähig sein das zu erreichende Endresultat vorauszusehen, er muss auch fähig sein all die Schritte vorauszusehen die zu dem Resultat führen und die die Vorstellungsfähigkeit, Intelligenz und Geschicklichkeit haben um das Resultat erreichen zu können. Sind dann nicht die Plastische Chirurgie eine Kunst, und der Plastische Chirurg ein Künstler? Der Plastische Chirurg arbeitet mit lebendem Fleisch als seinem Lehm, und sein Kunstwerk ist die versuchte Realisierung von Normalität des Aussehens und der Funktion.

Die in vier Jahren verfassten zwei Bände umfassen eine Zeit von vierzig chirurgischen Jahren. Millard schrieb in seinem Vorwort über die Probleme, einen Verleger zu finden:

> Der erste ins Auge gefasste Herausgeber sagte: Unmöglich … entweder vermögen Sie nicht das intelligente Publikum zu interessieren oder Sie beleidigen die höhere Ethik der wissenschaftlichen Medizin, möglicherweise erreichen Sie Beides … Dann kamen die Herausgeber von Little Brown mit einem radikalen, yes. Extravagant, ja, auch gefährlich war die Frage ob es ehrlich ist und die Plastische Chirurgie lehrt? (Gillies u. Millard 1957, S. 23)

Kurz vor dem Ende des Vorworts steht: „Das dominierende Thema bleibt der ständige Kampf der Schönheit gegen die Durchblutung". Stark zusammengefasst gründet auch dieser Satz, genauso wie der bereits im Vorwort zitierte letzte Satz von Webster auf den Erfahrungen von zwei Plastischen Chirurgen, die gleichzeitig Künstler und Ärzte waren. Das Konzept der Schönheit inspiriert den Plastischen Chirurgen, hier in seinem Kampf mit der Durchblutung. Das heißt in der Nutzung seiner Methoden und Techniken (z. B. Mikrochirurgie) zu Gunsten des Erhaltes von Durchblutung und Vitalität des von ihm zur Herstellung des „normalen Aussehens" des Patienten zu seiner plastischen Gestaltung verwendeten und dazu transponierten Gewebes (s. dazu Gillies u. Millard 1957: Teil 1, S. 20–30, 31–34 u. Teil 2, S. 1–9, 28, 32, 32–33, 42–47).

Der zweite Band des Buches von Gillies u. Millard (1957) schließt mit der Überschrift „Epilogue – Come on let's go catch a fish!" Der sich daran anschließende, in deutscher Sprache zitierte Text lautet:

> Angeordnet von König Georg dem V. zur Arbeit in dem ersten Weltkrieg und danach; ‚Military Commander' des ‚Order of the British Empire of the Danneborg, Commander in

the Order of St. Olaf', zweimal genannt in ‚war despatches' (1914–1918); ‚Fellow of the Royal College of Surgeons' … Es folgt die Mitteilung von Ehrenmitgliedschaften in Medizinischen, Chirurgischen und Plastisch Chirurgischen Gesellschaften in Argentinien, Amerika, Australien, Belgien, Brasilien, Chile, Frankreich, Berlin, Skandinavien, Schweden und Schweiz.

Gillies wurde in Dunedin, Neuseeland, am 17. Juni 1882 geboren. Sein Vater war ein Schotte, der nach Neuseeland emigriert war. Gillies kehrte als junger Mann in das alte Land zurück, um Medizin an der Universität Cambridge zu studieren. Nach dem Erreichen eines B. A. (Honours Degree) wurde er „house officer" am St. Bartholomew's Hospital mit dem Schwerpunkt „otolaringology" (engl. „Hals-, Nasen-, Ohrenheilkunde").

Mit Beginn des 1. Weltkrieges ging Gillies als Armeearzt mit dem Roten Kreuz nach Frankreich. Er besuchte dort in Paris zur eigenen Weiterbildung den Arzt Morestin. Dieser war als Erfinder der „Z-Plastik" bekannt. Morestin stammte von der karibischen Insel Martinique und wurde 1915 zum Leiter einer speziellen Einrichtung für Plastische Chirurgie am Militärhospital Val-de-Grace bestellt. Er wurde 1918 zum Opfer der Grippeepidemie der Jahre 1917–1918. Gillies war bei seinem Aufenthalt in Frankreich fasziniert von den Problemen der Wiederherstellung verwundeter Gesichter. Doch er wurde nach England zurückberufen, um eine „British plastic and jaw unit" zu organisieren „and to pioneer this new specialty".

Gillies schrieb sich eigene Erfindungen zu; darunter als Erstes des „tube pedicle flap", des Rundstiellappens und anderer plastischer Methoden am Augenlid, dem Gaumen und weitere Plastiken. Aber als Wichtigstes organisierte und benannte er die grundlegenden Prinzipien der Plastischen Chirurgie heutiger Tage. „Während der Jahre ernster Chirurgie, und Lehre hat Sir Harold Gillies nie der Sinn für Humor, oder die Zeit zum Fischen, Malen, ‚a game of golf or a night at the Garrick' gefehlt – sogar während des Schreibens dieses Buchs" (Gilles u. Millard 1975, S. 619).

Das 33. und letzte Kapitel des zweiten Bandes trägt den Titel „A Day in Clinic". Berichtet wird anhand zahlreicher Fotografien über den Verlauf der Behandlung verschiedener Patienten (Frauen und Männer), die von Gillies exemplarisch den Gastärzten vorgestellt worden waren.

3.3.3 Die Gesichtsverletzten des 1. Weltkrieges und ihre Behandlung auf beiden Seiten der Fronten

◘ Abbildung 3.25 und ◘ Abbildung 3.26 zeigen Zeichnungen der Künstler Tonk und Stuart. Auf ihnen sind Kriegsverletzte aus dem 1. Weltkrieg von 1916 abgebildet, sowie aus dem 2. Weltkrieg von 1944 aus Italien. Bei den Kriegsverletzungen bestanden oft Probleme dadurch, dass bei dem Suchen nach einer für die Entnahme eines Rundstiellappens geeigneten Region Tätowierungen der Haut hinderlich waren. Der auf ◘ Abb. 3.26 begonnene Satz „Plus ça change" wird auf einem weiteren Skizzenblatt abgeschlossen mit: „plus c'est la même chose".

Die Künstler, die die Kriegsverletzten auf ihren Bildern festhielten, empfanden trotz der Verschiedenheit der Kriege und Orte, an denen die Soldaten sich die Wunden zugezogen hatten, dass sie durch ein gleiches Schicksal verbunden waren. Mit den auf den Bildern erfolgten Überschriften „Plus ça change – plus c'est la même chose" wird mit dem Titel „One of the many" darauf hingewiesen, dass es sich bei den unzähligen Kriegsverletzten im Sinn des „Übereinstimmens der Gleichzeitigkeit des Vergangenen und der Zukunft" nach Gadamer für die zwei Getroffenen um das für alle Gesichtsverletzten gleiche Schicksal handelt. Dieses natürlich trotz der ausgeprägt vorhandenen Unterschiede der Persönlichkeit der einzelnen

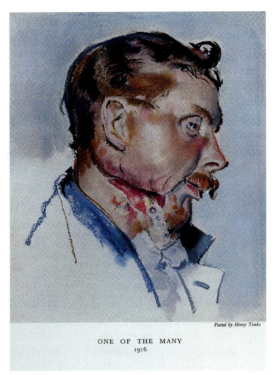

◘ **Abb. 3.25** Tonk und Stuart: „One of Many". Pastell (1914–1916). Zeichnung eines kriegsverletzten englischen Soldaten, der im 1. Weltkrieg von Gillies im Queen Victoria Hospital behandelt wurde, 1916. (Aus Gillies 1957)

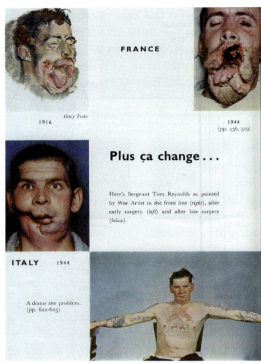

◘ **Abb. 3.26** Tonk und Stuart: „Plus ça change – plus c'est la même chose". Zeichnungen von Kriegsverletzten aus Frankreich (1916) und Italien (1944). (Aus Gillies 1957)

Betroffenen und auch der individuellen Verschiedenheit der Defekte (Anderson et al. 2011).

Hinsichtlich der durch die Handfeuerwaffen erzeugten Verletzungen sei an Nachfolgendes erinnert: In beiden Weltkriegen hatte die Macht der Technik neue Kriegstaktiken geschaffen. Aus historischer Sicht charakteristisch ist sowohl der Fantasiereichtum, mit der die neuen Kampfmittel von Technikern erfunden wurden, als auch die Tatsache, dass die Kampfmittel industriell hergestellt wurden (Lösch 2003, S. 30). Bedeutsamer für den Bankrott des Völkerrechts, der sich im wachsenden Schrecken des Kampfes von Mensch gegen Mensch zeigte ist, dass der moderne Krieg auf die Mitwirkung der ganzen Bevölkerung angewiesen war und damit die noch junge Trennung von Militär und Zivilgesellschaft hinfällig wurde (Herzfeld 1991, S. 75–128).

» Kennzeichnend für das Fortbestehen eines abendländisch hippokratischen Geistes – trotz des mörderischen Krieges – ist ein von Gillies (1957) veröffentlichtes Ereignis ... In der ‚Plastic Unit' in Aldershot besuchte ihn ein ‚dental friend' aus Amerika, der nach seiner sechsmonatigen Ausbildung im American Hospital in Paris zurückkam und überreichte ihm ein Buch des Düsseldorfer Kieferchirurgen Lindemann, das ihm aus Deutschland kürzlich zugesandt worden war. Erst aus diesem Buch hätte Gillies von den sog. indischen und italienischen Methoden der Nasenrekonstruktion erfahren (Lösch 2003, S. 26).

In Anbetracht der Tatsache, dass durch Carpue (1816) den an Plastischer Chirurgie Interessierten das Wissen über die indische Methode der Nasenrekonstruktion nach England und auf das europäische Festland gebracht worden war, ergibt sich aus kultureller Sicht ein weiterer Hinweis auf die Eigenart der Persönlichkeitsstruktur von Gillies. Dieser Aspekt sollte in Hinblick auf eine sachliche Wertung in seine Biografie mit einbezogen werden. In dem bereits zitierten „Epilogue – come on, let's go catch a fish" steht, bezogen auf die Beurteilung von: „Eine solche war die Wertung der Größe, Originalität und Schönheit seiner Arbeit, dass er bekannt wurde als der ‚moderne Vater der Plastischen Chirurgie'" (Gillies u. Millard 1957).

Hierzu möchten wir bemerken, dass diese Beurteilung der Arbeit von Gillies in ihrer Schlichtheit nicht der historischen Realität entspricht. Es sollte berücksichtigt werden, dass in der Geschichte der Plastischen Chirurgie zur Zeit von Gillies von vielen anderen ebenfalls große Leistungen erbracht wurden. Es gab nicht nur einen Vater sondern eher mehrere Väter der modernen Plastischen Chirurgie.

Die Systematik in den Büchern von Lexer, Joseph und Gillies und Millard

Beim Studium der Werke von Lexer (1931), Joseph (1931), Gillies und Millard (1957) werden die Parallelen der in den Büchern gezeigten zahlreichen schweren Verletzungen des Gesichts, die auf beiden Seiten der Fronten des 1. Weltkrieges verursacht wurden, deutlich sichtbar. (Später werden wir noch auf die mit den neuen Waffen und Taktiken des 2. Weltkrieges verursachten Verletzungen der Hände eingehen). In den genannten Büchern wird die Indikation der anzuwendenden Methoden der Wiederherstellung bei jedem einzelnen Verletzten nach übergeordnet zu verwendenden Regeln gestellt, auch wenn individuelle Verschiedenheiten dies erschweren. Dabei ist das von Marchand (1901) aufgezeigte Prinzip von den zitierten Autoren befolgt worden. Demnach „soll der Ersatz von Defekten durch gleichartige lebende Theile erfolgen" (▶ Abschn. 3.2).

Als Erstes wird an den Defekten die Art der betroffenen Gewebe festgestellt. Nach der Art der betroffenen Gewebe werden die in Frage kommenden verschiedenen Methoden der Wiederherstellung mit klinischen Beispielen beschrieben. Bei flächenhaftem Verlust der Haut, wie bei den Verbrennungen 3. Grades, ist je nach der Ausdehnung und Lokalisation des Defektes die freie Spalthauttransplantation nach Thiersch (1822–1895) oder die Vollhauttransplantation nach Reverdin (1869), Wolfe (1875) und Krause (1893, 1896) indiziert. Für den Ersatz bei Haut-Unterhautdefekten sind die verschiedenen Typen der gestielten defektnahen und defektfernen Haut-Unterhautlappen angezeigt. Nur in dem Werk von Gillies u. Millard (1957) wird mit einer großen Anzahl von verschieden verursachten Defekten und Lokalisationen die Methode des Rundstiellappens nach Gillies und Filatow vorgestellt. Bei Verlust von Skelettteilen (Knochenlücken, Pseudoarthrosen), von Gesichtsskelett, Schädel, Extremitäten, Hand kann die freie Transplantation von autoplastischem Knochen das Verfahren der Wahl sein.

In der Regel bestimmt die anatomische Region des Defektes die Wahl der Methoden der Wiederherstellung, z. B. bei Defekten des Lids, der Lippen, Brust, behaarter Gesichtshaut, Kopfhaut, Augenbrauen, Wangen-, Lippen- und Kinndefekten (mit oder ohne Behaarung), Nase und ihrer Teile, Ohrmuschel, Gliedmaßen, Brustkorb, Schleimhautdefekten an Mund oder Harnröhre.

Die aufgezeigten Kriterien, auf die sich die Indikation zur Wahl der zur Rekonstruktion erforderlichen Gewebe und anatomischen Strukturen (z. B. Knochen, Knorpel, Sehnen) und der Methoden der Transplantation (gestielte, defektnahe, defektferne, freie Transplantation) stützt, gilt naturgemäß nicht nur für Kriegsverletzungen, sondern auch für Defekte, die durch nahezu alle Arten der Genese entstanden sind.

3.3.4 Entstehung neuer Fachbereiche und ihr Einsatz im 1. Weltkrieg in Österreich und Deutschland

Im Jahr 1914 wurde in Wien die erste Kieferklinik Europas zur Behandlung von Kriegsverletzten von dem Chirurgen Eiselsberg (1860–1939) mit der Hilfe seines Schülers Johann Pichler gegründet (Schweppe 1993).

In Berlin zitierte der Zahnarzt Hugo Ganzer (1879–1960) Paracelsus im Vorwort seines Buches *Die Kriegsverletzungen des Gesichts und Gesichtsschädels* (1945): „Denn der Arzt, der da heylet, ist die Natur, jede Wunde heylet von selbst, so sie nur sauber und rein erhalten wird". Der dem Zitat folgende Text wird ausführlich wiedergegeben, da er die außerordentliche Persönlichkeit von Ganzer sehr deutlich vermitteln kann. Er schrieb, in die Zukunft der Plastischen Wiederherstellungschirurgie unserer Zeit weisend:

> Im Januar 1915 erhielt ich durch das Sanitätsamt des Gardekorps von dem Sanitäts-Departement des Preußischen Kriegsministeriums den Auftrag im Reservelazarett Hochschule für die bildenden Künste zu Charlottenburg eine Kieferchirurgische Station einzurichten. Dieses Lazarett erschien mir wegen seiner Lage, seiner Räumlichkeiten und nicht zuletzt wegen seines Gartens als besonders geeignet für diesen Zweck. Die Verletzungen des Gesichts sind langwierig und brauchen Licht und Luft. Während der übrige Körper der Gesichtsverletzten meist gesund ist, diese Verwundeten also bald in den Stand gesetzt werden können, sich beruflich zu betätigen – und gerade auf diesem Gebiet spielt die Arbeitstherapie eine große Rolle als Heilfaktor –, müssen die Verwundeten einen möglichst einfachen Weg zu ihrer Arbeitsstätte haben, damit Arbeit und Lazarettbehandlung gleichzeitig zu ihrem Rechte kommen können … Das Lazarett erhielt eine gewissen Umwandlung durch die Einrichtung der kieferchirurgischen Station und der Nasenstation, so dass jetzt eine chirurgische, eine innere, eine Hals-, Nasen-, Ohren- und eine kieferchirurgische Station nebeneinander bestanden und sich in der Arbeit gegenseitig vortrefflich unterstützten.

Mit 651 Seiten und 1637 Abbildungen in einem allgemeinen und einem speziellen Teil schildert Ganzer mit großer Erfahrung die Neuerungen der Verfahren. Sein Handeln gründete auf der Überzeugung, „dass so wie in der Phylogenie die Funktion das Primäre und die anatomische Form das Sekundäre ist, so die Physiologie und funktionelle Anatomie die Grundlage für alles biologische Denken sein sollte".

Das Lazarett war im Allgemeinen mit 200 bis 300 Betten belegt. Es wurde zur Zeit des Kriegsendes im Jahr 1918 geschlossen. Die in den berufsgenossenschaftlichen und unfallmedizinischen Krankenhäusern in Deutschland und Österreich geschaffenen Einheiten für wiederherstellende Plastische Chirurgie gründen auf Konzepten der interdisziplinären Behandlung, die den von Ganzer (1945) Geschilderten sehr nahe sind. Mit ◘ Abb. 3.27, 3.28, 3.29 und 3.30 kann man sich ein Bild von der damaligen Ausstattung machen.

Unter anderem sind weitere kieferchirurgische Lazarette in Deutschland zur Behandlung Gesichtsverletzter eingerichtet worden, so unter der Leitung von Lindemann (1916) in Düsseldorf, von Steinschneider (1917) und Axhausen in Berlin, Rosenthal in Leipzig und von Luschk (1916), der eine Arbeit zur „Daumenplastik" veröffentlichte.

In Düsseldorf entstand als Älteste die Westdeutsche Kieferklinik, die 1923 in die Medizinische Akademie aufgenommen wurde. Diese gehört heute als traditionsreiche Klinik zu der

3.3 · Plastische Chirurgie im englischsprachigen Raum – Gillies und Millard

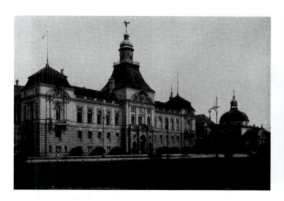

Abb. 3.27 Staatl. Hochschule für bildende Künste zu Charlottenburg. Straßenansicht 1915–1918 Reservelazarett. (Aus Ganzer 1945)

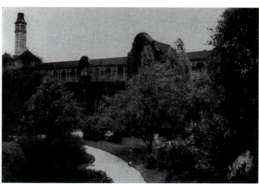

Abb. 3.28 Staatl. Hochschule, Blick in den Garten, der bei gutem Wetter den Verwundeten eine vortreffliche Erholungsmöglichkeit gab. (Aus Ganzer 1945)

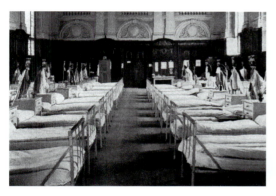

Abb. 3.29 Staatl. Hochschule, Saal des Lazaretts mit 40 Betten. (Aus Ganzer 1945)

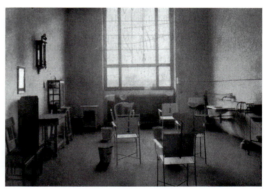

Abb. 3.30 Staatl. Hochschule, ein Operationssaal des Lazaretts mit Behandlungsstühlen. (Aus Ganzer 1945)

Universität. In dieser habilitierte sich 1926 als Erster für das Fach Kiefer- und Gesichtschirurgie August Lindemann (1880–1970). „Nach dem Ersten Weltkrieg wurden in Deutschland die im Kriege gegründeten Lazarette als Nachsorge der Verwundeten weiterbetrieben und der Ausbildungsmodus für den Modus für den Facharzt für Zahn-, Mund-, und Kieferkrankheiten festgelegt" (Erdsach 2004; Winter 1990). ◘ Abbildung 3.31 zeigt einen Kriegsverletzten mit Schussverletzung im Gesicht, den sog. „Defektschuss" und die verschiedenen Stadien der Heilung.

Den Gesichts-, und Kieferchirurgen Rosenthal (1951) zitierend, schreibt Erdsach (2004):

» In den ersten Jahrzehnten des 20. Jahrhunderts waren es in Deutschland drei Gruppen, die an dem Gebiet der Mund-, Kiefer-, und Gesichtschirurgie Anteil hatten: Die Allgemeinchirurgen, die ihr spezielles Interesse an der Plastischen Chirurgie bekundeten, z. B Lexer (1867–1936), der die gesamte Wiederherstellungschirurgie durch zahlreiche neue Verfahren bereichert hat, oder Jacques Joseph (1865–1933), prominentes Mitglied der zweiten Gruppe, die sich im Wesentlichen der Ästhetischen Gesichtschirurgie und der Mammaplastik widmeten. Eine dritte Gruppe bildeten qualifizierte Zahnärzte, die im Ersten Weltkrieg massenhaft mit Gesichts- und

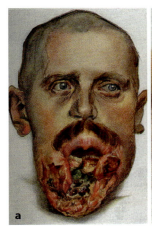 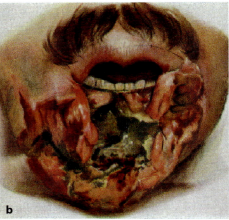 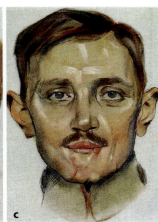

Abb. 3.31 Teilbild **a**, Kriegsverletzter mit „Defektschuss" und mit Defekten und Substanzverlust des Unterkiefers sowie der Haut, Unterhaut und Muskulatur. Teilbild **b**, Lokalbefund bei chirurgischem Vorgehen von „innen nach außen" mit einer „Drahtschiene". Reposition, Ruhigstellung des Unterkiefers und reinigender Wundbehandlung vor der Plastischen Wiederherstellung. Teilbild **c**, der Patient nach der Heilung. (Aus Ganzer 1945)

Kopfverwundungen konfrontiert wurden, bei denen enorme Anforderungen an die Wiederherstellungschirurgie gestellt wurden. Während sich im Verlauf des Ersten Weltkrieges die Zusammenarbeit zwischen Chirurg und Zahnarzt erst allmählich ergeben hatte, wurde nach dem Ersten Weltkrieg der „Facharzt für Zahn-, Mund-, und Kieferkrankheiten" geschaffen. 1924 wurde die dreijährige Fachausbildung eingeführt, 1935 die Facharztordnung erlassen; es hatte bis dahin die ärztliche und zahnärztliche Approbation für den Facharzttitel ausgereicht (Erdsach 2004; Winter 1990).

Literatur

Anderson DR, Barnes J, Barnes E, Shackleton E (2011) The art of medicine. Over 2000 years of medicine in our lives. Ilex Welcome Collection, Lewes East Sussex

Becher W (1958) Geschichte des medizinischen Unterrichts. In: Puschmann T (Hrsg) Handbuch der Geschichte der Medizin. Die neuere Zeit, Berlin

Bracher KD (1960-1964) Zusammenbruch des Versailler Systems und Zweiter Weltkrieg. Der Triumph des Nationalsozialismus. In: Mann G (Hrsg) Bitte Buchtitel angeben.booktitle. Propyläen Weltgeschichte, Bd. Neunter Band. Propyläen Verlag, Frankfurt am Main, S 388–438

Briedigkeit W, Behrbohm H (2006) Jacques Joseph (1865–1934) Ein Pionier der Plastischen Chirurgie. Hentrich & Hentrich, Berlin

de la Bürkle Camp H (1967) Erich Lexer. Zur 100. Wiederkehr seines Geburtstages. Chir Plastica Bitte Ausgabenummer der Zeitschrift angeben.volume(4):1–13

Dittmann EM (2007) Der Chirurg Erich Lexer (1867–1937) Untersuchungen zu seiner Person, seiner Wirkung und seinem Nachruhm. Dr. Reinhard Kaden Verlag, Heidelberg

Eckart WU (2011) Illustrierte Geschichte der Medizin. Von der französischen Revolution bis zur Gegenwart. Springer-Verlag, Berlin Heidelberg

Eco U (2005) Streit der Interpretationen. Philo & Philo Fine Arts, Europäische Verlagsanstalt, Hamburg

Erdsach T, Deutsche Gesellschaft für Mund-, Kiefer- und Gesichtschirurgie (2004) Die Geschichte der Deutschen Gesellschaft für Mund-, Kiefer- und Gesichtschirurgie. Hofheim Verlag, Erfstadt

Gadamer H-G (1977) Die Aktualität des Schönen. Philipp Reclam Verlag, Stuttgart

Ganzer H (1945) Die Kriegsverletzungen des Gesichts und Gesichtsschädels und die Plastischen Operationen zum Ersatz der verlorengegangenen Weichteile und Knochen mit besonderer Berücksichtigung der Kieferverletzungen. Nach eigenen Erfahrungen von Hugo Ganzer. Barth, Leipzig

Gillies HD, Millard DR (1957) The Principles and Art of Plastic Surgery. Little & Brown, Boston

Hehl v U (2012) http://www.uni-leipzig.de/unigeschichte/professorenkatalog/leipzig/Ma. Zugegriffen: 09.1.2012

Hinderer UT, del Rio JL (1992) In: Erich Lexers Mammaplastie. Aesth. Plast. Surg, Bd. 16. Springer-Verlag, New York, S 101–107

Literatur

Herzfeld H (1991) Der Stellungskrieg von 1914 bis 1916. In: Mann G (Hrsg) Berlin. Propyläen Weltgeschichte, Bd. 9. Propyläen Verlag, Berlin, S 86–90

Joseph J (1931) Nasenplastik und sonstige Gesichtsplastik nebst einem Anhang über Mammaplastik und einige weitere Operationen aus dem Gebiete der äußeren Körperplastik. Verlag von Curt Kabitzsch, Leipzig

Kluge F (1989) Etymologisches Wörterbuch der deutschen Sprache. Walter de Gruyter, Berlin New York

Lexer E (1922) Handbuch der ärztlichen Erfahrungen im Weltkrieg Chir. d. Gesichtes mit Schriften, Die Verwendung der freien Transplantationen und der Plastischen Operationen in der Kriegschirurgie Bd. II. Barth, Leipzig

Lexer E (1931) Die gesamte Wiederherstellungschirurgie Bd. I und II. Barth, Leipzig

Lösch GM (2003) Geschichte. In: Berger A, Hierner (Hrsg) Plastische Chirurgie. Grundlagen Prinzipien Techniken, Bd. 1. Springer-Verlag, Berlin Heidelberg New York, S 1–36

Marchand FJ (1901) Der Prozess der Wundheilung mit Einschluss der Transplantation. In: Bergmann E, von Bruns P (Hrsg) Deutsche Chirurgie. Verlag von Ferdinand Enke, Stuttgart

Mersch D (2005) Einleitung. In: Eco U (Hrsg) Streit der Interpretationen. Philo & Philo Fine Arts, Europäische Verlagsanstalt, Hamburg, S 7–17

(Muster-) Berufsordnung für die in Deutschland tätigen Ärztinnen und Ärzte MBO-Ä (1997). In: Gesundheitsrecht 5. Auflage (2003) C.H. Beck Verlag

Porter R (2000) Die Kunst des Heilens Eine medizinische Geschichte der Menschheit von der Antike bis heute. Spektrum Akademischer Verlag, Heidelberg Berlin (Erstveröff. 1977)

Rosenthal W (1951) Forschung und Klinik. Chirurgie der Zahnheilkunde 1:3–5

Schmidt-Tintemann U (1972) Zur Lage der Plastischen Chirurgie. In: de La Bürkle Camp H (Hrsg) Hefte Unfallheilkd, Bd. 109. Springer-Verlag, Berlin Heidelberg New York

Schweppe W (1993) Die Geschichte der Arbeitsgemeinschaft für Kieferchirurgie als Bindeglied zwischen Medizin Zahn-, Mund- und Kieferheilkunde. Med. Inaug. Diss., Kiel

v Volkmann R, Gurlt EJ (1872) Verhandlungen der Deutschen Gesellschaft für Chirurgie. Verlag Hirschwald, Berlin

Webster (1975) Vorwort. In: Gillies H D, Millard D R. The Principles and Art of Plastic Surgery. Little & Brown, Boston. (Erstveröff. 1958)

Wilflingseder P (1967) Wesen und Aufgaben der Plastischen Chirurgie. Wochenschr Wien Klein 79:557–560

Wikipedia „Erich Lexer" (2013) http://de.wikipedia.org/wiki/Erich_Lexer. Zugegriffen 12.2.2013

Winter M (1990) Einflüsse auf die zahnärztliche Ausbildung in Deutschland und den USA seit 1800. Med. Inaug. Diss., Bonn

Entwicklung der Plastischen Chirurgie zwischen dem Ende des 1. und dem Ende des 2. Weltkrieges

Günter Maria Lösch

4.1	Die neue Wissenschaft – Mann, Gillies, Converse –	143
4.1.1	Golo Mann zur Verantwortung der Medizin im 20. Jahrhundert – 143	
4.1.2	Converse und seine Konzeption der Plastischen Chirurgie – 145	
4.1.3	Die Plastische Chirurgie in der Zeit zwischen den Weltkriegen aus der Sicht von Gillies (1882–1960) – 146	
4.2	Geschichte der Fachverbände der Plastischen Chirurgie zwischen den Weltkriegen – 147	
4.2.1	Der Weg zum „Board of Plastic Surgery" – 147	
4.2.2	Zeitschriften für Plastische Chirurgie, Entstehung der „French Society of Reparative and Esthetic Surgery" – 148	
4.2.3	Gründung der „European Society of Structive Surgery" und der „European Society of Plastic Surgery" – 149	
4.2.4	Besondere Beiträge in der Fachliteratur zwischen den Weltkriegen – 150	
4.2.5	Sterling Bunnells *Surgery of The Hand* – 151	
4.2.6	England, Schweden und Deutschland – 153	
4.2.7	Österreich Ungarn und Tschechien – 153	
4.2.8	Frankreich und die „International Clinic" – 154	
4.3	Die Plastische Chirurgie in den am 2. Weltkrieg beteiligten Ländern – 155	
4.3.1	England – 155	
4.3.2	USA – 155	

G.M. Lösch, *Plastische Chirurgie – Ästhetik Ethik Geschichte*,
DOI 10.1007/978-3-642-37970-3_4, © Springer-Verlag Berlin Heidelberg 2014

4.3.3	Australien und Südafrika – 156
4.3.4	Italien und Frankreich – 156
4.3.5	Österreich und Deutschland – 157

Literatur – 161

4.1 Die neue Wissenschaft – Mann, Gillies, Converse

> Golo Mann formuliert die „neue Wissenschaft". Nach ihrem Modell orientiert sich auch das Konzept der Plastischen Chirurgie, das von 1914 bis 1939 entsteht und sich fortentwickelt. Die Plastische Chirurgie gewinnt an Bedeutung. Es werden Kliniken und Zentren aufgebaut. In Europa und in den USA werden Schritte auf dem Weg zum Facharzt für Plastische Chirurgie eingeleitet. Es treten national gebundene und internationale Spezialisierungen auf. Neue Fachgebiete werden eingerichtet.

4.1.1 Golo Mann zur Verantwortung der Medizin im 20. Jahrhundert

In Manns (1960–1991) Einleitung des Bandes *Das Zwanzigste Jahrhundert* der von ihm herausgegebenen *Propyläen Weltgeschichte* ist vom Jahr 1917 die Rede „als einem Markstein, ja als dem eigentlichen Beginn unserer Zeit". Dazu bemerkt er: „Jedoch ist es besser, wir lassen uns auf die alte Fangfrage, wo ‚Geschichte' aufhöre und ‚Gegenwart' beginne nicht zu tief ein" (Mann 1960–1991, S. 13). Wir werden uns bemühen, seinem Rat zu folgen.

Der 9. Band der *Propyläen Weltgeschichte* handelt von der ersten Hälfte des 20. Jahrhunderts. Während dieser Zeit ist nach Mann das „fortschreitende Wissen des Menschen von der Natur und sich selbst in das große Kapitel ‚Neue Wissenschaft'" aufgenommen worden. Die „Neue Wissenschaft" wird von fünf ausgewählten Persönlichkeiten in eigenen Kapiteln dargestellt: 1. Gerlach – Physik und Chemie, 2. Kienle – Astronomie, 3. Bargmann – Der Weg der Medizin seit dem 19. Jahrhundert, 4. Portmann – Biologie und Anthropologie, 5. Weber – Soziologie.

In der Einleitung des Kapitels „Neue Wissenschaft im 19. und 20. Jahrhundert" schreibt Walther Gerlach (1960–1991, S. 459):

> Es greift die Lebensforschung, nicht anders als Physik und Chemie, mehr und mehr das Stadium reiner Erkenntnissuche verlassend, in die Gestaltung der menschlichen Lebensformen ein. Dabei gehen die Eingriffsmöglichkeiten in um so tiefere Bereiche unserer Existenz, je tiefer die wissenschaftliche Analyse dringt. Hier beginnt das ethische Problem, welches seit zwei Jahrhunderten auch die fortschrittlichen Geister quält – Montesquieu – Goethe – Novalis als Beispiele (Mann 1960–1991, S. 462).

Es entstand schon damals die von Gerlach formulierte, uns stets begleitende, immer dringlicher werdende Frage:

> Darf der Mensch alles was er kann auch tun? Er kann durch Eingriffe in Physis und Psyche die Wesensform, den Charakter des Menschen ändern, er kann mit den Strahlungen, die ihm Kernphysik und Kernchemie liefern, die bisherigen Lebensbedingungen auf der Erde vernichten. Der Mensch hat in dieser Hinsicht die Herrschaft über Natur und sich selbst erreicht. Er schickt sich gerade an, sich den Weltenraum zu erobern … Das Wissen und Können ist das wunderbare Werk des Verstandes – Nützen und Handeln verlangt Vernunft und Ethik (ebd).

Dazu schreibt Mann (1960–1991): „Es ist eine Frage, deren Beantwortung man von der Wissenschaft nicht erwarten darf. Sie hat alte philosophische Einheit, alte Autorität aufgelöst, aber sie kann, als Wissenschaft, keine neue geben; alles; nur dies nicht." Für die von dem Arzt Bargmann geschilderte Medizin und die von Weber dargestellte Soziologie gibt Mann weiterführende Antworten. Mann sagt zu dem Kapitel „Neue Wissenschaft":

> So wenig die Medizin ohne die Begriffe von Gesundheit und Krankheit, sowenig kommt die Soziologie aus ohne einen Begriff vom Menschen, wie er sein und leben sollte … Selten findet man bei den Naturwissenschaftlern so eindeutige Bejahungen oder Verdammungsurteile wie der Mediziner, Wolfgang Bargmann sie vollzieht, kraft der ethischen Grundsätze seiner Wissenschaft oder jeder Wissenschaft oder jenseits von jeder Wissenschaft (Mann 1960–1991, S. 32).

Über die aus dem 9. Band der *Propyläen Weltgeschichte* von Mann (1960–1991) ausgewählten Mitteilungen hinausgehend, ist das gesamte Kapitel „die Neue Wissenschaft" für das differenziert fundierte, nicht auf einzelne Körperregionen begrenzte, Fachgebiet der Plastischen und Ästhetischen Chirurgie von großem Interesse.

Der Historiker Mann (1960–1991) spricht Bargmann als Arzt und Angehörigen der „Neuen Wissenschaft" für den Bereich der Medizin die „Kraft der ethischen Grundsätze seiner Wissenschaft zu und fügt hinzu: oder jeder Wissenschaft oder jenseits jeder Wissenschaft." Aus dieser Kraft der umfassenden ethischen Grundlagen entsteht die oben zitierte Autorität und Freiheit des Urteils.

Es wird hier für das Verständnis der Entwicklung des Denkens, Wissens und Handelns der Ärzte im Ausüben der Medizin das Geleitwort des Buches *Die Kunst des Heilens, Eine medizinische Geschichte der Menschheit von der Antike bis heute* von von Engelhardt (Porter 2000) zitiert:

> … im Zentrum des nun in deutsch vorliegenden Werkes des Sozialhistorikers Roy Porter stehen das Denken, Wissen und Handeln der Ärzte oder im weiteren Sinne Heiler; durchgängig wird die Aufmerksamkeit auf den Kranken und die soziale Welt gelenkt, wird die Geschichte der Krankheit mit der Geschichte des Kranken verbunden … Empirie und Spezialisierung stehen über der modernen Medizin. Große Erfolge in Diagnostik und Therapie mit entsprechenden Auswirkungen auf die Qualität und Quantität des Lebens sind mit dieser Empirie und Spezialisierung verbunden, zugleich ist es seit dem 19. Jahrhundert zu einer tief greifenden Trennung von den Geisteswissenschaften gekommen. zu anthropologischen Einschränkungen, zu einem Verlust an historisch-theoretischem Interesse … Krankheit und Gesundheit sind nicht nur sich ausschließende Gegensätze, sondern bestehen nebeneinander und gehen ineinander über (Porter 2000, S. 12).

Es stellt sich nun die Frage, in welcher Weise die Plastische Chirurgie an der Entwicklung der „Neuen Wissenschaft" in der ersten Hälfte des 20. Jahrhunderts teilgenommen hat.

In Band 9 der *Propyläen Weltgeschichte* (1960–1991) beginnt die Auseinandersetzung mit der „Neuen Wissenschaft" im 19. und 20. Jahrhundert. Es wird hier allgemein festgestellt, dass die Medizin immer noch die Begriffe von Gesundheit und Krankheit und die ethischen Grundsätze ihrer Wissenschaft benötigt, um zu wissen, was von all dem was möglich wäre getan werden darf. Dieses müsse, so wie in der Vergangenheit unmissverständlich auch in der Gegenwart und Zukunft für alle Gebiete der Medizin so sein.

> Naturwissenschaften und Technik, Industrie und Massengesellschaft bestimmen die Wesenszüge, Aufgaben und Möglichkeiten der Medizin unserer Zeit … Das schnelle Aufblühen der Operationskunst erzwang einen Wandel im Stil der klinischen Arbeit … Der Erfolg hängt von dem Zusammenspiel einer mit Hingebung arbeitenden Gemeinschaft von Spezialisten ab. Eine ganze Reihe von Operationen kann daher nur noch in bestimmen Zentren durchgeführt werden (Bargmann 1960, S. 528)

In diesen Zentren erfolgt das natürliche Fortschreiten der Spezialisierung.

4.1.2 Converse und seine Konzeption der Plastischen Chirurgie

John Converse wurde 1909 in San Francisco geboren. Der Vater übersiedelte kurz danach mit seiner Familie nach Paris als „chief physician" des „American Hospital". Converse promovierte gegen Ende des 1. Weltkrieges an der „medical school" in Paris. Sein Vater war von dem „United States Public Health Service", zum „Supervisor" des Gesundheitsstandes der zurückkehrenden „American Expeditionary Force" ernannt worden. Nach Beginn seiner Weiterbildung zum Chirurgen entschied sich Converse rasch für die Plastische Chirurgie in Boston. Als international ausgebildeter Plastischer Chirurg wurde er Professor an der New York University. Er führte, in englischer Sprache, die zweite Ausgabe, seines siebenbändigen Werkes mit einer Interpretation von Entstehung und Wachstum des philosophischen „Konzeptes der Plastischen Chirurgie" ein. Die Entstehung des Konzeptes der Plastischen Chirurgie, das wir heute kennen, begann in dem Zeitraum des 1. Weltkrieges (1914–1918). Nach dessen Kindeszeit „wird von dem 2. Weltkrieg der Zeitraum der gesunden Adoleszenz gekennzeichnet; die 25 Jahre von 1914 bis 1939 bestimmen dann die Zeit des Wachstums" (Converse 1977).

Das Konzept der Plastischen Chirurgie in der „Kindeszeit" 1914–1918

Converse berichtet, dass:

» Gillies ihm mitgeteilt hatte, dass er Morestin zugesehen habe wie er einen großen Defekt des Gesichtes mit einem sofortigen, nicht autonomisierten cervico-thoracalen Lappen rekonstruierte. Gillies schrieb danach: ‚Ich fühlte, dass dieser der einzige Beruf in der Welt ist, den ich ausüben will' …. Gillies, inspiriert von dem Erlebten und mit der Hilfe von Sir William Arbuthnot Lane, seinem ‚army consultant' richtete daraufhin eine Einheit im ‚Aldershot Military Hospital' ein … Dieses ereignete sich im Rahmen der Vorbereitungen der ‚Somme Offensive' … Es kamen viele Militäroffiziere der Alliierten um Plastische Chirurgie zu erlernen in das ‚Treatment Center for British and Allied Military Casualties' dank Gillies in Sidecup, Kent; unterdiesen waren Ferris Smith aus den USA, Waldron und Risdon aus Kanada und Newland und Pickerill aus Australien und Neuseeland (auch dort). Gillies hatte das Glück als Assoziierten einen ‚dental officer' zu haben, Kelsey Fry, der zahnärztliche Techniken anwendete, um bei vielen kieferchirurgischen Problemen zu helfen, die bei der chirurgischen Behandlung vorhanden waren (Converse 1977, S. 15).

Über die Geschichte der britischen Plastischen Chirurgie und des Verbandes der „BAPS British Association of Plastic Surgeons" während der beiden Weltkriege und der Zwischenzeit wird in der von Wallace, „Honorary Archivist to the Association" herausgegebenen Vierzigjahresfestschrift mit vielen Einzelheiten berichtet (Wallace 1987).

Zur gleichen Zeit wie Ganzer (1879–1960) in Berlin erbrachte Kazanjian in Etaples nahe Boulogne und den Frontlinien den wichtigen Beitrag der prothetischen Zahnheilkunde für die Erstbehandlung der Schusswunden des Gesichtes. Kazanjian war als Zahnchirurg Mitglied der „First Harvard Unit Attached to the British Expeditionary Force" (Kazanjian and Converse 1949). 1920 kehrte er in die USA zurück, trat in die „Harvard Medical School" ein und wurde „einer der führenden Plastischen Chirurgen der Welt" (Converse 1977).

Das plastisch-chirurgische Konzept in Zeit der „Adoleszenz und des Wachstums" 1918–1939

Weitere wichtige Einzelheiten der Entwicklung des Konzeptes der Plastischen Chirurgie in den USA und auf internationaler Ebene bis zum Ende des 2. Weltkrieges und später werden in der Einleitung zu *Plastic Surgery* (1977) mitgeteilt. Converse schreibt:

> Zum Ende des Krieges wurden die Namen nachfolgender sehr bekannt: Gillies in England, Morestin in Frankreich, Lexer, Ganzer, Lindemann, Esser und Pichler in Deutschland und Österreich, Burian in Chechien. Diese Männer wurden als Spezialisten der Plastischen- und/oder Gesichts- Kieferchirurgie charakterisiert. … In Anbetracht der großen Anzahl der Verletzungen endete die Aufgabe der Wiederherstellung nicht mit dem Krieg, sondern setzte sich für eine Reihe von Jahren fort solange bis so viele verunstaltete Veteranen wie möglich rehabilitiert waren (Converse 1977).

Im Geist der einleitend zitierten Charakterisierung des menschlichen Lebens von Gadamer (▶ Abschn. 3.1.1) als „ein beständiges Schreiten durch die Gleichzeitigkeit von Vergangenheit und Zukunft" und der Feststellung Hillmanns (2005) „Das Leben ist nicht nur ein natürlicher Prozess; vielleicht noch mehr ein Geheimnis" (▶ Abschn. 1.1) sei an die seit der Vorgeschichte natürlich bedingte Widersprüchlichkeit des Denkens und Handelns der Menschen gedacht, an das gegenseitige Verletzen und Töten in Krieg und Frieden.

Diese Gedanken verbinden wir mit den Aussagen aus dem Geleitwort von Engelhardts zu Porters *Die Kunst des Heilens. Eine medizinische Geschichte der Menschheit von den Anfängen* bis heute, erstmals veröffentlicht 1882:

> Die Geschichte der Medizin verbindet – wie die Medizin selbst- Naturwissenschaften und Geisteswissenschaften, bezieht sich gleichermaßen auf Physiologie, Pathologie, Therapie, Arzt und Patient wie auf Gesellschaft, Politik, Recht, Künste, Philosophie und Theologie (Engelhardt 2000).

Aus diesen aus der Geschichte der Medizin entstandenen Feststellungen mögen trotz ihrer vielseitigen Problematik hoffnungsvolle Gedanken hinsichtlich der Zukunft der Menschen entstehen!

4.1.3 Die Plastische Chirurgie in der Zeit zwischen den Weltkriegen aus der Sicht von Gillies (1882–1960)

Über die schnelle Zunahme des Verlangens nach plastisch-chirurgischen Leistungen und deren Notwendigkeit nach dem 1. Weltkrieg schreibt Converse (1977):

> Gillies sagte mir, dass nach Schließen des Queens Hospital in Sidecup, er und Kilner sich wunderten, dass sie fähig wurden, in der Plastischen Chirurgie weiterzubilden. Wenn man über die schnelle Entwicklung während der vergangenen 25 Jahre nachdenkt, fällt es schwer zu realisieren, dass eine so geringe Nachfrage im zivilen Leben nach den Leistungen des Plastischen Chirurgen in den ersten ‚Zwanzigern' bestanden hatte. Die Zunahme an angeborenen Fehlbildungen, an Verletzungen in Verkehr und Industrie, nach exstirpierender Krebsbehandlung und Verbrennungen; die rapide Steigerung des Verlangens nach Ästhetischer Chirurgie; und die ‚wetteifernde industrielle Gesellschaft' sind einige der Ursachen der gewachsenen Nachfragen nach Plastischer Chirurgie. Gillies richtete 1916 eine ‚maxillofacial unit' in Aldershot ein und transferierte sie nach Sidcup (Kent). Er war der einzige britische Chirurg der in dieser Zeit diese Art der Chirurgie durchführte und 11.000 Verletzte in Sidecup behandelte. Kilner kam 1919 zu Gillies. Zu ihnen kam A. H. McIndoe 1931, gefolgt von R. Mowlem 1937, die ‚Big Four' vervollständigend, welchen die meiste Plastische Chirurgie des ‚United Kingdom' der späten

dreißiger Jahre anvertraut wurde ... Als die Tätigkeit an den Verletzten des 1. Weltkrieges nachließ, wurde die Zukunft der Plastischen Chirurgie unklar. Mit dem Entschluss die begonnene Arbeit fortzusetzen, ließ sich Gillies in London, als Erster des Landes nieder und Kilner folgte ihm als Assistent (Converse 1977, S. 11).

4.2 Geschichte der Fachverbände der Plastischen Chirurgie zwischen den Weltkriegen

In der Zeit zwischen den Weltkriegen fangen Plastische Chirurgen in verschiedenen Ländern an, sich in Verbänden zu organisieren. Der Erste dieser Verbände ist der amerikanische „Board of Plastic Surgery". Es folgen Frankreich und Europa. Fachzeitschriften etablieren sich und es erscheinen wichtige Veröffentlichungen über Plastische Chirurgie.

4.2.1 Der Weg zum „Board of Plastic Surgery"

Auf die Schwierigkeiten der jungen Plastischen Chirurgen der späteren Zeit und den schwachen Stand ihres Gebietes in Amerika ist von Converse (1977) hingewiesen worden. Um dieses, für die Jahre zwischen den Weltkriegen begreifbar zu machen schreibt er:

》 In jener Zeit wurden Plastische Chirurgen in der Öffentlichkeit als ,face lifter' und ,nose whittlers' [Nasenschnitzer] betrachtet. Tatsächlich waren im Land wenige Chirurgen wegen ihrer Fähigkeiten auf den speziellen Gebieten der Plastischen Chirurgie bekannt. Es gab auch solche, die nahe an der Grenze zwischen ethischen und unethischen Han-

deln waren und einige befanden sich unter diesem Niveau. Blair empfand, dass jene, die sich geringfügig unter dem ethischen Niveau befanden, unterstützt werden könnten, wenn ihnen eine geeignete Anerkennung gegeben würde. Damit könnten ihre fachlichen Qualitäten zum Beweis der Güte der Plastischen Chirurgie genutzt werden (Converse 1977, S. 15).

Die Gründung der 1. American Association of Oral and Plastic Surgeons ist als erste Institution dieser sich integrierenden Gebiete am 8.8.1921 in einem der Länder der USA und auch Europas erfolgt (Randall et al.1996). Der Einführung des „Board" vorangegangen war 1931 die Gründung der 2. American Society of Plastic and Reconstructive Surgery durch „Dr. Jaques Maliniac, ein Mann mit bemerkenswerter Voraussicht", (Aufricht 1981; McDowell 1978). McDowell wurde 1963 Präsident der „American Association of Plastic Surgery" (AAPS), siehe ◘ Abb. 4.1.

Die Zahl der Teilnehmenden war bis zum 2. Weltkrieg gering. Die Anwesenden standen um den Operationstisch des Gastgebers herum und betrachteten seine Operationen. In der Zeitschrift *Revue de Chirurgie Plastique* sind bis 1940 die „Proceedings" der „American Society of Plastic and Reconstructive Surgery" veröffentlicht worden. Ihre Bezeichnung wurde 1941, zehn Jahre nach ihrer Gründung der Einführung des Board of Plastic Surgery (1937) entsprechend, in 3. „American Association of Plastic Surgeons" geändert.

Converse veröffentlichte 1967 einen Bericht über die 1937 erfolgte Gründung des American Board of Plastic Surgery. Er bezeichnete Blair als Vater dieses Erfolges: „In einem ,editorial' mit dem Kapitel ,Surgery, Specialty Surgery, and Plastic Surgery' hatte Blair in den USA die Notwendigkeit des Board of Plastic Surgery 1936 angekündigt" (Converse 1977).

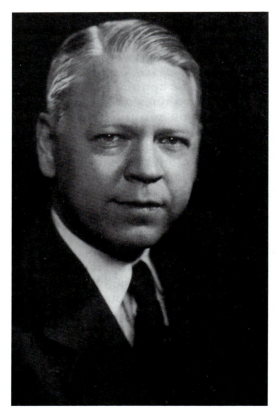

○ **Abb. 4.1** Porträt Dr. Frank Mc Dowell, 1963 Präsident der American Association of Plastic Surgery/AAPS. (Aus Randall et al. 1996; mit freundl. Genehmigung)

Zu Unstimmigkeiten führende Interessen an der Plastischen Chirurgie

Von Ivy (1971, S. 552) wurden die Schwierigkeiten auf dem Weg zur fachlichen Spezialisierung der Plastischen Chirurgie beschrieben, die durch differierende Interessen und Bestrebungen entstanden. Interesse an der Plastischen Chirurgie hatten die Allgemeinmediziner, die Section on Stomatology of the American Medical Association und einzelne Ärzte, welche die radiologische Behandlung von Malignomen vornahmen.

Veröffentlicht wurden, ohne Angabe der Berichterstatter, die „Minutes of the Annual Meetings"(Archives of Plastic Surgery). Sie berichten über gesellschaftliche, organisatorische, ökonomische Fakten und über Mitteilungen von neuen Behandlungstechniken, welche in jährlichen Treffen von ausgewählten fachlich interessierten Chirurgen berichtet wurden und die von wachsenden Gruppen von Ärzten verschiedener Gebiete abgehalten wurden. Die Schwierigkeiten entstanden im Lauf der Weiterentwicklung der genannten Ärzte, deren Gebieten und Institutionen. Sie erschwerten in allen Ländern die didaktische, theoretische und praktische Weitergabe der Plastischen Chirurgie an jüngere interessierte, aber noch nicht für nahe liegende andere Gebiete spezialisierte Ärzte.

Das Projekt von Esser des „World Center for Plastic Surgery im Mare nostrum"

Im 1. Weltkrieg leistete der holländische Chirurg Johannes Esser seine freiwillige Hilfe mit der österreichischen Armee in Wien und entwickelte Methoden der Rekonstruktion bei Gesichtsdefekten, wie die Rotationslappen. Nach dem Krieg arbeitete er in München und danach in Monte Carlo. Vor dem Krieg, 1930, erhielt er eine von Converse (1977, S. 17) beschriebene Audienz bei Mussolini im Palazzo Venezia in Rom, bei der er sein Projekt eines „World Center for Plastic Surgery im ‚Mare nostrum'" (Mussolinis imperiale Bezeichnung des Mittelmeers) vorschlug, das wegen des bevorstehenden Krieges scheiterte.

4.2.2 Zeitschriften für Plastische Chirurgie, Entstehung der „French Society of Reparative and Esthetic Surgery"

Die Geschichte der Plastischen Chirurgie verdankt dem Buch von Converse (1964, 1977) die Überlieferung der weiteren nachfolgenden Geschehnisse. Noch vor dem 2. Weltkrieg ist von Coelst 1931 die *Revue de Chirurgie Plastique* herausgegeben worden. Auf Anraten von Esser wurde sie später in *Revue de Chirurgie Structive* umbenannt. Coelst gewann ein international

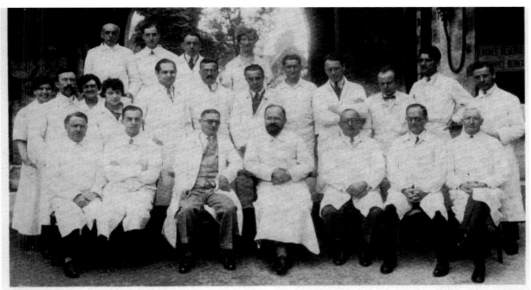

FIGURE 1–2. A photograph taken at the Hospital Saint-Louis in Paris in 1927 following the International Clinic. From left to right (seated): Myron Metzenbaum (Cleveland), Gustavo Sanvenero-Rosselli (Milan), Ferris Smith (Grand Rapids), Fernand Lemaitre, Paris; the next two are unidentified; extreme right: W. T. Coughlin (New York). Standing behind M. Metzenbaum: M. Roy (Quebec). (From Converse J. M.: Plastic surgery: The 20th century: The period of growth (1914–1939). Surg. Clin. North Am., 47:261, 1967.)

Abb. 4.2 Gruppenbild der Teilnehmer an dem von Lemaître (1. Reihe Mitte) an der International Clinic 1927 und 1928 veranstalteten Kurs. Sanvenero Rosselli befindet sich an zweiter Stelle in der 1. Reihe. (Aus Converse 1977; mit freundl. Genehmigung)

hoch angesehenes Gremium mit den international wohlbekannten Namen wie Burian (Prag), Dufourmentel (Paris), Esser (Monaco), Hofer (Wien), Joseph (Wien), Kilner (London), Lexer (München), Manna (Rom), Sanvenero Rosselli (Milano), Pierce (San Francisco). Die Arbeiten wurden in der von den Autoren gewünschten Sprache veröffentlicht, die Zusammenfassungen erfolgten in Englisch, Deutsch und Französisch. Ein Zeugnis guter interdisziplinärer Kommunikation findet sich in der von Claué und Dartigues herausgegebene Schrift *Revue*, die den Inhalt des ersten Kongresses der French Society of Reparative and Esthetic Surgery veröffentlichte.

Unter den 1931 in Paris beteiligten Teilnehmern an dem Kongress waren nur wenige „full-time" praktizierende Plastische Chirurgen, allgemeine Chirurgen, Hals-Nasen-Ohrenärzte, „oral and dental surgeons" und „orthodontists", die entweder „full- or part time" in den unterschiedlichen Bereichen der Plastischen Chirurgie tätig waren. Von Converse (1977, S. 17) wurde für die Zeit von 1917–1939 Sanvenero Rosselli wegen seines fachlichen Rufes als der „most illustrious" („berühmteste, erlauchteste") Teilnehmer am 1927 und 1928 von Lemaître an der „International Clinic" in Paris gehaltenen Kurs bezeichnet.

4.2.3 Gründung der „European Society of Structive Surgery" und der „European Society of Plastic Surgery"

Die 1936 mit ihrem ersten Kongress in Brüssel erfolgte Gründung der European Society of Structive Surgery ist für Converse (1967, 1977) in der Geschichte der Plastischen Chirurgie dieser Periode von großer Bedeutung gewesen. Gillies, Esser, Kilner und Sanvenero Rosselli nahmen teil

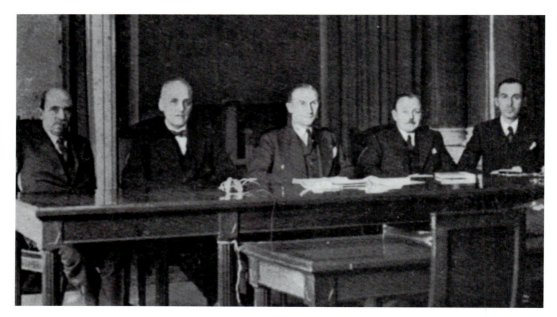

Abb. 4.3 Gruppenbild 1936 in Brüssel. Officers of the first European Congress of Structive Surgery. Erster von links ist Sir Harold Gillies, Letzter in dieser Reihe ist Sanvenero Rosselli. (Aus Converse 1977; mit freundl. Genehmigung)

(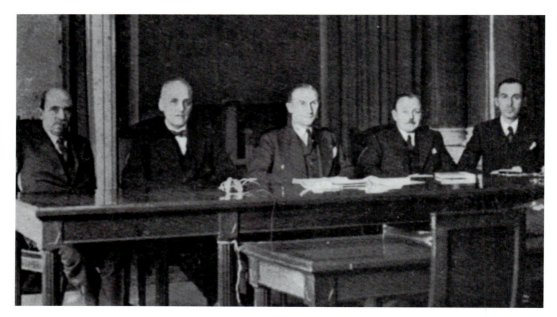 Abb. 4.5). Es folgten jährliche Kongresse in London und Mailand. Anlässlich der dritten Tagung 1938 in Mailand wurde von Sanvenero Rosselli die neue internationale Zeitschrift *Plastica Chirurgica* herausgegeben. Er veranstaltete einen Lehrkurs für das Training von Plastischen Chirurgen in Italien. Eine weitere Ausgabe konnte wegen des Beginns des 2. Weltkrieges nicht mehr erfolgen (Converse 1964, 1977 und 1967). Converse schreibt abschließend:

> Dieser internationale Kongress der ‚European Society of Plastic Surgery' war der Höhepunkt der Entwicklung der Plastischen Chirurgie vor dem 2. Weltkrieg … Er erbrachte 1936 Meilensteine der Fortschritte für die Anerkennung der Existenz dieses neuen Zweigs der Chirurgie, nicht nur in der Öffentlichkeit sondern auch für die akademische Welt (Converse 1977).

4.2.4 Besondere Beiträge in der Fachliteratur zwischen den Weltkriegen

Entscheidende Beiträge für den Fortschritt der Plastischen Chirurgie sind von den nachfolgend genannten Autoren in der Zeit zwischen den beiden Weltkriegen (1918–1939) geleistet worden.

Verbrennungen

Yngve Zottermann wird wegen seines bereits 1933 elektrophysiologisch erbrachten Nachweises der unterschiedlichen Leitungsgeschwindigkeit involvierter schmerzleitender Nerven von Voigt (1982) im Beitrag zur Monographie *Die Verbrennungskrankheit, Entstehung, Verlauf und Therapie* berücksichtigt. Die Feststellung der unterschiedlichen anatomisch und physiologisch bedingten Schmerzleitungsgeschwindigkeiten führte zur einer wissenschaftlichen und klinisch erprobten Indikation der medikamentösen Schmerzbehandlung Brandverletzter.

Fehlbildungen der Hand

Walther Müller gibt 1937 das Buch *Die angeborenen Fehlbildungen der menschlichen Hand* heraus. Vor dessen Erscheinen beschränkten sich die Veröffentlichungen „auf eine Aufeinanderreihung von einzelnen Beobachtungen mit anfänglichen Röntgendarstellungen" (Müller 1937). Das von Müller erdachte Konzept einer Untersuchung fehlgebildeter Hände ist ein Beispiel für das Entstehen einer neuen wissenschaftlichen Erforschung unter Einschluss von Anatomie, Röntgenologie, Genetik, formaler Entstehung/Ontogenese und Entwicklungsgeschichte in den Bereichen der Grundlagen und klinischen Medizin. Dieses Konzept entspricht dem Gedanken der „Neuen Wissenschaft", die in der *Propyläen Weltgeschichte* von Mann und Baumgarten (1991) aufgezeigt worden ist. Die dort zitierte wertvolle Literatur geht bis zu Annandale (1865), Fumagalli (1872), Fischer (1880), Deffner (1898), Joachimsthal (1893, 1906, 1895, 1896, 1898, 1990, 1902) und Wolf (1887) zurück. Die Veröffentlichungen von Braus (1908), Schwalbe (1906), Valentin (1930) werden hier als besonders relevante Beispiele genannt.

Für die lupenpräparatorischen Untersuchungen fehlgebildeter Hände im Anatomischen Institut in Hamburg und in den Kliniken für Chirurgie in Hamburg und Lübeck und nach Gründung der dortigen Klinik für Plastische Chirurgie wurde das Konzept Müllers (1937) und die Arbeit Bunnells (1944–1964) über die Entwicklungsgeschichte, vergleichende Anatomie, und operative Therapie bei Fehlbildungen zum Vorbild. Es erfolgten unter anderem Lupenpräparationen angeborener Fehlbildungen mit Feststellung von Musterbildungen der Funktionsstrukturen, als Grundlagen der Entwicklung, Klassifikation und Chirurgie der Hand. (Lösch 1970; Lösch u. Duncker 1967; Wehr 1981; Lösch et al. 1980; Schrader 1991).

Es sei hier daran erinnert, dass wir uns vorgenommen haben, in der Kulturgeschichte eines medizinischen Fachgebiets, hier der Plastischen Chirurgie, die Entstehung und Entwicklung des zeitgenössischen Wissens bis in die Zeit der „neuen Wissenschaft" und darüber hinaus bis zu der „Welt von Heute" (Mann 1985, S. 1085) zu berücksichtigen.

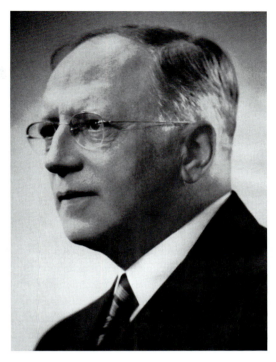

Abb. 4.4 Porträt Sterling Bunnells. (Aus Bunnell 1964)

4.2.5 Sterling Bunnells *Surgery of The Hand*

Es handelt sich um die 4. Ausgabe des 1944 erschienenen Werkes von Bunnell (1882–1957), den Converse (1977) als „towering figure" („überragende Figur") der Zeit zwischen den beiden Weltkriegen bezeichnete (Abb. 4.4). Bunnell fundierte sein 700 Seiten umfassendes, für die Zukunft wegweisende Werk auf die folgenden philosophischen Gedanken:

» Die Hand ist ein Organ des Greifens, wie auch der Sensibilität und des Ausdrucks.

Durch Gebrauch der Hände erfahren wir Gestalt, Größe, Steife und Beschaffenheit von Gegenständen und kombinieren diese Informationen mit den Eindrücken von anderen Sinnen, um in unserem Gehirn Kenntnis unserer Umgebung zu erreichen. Wir verwenden unsere Hände nicht nur als Werkzeuge zum Greifen Festhalten, Schieben, sondern mit unserem Gehirn steuern wir die Hände, um Instrumente für besondere Zwecke herzustellen. Niedere Tiere besitzen spezialisierte Klauen, während der Mensch Waffen anfertigen und halten kann. Unsere Hände führen zur Erweiterung des Intellekts; durch Annäherung der trainierten Endglieder des Daumens und der Finger können Blinde lesen, und durch das geschriebene Wort lernen wir aus der Vergangenheit und übertragen es in die Zukunft. Die normale Hand ist ein pentadaktyler organischer festgelegter Teil; seine feinere Beweglichkeit und Sensibilität sind im Lauf von Epochen aus dem Vorläufer, der Extremität der Amphibien gebildet worden. Sie ist nicht autonom und benötigt die Kontrolle übergeordneter Zentren. Es ist das Gehirn, das dem Menschen eine eigene Stellung verleiht, aber das Gehirn, indem es über die Mechanismen der Hand einwirkt, hat ihm geholfen zum Meister des Universums zu werden. Um eine geschädigte Hand wiederherzustellen, müssen wir die Normale kennen. Die Chirurgie der Hand ist die der oberen Extremität, so kann die mechanische Basis der Hand am Ellbogen sein, ihr dynamischer Ursprung ist das Gehirn. Alle Bewegungen der Schulter, des Ellbogens und des Vorarms erfolgen, um die Hand in eine geeignete Stellung für die Funktion zu bringen. Diese Teile können normal sein, ohne eine sensible Hand sind sie jedoch von geringem Nutzen. Demgegenüber leistet eine normale Hand ohne stabilen Ellbogen und Schulter nur wenig mehr als eine geringe Hilfe (Bunnell 1958).

Mit seinem Werk hat Bunnell mit der naturwissenschaftlichen Begründung der ethischen Grundsätze der Plastischen Chirurgie und in ihr der Handchirurgie wesentlich dazu beigetragen, dass die vorangehend gestellte erste Frage, ob die Plastische Chirurgie an der Entwicklung der „Neuen Wissenschaft" im 20. Jahrhundert teilgenommen habe, mit deutlicher Zustimmung beantwortet werden kann.

In der Zeit der Medizin als „neue Wissenschaft" sind dank der klinischen operationstechnischen Fortschritte der Monospezialität der Plastischen und Ästhetischen Chirurgie und ihres handchirurgischen Bereichs für die Menschen, die dazu erreicht werden können, wesentliche Vorteile erarbeitet worden. Für die *Kunst des Heilens* (Porter 2000) ist über das plastisch-chirurgische Fach weit hinausgehendes Wissen für ihre Grundlagen als neue Wissenschaft geerntet worden. Dieses Wissen betrifft, alle fachübergreifenden Bereiche nennend, die Entwicklungsgeschichte, Embryologie/formale Entstehung, Genetik, Soziologie, Psychologie und Ethik (Lösch 1989).

Bunnell (1964) verdeutlicht die Bedeutung der Hand des Menschen innerhalb des kulturgeschichtlichen Lebens (◘ Abb. 4.4). Er macht auf ein wesentliches, noch nicht entsprechend erforschtes, Grundlagenwissen der Handchirurgie aufmerksam. In der „neuen Wissenschaft" sollte die Bedeutung der Hand durch Zusammenarbeit der Spezialisten für die „Selbsterkenntnis" des Menschen verbessert werden. Man denke an die Darstellung der Hände des Schöpfers und Adams in der Sixtinischen Kapelle (▶ Kap. 1). Sie zeigen mehr als die Fähigkeit der Hand als „Werkzeug der Werkzeuge". Besonders das Kapitel „Phylogenese und vergleichende Anatomie: Die Entstehung der Glieder, Phylogenese der Binnenmuskeln der Hand, Schultergürtel, Arm, Vorderarm, Hand, Phylogenese und Differenzierung der Muskeln von den Amphibien zu den Säugetieren, ungewöhnliche Anpassungsformen der Manus, die Primatenhand" des Buches in deutscher Sprache von Bunnell in der Übersetzung von Böhler (1958) *Die Chirurgie der Hand* können, bei vergleichender Betrachtung des Wissens von Spezialisten verschiedener Gebiete zu einem gemeinsamen Verständnis in der „neuen Wissenschaft" führen. Das von Bunnell vermittelte Verständnis der Primatenhand stimmt überein mit den im 1. Kapitel dieses Buches bereits behandelten Arbeiten von Eibl-Eibesfeldt, Duncker, „Die Kulturfähigkeit des Menschen aus Goethes Sicht" und der anderen Autoren der Beiträge in dem von Manger (2003) herausgegebenen Werk *Goethe und die Weltkultur* (▶ Kap. 1).

Zu den Pionieren der Handchirurgie gehören nach Converse (1977) und anderen Autoren Kanavel, Koch, Auchincloss, Cutler (1942) in den USA, der Anatom Wood-Jones in England und Iselin (1958) in Frankreich.

4.2.6 England, Schweden und Deutschland

Von der Entstehung und Entwicklung der von Gillies, Kilner in Kent und Joseph in Berlin geleiteten Zentren ist bereits berichtet worden (▶ Abschn. 3.3). Es sei hinzugefügt, dass der schwedische Chirurg Ragnell in England bei Gillies weitergebildet wurde, 1937 nach Stockholm zurückkehrte, wo er dem von ihm eingerichteten Karolinska Institute vorstand (Ragnell 1965; Converse 1977). Dies war der Beginn der Tschechischen plastisch-chirurgischen Schule. Die in der Zeit des 1. Weltkrieges ausgeübte Kunst des Heilens in der Plastischen Chirurgie bestand weitgehend in der Behandlung von Schussverletzungen im Bereich des Gesichtes und Halses. Dieses gilt auch für die von Lexer (1931) herausgegebene *Wiederherstellungschirurgie*.

Im notwendigen Abstand von den gegnerischen Fronten mussten die mit schweren Defekten einhergehenden Verletzungen so weit wie möglich mit weitgehend ähnlichen Methoden geheilt werden. Die Zahl der vom Krieg ge-

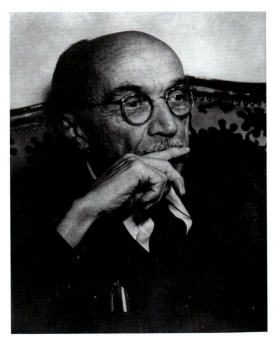

Abb. 4.5 Porträt Frantisek Burian. Aus Burian (1967), Vol. 1

zeichneten Invaliden und die in den von Gillies und Joseph geleiteten „Plastisch Chirurgischen Zentren" über Jahre weiter behandelten Invaliden blieb sehr groß. Dieses gilt auch für die von Lexer in der von ihm geleiteten Chirurgischen Universitätsklinik in München operierten Patienten.

4.2.7 Österreich Ungarn und Tschechien

Burian (1881–1966) schrieb im Vorwort seines 1967 herausgegebenen dreibändigen Werkes *The plastic surgery atlas*, dass er im 1. Weltkrieg im „7th Corps of the former Austro-Hungarian Army" die „plastic unit" eingerichtet habe. Nach dem Ende der Monarchie sei die Einheit nach Prag transferiert worden. Sie wurde zu einer der zivilen Bevölkerung dienenden Einrichtung umgewandelt und wurde allmählich zur größten Europas (Converse 1977, S. 21).

> Sie zog viele ausländische Chirurgen an, es war aber zu dieser Zeit keine einfache Arbeit. Ich begann mit der Plastischen Chirurgie gleichzeitig mit Harold Gillies, konnte mich jedoch nie wie er über öffentliche Unterstützung, Erleichterungen und Ausstattungen freuen. Im Gegenteil musste ich gegen den starken Widerstand der Chirurgen, die eine Zersplitterung ihres chirurgischen Reiches befürchteten, die HNO-Ärzte und Stomatologen kämpfen, die ihren heiligen Anspruch auf die Nase, den Mund, die Lippen und auch die Wangen erhoben. Im Jahr 1932 wurden diese Schwierigkeiten in unserem Land mit der Einführung der Plastischen Chirurgie als fachärztliches Gebiet beendigt, ein weltweit erstes Ereignis (Burian 1967, S. 7).

1938 wurde Burian zum Professor und Lehrstuhlinhaber für Plastische Chirurgie an der Karls Universität in Prag ernannt. Converse (1977) berichtet, dass er 1938 „das Glück hatte mit Burian zwei Wochen in seinem neuen mit der Hilfe der Rockefeller Foundation eingerichteten Hospital zu verbringen". Der Autor konnte Burian und seine vielseitig ihm helfende und unterstützende Tochter Klásková bei einem Besuch Sanvenero Rossellis in Mailand in der „Clinica Città di Milano" erleben (Burian 1967 ◘ Abb. 4.2).

4.2.8 Frankreich und die „International Clinic"

In der Zeit zwischen den Weltkriegen veranstaltete der HNO-Facharzt Lemaître (◘ Abb. 4.3) als „assoziierter Professor" der medizinischen Fakultät in Paris in der von ihm geleiteten „International Clinic" jährlich von 1925 bis 1928 mit internationalem Lehrkörper ausgestattete Kurse. Zu dem Lehrkörper gehörten Sheehan, Smith, Kilner und Joseph. Da es keine anderen Möglichkeiten gab, sich in der Plastischen Chirurgie auszubilden, wurden diese Kurse von einer Reihe

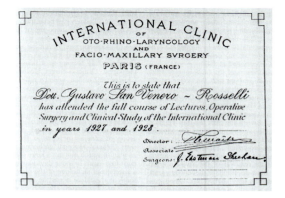

◘ **Abb. 4.6** Das Sanvenero Rosselli überreichte Diplom für die Teilnahme am Kurs der International Clinic, gez. von Lemaître und G. Eastman Shehan. (Aus Converse 1977; mit freundl. Genehmigung)

von Chirurgen aus Europa und den USA besucht. Der Wichtigste unter diesen war Sanvenero Rosselli, der im Jahr 1964 Organisator des „Fourth International Congress of Plastic Surgery" in Rom wurde (Converse 1977).

Als Assistent in der fachärztlichen Weiterbildung in dessen Klinik konnte der Autor an der Ausrichtung der Tagung als Vortragender und an der wissenschaftlichen Ausstellung mitwirken. Im ersten Band seiner *Reconstructive Plastic Surgery* zeigt Converse (1964, 1977) Bilder des Kurses von Lemaître und das Teilnehmerzeugnis von Sanvenero Rosselli (◘ Abb. 4.6).

Während der Assistentenzeit (1959–1963)

> … teilte Sanvenero Rosselli [dem Autor] mit, dass er in seiner eigenen Lehrzeit zum Plastischen Chirurgen nach einem sehr überzeugenden 14-tägigen und von ihm gut honorierten, Gastarztbesuch am letzten Tag von Joseph empfangen worden sei. Seine Bitte, länger bleiben zu dürfen, wurde jedoch erst erfüllt, nachdem er die von Joseph verlangte erneute Summe überreicht hatte – wozu er kurzfristig ins heimatliche Genua zurückkehren musste, um sie sich von einem Onkel zu leihen. Nach Ablauf der weiteren 14 Tage wurde Sanvenero Rosselli, ausgerüstet mit

kostbarem Wissen, pünktlich und freundlich entlassen (Lösch 2003, S. 29).

4.3 Die Plastische Chirurgie in den am 2. Weltkrieg beteiligten Ländern

> Die Plastische Chirurgie nimmt Fahrt auf: in den Ländern, die am 2. Weltkrieg beteiligt waren, gibt es Fortschritte. Die Entwicklungen in England, USA, Australien, Südafrika, Italien, Frankreich, Österreich und Deutschland werden in diesem Kapitel beleuchtet.

4.3.1 England

Unter Leitung des „Emergency Medical Service" wurden spezielle Zentren für die Behandlung von Verletzten durch die „Bombardements" eingerichtet. Gillies (◘ Abb. 4.3) setzte sich für das Schaffen von geeigneten Einrichtungen für die Behandlung aller Patienten, des Militärs, der zivilen Bevölkerung und der schwer Brandverletzten die eine plastisch-chirurgische Behandlung benötigten. Die plastisch-chirurgischen und maxillofacialen/kieferchirurgischen Zentren wurden zu Ausbildungsstätten für Chirurgen der westlichen Alliierten mit beachtlichen Fortschritten auf diesen Gebieten.

Ähnliche Einheiten sind in den Army and Navy General Hospitals in den USA eingerichtet worden. Handchirurgische Zentren, allgemein verbunden mit plastisch-chirurgischen Zentren, standen unter der Leitung von Bunnell. In den Jahren des 2. Weltkrieges erreichten in der Öffentlichkeit einige Plastische Chirurgen wie Wallace, Clarkson, Mathews, Gibson, Mowlem und viele andere Anerkennung und Bekanntschaft. Die Zahl von 25 britischen Fachärzten für Plastische Chirurgie wurde erreicht.

Das größte britische Zentrum entstand in East Grinstead für die „Royal Air Force mit McIndoe als Kommandeur". In dem Zentrum konnten bis zu 200 Patienten aufgenommen und „zahlreiche britische Plastische Chirurgen trainiert werden". Durch ihre Tätigkeit hatte das Fachgebiet in der britischen Öffentlichkeit großes Ansehen erreicht. McIndoe wurde sogar für seine Leistungen in den Adel erhoben (McDowell 1978).

Gleichzeitig mit dem nächtlichen Einsatz der V1 und V2 über London im Jahr 1943 und der dadurch enorm gesteigerten Zahl der Verletzten wurde das „Wundermittel" Penicillin in den plastisch-chirurgischen Einheiten eingeführt. Im Februar 1944 wurde auf der Basis einer von Mowlem geleiteten Studie über die mit dem „Antibioticum" erreichten Resultate beraten. Die 24 beteiligten Chirurgen hatten nach der Anwendung von Penicillin eine beachtliche Verbesserungen der Ergebnisse erreichen können. Während einer Pause rief „Sir Harold", der zum Schweigen aufgerufen hatte, „was denkt ihr ‚chaps' über das Bilden eines ‚Plastic Club'?" Die Reaktion war unmittelbar und enthusiastisch. Nach Erarbeitung der notwendigen Einzelheiten wurde bei der Zusammenkunft am 20.5.1944 in London die Satzung der British Association of Plastic Surgeons beschlossen. Für die Wahl der Gründungsmitglieder sollte eine „Association" gebildet werden. Danach mussten die Vorbereitungen unterbrochen werden. Sie konnten erst im Sommer 1946 wieder aufgenommen werden (Barron 1987).

4.3.2 USA

Im Vorwort zu der ersten Ausgabe seines Buches *Surgery of the Hand* (1944) stehen die in der vierten Ausgabe von Boyes (1964) übernommenen Worte Bunnells: „Wir sind jetzt in einer mechanisierten Epoche, dieses lässt erwarten, dass Hände zu Millionen verletzt werden. Diese Zeit kann als Epoche des Traumas definiert werden. Mit der Beschleunigung der Industrie und den mechanisierten Kampfhandlungen werden die Menschen ihre Hände verletzen". Das Gesagte entspricht den Tatsachen des 2. Weltkrieges. Mit der industriellen Herstellung und dem Einsatz der neuen mechanischen Waffen sind an allen Fronten und in der Industrie bis dahin nie da gewesene Zahlen mechanischer Verletzungen und sogar der Verlust der Hände erlitten worden. Die Behandlung und Heilung der Verletzten mit der Kunst der Plastischen Chirurgie der Hand führte naturgemäß zu großen Fortschritten auf diesem Gebiet.

In der Festschrift zum 75-jährigen Bestehen der „American Association of Plastic Surgeons" (1996) wird berichtet, dass sich seit dem Beginn des 2. Weltkrieges die Kämpfe weiträumig auf zwei Kontinenten ausbreiteten und die Verschiedenheit der Verletzungen neue, schwere Aufgaben stellte. Deshalb wurden in der „Army" und „Navy" der USA spezielle „Services" für Plastische Chirurgie eingerichtet. So im „General Hospital at the Valley Forge, Pennsylvania". Von den dortigen 2500 Betten wurden 1800 der Plastischen Chirurgie zugeordnet (Brown 1946). Es wurden dort zahlreiche Kurse für Ärzte, die in die vorderen Linien gingen, veranstaltet. Bis zum Ende des Krieges 1945 wurden 168 Fachärzte für Plastische Chirurgie diplomiert. Am Beginn waren es 60 gewesen, berichtet McDowell (1978), langjähriger Herausgeber des 1946 gegründeten Journal *Plastic and Reconstructive Surgery* der „American Society of Plastic and Reconstructive Surgeons".

Durch Davis war bereits 1919 das Konzept der Plastischen Chirurgie formuliert worden: „Ihre Reichweite geht von dem Kopf bis zu den Sohlen der Füße, und ihr Ziel ist primär die Wiederherstellung von Funktion und Wohlbefinden und damit einhergehend die Verbesserung des Aussehens". In der Zeit des Krieges erfuhr die Behandlung der Brandverletzten eine neue, heilsame Qualität. Sie bestand in der Therapie des Schocks, des Flüssigkeitsverlustes, den nicht verklebenden Verbänden, dank des von französischen Nonnen eingeführten „tulle gras", der Vorsorge gegen Infektion, möglichst frühen freien Hauttransplantationen, Balance der Elektrolyte, balancierter Flüssigkeitszufuhr und schließlich in der gezielten Ernährung als standardisiertes Vorgehen (Hendrix u. Harrell 1971). Aus der Zusammenarbeit von MacGill und Gillies resultierte eine Perfektionierung der endotrachealen Narkose, die besonders vorteilhaft für die operative Behandlung der Gesichtsverletzten wurde (Randall et al.1996).

4.3.3 Australien und Südafrika

Nach einer Weiterbildung in England begann die Plastische Chirurgie in Australien mit Rank und Wackefield. Penn wurde im 2. Weltkrieg Leiter eines Hospitals für Verletzte, die Plastische Chirurgie benötigten. Er ist zum Pionier der Plastischen Chirurgie in Südafrika geworden (Converse 1977).

4.3.4 Italien und Frankreich

Nach Erhalten des von Lemaître und Shehan unterzeichneten Diploms der „International Clinic" in Paris (◘ Abb. 4.6) erhielt Sanvenero Rosselli von einer Stiftung in Mailand 1928 die Leitung des „Padiglione Mutilati del Viso" (ital. „Pavillon der Gesichtsversehrten") für die plastisch-chirurgische Behandlung der noch vorhandenen schweren Verunstaltungen nach Verletzungen des 1. Weltkrieges. So wie bei Burian in Prag führten die operativen Erfolge der sich erweiternden, nicht nach Körperregionen abgegrenzten Plastischen Chirurgie zu zahlreichen Patienten auch in der zivilen Bevölkerung.

Sanvenero Rosselli erweiterte das Zentrum für Plastische Chirurgie mit Zugewinn von Betten in einem benachbarten städtischen Krankenhaus und in der Privatklinik „Città di Milano". Von ihm wurde am 10.6.1934 die „Società Italiana di Chirurgia Plastica Ricostruttiva Estetica" gegründet. Während des 2. Weltkrieges wurden in den Abteilungen wieder Kriegsverletzte in Zusammenarbeit mit einem Lazarett der Deutschen Wehrmacht in Como Soldaten mit Verletzungen aller Körperregionen plastisch-chirurgisch geheilt.

» Diese Einrichtung stellte den Keim dar, aus dem im Jahr 1948 die Anerkennung als selbstständiges Fachgebiet ‚Plastische Chirurgie' und im Jahr 1962 der erste Lehrstuhl für Plastische Chirurgie in der Universität Turin für Sanvenero Rosselli hervorging (Lösch 2003).

In Paris wurde der 1920 geborene Chirurg D'Aubignée zum Leiter der Einheit für rekonstruktive Chirurgie der 1. französischen Armee bestellt. Durch seine Tätigkeit im Krieg entstand danach im „Hospital Cochin" ein neues Zentrum für orthopädische und rekonstruktive Chirurgie mit plastisch-chirurgischer Beteiligung. Seine Tätigkeit betraf hauptsächlich die Hand (Tubiana 1981).

4.3.5 Österreich und Deutschland

Von Converse (1977) wird notiert, dass Lexer sein eigenes Werk *Die Gesamte Wiederherstellungschirurgie* (1931) als Allgemeinchirurg veröffentlichte. Auf den letzten Seiten des vorangehenden 3. Kapitels wurde die Entstehung des Fachgebietes Mund-, Kiefer und Gesichtschirurgie und der ersten Kieferkliniken Europas 1914 in Wien und 1915 des Lazarettes in Berlin für die Behandlung von Kriegsverletzten geschildert. Der amerikanische Autor Converse beschreibt den Verlauf so:

» … in Deutschland sind Departments der ‚maxillofacial surgery/Kieferchirurgie' in Militärhospitälern für Gesichtsverletzte früh in den 1920er Jahren eingerichtet worden. Diese wurden von Axhausen in Berlin, Rosenthal in Leipzig und Lindemann in Düsseldorf geleitet. Diese drei Herren wurden die Gründer der ‚Deutschen Gesichts und Kieferchirurgie', zu diesen gesellte sich der sehr viel jüngere Wassmund. Deren Schüler, vor allem Schuchardt und Schmid, führten zum Übergang von der ‚maxillo-facialen' zu der Plastischen Chirurgie (Converse 1977, S. 22).

Dazu ist zu bemerken, dass mit dieser Beschreibung die Ereignisse der Jahre bis zu der Zeit nach dem 2. Weltkrieg extrem verkürzt und vereinfacht dargestellt werden, mit allen daraus resultierenden Abweichungen von der Realität.

Karl Schuchardt, Kieferchirurg (1901–1985), versorgte von 1939 an bis zum Kriegsende Kriegsversehrte und verantwortete als Leiter der Abteilung für Kiefer- und Gesichtschirurgie verschiedene Reservelazarette. In diese Zeit fällt die Entfaltung seiner Fähigkeiten in der wiederherstellenden Chirurgie des Gesichtes. Seine Habilitationsarbeit (1944) *Der Rundstiellappen in der Kiefer- und Gesichtschirurgie* machte ihn weltbekannt. (*Deutsches Ärzteblatt* 1972). Während der letzten Kriegswirren verlegte er aus der russisch besetzten Zone in Deutschland 200 verletzte Soldaten der Wehrmacht nach Lübeck in ein im Krankenhaus Ost eingerichtetes Lazarett.

Die nachfolgende Zeit führte dazu, dass in dieser in ein Universitätsklinikum umgewandelten Einrichtung 1974 unter Leitung seines Schülers, des Autors, in Hamburg an der medizinischen Universität zu Lübeck die Klinik für Plastische Chirurgie mit einer Einheit für Schwerbrandverletzte und einem Replantationsdienst abgetrennter Körperteile entstand. Der Direktor der Klinik war Facharzt für Kiefer- und Gesichtschirurgie und als Schüler Sanvenero Rossellis in Italien Facharzt für Plastische Chirurgie und Facharzt für Chirurgie mit der Zusatzbezeichnung Handchirurgie geworden. Die in diesem Zusammenhang aufgezeigten Qualifikationen können als ein Beispiel der Etappen dienen, die erforderlich wurden, um die Einrichtung einer Klinik für Plastische Chirurgie zu erreichen.

Tatsache ist, dass in der damaligen Zeit „ein beständiges Schreiten durch die Gleichzeitigkeit von Vergangenheit, Gegenwart und Zukunft"

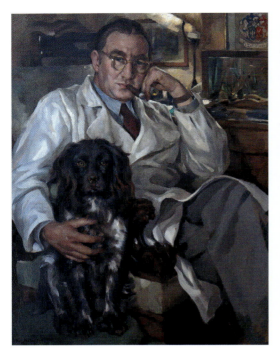

Abb. 4.7 Porträt Ludwig Zukschwerdt, Direktor der Klinik für Chirurgie im Universitätskrankenhaus Eppendorf in Hamburg, Gemälde von Carl Heinrich Lucas. Ruth Clausen, Sammlung Prof. Hans Michael Jebsen, Apenrade Dänemark

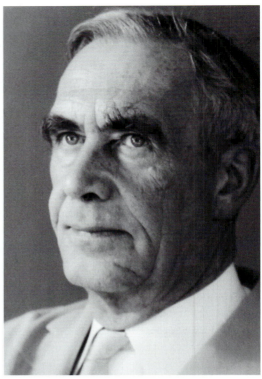

Abb. 4.8 Porträt von Helmut Remé. Aus der Bildergalerie der Dekane der Universität Lübeck

(▶ Abschn. 3.1.1) in der lateinischen und deutschen europäischen Kultur fruchtbar durchgeführt werden konnte. Es führte zum Erlangen der aufgezeigten fachärztlichen Fähigkeiten und war weitgehend durch die Bestimmungen der in der Bundesrepublik Deutschland geltenden Weiterbildungsordnung bedingt, in einer Zeit, in der die Plastische Chirurgie noch zur Selbstständigkeit eines Fachgebietes geführt werden musste. Die Fotografien in ◘ Abb. 4.7 und 4.8 zeigen wichtige Vertreter deutscher Chirurgie dieser Zeit: Ludwig Zukschwerdt (1902–1974) und Helmut Remé (1909–1980). Statt eines Porträts zeigen wir für den Pathologen Carl Krauspe (1895–1983) ein von ihm selbst fotografiertes Kunstwerk (◘ Abb. 4.9).

In seiner Abschlussvorlesung des Faches Chirurgie leitet Remé das auf die Chirurgie bezogene Thema „Menschlichkeit" mit der Frage nach der „Humanität" ein und bemerkt: „Ein mitleidiger Chirurg mit ungeschickten Fingern ist katastrophal, ein kalter Techniker schrecklich" (Remé 1979).

Über die Entwicklung der Plastischen Chirurgie in Deutschland während des 2. Weltkrieges schrieb Schmidt-Tintemann (1994), dass „– anders als bei den gegnerischen westlichen Alliierten – trotz größten Bedarfs – keine entsprechenden Behandlungszentren eingerichtet worden sind." Von ihr wurden auch Äußerungen des Professors der Chirurgie an der Universität Zürich, Ehrenmitglied der Deutschen Gesellschaft für Chirurgie, Nissen (1918–1981) zitiert. Er schrieb in seinen *Erinnerungen*: „… nazistische Autarkie, Arroganz und Selbstgefälligkeit haben die Deutsche Chirurgie aus ihrer Spitzenstellung entfernt." Der in der Geschichte bis dahin größte Land-, Luft-, und Seekrieg (1939–1945) forderte nach Schätzungen 55 Millionen Tote, 35 Milli-

4.3 • Die Plastische Chirurgie in den am 2. Weltkrieg beteiligten Ländern

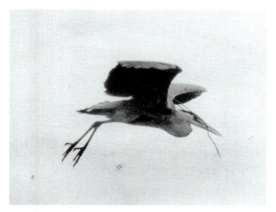

Abb. 4.9 Carl Krauspe: Flugbild einer „Ardea cinerea" (Graureiher). Mit einem Teleobjektiv aufgenommen. Geschenk an den Autor. Bildrechte: beim Autor.

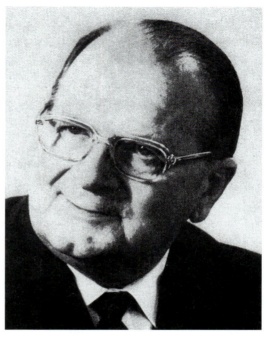

Abb. 4.10 Heinrich Bürkle de la Camp, Todesanzeige vom 3.5.1974 von Georg Maurer, München

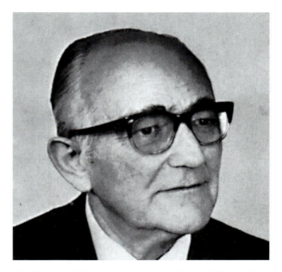

Abb. 4.11 Bild des „Trägers der Paracelsus Medaille der deutschen Ärzteschaft" Karl Schuchardt. Deutscher Ärztetag 1972.

onen verwundete Soldaten und Zivilisten. „Die Zeit von 1945 bis 1948 wurde gerne vernebelnd als Stunde null umschrieben" (Enzensberger 1990).

In Deutschland und auch Österreich wurde die Entwicklung zum selbstständigem Fachgebiet Plastische Chirurgie durch das Handeln und den Einfluss Schuchardts über den 2. Weltkrieg hinausgehend behindert. Er griff die Bestrebung des die Einheit des Lehrfaches Chirurgie erhalten wollenden Lexer 1931 geschickt auf, bis sein Verhalten zum Bruch seiner lange Zeit sehr guten Beziehung zu Heinrich Bürkle de la Camp (1895–1974; Abb. 4.10) dem Generalsekretär der Deutschen Gesellschaft für Chirurgie, führte. In der Todesanzeige, aufgesetzt von Georg Maurer, steht, dass bei Bürkle de la Camp ein Grundsatz für sein chirurgisches Denken entstand: „Die allgemeine Chirurgie muß Stamm des chirurgischen Baumes bleiben! Die speziellen Fächer sind die Äste und Zweige!"

Schuchardt wollte für Deutschland ein eigenes, von den Ländern, in denen die Plastische Chirurgie als fachärztliches Gebiet anerkannt worden war, sich unterscheidendes Konzept durchsetzen. Die Plastische Chirurgie sollte nach Körperregionen mit der Zuständigkeit der entsprechenden Fachgebiete geordnet werden (Abb. 4.11).

Nach Karl Schuchardt hat Erich Lexer (1931) mit dem Titel der zwei Bände *Die Gesamte Wiederherstellungschirurgie* eine Definition einge-

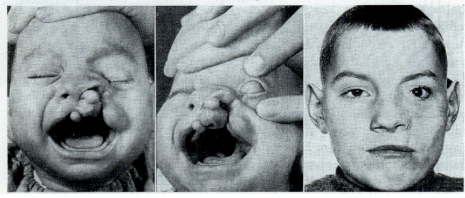

Abb. 4.12 Fotografie eines von Schuchardt operierten Kindes mit Lippen-Kiefer-Gaumenspalte und Aufnahme des Langzeitresultats, dem Autor „zur Erinnerung an gemeinsame Arbeit" überreicht.

führt mit der eine Chirurgie bezeichnet wird mit der „Form und Funktion wiederhergestellt werden." Im Sinne Lexers erklärte sich Schuchardt (1962) mit diesem Begriff einverstanden. Damit hätte die geschichtlich fundierte Entwicklung des Begriffes der Plastischen Chirurgie auf einen sachlich zu unterstützenden Weg gebracht werden können und die, mit den wesentlichen Worten Plastische Chirurgie zu verstehende besondere „plastisch-chirurgische Kunst des Heilens" ersatzlos gestrichen werden können. Eine Erinnerung an gemeinsame Arbeit ist ◘ Abb. 4.12.

Von Bedeutung ist, dass Lexer (1931) das Verfahren der Gesichtsspannung und die Operation der Hängebrust sowohl der atrophischen als der hypertrophischen seiner Wiederherstellungschirurgie zugeordnet hatte. Damit ignorierte er den Sinn des Begriffes „Plastische Chirurgie" und seine Bedeutung als Bezeichnung eines selbstständigen Fachgebietes. Ohne Bedenken hatte er ihre Inhalte dem Gebiet der sog. „allgemeinen Chirurgie" zugeordnet (▶ Kap. 3). „Unser tägliches Leben ist ein beständiges Schreiten durch die Gleichzeitigkeit der Vergangenheit und Zukunft" (Gadamer 1977).

Am Ende dieses Kapitels ist zu bemerken, dass in der Zeit des 2. Weltkrieges außerhalb Deutschlands die Plastische Chirurgie als einheitliches, nicht nach Körperregionen begrenztes Fachgebiet eine große Erweiterung ihrer Möglichkeiten und Achtung gewann. In Deutschland hatte mit dem 1. Weltkrieg bis zum Ende des 2. Weltkrieges und danach die Kiefer- und Gesichtschirurgie wesentliche Fortschritte und internationales Ansehen gewonnen (Converse 1977). In Deutschland fiel jedoch über Jahre eine Entwicklung mit Anerkennung der Plastischen Chirurgie als selbstständiges Fachgebiet aus.

Literatur

Aufricht G (1981) Gustave Aufricht 1894–1980. In: Chir. Plastica 6 Springer-Verlag
Archives of Plastic Surgery, The Countway Library, Harvard Medical School, Boston
Bargmann W In: Mann G (Hrsg) Der Weg der Medizin seit dem 19. Jahrhundert. Propyläen Weltgeschichte, Bd. 9. Propyläen Verlag, Berlin Frankfurt am Main, S 528–538
Barron JN (1987) The origins of BAPS. In: The History of the British Association of Plastic Surgeons. Churchill, Livingstone
Boyes J H (Hrsg) Plast. reconstr. surg. 1. Bunnell's surgery of the hand (1944, 1964) Pitman Medical Publishing Co. LTD. Montreal, J.B. Lippincott Company, Philadelphia
Brown J B (1946) Military plastic surgery (Editorial). In: Boyes J H (Hrsg) Plast. Reconstr. Surg. 1. Bunnell's Surgery of the Hand (1944, 1964) Pitman Medical Publishing Co. LTD. Montreal, J.B. Lippincott Company, Philadelphia, S 113
Bunnell S (1958) Die Chirurgie der Hand. Wilhelm Maudrich Verlag, Wien-Bonn-Bern (Böhler J (Übers))
Burian F (1967) The plastic surgery atlas Bd. I. Czechoslovak Medical Press, Prague (Butterworths, London)
Converse JM (1967) Plastic surgery: The 20th century. The period of growth (1914–1939). Surg Clibsn North Am 47:261 (Zitate vom Autor selbst ins Deutsche übersetzt)
Converse JM (1977) Introduction to plastic surgery. In: General Principles. Reconstructive plastic surgery, Bd. One. W. B. Saunders Company, Philadelphia London Toronto, S 1–21 ((Erstveröff. 1964) (Zitate vom Autor selbst ins Deutsche übersetzt))
Cutler CW (1942) The Hand – its disabilities and diseases. Saunders, Philadelphia
Davis JS (1919) Plastic surgery – its principles and practice. Blakiston, Philadelphia
Deutsches Ärzteblatt (1972) Die Information: Berichte und Meinung 75. Deutscher Ärztetag. Die Träger der Paracelsus Medaille der deutschen Ärzteschaft 1972
v Engelhardt D (2000) Geleitwort zu Roy Porter. In: Die Kunst des Heilens. Spektrum Akademischer Verlag, Heidelberg-Berlin
Enzensberger HM (1990) Europa in Ruinen. Augenzeugenberichte aus den Jahren 1945–1948. Eichborn, Frankfurt am Main

Gadamer H-G (1977) Die Aktualität des Schönen. Kunst als Spiel, Symbol und Fest. Philipp Reclam Verlag, Stuttgart
Gerlach W (1960) Physik und Chemie. In: Propyläen Weltgeschichte. Neunter Band. Propyläen Verlag, Berlin Frankfurt am Main
Hendrix J H, Harrell L D S(1971) A history of the American association of plastic surgeons, 1921–1971. Programme Insert, 50th Annual Meeting, Williamsburg, Virginia
Hillmann J (2005) Coda. Una nota sul metod. In: Il codice dell'anima 339–355: Adelphi 342, 351 Edizioni S.P. 7, Milano, (Erstveröff. 1996)
Iselin M, Gosse L, Boussard S, Benoist D (1958) Atlas de technique opératoire. Chirurgie de la Main. Flammarion, Paris
Ivy RH (1971) Notes on the conception, birth and growth of the journal, plastic and reconstructive surgery. Plast Recvonstr Surg 47:552
Kazanjian VH, Converse JM (1949) The surgical treatment of facial injuries. Williams and Wilkins, Baltimore
Lexer E (1931) Die Gesamte Wiederherstellungs Chirurgie Band Bd. I und II. Verlag Barth, Leipzig
Lösch GM, Duncker H-R (1967) Spezielle Anatomie menschlicher Missbildungen I. Die Löffelhand. In: Transactions of the fourth international congress of plastic and reconstructive surgery. Excerpta Medica Foundation, Amsterdam (IPRS Roma)
Lösch GM (1970) In: Bargmann W, Doerr W (Hrsg) Syndaktylien. Anatomie, Entwicklung, therapeutische Aspekte, normale und pathologische Anatomie. Monographien in zwangloser Folge, Bd. 23. Georg Thieme Verlag, Stuttgart
Lösch G M, Buck-Gramcko D, Schrader M, Cihack R, Seichert V(1980) Versuch der Klassifikation der Extremitätenfehlbildungen unter Berücksichtigung von morphogenetischen Faktoren, 5th European Anatomical Congress, 22nd Scientific Conference of the Faculty of Medicine, Charles University Prague, 10–14 September, 1979, Handchirurgie 1980
Lösch G (1989) Systematik und Ethik der Plastischen Chirurgie. In: v Engelhard D (Hrsg) (Hrsg) Ethik im Alltag der Medizin. Springer-Verlag, Berlin Heidelberg
Lösch GM (2003) Geschichte. In: Berger A, Hierner (Hrsg) Plastische Chirurgie. Grundlagen Prinzipien Techniken, Bd. 1. Springer-Verlag, Berlin Heidelberg New York, S 1–36
Manger K (Hrsg) (2003) Goethe und die Weltkultur. Universitätsverlag Winter, Heidelberg
Mann G (1985) In: Die Welt von Heute. Propyläen Weltgeschichte, Bd. 10. Propyläen Verlag, Berlin-Frankfurt am Main
McDowell F (1978) Plastic surgery. The twentieth century annals of plastic surgery 1(2):217–222
Minutes of the annual meetings, meetings of the board of trustees, treasurer's reports and secretarial correspondence, archives of plastic surgery. The Countway Library, Harvard Medical School, Boston
Müller W (1937) Die angeborenen Fehlbildungen der menschlichen Hand, Erb-und Konstitutionsbiologie der Hand. Georg Thieme Verlag, Leipzig

Ragnell A (1965) The development of plastic surgery in Stockholm in the last decennium. Acta Chirurgica Scandinavica, Supplementum 348

Randall P, Joseph G, McCarthy R, Wray C (1996) History of the american association of plastic surgeons, 1921–1966. Plast Reconstr Surg 8:1254

Remé H (1979) Dauer im Wechsel 25 Chirurgie in Deutschland. In: Schleswig- Holsteinisches Ärzteblatt 2/79

Remé H (1979) Personalia Helmut Remé zum 70. Geburtstag. Zentralblatt für Chirurgie Bitte Ausgabenummer der Zeitschrift angeben.volume(2):136

Voigt E (1982) Möglichkeiten und Probleme der medikamentösen Schmerzbehandlung Brandverletzter. In: Klinische Anästhesiologie und Intensivtherapie 25

Vorkamp W (2003) Mich selbst, ganz wie ich da bin, auszubilden. In: Manger K (Hrsg) Goethe und die Weltkultur. Universitätsverlag Winter, Heidelberg, S 227–238

Wallace AF (Hrsg) (1987) The history of the British association of plastic surgeons. The first forty years. Churchill, Livingstone

Wehr C (1981) Fehlbildungssyndrom mit Schnürfurchen, Pseudoligamenten, akralen Defekten und Syndaktylien – Anatomie und Entwicklung- Inauguraldissertation zur Erlangung der Doktorwürde an der Medizinischen Hochschule Lübeck

Schmidt-Tintemann U (1994) Plastische Chirurgie – der lange und steinige Weg eines Handwerkes. Vereinigung der Deutschen Plastischen Chirurgen. In: Mitteilungen 1/1, S 10–14

Schrader M (1991) In: Polydaktylie der Hände Vorschlag zu einer erweiterten Klassifikation. Handchir. Mikrochir. Plast. Chir, Bd. 23. Hippokrates Verlag, Stuttgart, S 115–127

Schuchardt K (1962) Wiederherstellungschirurgie bei Defekten der Lider, der Orbita und der angrenzenden Teile des Gesichts in Entwicklung und Fortschritt in der Augenheilkunde Fortbildungskurs für Augenärzte. H. Sautter (Hrsg). Prof. Dr. J. F. Bargmann Verlag, München

Tubiana R (1981) The hand. W.B. Saunders, Philadelphia London Toronto Mexico City Rio de Janeiro Sydney Tokyo

Zottermann Y (1933) Nervous mechanism of touch and pain. Acta psychiatscand 14:91

Die Zeit nach dem 2. Weltkrieg bis zur Europäischen Union

Günter Maria Lösch

5.1		Die Plastische Chirurgie nach Kriegsende in England, Deutschland und Österreich – 165
5.1.1		Situation nach Kriegsende – 165
5.1.2		England als Ort der Schulung deutscher Plastischer Chirurgen – 166
5.1.3		Außerhalb Englands durchschrittene Wege der Weiterbildung in Chirurgie, Plastischer Chirurgie und Gesichts- und Kieferchirurgie österreichischer und deutscher Universitätsangehöriger – 169
5.1.4		Kurzbiografien der Plastischen Chirurgen der Vereinigung der Deutschen Plastischen Chirurgen, die außerhalb Englands in Europa und den USA ihre Heilkunst erlernten – 170
5.2		Wichtige Entwicklungen im traditionsreichen Süden und Norden Europas – 175
5.2.1		Italien – 175
5.2.2		Schweden – 176
5.3		Entwicklungsstufen der Plastischen Chirurgie in Deutschland bis 1968 – 183
5.3.1		Eulner: Entwicklung der medizinischen Spezialfächer an den Universitäten des deutschen Sprachgebietes – 183
5.3.2		Das Dreiecksverhältnis: Spezialist – Fakultät – Regierung an den Universitäten – 185
5.4		Arbeitsgemeinschaft für Plastische Chirurgie und Deutsche Gesellschaft für Chirurgie – 188
5.4.1		Die Entstehung des Fachgebiets Mund-, Kiefer- und Gesichtschirurgie – 188

G. M. Lösch, *Plastische Chirurgie – Ästhetik Ethik Geschichte*,
DOI 10.1007/978-3-642-37970-3_5, © Springer-Verlag Berlin Heidelberg 2014

5.4.2	Gründung der Arbeitsgemeinschaft für Plastische und Wiederherstellende Chirurgie (1969)	– 189
5.4.3	Die Gedanken von Friedrich Müller, Rudolf Zellner, Ursula Schmidt-Tintemann und Dieter Buck-Gramko, die zur Gründung der Vereinigung der Deutschen Plastischen Chirurgen führten	– 190
5.5	**Die Jahre nach 1968 bis 1979**	**– 191**
5.5.1	Das Konzept der nationalen und internationalen Vertretung der Plastischen Chirurgie der Deutschen Gesellschaft für Plastische und Wiederherstellende Chirurgie 1968–1969	– 191
5.5.2	Das Konzept der wissenschaftlichen und berufspolitischen Vertretung der Plastischen Chirurgie seitens der „Vereinigung der Deutschen Plastischen Chirurgen" und der „Deutschen Gesellschaft für Chirurgie"	– 191
5.5.3	Das Dreiecksverhältnis: Spezialist – Fakultät – Regierung an den Universitäten und die Beurteilung von Bürkle de la Camp des Standes der Plastischen Chirurgie in Deutschland	– 193
	Literatur	**– 195**

5.1 Die Plastische Chirurgie nach Kriegsende in England, Deutschland und Österreich

> Europa in Ruinen: Augenzeugenberichte aus den Jahren 1945 bis 1948 werfen Licht auf den Allgemeinzustand der Zeit. Die Jahre von 1945 bis 1968 bedeuten zunächst Wiederaufbau. Der Marshallplan wird umgesetzt und die Europäische Wirtschaftsgemeinschaft wird gegründet. Die Plastische Chirurgie macht Fortschritte in Europa und in den USA. Auch in Deutschland bewegt sich etwas mit der Entstehung der Vereinigung der Deutschen Plastischen Chirurgen und ihren konkreten Zielsetzungen.

» Leben lässt sich nur rückwärts verstehen, muss aber vorwärts gelebt werden!
(Søren Aabye Kierkegaard)

5.1.1 Situation nach Kriegsende

Hätte jemand nach dem Ende des 2. Weltkrieges „den Höhlenbewohnern von Dresden oder Warschau damals eine Zukunft wie die des Jahres 1990 prophezeit, sie hätten ihn für verrückt gehalten" (Enzensberger 1990). In der Konferenz von Jalta wurde von Churchill, Roosevelt und Stalin beschlossen, dass in Deutschland Demontagen von Fabriken erfolgen und Reparationen erstattet werden sollten.

Mit der Doktrin des Präsidenten Truman (1884–1972) wurden die Beschlüsse von Jalta (1945) geändert. Es wurden einige Länder militärisch und wirtschaftlich unterstützt. Der Marschall-Plan des Jahres 1952 förderte den Wiederaufbau Europas (PRP); Deutschland konnte der EWG beitreten. Durch Wirkung der wirtschafts- und sozialpolitischen Konzepte Ludwig Erhards (1897–1977) wurden Erholung und Aufschwung erreicht (Lösch 2003, S. 33).

Toellner veröffentlichte die *Illustrierte Geschichte der Medizin* (1980). Das Kapitel: „Die Geschichte der Plastischen und Wiederherstellenden Chirurgie" wurde, unter der fachlichen Beratung des Instituts für Theorie und Geschichte der Medizin an der Universität Münster vom Schweizer Chirurgen Claude Verdan aus St. Gallen verfasst. Am Ende des Kapitels stellt er die Schulen des Gebietes dar, die in Europa in der Zeit nach dem 2. Weltkrieg entstanden. Begonnen wird mit Großbritannien, mit Gillies, McIndoe, Killner, Mowlem und seit 1944 in Edinburgh mit Wallace. In Italien beherrschte Gustavo Sanvenero Rosselli in den Jahren 1931–1973 die Szene. Er leistete zur Entwicklung des Fachgebietes einen entscheidenden Beitrag. In Schweden wenden Allan Ragnell und Tord Skoog (1916–1977) in der Plastischen Chirurgie der Hasenscharte (► Abschn. 5.2.2), bei der Dupuytren-Krankheit und bei zahlreichen Problemen der kosmetischen Chirurgie neue Methoden an.

In Amerika machten es Plastische Chirurgen möglich, Verfahren zur Entnahme von Hauttransplantaten mit einer „ad libitum" gewählten Dicke zu vereinfachen und zu verallgemeinern. Blair, später dann Blair und Brown (1929) verdanken wir die Beschreibung zahlloser Anwendungsmöglichkeiten von Transplantaten verschiedener Stärke.

Padgett und Hood (1939) erfanden das sinnreiche „Dermatom", das ihren Namen trägt. Je mehr man Erfahrungen gewinnt, desto mehr verlässt man die Methode der Stiellappen zugunsten von Transplantaten und präzisiert ihre jeweiligen Anwendungen. Das Buch von Brown und McDowell, das 1939 erschien, zeigt die zahllosen Möglichkeiten der Hauttransplantation und ihren unvergleichlichen Wert. Danach wird an das von Gosset entwickelte „elektrische Dermatom" erinnert.

> Schließlich hat der 2. Weltkrieg mit den entscheidenden Beiträgen der heutigen großen Meister der modernen Plastischen Chirurgie, wie John Marquis Converse in New York, demonstriert, welchen unerlässlichen Platz der Plastische Chirurg in der Behandlung von Verletzten aller Art einnehmen sollte (Verdan 1980).

Wir werden uns nun detaillierter mit der Geschichte der Plastischen Chirurgie in der Zeit nach dem 2. Weltkrieg in den europäischen und besonders in den deutschsprachigen Ländern befassen. Dargestellt werden der berufliche Werdegang der deutschen Plastischen Chirurgen, Gründung, Satzung (1968), und Geschichte der Vereinigung der Deutschen Plastischen Chirurgen (VDPC) (Abb. 5.1). Mit koordiniertem chirurgischem, sozialem und wissenschaftlichem Einsatz für das physische und psychische Heilen der Hilfe Suchenden konnte von der anfänglich sehr kleinen Gruppe von Ärzten die angestrebten Ziele erreicht werden.

Im eigenen Land führte dieser Einsatz nach elf Jahren, als erster Erfolg der Deutschen Gesellschaft für Chirurgie, 1979 zur Anerkennung der Plastischen Chirurgie als ein Teilgebiet des Gebietes der Chirurgie. Hilfreich war, dass 1977 in Europa die offizielle Mitgliedschaft der VDPC in der Sektion Plastische Chirurgie der UEMS erreicht werden konnte. Am 21.5.1979, am Weltkongress der International Plastic Reconstructive Surgery (IPRS), „hatten wir, nach zehn Jahren größter Anstrengungen, es geschafft und die internationale Anerkennung gewonnen" (Müller in Lösch et al. 2008).

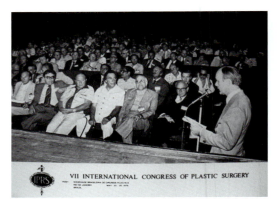

 Abb. 5.1 F. E. Müller als Botschafter der VDPC in Rio de Janeiro: Vor dem Forum der Generalversammlung. Einbringen des Antrags auf Aufnahme der VDPC als allg. Vertretung der deutschen Plastischen Chirurgie in der IPRS. (Aus Lösch et al. 2008; mit freundl. Genehmigung)

tische Chirurgie eingerichtet (▶ Abschn. 3.3). Sie wurde besonders nach dem Ende des 2. Weltkrieges mit McIndoe und Watson zur berühmten, von vielen erwünschten, Schule der Plastischen Chirurgie. Aus ihr gingen hervor: Wallace, der in Edinburgh 1944 die Plastische Chirurgie begründete (Verdan 1980), Wilflingseder, später Ordinarius des ersten Lehrstuhls für Plastische Chirurgie auf deutschsprachigem Boden in Innsbruck, und darüber hinaus Evans, Battle, Clarkson, Matthews, Mowlem, Mustardé und Stark.

Mustardé (1987) schilderte aus Schottland humorvoll, in *The Way It Was* (in Randall et al. 1996) das „training [mit] Sir Harold Gillies and T. Kilner in the early days of British Plastic Surgery ... Gillies was a superb teacher and a skilled showman with considerable theatrical flair". Nach dem „First Congress of the International Society of Plastic Surgeons" 1955 in Stockholm und Uppsala wurde ihr zweiter Kongress, mit Mowlem als Vorsitzenden, 1959 in London veranstaltet. Ihr Name wurde von „Society" in „Confederation" (Bündnis) geändert (Randall et al. 1996).

In den englischen Schulen, vor allem in denjenigen von Gillies, Mowlem und Muir, erhielt die Generation maßgeblicher Plastischer Chirur-

5.1.2 England als Ort der Schulung deutscher Plastischer Chirurgen

Mit dem Beginn des 2. Weltkrieges hatte Gillies wieder in East Grinstead eine Abteilung für Plas-

gen Österreichs und Deutschlands ihre Grundlagen. Vier der elf Gründungsmitglieder der 1968 gegründeten VDPC, Friedrich E. Müller, Rudolf Zellner, Heinz Bohmert und Martin Trauner wurden in Schulen der Plastischen Chirurgie in England während verschieden langer Zeiten weitergebildet. Die elf Gründungsmitglieder wurden später zu Ehrenmitgliedern ernannt. Aus der Festschrift „40 Jahre DGPRÄC" (2008) werden nachfolgend Auszüge aus ihren Biografien nachgedruckt (Lösch et al. 2008).

Friedrich E. Müller

» Friedrich E. Müller, Pionier und Promotor der modernen Plastischen Chirurgie in Deutschland, wurde maßgeblicher Mitbegründer ‚der Vereinigung der Deutschen Plastischen Chirurgen', ihr Präsident 1971–1974. Geprägt im Fronteinsatz als Fahnenjunker im Sanitätsdienst einer Fallschirmdivision bei der Versorgung Schwerverwundeter. Tätigkeit 1945–1948 in einem britischen Militärhospital in Ägypten. Ab 1949 Studium der Medizin und Zahnmedizin an der Universität Bochum. Doppel-Approbation und Promotionen 1954–1960 Ausbildung in der Allgemeinen- und Maxillofazialen Chirurgie, Gastarzt in der Anästhesiologie und Ophthalmologie, mit frühzeitiger Ausrichtung auf die Plastische Chirurgie. Deswegen 1960–1964 – u. a. als Stipendiat des DAAD und der NATO – in London zur umfassenden Ausbildung im Gesamtspektrum der Plastischen Chirurgie, der Handchirurgie, der Pädiatrischen Plastischen Chirurgie und der Verbrennungschirurgie am Queen Mary's Hospital, dem Children's Hospital Great Ormond Street und am Queen Victoria Hospital East Grinstead – u. a. durch Sir Harold Gillies ‚dem Vater der modernen Plastischen Chirurgie' Evans, Battle, Clarkson und Matthews. 1964 Rückkehr nach Deutschland und Aufbau des ersten deutschen Zentrums für Schwerbrandverletzte und einer Abteilung für Plastische Chirurgie in Bochum in dem Berufsgenossenschaftlichen Unfallkrankenhaus Bergmannsheil, Direktor Prof . Dr. Rehn.

Peter Rudolf Zellner

» [Zellner, ein] großer Pionier der Deutschen Plastischen Chirurgie und Mann der ersten Stunde ihrer Moderne. Aufgewachsen in seiner Geburtsstadt Berlin nimmt er unmittelbar an der Geschichte teil, als Flakhelfer der Luftverteidigung Berlins im letzten Kriegsjahr und der nachfolgenden Teilung der Stadt. Für sein Berufsziel eines Gesichts-Kieferchirurgen studiert er Human- und Zahnmedizin und promoviert nach den Approbationen erfolgreich in beiden Fächern an der Humboldt Universität Berlin.1951–1960 erhält er eine umfassende Ausbildung in der Gesichts-Kieferchirurgie als Assistent in der Charité bei Prof. Rosenthal. Die Jahre 1961 bis 1963 führen ihn dann nach Großbritannien, dem damaligen Mekka der Plastischen Chirurgie. Im Londoner Mount Vernon Hospital werden ihm von seinen Lehrern und Mentoren Mowlem und Muir seine zukunftsweisenden Kenntnisse der Plastischen Chirurgie und zugleich prägende Eindrücke britischer Lebensart vermittelt. Anschließende Studienaufenthalte führten in die USA, nach Kanada und Skandinavien. Nach seiner Rückkehr nach Deutschland vertieft er seine chirurgischen Kenntnisse 1964–1968 in Bochum und Hamburg, davon ein Jahr in der Handchirurgie bei Buck-Gramcko. 1968 wird er in der neu entstehenden BG-Unfallklinik Ludwigshafen zum Chefarzt der Abteilung für Brandverletzte, der Plastischen- und Handchirurgie gewählt, die er dann 25 Jahre leiten wird. Unter seiner Führung wird diese Klinik eine der bedeutendsten Einrichtungen der deutschen Plastischen Chirurgie und erlangt internationalen Ruf mit seinen Schwerpunkten des akuten Traumas und der rekonstruktiven Handchirurgie. Zentrales Anliegen war und blieb die Versorgung schwerer Verbrennungen mit dem gesamten Spektrum ihrer Probleme – von der Akutversorgung, den chirurgischen Interventionen zum Hautersatz, bis zur operativen Rekonstruktion und Rehabilitation. Eine Vielzahl wissenschaftlicher Publikationen sind Grundlage für seine Habilitation 1975 an der Universität Heidelberg und seine Professur 1983 (Lösch et al. 2008).

Heinz Bohmert

» Bohmert, geboren 1929 in Wettringen/Westfalen, studierte Medizin an den Universitäten Münster und München, und erhielt 1957 die Approbation und Promotion. Die Ausbildung/Weiterbildung zum Chirurgen erhielt er ab 1960 an der Chirurgischen Klinik der Ludwig-Maximilians-Universität München unter Professor Dr. Rudolf Zenker und 1965 die Facharztanerkennung für Chirurgie … 1966 wechselte er für ein Jahr im Auftrag der Universität München an die Universität Edinburgh, um seine Spezialisierung in der Plastischen Chirurgie unter A. B. Wallace zu erhalten. 1967 wurde er Mitglied der ‚British Association of Plastic Surgeons'. Nach Rückkehr an die Ludwig-Maximilians-Universität in München bekam er den Auftrag zum Aufbau einer Abteilung für Plastische Chirurgie und wurde zum Abteilungsleiter ernannt. Seine besondere Zuwendung galt hier der Versorgung Schwerverbrannter, der Tumor- und Wiederherstellungschirurgie des Gesichts sowie Plastischen und Rekonstruktiven Operationen an der weiblichen Brust. 1968 war er Gründungsmitglied der ‚Vereinigung der Deutschen Plastischen Chirurgen' und später als solches zum Ehrenmitglied ernannt worden (Lösch et al. 2008).

Martin Trauner

» … Martin Trauner ist 1933 als Sohn des international anerkannten Gesichts- und Kieferchirurgen der Universität Graz, Richard Trauner (1900–1980) geboren. Nach Ablegung der Reifeprüfung in Graz 1951, Studium der Medizin an der Universität Graz und Promotion zum Dr. med. Univ. 1951. Nach einem Semester Zahnheilkunde. Allgemeine Chirurgie an der Chirurgischen Klinik Tübingen und der Chirurgischen Klinik Graz. Es folgte nun die Ausbildung in Plastischer Chirurgie, Handchirurgie und der Behandlung von Brandverletzten am Odstock Hospital Salisbury Wilts England. Zu dieser Zeit war eine Ausbildung in Österreich oder Deutschland nicht möglich. Zurückgekehrt nach Österreich Fortsetzung der Weiterbildung in Chirurgie und Handchirurgie an der Chirurgischen Klinik in Wien. Daselbst am 9.11.1962 Teilnahme an der Gründungsversammlung der Österreichischen Gesellschaft für Plastische Chirurgie. In Graz Abschluss der zahnärztlichen Ausbildung und Facharztprüfung 1963. Beginn der Ausbildung in Kieferchirurgie in Graz und Fortsetzung an der Kieferchirurgischen Abteilung der Z.M.K. Klinik in Würzburg. Ernennung zum Facharzt für Kieferchirurgie 1966 durch die Bayrische Landesärztekammer. Fortsetzung der Weiterbildung in Chirurgie und Plastischer Chirurgie im Krankenhaus Köln-Mehrheim am 2. Chirurgischen Lehrstuhl der Universität Köln. Am 16.10.1968 Teilnahme an der Gründungsversammlung der Vereinigung der Deutschen Plastischen Chirurgen in Bochum. Ernennung zum Facharzt für Chirurgie 1967 durch Ärztekammer Nordrhein. Dann weitere Tätigkeit an der Abteilung für Plastische Chirurgie in Köln-Lindenthal … Herr Dr. Trauner hat seit 1975 die Plastische Chirurgie und Handchirurgie an der BG-Unfallklinik in Murnau ausgeübt und wurde dort ab 1990 bis 1998 Chefarzt der Abteilung für Plastische- Hand, Kiefer und Mikrochirurgie. Die 15. Jahrestagung der Vereinigung der Deutschen Plastischen Chirurgen fand 1985 mit Dr. Trauner Tagungspräsidenten in Murnau statt (Lösch et al. 2008).

5.1.3 Außerhalb Englands durchschrittene Wege der Weiterbildung in Chirurgie, Plastischer Chirurgie und Gesichts- und Kieferchirurgie österreichischer und deutscher Universitätsangehöriger

Paul Wilflingseder

Paul Wilflingseder wurde 1916 im Ried-Inn-Kreis geboren. Von den fünf hier zusammengefassten Lebenswegen zeigt der von Wilflingseder eine Ausnahme, da er auch durch seine englische plastisch-chirurgische Weiterbildung bei Gillies führte. Nach dem Medizinstudium und der Promotion war er 1945–1947 Assistent von Breitner in der Chirurgischen Universitätsklinik in Wien. Bereits in dieser Zeit weckte der Kieferchirurg Pichler, der dort Lippen- Kiefer- und Gaumenspalten operierte, sein Interesse für die Plastische Chirurgie, was 1948 zum Aufenthalt in amerikanischen Fachkliniken führte. Er schrieb:

> Ich erfuhr besonders in Boston an der ‚Lahey-Clinic', zu welcher Perfektion die Chirurgie durch genaue Planung und straffe Organisation, stete wissenschaftliche und operationstechnische Schulung, ständiger Erfahrungsaustausch und unermüdliche Arbeit gebracht werden kann (Wilflingseder 1967).

Paul Wilflingseder hatte ein Stipendium des ‚British Council' erhalten, wurde von Gillies „als Schüler und Assistent aufgenommen und in der Folge durch dessen Interesse, ab 1954 mit seinen Besuchen in Innsbruck, immer wieder ausgezeichnet"(Lösch 2003). In den Gesprächen mit dem geschätzten Kollegen erhielt der Autor den Eindruck, dass Gillies als Plastischer Chirurg und britische Persönlichkeit Wilflingseder entscheidend beeinflusst hatte. Vor der Zeit bei Gillies hatte Wilflingseder in Österreich und den USA eine plastisch-chirurgische Weiterbildung erhalten. 1967 in seiner Antrittsvorlesung zu der „Lehrkanzel für Plastische und Wiederherstellende Chirurgie" an der Universität Innsbruck, die Erste in deutschsprachigen Ländern, sagte er:

> In der Gegenwart erfuhren Probleme und Zweck der Plastischen Chirurgie auch in theologischer Sicht eine Wertung von höchster Stelle. So erklärte Papst Pius XII. am 14. Oktober 1958:‚Wenn wir die physische Schönheit in ihrem christlichen Licht betrachten und wenn wir die von der Sittenlehre gegebenen Bedingungen respektieren, dann steht die Ästhetische Chirurgie nicht im Widerspruch zum Willen Gottes, indem sie die Vollkommenheit des größten Werkes der Schöpfung, des Menschen, wiederherstellt.

Wilflingseder wurde 1986 emeritiert, am 23.1.1993 starb er. Als sein Nachfolger wurde Anderl berufen.

Hans Anderl

Hans Anderl leitete die Klinik für Plastische und Wiederherstellende Chirurgie der Universität Innsbruck von 1986 bis 1998 und erweiterte die Leistungen besonders im Bereich der Mikrochirurgie der Gefäße und Nerven. Er kann als Schüler von Wilflingseder angesehen werden. In Zusammenarbeit mit Mühlbauer, Plastischer Chirurg in München, korrigierte er mit neuen speziellen Osteotomietechniken angeborene Fehlbildungen des Schädels bei Kindern.

Hildegunde Piza-Katzer

Piza-Katzer, geboren am 2.4.1941 in Gröbming,

> … war 1970 bis1992 an der Universitätsklinik in Wien und am Landeskrankenhaus in Salzburg tätig. 1992 baute sie eine Abteilung für Plastische Chirurgie am Krankenhaus in Mainz auf, bis1999 war sie deren Leiterin. Seit 1999 ist sie Vorständin der Univ.-Klinik für Plastische und Wiederherstellungschirurgie in Innsbruck. Piza-Katzer war von 1992 bis

1994 Präsidentin der Österreichischen Gesellschaft für Plastische und Wiederherstellungschirurgie Chirurgie sowie Präsidentin der Österreichischen Gesellschaft für Chirurgie (1999 bis 2000). Unter ihrer Leitung avancierte die Innsbrucker Klinik für Plastische und Wiederherstellungschirurgie zum Zentrum für operative Korrekturen von kindlichen Handfehlbildungen. Hildegunde Piza-Katzer führte 2000 mit Raimund Margreiter die erste erfolgreiche Transplantation von Händen durch (Wikipedia „Hildegunde Piza-Katzer" 2012).

Hanno Millesi

Millesi wurde 1927 in Villach geboren, studierte und promovierte 1951 an der Universität Innsbruck. Danach bis 1955

> … Ausbildung in Pathologie an der Prosektur (Doz. Dr. O. Peindl) und an der Medizinischen Abteilung (Prof. Dr. Gottfried Holler) des Wilhelminenspitals. Ausbildung in Allgemeiner Chirurgie an der I. Chirurgischen Universitätsklinik Wien unter Prof. Dr. Leopold Schönbauer. 1955 Beginn mit der Ausbildung in Plastischer Chirurgie, Auslandsaufenthalt in Schweden (Doz. Dr. Alan Ragnell). Die Ausbildung in Plastischer Chirurgie erfolgte unter der Leitung von Doz. Dr. Elisabeth Winkler an der I. Chirurgischen Universitätsklinik. 1967 Verleihung der ‚Venia legendi'. 1972 Außerordentlicher Professor und Leiter der Abteilung für Plastische und Rekonstruktive Chirurgie der Chirurgischen Universitätsklinik, AKH Wien. 1976 Ernennung zum Direktor des neu gegründeten Ludwig Bolzmann Institutes für experimentelle Plastische Chirurgie. 1982 Ernennung zum ordentlichen Professor. 1982 Emeritierung an der Universitätsklinik Wien (Millesi 1971; Wikipedia „Hanno Millesi" 2013).

5.1.4 Kurzbiografien der Plastischen Chirurgen der Vereinigung der Deutschen Plastischen Chirurgen, die außerhalb Englands in Europa und den USA ihre Heilkunst erlernten

Zur Darstellung von Lebensgeschichten und der Geschichte der „Vereinigung der Deutschen Plastischen Chirurgen" ist, über die Literatur hinausgehend, das seit 1968 entstandene Archiv der Vereinigung, bestehend aus sechzehn Aktenordnern, genutzt worden ◘ Abb. 5.2. Das Werk Eulners *Die Entwicklung der medizinischen Spezialfächer an den Universitäten des deutschen Sprachgebietes* (1970) wird dagegen für die Geschichte der Plastischen Chirurgie zum Spezialgebiet als wegweisend verwendet werden.

Herbert Höhler

Höhler (1919–1978) wurde in Güstrow/Mecklenburg 1919 geboren. Er studierte Medizin an den Universitäten Innsbruck und Graz und wurde zum Kriegsdienst eingezogen. Nach russischer Gefangenschaft setzte er das Studium in Frankfurt fort und promovierte 1950. Es folgte die Weiterbildung zum Facharzt für Chirurgie bis 1957 „als er damals schon bestimmte, Plastischer Chirurg zu werden! Zu den derzeit Besten unseres Faches, zu Herbert Conway an die New Yorker Cornell University und dann zu Leonard Rubin ans Kings County Hospital in Brooklyn ging" (Lösch et al. 2008).

Höhler teilte dem Autor mit, dass er sich vor seiner Rückkehr nach Deutschland 1959 in Hamburg Eppendorf beim Direktor der Universitätsklinik, Ludwig Zukschwerdt, mit dem Projekt der Entwicklung einer Abteilung für Plastische Chirurgie und der Übernahme der Leitung vorgestellt habe. 1968, nach etlichen Jahren, wurde von Zukschwerdt selbst, dem in seiner Klinik mit der Vertretung der Plastischen Chirurgie tätigen Autor (Lösch) bestätigt, dass er über das Projekt Höhlers sehr erstaunt gewesen sei. Zukschwerdt

5.1 · Die Plastische Chirurgie nach Kriegsende in England, Deutschland und Österreich

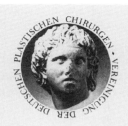

VEREINIGUNG DER DEUTSCHEN PLASTISCHEN CHIRURGEN

Gründungsmitglieder

16 Oktober 1968

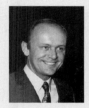 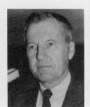 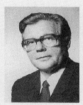 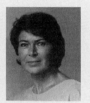

Fritz Müller   Peter Rudolf Zellner   Dieter Buck-Gramcko   Ursula Schmidt-Tintenmann

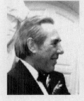 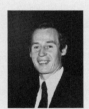 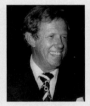 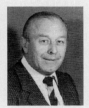

Joseph Schrudde   Heinz Bohmert   Herbert Höhler   Neven Olivari

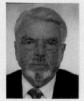 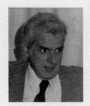 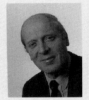

Heinz Edzard Köhnlein   Günter Lösch   Martin Trauner

◘ **Abb. 5.2** Zur Feier des 40. Jahres seit der Gründung der Vereinigung der Deutschen Plastischen Chirurgen wurde diese Aufnahmegallerie der Gründungsmitglieder veröffentlicht (Aus Lösch et al. 2008; mit freundl. Genehmigung).

hatte es als anmaßend und aus einer naiven Einschätzung der Möglichkeiten entstanden abgelehnt. Für den Autor war das Unverständnis zwischen Höhler und Zukschwerdt verursacht worden durch das sich unterscheidende Realitätsbewusstsein des Ordinarius des Lehrfaches Chirurgie an einer deutschen Universität und das Realitätsbewusstsein des praktisch orientierten, aus den USA kommenden Höhler.

» Nach seiner Rückkehr 1959 eröffnete er in Frankfurt eine Praxis und brachte seine plastisch chirurgischen Erfahrungen zunächst als Belegarzt am St. Markus-Krankenhaus ein, das ihm 1962 eine eigene Abteilung anbot. Mit Hilfe der Berufsgenossenschaften errichtete er 1970 die damals größte Klinik für Plastische Chirurgie mit zwei Oberärzten und sechs Assistenten, drei Operationssälen und drei Stationen mit 50 Betten (Lemperle und Exner wurden seine Oberärzte). Neben der Rekonstruktiven Chirurgie in der Sonderabteilung der Berufsgenossenschaften legte er von Anfang an größten Wert auf die Eingliederung der Ästhetischen Chirurgie in den Klinikbetrieb, die ihn und diese Abteilung über Deutschlands Grenzen hinaus bekannt machte (Lösch et al. 2008).

Joseph Schrudde

Joseph Schrudde (1920–2004) wurde 1920 in Meschede geboren. Das Studium der Medizin und Zahnmedizin in Münster, München und Würzburg wurde durch den 2. Weltkrieg unterbrochen. Nach der Kriegsgefangenschaft beendete er sein Medizinstudium 1948 und erfuhr eine Weiterbildung in Chirurgie bis 1952. Danach arbeitete er an der Westdeutschen Kieferklinik in Düsseldorf bei Rehn. „Mit einer Dissertation ‚Neue Methode der Lippenspaltenoperation' promovierte er zum Doktor der Medizin und habilitierte sich dort auch kurz darauf. 1959 wechselte er an die Universität Köln mit dem Auftrag des Aufbaus einer Abteilung für Plastische Chirurgie" (Lösch et al. 2008). 1968 wurde er Gründungsmitglied der Vereinigung der Deutschen Plastischen Chirurgen. 1970 wurde Schrudde an der Universität Köln von der Medizinischen Fakultät zum Professor ernannt. Am 17.4.1972 schrieb er selbst an Müller, den Präsidenten der VDPC:

» Wir heißen jetzt: Abteilung für Plastische Chirurgie der Universitätskliniken Köln und gehören nicht mehr zum 2. Chirurgischen Ordinariat. Ich selbst bin der Vorstand der Abteilung. Die Abteilung belegt 35 Betten. Sie wird in diesem Jahr um 5 Betten vergrößert werden. Voll ausgebildete Mitarbeiter sind Oberarzt Dr. Olivari, Dr. Trauner, Dr. Petrovici. Die Abteilung hat 4 weitere Assistentenstellen. Ich selbst habe einen Lehrauftrag für Plastische Chirurgie (Archiv der VDPC 1, Prof. Dr. Dr. J. Schrudde 14.4.1972).

Ursula Schmidt-Tintemann

» [war] Präsidentin der VDPC 1974–1977, Ehrenmitglied der VDPC 1989, Ehrenmitglied der DGCH 1996. Geboren 1924 in Goldap (Ostpreussen), Medizinstudium in Königsberg, Prag und München. 1950 Staatsexamen, 1951 Promotion, 1956 Fachärztin für Chirurgie. Dann Weiterbildung an plastisch-chirurgischen Weiterbildungszentren in den USA, England und Österreich. Ab 1958 Aufbau einer Abteilung für Plastische Chirurgie im Krankenhaus rechts der Isar, München. Frau Ursula Schmidt-Tintemann schrieb, dass sie selbst 1968 eines der vier Gründungsmitglieder (Müller, Bochum; Zellner, Ludwigshafen; Buck-Gramcko, Hamburg) der Vereinigung der Deutschen Plastischen Chirurgen war. Ursula Schmidt-Tintemann war Mitglied der Deutschen Gesellschaft für Plastische und Wiederherstellende Chirurgie aus der sie als Gründungsmitglied der VDPC austrat. 1969 erfolgte die Habilitation. 1975

Apl. Professur. 1984 Emeritierung und Ende der klinischen Arbeit. Berufspolitisch vertrat Schmidt-Tintemann von 1984 bis 1987, Lösch nachfolgend, die Belange des Faches als Vorsitzende der Sektion Plastische Chirurgie der Deutschen Gesellschaft für Chirurgie (Lösch et al. 2008).

Dieter Buck-Gramcko

» … wurde am 28. Oktober 1928 in Hamburg geboren, wo er auch aufwuchs. Nach Kriegsende und Kriegsgefangenschaft studierte er ab 1947 Medizin an den Universitäten Hamburg und Düsseldorf. Die beiden Medizinalassistenten-Jahre wurden in den Fächern Pathologie, Innere Medizin und Orthopädie abgeleistet. Zu Beginn seiner Weiterbildung erhielt er in seiner neunmonatigen Tätigkeit am Unfallkrankenhaus Graz unter Prof. Walter Eh at die Prägung für seine weiteren Interessen insbesondere der Handchirurgie. Die Spezialisierung konnte auch während der chirurgischen Weiterbildung am Allgemeinen Krankenhaus St. Georg in Hamburg unter Prof. Dr. Bucholz und durch einen dreimonatigen Aufenthalt in Göteborg, Schweden bei Prof. Dr. Erik Moberg verstärkt werden. Im Laufe der weiteren Jahre folgten zahlreiche Studienaufenthalte an Zentren für Handchirurgie und Plastische Chirurgie in Großbritannien, den USA, Japan und Australien. Seit 1959 am Berufsgenossenschaftlichen Unfallkrankenhaus Hamburg tätig, gründete er hier die erste selbstständige Abteilung für Handchirurgie in Deutschland im Jahr 1963. Wegen der verspäteten Ableistung des damals geforderten ‚inneren Jahres' erfolgte die Facharztanerkennung für Chirurgie erst 1961 (Lösch et al. 2008).

Buck-Gramcko wurde 1968 Gründungsmitglied der Vereinigung der Deutschen Plastischen Chirurgen und ist Ehrenmitglied der DGPRÄC (vormals VDPC). Seine Habilitation an der Universität Hamburg erfolgte 1971. Die Ernennung zum Professor folgte 1976. Um als Facharzt für Chirurgie die Teilgebietsbezeichnung „Plastische Chirurgie" zu erhalten, ermangelte es ihm noch an Einigem innerhalb des Spektrums der Plastischen Chirurgie, besonders im Bereich der weiblichen und männlichen Brust. Nach der „handchirurgischen Zeit" in der von ihm geleiteten Abteilung war es für mich eine Freude ihn zu unterstützen. So kam es zu seiner vervollständigenden, operativen Tätigkeit an der Klinik für Plastische Chirurgie bei Lösch) der Medizinischen Universität Lübeck. Damit erlangte er 1982 als Facharzt für Chirurgie die Qualifikation „Chirurgie Plastische Chirurgie" von der Ärztekammer Hamburg.

» Dieter Buck-Gramcko ist nicht nur Gründungsmitglied von der VDPC, sondern auch der Deutschsprachigen Arbeitsgemeinschaft für Handchirurgie, der Deutschsprachigen Arbeitsgemeinschaft für Mikrochirurgie und der Deutschen Gesellschaft für Handchirurgie, deren Gründungspräsident er wurde (Lösch et al. 2008).

Vor seiner Mitgründerschaft der VDPC war er Mitglied der Deutschen Gesellschaft für Plastische und Wiederherstellende Chirurgie. Der Präsident der VDPC Zellner erhielt am 14.12.1970 von Buck-Gramcko „ein Schreiben in dem er mitgeteilt hat, dass er am 1.12.1970 aus der Deutschen Gesellschaft für Plastische und Wiederherstellungschirurgie ausgetreten ist" (Archiv der VDPC 1. Zellner) Heute wird er als Ehrenmitglied der 1969 umbenannten Gesellschaft für Plastische und Wiederherstellungschirurgie geführt. Diese nicht einfach zu koordinierenden Dokumentationen verschiedenen technischen Ursprungs führen die Gedanken zurück auf die geschichtliche Entwicklung von Spezialgebieten in der Habilitationsschrift von Eulner (1963, 1970).

Heinz-Edzard Köhnlein

» Heinz-Edzard Köhnlein wurde 1929 in Wünschelberg (Schlesien) als Sohn eines Arztes geboren. Nach dem Kriegsdienst Abitur 1946 und Gesellenprüfung als Schreiner 1948. Studium der Chemie und Medizin 1948–1953 an der TH Stuttgart und den Universitäten München und Freiburg 1953 abgeschlossen mit Examen und Promotion. Von 1953 bis 1956 Assistenzarzt an den Kliniken für Kinder und Innere Medizin und am Institut für Pathologie der Universitäten München und Stuttgart. Von 1956 bis 1962 erfolgte die Weiterbildung zum Facharzt für Chirurgie an der Chirurgischen Universitätsklinik unter der Leitung von Prof. Krauss in Freiburg. 1962–1963 arbeitete er als Stipendiat des ‚International College of Surgeons' und 1967–1968 mit einem ‚Fullbright-Stipendium' im ‚Dept. of Plastic Surgery' der ‚State-University of New York'. 1964 habilitierte er sich für Plastische Chirurgie an der Universität Freiburg. 1965 war er am Sahlgrenska Sjukhuset in Göteborg als Stipendiat der Deutschen Forschungsgemeinschaft. Köhnlein wurde ‚Instructor for Plastic Surgery' und bestand das US Fachexamen für Plastische Chirurgie 1968. Er wurde 1970 ‚Wissenschaftlicher Rat' und Professor für Plastische Chirurgie in Freiburg. 1974 wurde er an die Medizinische Hochschule Hannover als Direktor der Klinik für Plastische Chirurgie berufen, die er als Extraordinarius bis 1979 leitete (Lösch et al. 2008).

Günter Maria Lösch

Günter Maria Lösch, Autor dieses Buches, wurde 1931 in Meran geboren. Sein Vater, Dr. med. Walter Lösch, (geboren 1897) war als Österreicher bis zum Abitur Schüler in der „Stella Matutina" in Feldkirch, Mitschüler, des späteren Bundeskanzlers Kurt von Schuschnig. Nach dem Medizinstudium und einer Promotion an der Universität Graz und seiner zahnärztlichen Weiterbildung in Berlin und Niederlassung in Meran, war Walter Lösch wegen seiner antinationalsozialistischen Gesinnung 1941 mit seiner Frau und den zwei Kindern gezwungen, Südtirol zu verlassen. Deutsche Freunde, die jährlich über Meran und Florenz nach Rom wechselten, um dort den Winter zu verbringen, ermöglichten ihm den Weg nach Rom. Dort blieb er bis zu seinem Lebensende 1980.

Die örtliche Veränderung von Meran nach Rom und besonders die vitale römische Kultur sollte für die Kinder Annemarie und Günter von großer Bedeutung für ihr schulisches, gesellschaftliches und später akademisch-berufliches Leben sein.

Aus den Folgen des zwischen dem „wesensverwandten" Nationalsozialisten Adolf Hitler (1889–1945) und Faschisten Benito Mussolini (1883–1945) in Rom verhandelten und geschlossenen Paktes (1938) entstanden individuelle Schicksale. Hitler verzichtete auf Südtirol. Alle im deutschsprachigen Südtirol Ansässigen mussten sich für die Annahme der deutschen oder italienischen Staatsangehörigkeit mit Stimmabgabe und damit für das Gehen oder Bleiben in Südtirol entscheiden. Walter Lösch konnte (1941) mit dem Umzug die Stimmabgabe vermeiden und sich der Gegnerschaft der Nationalsozialisten entziehen. Durch diese Tat und durch seine Gesinnung entstanden in der Zeit des Wiederaufbaus Europas (► Abschn. 5.1) für seine Kinder vorteilhafte Konsequenzen. Nach dem Umzug konnte sein Sohn an der kulturellen Entwicklung des lateinischen Italien und der deutschsprachigen Länder Europas, Österreich und Deutschland, bis heute teilhaben.

Nach dem Abitur studierte der Autor und promovierte 1956 in Medizin an der Universität in Rom. Als Assistent von. Sanvenero Rosselli an den Universitäten Turin und Mailand (1956–1959) erhielt er die Fachgebietsbezeichnung und a.p.l. Professor für „Chirurgia Plastica Ricostruttiva" am Lehrstuhl (Scuderi) an der medizinischen Fakultät der „Universitá la Sapienza" in Rom (1965).

> Durch Stipendium der Republik Österreich 1959 Weiterbildung an der Kieferstation der I Chirurgischen Universitätsklinik in Wien. 1963 Facharzt für Zahnheilkunde an der Universität Rom. 1960–1965 Hamburg: Stipendiat des D.A.A.D. und Wissenschaftlicher Assistent an der Nordwestdeutschen Kieferklinik (Prof. Dr. Dr. Dr. h.c. Karl Schuchardt) der Universität Hamburg. 1965 ,Facharzt für Mund und Kieferkrankheiten. Universität Hamburg 1965–1966 Wissenschaftlicher Assistent am Anatomischen Institut (Direktor Prof. Dr. Horstmann). 1966–1967 Assistent an der Abteilung für Handchirurgie und Plastische Chirurgie, um durch Dr. Dieter Buck-Gramcko die Kenntnisse in der Rekonstruktiven Handchirurgie zu vertiefen (Lösch et al. 2008).

Bei der Tätigkeit in den Jahren 1968 und 1969 an der Universität Hamburg bestand übereinstimmend mit dem Direktor der Chirurgischen Klinik, Zukschwerdt das Ziel, die Plastische Chirurgie im Unfall- und stationären Bereich einzurichten (▶ Kap. 4). Dieses gemeinsame Ziel führte auch zum Wechsel in die von Remé geleitete chirurgische Klinik der Medizinischen Akademie Lübeck (MAL). Den Autor verbinden Erinnerungen an den eigenen Lebensweg mit der Veröffentlichung von Müller: *Die Vereinigung der Deutschen Plastischen Chirurgen: die Gründung* (2008). Ihr Geleitwort lautet: „Nur wer die Vergangenheit kennt, hat eine Zukunft" (Alexander von Humboldt ▶ Abschn. 2.3.2).

Neven Olivari

Neven Olivari wurde in Gradac, Dalmatien (Kroatien) 1932 geboren, studierte Medizin und promovierte 1958 in Zagreb. Von 1960 bis 1964 wurde er Assistent in der chirurgischen Abteilung des Dreifaltigkeitskrankenhauses unter Chefarzt Dr. Schröder in Lippstadt. Im Mai 1964 wechselte er an die chirurgische Klinik des Lehrstuhls für Chirurgie von Schink an der medizinischen Fakultät der Universität Köln,

„wo er gleichzeitig in der Abteilung für Plastische Chirurgie [Schrudde] tätig wurde" (Lösch et al. 2008). 1967 wurde er Facharzt für Chirurgie und 1970 Oberarzt, danach leitender Oberarzt bis 1982 an der Klinik für Plastische Chirurgie bei Schrudde.

5.2 Wichtige Entwicklungen im traditionsreichen Süden und Norden Europas

In Italien beherrscht Sanvenero Rosselli die Szene auf dem Gebiet der Plastischen Chirurgie, in Schweden reichen die Forschungen Ragnells und Skoogs weit über ihr Land hinaus. Wichtige Zentren werden in beiden Ländern eingerichtet.

5.2.1 Italien

> In Italien beherrscht in den Jahren 1930–1970 Sanvenero Rosselli aus Mailand die Szene … Als Gründer des ,Padiglione Mutilati del Viso' und Inhaber eines Lehrstuhls für Plastische Chirurgie an der Universität Turin (1962) und einer ,scuola di specializzazione/ Weiterbildungsschule' an der Universität Mailand leistete er zur Entwicklung dieses Gebietes einen entscheidenden Beitrag (Verdan 1980).

Durch seinen in Italien von ihm alleine in seinem Gebiet erreichten hohen universitären Rang nach Tagliacozzi (1545–1599 (▶ Abschn. 1.9), wurde Sanvenero Rosselli auch zum einzigen und entscheidenden Lehrer der ihm nachfolgenden zwei Generationen von Fachärzten für Plastische Chirurgie. Nach dem internationalen Kongress in Washington 1964 wurde im August 1967 in Rom, der „Fourth International Congress" der IPRS unter dem Vorsitz von. Sanvenero Rosselli aus Mailand, die Bezeichnung des Gebietes: „Plastic Surgery" um das Wort „reconstructive" ergänzt (Randall et al. 1996).

Während des Eintritts in das Capitol hielt Sanvenero Rosselli vor einem griechischen Hochrelief kurz an und sagte, betont nachdenklich, „fictor ex carne" (lat. „Schöpfer aus dem Fleisch") und schritt, allen voran, weiter. Dargestellt war die den Menschen schaffende Göttlichkeit. Im sozialen Gefüge der Zeit des Kongresses könnte diese Situation, mit den entsprechenden Vorbehalten, mit der sozialen Stellung der großen Meister der Kunst in der italienischen Renaissance verglichen werden (▶ Kap. 1). Entsprechend wurde er auch von dem deutschen, international hoch qualifizierten und angesehenen, Kollegen Schuchardt gewürdigt. Dass – trotz der gegenseitigen persönlich hohen Wertschätzung – ihre Ansichten über die Plastische Chirurgie als international anzuerkennendes fachärztliches Gebiet sehr verschieden waren, wurde im Lauf der Jahre zunehmend deutlich. „Seit dem ersten Kongress in Stockholm hatte sich die Zahl der nationalen Gesellschaften wesentlich vermehrt, die Zahl der Mitglieder jeder Gesellschaft hat sich vervielfacht" (Sanvenero Rosselli 1969).

Aus der Durchsicht der *Transactions of the Fourth International Congress of Plastic and Reconstructive Surgery* (Sanvenero Rosselli 1969) zeigt sich, dass 59 Länder als Mitglieder der IPRS vertreten waren. Von den insgesamt 2280 Teilnehmenden waren 335 Angehörige der USA. Weitere Zahlen und Fakten zeigen die ◘ Tab. 5.1 und ◘ Tab. 5.2. Die erste Generation der Schüler Sanvenero Rossellis bestand aus den zu Professoren gewordenen Rosselli (Mailand und Rom), Azzolini (Univ. Padua), Teich-Alasia (1968, Centro Grandi Ustionati di Torino/Zentrum für Schwerbrandverletzte, eine der fortschrittlichsten Einheiten für Schwerbrandverletzte der damaligen Zeit) und Bergonzelli (Univ. Turin), die zweite aus den Professoren Boggio-Robutti (Univ. Pavia), Caronni (Univ. Mailand), Dogo (Univ. Padova),

◘ **Tab. 5.1** Aufschlüsselung der aktiven Teilnehmer am 4. Int. Kongress der IPRAS 1967 in Rom nach ihren Herkunftsländern (1.–11. = 446)

Herkunftsland	Anzahl der Teilnehmer
Argentinien	46
Brasilien	59
BRD	49
DDR	3
Kanada	47
England	60
Italien	91
Österreich	17
Schweden	23
Schweiz	18
Spanien	33
USA	335

Angela Faga (Univ. Varese), Günter M. Lösch (Univ. Roma und Lübeck), Giovanni Micali (Univ. Catania), dessen Schüler Nicoló Scuderi (Univ. Rom) und Franco Piotti (Univ. Milano und Lodi.).

5.2.2 Schweden

Seinen Bericht über die Entwicklung der Plastischen Chirurgie in Stockholm beginnt Allan Ragnell (1965) (◘ Abb. 5.3) mit den Worten:

» Neun Jahre sind vergangen, seitdem viele von Euch 1955 Stockholm besucht haben, um an dem ersten ‚meeting of the International Association of Plastic Surgeons' teilzunehmen … Ihr werdet erinnern, dass es eine Übersicht über unsere Tätigkeit in den verschiedenen ‚fields of reconstructive surgery' während der 18 Jahre leistete, zwischen meiner Rückkehr nach Stockholm 1937 und dem Ende meines ‚trainings' in Plastischer Chirurgie in England unter dem ‚leadership' von Professor T. P.

5.2 · Wichtige Entwicklungen im traditionsreichen Süden und Norden Europas

Tab. 5.2 Int. Kongresse der International Society of Plastic Surgeons bis 1967, danach Int. Confederation of Reconstructive Plastic Surgeons, IPRAS und deren Vorsitzende bis 2011

I	1955	Stockholm u. Uppsala	Tord Skoog
II	1959	London	Rainsford Mowlem
III	1963	Washington	Frank McDowell (assoc.)
IV	1967	Rom	Gustavo Sanvenero Rosselli
V	1971	Melbourne	B.K. Rank
VI	1975	Paris	Claude Dufourmentel
VII	1979	Rio de Janeiro	Ricardo Baroudi
VIII	1983	Montreal	Jan Bosse
IX	1987	New Delhi	
X	1991	Madrid	
XI	1995	Yokohama	
XII	1999	San Francisco	Mark Gorney
XIII	2003	München	E. Biemer
XIV	2007	Berlin	Mühlbauer
XV	2009	San Francisco	
XVI	2011	Vancouver	

Randall et.al. 1996

Killner und Sir Harold Gillies, die mit dem ‚meeting' von 1955 endete (Ragnell 1965).

In Stockholm bestanden 1964 das „Department of Plastic Surgery at Karolinska sjukhuset (Head A. Ragnell, M.D., Associate Professor of Plastic Surgery, belonging to the Medical School, Stockholm", und mit „54 Betten eine Einheit mit 26 Betten am St. Görans Gemeinde-Hospital, geleitet von Dr. K. J. Grenabo" (Ragnell 1965).

Nachfolgend werden aus der Schrift von Ragnell (1965) die Diagnosen der behandelten

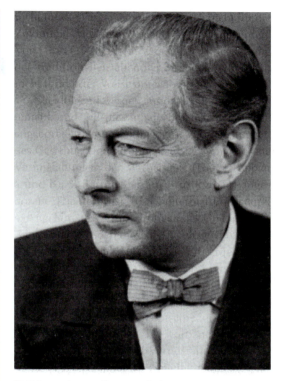

Abb. 5.3 Porträt Allan Ragnell. Ehrung zu seinem 60. Geburtstag (Ragnell 1965; mit freundl. Genehmigung)

angeborenen Fehlbildungen und erlittenen Defekte, sowie biographische Angaben von einigen der genannten Mitarbeiter und Autoren von Beiträgen für die jeweiligen operativen Behandlungen als Beispiele gegeben. Dabei handelt es sich um Lippenspalten mit Johanson (1954), Nordin (1953,1960) und Bäckdahl u. Nordin (1964), Gaumenspalten mit Nylen (1961, 1964) mit Ragnell, Deformitäten der Kiefer mit Ragnell (1943), Hogemann (1951), (1952,1955, 1958 und 1960) und Champion (1958), Deformitäten der Ohren, abstehende Ohren mit Björn Nordzell (1965) und Ragnell (1951). „Tumbler flaps" sind von Stenström (1956) zum Heilen von Defekten mit Verlust aller Schichten der Haut 1953 erdacht, mit Angiographien gesichert worden und während seines Einsatzes 1954–1955 in einem schwedischen Hospital in Korea bei 50 Kriegsverletzten, vor allem bei Brandverletzten wirksam eingesetzt worden. Sten Stenström wurde in der Universität Umea in Nordschweden Leiter einer Einheit für Plastische Chirurgie (Ragnell 1965).

Mammaplastik

Von Ragnell hervorgehoben wird Strömbeck (1960), der mit seiner *Mammaplastie: Report of a new technique based on the two-pedicle procedure* einen neuen Weg zur Reduktion des Drüsengewebes gesucht hatte, um der Minderung der Laktationsfähigkeit bei der Reduktions-Mammaplastik entgegenzuwirken. Ragnell hatte zur Kontrolle während der letzten drei Jahre alle Frauen mit Makromastie nach der Technik von Strömbeck (1960) operiert. Es erwies sich, dass nach der Operation die längste erreichbare Zeit der Laktation zwei Monate waren. Ragnell (1948) schloss daraus, dass die Methode nach Strömbeck (1960) nur angewendet werden dürfe, wenn eine Reduktion der Laktationsfähigkeit keine Gegenindikation darstellt. Strömbeck veröffentlichte 1964, die bei 1042 Frauen mit Makromastie mit seiner Methode der Reduktionsplastik erreichten Resultate. In seiner Studie wird zu den Arbeiten von Ragnell (1948 und 1957) Stellung genommen. Er schreibt in der Zusammenfassung: „Die Dauer der Brusternährung bei diesen Reduktionsmammaplastiken mit ‚nipple transposition' ist nach der Operation geringer als davor. Das Ernährungsresultat ist am geringsten nach Resektion von mehr als 500 g. und wenn die Operation zu einer Minderung der Sensibilität der Brustwarze geführt hat." 1970, anlässlich seines sehr freundlichen Empfanges in seinem Haus und der lehrreichen Demonstrationen seiner Operationstechnik konnte der Autor Strömbecks plastisch-chirurgische Begabung und ärztliche Fürsorge für die nach psychischer und „ästhetisch gestaltlicher" Heilung suchenden Patientinnen erfahren. In der Klinik für Plastische Chirurgie in Lübeck wurde seine Methode und danach die Methode nach Skoog (1974) bei vielen dankbaren Patientinnen angewendet.

Verbrennungen

Ragnell (1965) berichtet, dass 1960 die „Burns Unit" als ein eigenes Department mit acht Einbetträumen für Verbrennungen im „Karolinska sjukhuset" eingerichtet worden ist und dort 603 Patienten mit „primären schweren Verbrennungen" behandelt wurden. Es wurden zwei Gruppen von Patienten verglichen. Die Erste mit 426 Patienten wurde von 1954 bis 1959 im „Plastic Surgery Department" mit begrenzter Möglichkeit der Isolierung zum Schutz vor Infektionen behandelt. Die zweite Gruppe mit 177 Patienten wurde von 1960 bis 1963 in der neuen speziell infektionsgeschützten Einheit versorgt. In der ersten Gruppe erhielten die Patienten Dextran und Blut im Verhältnis 4:1 während der Schockphase. In der zweiten Gruppe wurde kein Dextran gegeben und der Ersatz von Kolloiden erfolgte mit Plasma und Blut, im Verhältnis von 4:1. Nach dem dritten Tag, mit Dauer von fünf Tagen, wurden drei Gramm Humangammaglobulin gegeben. Die Veränderungen der Serumproteine während der Dauer der Verbrennungskrankheit wurden in den beiden Gruppen kontrolliert. Es wurden auffällig höhere Werte des gesamten Protein, Albumin und Gammaglobulin während der ersten zwei Wochen in der zweiten Gruppe gefunden.

Die hohen initialen Verluste und der vermehrte Zusammenbruch des Gammaglobulin in den Patienten mit ausgedehnten Verbrennungen sind Faktoren, die eine wichtige Rolle bei der großen Anfälligkeit gegenüber Infektionen bei diesen Patienten spielen. Bei den Patienten mit ausgedehnten Verbrennungen hat die Gabe von humanem Gammaglobulin und Plasma in den ersten zwei Wochen wesentlich das Auftreten von Infektionen und die Sterblichkeit wegen Sepsis reduziert, von 18 % auf 3 % im letzten Jahr. Die offene Behandlung der Verbrennungswunden wurde die Regel. Bei Verbrennungen 3. Grades wurden die Nekrosen in der 3. und 4. Woche exzidiert, nach der Spalthauttransplantation erfolgte die offene Behandlung ohne Verband. In den

Händen von einem trainierten Operationsteam konnte die Sterblichkeit vermindert werden. In der ersten Gruppe betraf die Mortalität nach Bull und Fischer 76 %, es starben 56 Patienten. In der zweiten Gruppe wurde eine Mortalität von 55 % berechnet, es starben zwanzig Patienten, sodass die Sterblichkeit signifikant gemindert werden konnte (Ragnell 1965).

Handchirurgie

Ragnell erkannte, dass die Hand nicht alleine als „Werkzeug der Werkzeuge" (► Abschn. 1.3.5) zu schätzen sei sondern dass ihre besondere Eigenschaft in der psychologischen Wirksamkeit ihrer Sensibilität besteht. Diese Sensibilität entsteht durch die spezielle Ausstattung der Haut der Hand mit den von der mikroskopischen Anatomie aufgezeigten Strukturen (Bucher 1962). Für Menschen, die Krankheiten oder Verletzungen der Hand erleiden, kann die „Heilkunst" des Handchirurgen die Möglichkeit haben, mit dem Heilen der Hand den betroffenen Menschen ihre geschädigte Fähigkeit zu normalisieren und es ihnen ermöglichen, wieder Leiden und Freude, Schmerzen und Genuss zu empfinden. Er schreibt:

> » Auf der Grundlage von eigenen Fähigkeiten habe ich mit Interesse das wachsende Feld der Wiederherstellenden Chirurgie in Subspezialitäten aufgeteilt. Die Handchirurgie ist ein gutes Beispiel, es sei an einige Beiträge unseres Handspezialisten, so an Magnus Bäckdahl erinnert. Vor dreißig Jahren brachte die Zusammenarbeit zwischen Chirurgie und Medizin erfolgreich in unserem Land die Tuberkulose unter Kontrolle. Jetzt scheint die Spezialisierung in der Handchirurgie neue Möglichkeiten für die Behandlung der rheumatoiden Arthritis zu eröffnen. Die operativen verfahren der frühen Synovektomie zur Behandlung und Arthroplastien und Sehnenumlagerungen zur Rehabilitation, sind dabei gute Resultate zu ergeben. Enge Zusammenarbeit in unserer Klinik zwischen den Rheumatologen und Plastischen Chirurgen führt zu zahlreichen Patienten mit böse deformierten Händen, der Handchirurg hat die Fähigkeit deren Leiden zu mindern. Die ulnare Deviation der Finger ist eine der häufigsten ‚krüppelhaftesten' Deformitäten. Sie beginnt mit Unfähigkeit des Zeigefingers beim Spitzgriff gegen die nach ulnar drückenden, deformierenden Kräfte zu wirken. Entzündliche Erweiterung der Kapseln der Fingergrundgelenke, beginnend mit dem Zeigefinger, gefolgt von den Anderen, deformiert allmählich die Gelenke. Sehnenumlagerung und Wiederherstellung der Seitenbänder ergeben eine lediglich vorübergehende Verbesserung.

Abschließend folgt die Beschreibung der 1959 von Bäckdahl und Myrin (1961) begonnenen stabilisierenden Osteoplastiken und der 1963 von Bäckdahl veröffentlichten Studie über das „Caput ulnaris Syndrom".

Bei dem gesamten Text des Vortrages von Ragnell (1901–1984) handelt es sich um die als Dank für seinen Lehrer gehaltene „Gillies Memorial Lecture", die 1965 am „University College Oxford" im Juli 1964 an dem „Summer Meeting" der „British Association of Plastic Surgeons" gehalten wurde. Sie wird hier erneut zitiert, auch weil sie aus nicht lange vergangener Zeit den humanistischen Geist der akademischen Tradition der hippokratischen Plastischen Chirurgie beweist. Zu erhoffen ist, dass dieser Geist für die gesamte Plastische Rekonstruktive und Ästhetische Chirurgie „in Gleichzeitigkeit von Vergangenheit und Zukunft" Bestand haben wird.

Allgemeine und spezielle Plastische Chirurgie

Der in Uppsala geborene Tord Skoog (1915–1977, ◘ Abb. 5.4) studierte an der dort 1477 gegründeten, ältesten Universität Skandinaviens Medizin

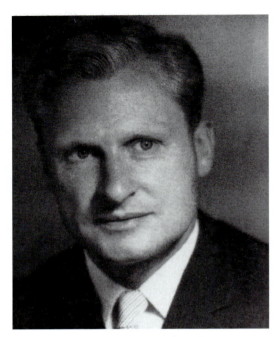

Abb. 5.4 Porträt des schwedischen Plastischen Chirurgen Tord Skoog (Aus Skoog 1974; mit freundl. Genehmigung)

und promovierte 1942 (Skoog 1974; Schmitz 2005).

» Er blieb in Uppsala zur Weiterbildung in allgemeiner Chirurgie unter den Professoren Gunnar Nyström und Olle Hultén; beide hatten besonderes Interesse für Rekonstruktive Chirurgie. 1945 ging Skoog nach Finnland um die Plastisch Chirurgische Behandlung Kriegsverletzter unter der Anleitung der Professoren Richard Faltin und Atso Soivio zu studieren. Im darauf folgendem Jahr erhielt er eine ‚British Council Scholarship' mit Sir Harold Gillies und Sir Archibald McIndoe in England. Nach dieser ‚Scholarship' kehrte er zurück nach Schweden, wo er seine Thesis über die Dupuytrensche Kontraktur schrieb. Wehrend des Korea-Krieges, erhielt er von den ‚United Nations Forces' die Gelegenheit zu einem Besuch als ‚Observer' mit Erstellen eines Berichtes über die Behandlung von Verletzten die dort Verbrennungen erlitten hatten. Skoog wurde 1948 zum ‚appointed director of plastic surgery of the University Hospital of Uppsala' ernannt. Er erhielt Betten in der Abteilung für Hals-Nasen-Ohrenheilkunde, entwickelte rasch seine eigene Einheit für Schwerbrandverletzte und wurde zum ersten Professor für Plastische Chirurgie in Skandinavien ernannt. Er war ‚Honorary Fellow of the American College of Surgeons' und wurde zum ‚Commodore, First Class of the Finnish Order' vom Präsidenten ernannt.

Zahlreich sind seine Mitgliedschaften als „Honorary Member und Corresponding Member" von plastisch-chirurgischen Fachgesellschaften in Amerika, Europa und Asien. „1955 koordinierte Skoog als ‚General Secretary' den ‚First International Congress of Plastic Surgery' der, mit 40 Ländern, in Stockholm und Uppsala gehalten worden ist" (Randall et al 1996). Die *Transactions* wurden von Schuchardt in die deutsche Sprache übersetzt (Skoog 1974). Die „American Association of Plastic Surgeons" hatte ihn 1949 eingeladen, um seine Dissertation zu diskutieren und erweiterte die Einladung zu einem Besuch von führenden Plastischen- und Handchirurgen in den Vereinigten Staaten (Skoog 1974).

Sein Lehrbuch *Plastic Surgery New Methods and Refinements* (1974) ist mit technisch exakten Bildern, ästhetischen Zeichnungen und Fotografien ausgestattet, über das Didaktische hinausgehend auch für den Kunstinteressierten ansprechend. Das Buch beginnt mit dem Bild eines 2300 Jahre alten Terrakottaköpfchens mit einer linksseitigen Lippenkieferspalte. Bei Williams, Direktor der Ausgrabungen der „American School of Classical Studies" im antiken Korinth dankt Skoog dafür, dass er Fotografien des Terrakottaköpfchens verwenden durfte. Skoog stellt auf der ersten Seite des Kapitels „Breast Hypertrophy" die Verbindung zu der „Kunst des Heilens" (Porter 2000) für die Plastische Chirurgie bildlich dar (Abb. 5.5).

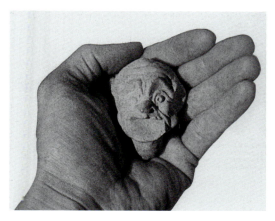

◻ Abb. 5.5 Skoogs Titelseite seines 1. Kapitels „Congenital Facial Clefts" (Aus Skoog 1974; mit freundl. Genehmigung)

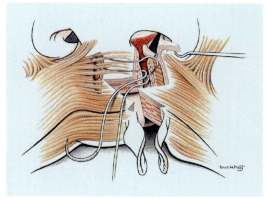

◻ Abb. 5.6 Anatomische Darstellung der Schnittführung und Naht bei der Plastischen Operation der angeborenen Lippenspalte (Aus Skoog 1974; mit freundl. Genehmigung)

Er kombiniert die bildliche Darstellung eines Schrittes der Mammareduktionsplastik mit einer Fotografie der Venus von Willendorf. Er zitiert auch Ortiz-Monasterio und Serrano (1971), die auf vergleichbare primitive mexikanische Statuetten der präkolumbianischen Zeit aufmerksam gemacht hatten.

Die von Skoog angewendeten, beschriebenen und bildlich dargestellten Operationstechniken und anatomischen Strukturen, z. B. feinste Muskeln von einem Säugling mit Lippen-Kieferspalte (◻ Abb. 5.6) geben dem Verstehen des Weiterzubildenden mit Sprache und Auge in lupenpräparatorischer Vergrößerung die erwünschten Informationen (◻ Abb. 5.7). Dieses wird mit den angewendeten Techniken in den Abschnitten über angeborene Spalten des Gesichtes, die Nase und Ohren Betreffendes, das alternde Gesicht, Brusthypertrophie, axilläre Hyperhidrose, Syndaktylie und Morbus Dupytren überzeugend erreicht.

Neu oder variiert sind folgende von Skoog (1974) beschriebene Vorgehensweisen. Einige seien hier genannt:

Sektion 1
- Die „Periosteoplastie", gestielte und auch freie Transplantation von Periostläppchen mit daraufhin, durch Wachstum von Spongiosa, erfolgender knöcherner Überbrückung der angeborenen Spalte des Kieferkammes der „Cleft Maxilla" (S. 35–78)
- Die „Korrektur der Deformität der Nasenflügelknorpel und des Nasenbodens bei Lippen-Kiefer-Gaumenspalten" (S. 80–94),
- Die natürliche Formung der Muskeln und des Cupidobogens bei den Lippenspalten und ‚lateral clefts' (S. 95–154).

Sektion 2
- „The Large Nose" (S. 225–250)
- „Protruding Ears" (S. 251–284)
- „The Aging Face" mit dem vorangesetzten Zitat von William Shakespeare (Henry V, 1589): „Self love my liege, is not so vile a sin as self-neglecting" (S. 301–330)
- „Breast Hyperthrophy, A method of Reduction" mit Transposition eines einzigen, die Mammille tragenden und die Haut versorgenden Lappens (S. 333–390), und
- „Axillary Hyperhidrosis" (S. 393–410).

Paolo Santoni Rugiu, Schüler von Skoog und Professor für Plastische Chirurgie an der Universität Pisa, schrieb in der *Chirurgia Plastica*:

> Er starb im Alter von 61 Jahren. Er war gerade aus einer Gastprofessur in Kairo in Ägypten zurückgekehrt … Mit ihm zu trainieren war

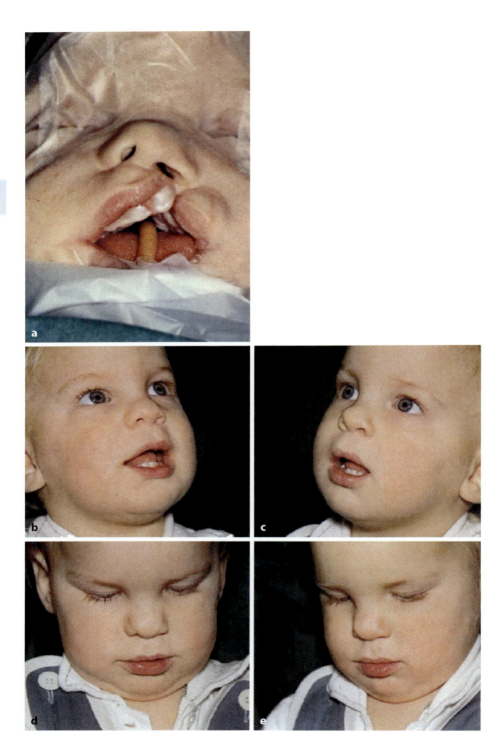

Abb. 5.7 Klinisches Beispiel des Ausgangsbefundes und des Resultates bei der Behandlung einer linksseitigen angeborenen Lippenkieferspalte. (Aus Skoog 1974; mit freundl. Genehmigung)

harte Arbeit, es war aber immer anregend und erfreuend. Vereint um das Grab für die letzte Ehrung des „Maestro" empfinden wir alle ein Gefühl der Leere und Trauer, das schwer zu überwinden ist, wir fühlten auch, dass die Erinnerung an Professor Skoog für uns alle ein Richtungsfeuer zur Erleuchtung der dunklen Stunden unseres Berufslebens sein wird (Rugiu 1977).

5.3 Entwicklungsstufen der Plastischen Chirurgie in Deutschland bis 1968

Eulner stellt die Entwicklung der Plastischen Chirurgie als Spezialfach an den deutschen Universitäten dar und berücksichtigt besonders die Problematik im Dreiecksverhältnis: Spezialist – Fakultät – Regierung. Die *Empfehlungen des Wissenschaftsrates zur klinischen Forschung in den Hochschulen* (1968) erweisen sich als richtungsweisend für eine Anerkennung der Plastischen Chirurgie. Neue medizinische Spezialgebiete entwickeln sich in Deutschland. Die Deutsche Gesellschaft für Chirurgie und die Deutsche Gesellschaft für Plastische und Wiederherstellende Chirurgie gründen eine Arbeitsgemeinschaft.

5.3.1 Eulner: Entwicklung der medizinischen Spezialfächer an den Universitäten des deutschen Sprachgebietes

Hans-Heinz Eulners Buch *Entwicklung der medizinischen Spezialfächer an den Universitäten des deutschen Sprachgebietes* (1970) entstand aus der 1963 von Eulner vorgelegten Arbeit. Diese ist von der medizinischen Fakultät der Universität Frankfurt als Habilitationsschrift angenommen worden. Heute kann über Eulner und seine Arbeit gelesen werden: „Er hat eine Art Standardwerk zur Disziplingenese der Medizin vorgelegt" (Hoffmann 2012). Der Struktur der Schrift Eulners folgend, wird die *Entwicklung der Plastischen Chirurgie als Spezialfach an den Deutschen Universitäten* auf der Grundlage der Kulturgeschichte dieses medizinischen Fachgebietes zusammenfassend dargestellt. Alle Überschriften und Zitate sind der 1970 als Buch veröffentlichten Habilitationsschrift Eulners (1970) entnommen.

Als Erstes muss geklärt werden, ob die Plastische Chirurgie als ein Spezialfach angesehen werden kann. Die aufgezeigte Geschichte der Heilkunde (Porter 2000), Philosophie, Ästhetik und Kultur als Gesamtheit der geistigen und geschichtlichen Leistungen (Kluge 1989) sprechen unwiderruflich dafür, dass die Plastische Chirurgie als Spezialfach zu betrachten ist. Die erste Lehrkanzel für Plastische Chirurgie an einer Universität des deutschen Sprachgebietes wurde 1967 für Wilflingseder in Innsbruck errichtet. Im Folgenden werden die Inhalte der Schrift Eulners dargestellt:

Vorwort

» Wer sich mit der Entwicklung der modernen Medizin, vor allem mit der Herausbildung der medizinischen Spezialfächer beschäftigt und um eine Einordnung einzelner Vorgänge in größere Zusammenhänge bemüht ist, gelangt bald zu der enttäuschenden Feststellung, dass es eine umfassende Darstellung in Form einer vergleichenden Fakultäts- und Fachgeschichte der deutschsprachigen Universitäten, die zugleich ein zuverlässiges Nachschlagwerk über alle hierher gehörigen Tatsachen zu sein hätte, bisher nicht gibt (Eulner 1970, S. 5).

Einleitung

Die Einleitung beginnt mit den prophetischen und einsichtigen Fersen Ludwig Fuldas (1862–1919):

> Wenn das noch immer so weiter geht mit Arbeitseinteilung und Spezialität, dann wär das Wagnis geringer, dem Löwen in den Rachen zu sehn, als mit einem kranken Zeigefinger zum Spezialisten für Daumen zu gehn.

Trotz der Skepsis des zitierten Dichters ging der Medizinhistoriker Eulner bereits 1970 davon aus, dass innerhalb der menschlichen Gesellschaft die Arbeitsteilung zu den grundlegenden Errungenschaften gehört, „auf denen sich unsere hochgezüchtete Großstadtzivilisation aufgebaut hat". Naturgesetzlich sind daraus die Spezialfächer und die fortschreitende Zunahme der Spezialisierung entstanden. Etymologisch entspricht das Wort: „speziell" dem Adjektiv „besonders". Es ist eine französisierende Wortbildung des 18. Jahrhunderts, „sie bedeutet zu deutsch ,spezial' aus dem Lateinischen ,specialis'" (Kluge 1989). Die Plastische Chirurgie wird daher von Eulner als „ein … dem Ordinariat würdiges Sonderfach" (Eulner 1970) betitelt. Eulner schreibt in seinem Vorwort:

> Es ist noch notwendig, den Begriff des ,Spezialfaches' wie er gebraucht wird, zu erläutern. Ein Blick etwa in das Vorlesungsverzeichnis der Universität Breslau vom SS 1880 zeigt, dass der Lehrstoff dort (auszugsweise) gegliedert durch Zwischenüberschriften erscheint: 1. Morphologie des Menschen und der Tiere nebst medizinischer Zoologie; … 5. Innere Medizin; 6. Chirurgie; 7. Geburtshilfe und Gynäkologie; 8. Augen und Ohrenheilkunde; 9. Medizinische Spezialfächer; Gerichtliche Medizin und Hygiene; 10. Allgemeines … Die ,medizinischen Spezialfächer' sind hier nur Psychiatrie, Dermatologie, Kinderheilkunde, Rhinolaryngologie und Zahnheilkunde … Soweit am Universitätsort keine Klinik oder Poliklinik des genannten Spezialfaches bestand, genügte: die Teilnahme an einem Kursus für diese Fächer in der entsprechenden Abteilung eines von der Zentralbehörde ermächtigtem großen Krankenhauses … vom Hochschullehrer wird nicht nur erwartet, dass er mit der Literatur seines Fachgebietes nach dem neuesten Stand vertraut ist, er soll zugleich lehren und durch eigene Forschungsarbeit das Wissen vermehren … Es liegt auf der Hand, dass mit der Medizin auch das elementare persönliche Vertrauen zwischen dem Arzt und seinen Kranken davon berührt werden muss, über dessen ,Entpersönlichung' schon jetzt so viel geklagt wird (Eulner 1970, S. 3–7).

Von Eulner angegebene Quellen

1. Akten der Fakultäten

> Wichtig oder unersetzlich sind die Fakultätsakten, soweit sie die Besetzung oder Schaffung von Lehrstühlen betreffen. In diesen findet sich der Nachweis, ob es sich im Einzelfall um ein planmäßiges Extraordinariat, ein persönliches oder ein planmäßiges Ordinariat handelt.

2. Amtliche Personal- und Vorlesungsverzeichnisse
   Unter der Führung von Graefe

> … schaffen sich die Ophthalmologen ein erstes Spezialfach und die erste wissenschaftliche Fachgesellschaft und erkämpfen sich … gestützt auf diesen Rückhalt in einem organisierten Zusammenschluß, … schließlich die allgemeine Anerkennung als ordinariatwürdiges Sonderfach. Ihr Vorgehen wurde zum Modellfall und Vorbild für alle folgenden Spezialfächer (Eulner 1970, S. 8).

Weitere von Eulner ausführlich angegebenen und nach ihrer Qualität dargestellten Quellen sind:
3. die amtlichen Chroniken der Universitäten,
4. die Akten der zuständigen Ministerien und

5. die persönlichen Äußerungen der beteiligten Persönlichkeiten.

Die zwanzig Seiten umfassende strenge Analyse der vielseitigen Quellen schließt mit den Sätzen:

> In späterem Alter, mit großem zeitlichen Abstand von den Ereignissen verfasste Aufzeichnungen bergen die Gefahr von Erinnerungstäuschungen. Persönliche Auskünfte schließlich, auf denen sich doch auch Nachschlagwerke wie etwa Kürschners Gelehrtenkalender aufbauen, sind auch nicht immer unbedingt zuverlässig. Dies möge u. a. das Beispiel eines inzwischen verstorbenen Ordinarius belegen, der im Gespräch mit dem Verfasser entgegen den aktenkundigen Tatsachen bestritt, als persönlicher Ordinarius ein planmäßiges Extraordinariat innezuhaben – er war überzeugt, dass ein Lehrstuhl längst ein planmäßiges Ordinariat sei (Eulner 1970, S. 20).

Aus diesem Zitat wird die Komplexität der vorliegenden Thematik deutlich erkennbar.

Allgemeines

Die von Eulner (1970) betrachteten deutschen Universitäten entstanden in der weiteren Entwicklung der mittelalterlichen abendländischen Universitäten. Nach Becher (1905) wurde von dem ursprünglich deutschen König Friedrich II. 1124 in Neapel die erste staatliche Universität mit einem fünfjährigen Studium der Medizin gegründet. Ihre „Medizinalordnung" schließt die an anderen Universitäten als Handwerk angesehene Chirurgie ein. Dieses kann als Beginn der Spezialisierung mit einer ersten Unterscheidung zwischen den zwei Fächern Medizin und Chirurgie angesehen werden. (▶ Kap. 1). Im Vorwort seines Buches *Die Literatur und Geschichte der Plastischen Chirurgie* beschreibt Zeis (1862/1863) die Entstehung und Entwicklung des „Plastischen" als Spezialität der Chirurgie (▶ Kap. 1). Die Suche nach ihrer Entstehung führt in der Literatur bis zirka 600 v. Chr. bis „Sushruta" zurück. (▶ Kap. 1)

Von der griechischen und römischen Medizin ausgehend wurde für die Plastische Chirurgie übermittelt, dass die „Physis als gewachsene Form der einzelnen Gliedmaßen und Körperteile zum ästhetischen Normbegriff wurde" (Michler 1985, ▶ Kap. 1; Eco 2004, ▶ Kap. 2). Gadebusch Bondio wies in ihrem Buch *Medizinische Ästhetik* (2005), daraufhin, dass „die Anatomie des 16. Jahrhunderts sich als eine Disziplin erweist, in die ästhetisch relevante Fragestellungen einfließen". Dieses wird mit der *De humani corporis fabrica* des Vesalius (1543) erwiesen.

Spezielle anatomische Untersuchungen an fehlgebildeten Händen, die wegen ihres Aussehens von alters her als „Löffelhände" bezeichnet wurden, führten zur Interpretation der Befunde als Folge von Störungen des speziellen Entwicklungsplans der oberen Extremitäten (Lösch 1970; Lösch et al.1980). Bei diesem erfolgt im normalen Verlauf eine Reduzierung des ursprünglich siebenstrahligen Bereichs der sich entwickelnden Hand auf fünf Fingerstrahlen. Bei der handchirurgischen Korrektur dieser Hände werden gleichzeitig funktionelle und ästhetische Ziele angestrebt.

5.3.2 Das Dreiecksverhältnis: Spezialist – Fakultät – Regierung an den Universitäten

Tagliacozzi (1545–1599) war „Philosophi et Medici Praeclarissimi" an dem „Gymnasio Bononiensi" des „Prinzipem Vincentium Gonzagam Mantuae et Ducem Montis Ferrari" (▶ Kap. 1). Seine Lebensgeschichte lässt sich als ein geschichtliches Beispiel des von Eulner an Universitäten dargestellten Dreiecksverhältnisses: Spezialist – Fakultät – Regierung verstehen (Eulner 1970, S: 22, 27). Sein aufsehenerregendes Werk ist die *Chirurgia Curtorum per Insitionem* (1597) (über die Chirurgie der Verstümmelungen mittels Einfügung). Sein Hochschulleben zeigt exemplarisch die Schwierigkeiten, die in dem Dreiecksverhältnis zwischen Spezialist – Fakultät – Regierung auftreten können.

Ein weiteres Beispiel der Schwierigkeiten, die innerhalb des Dreiecksverhältnisses Spezialist – Fakultät – Regierung entstehen können, kann in den vorangehend dargestellten Schwierigkeiten, die Ambroise Paré (1510–1590) erdulden musste, gesehen werden (▶ Kap. 1).

Mit einem großen Schritt gelangen wir zu Wilhelm von Humboldt (1767–1835):

> Er war seit 1809 Leiter des preußischen Ministeriums des Kultus, und des öffentlichen Unterrichts. Er wurde 1810 ,geheimer Staatssekretär und der eigentliche Gründer der Berliner Universität, danach geheimer Staatsminister' … Sein Prinzip ,der Einheit von Lehre und Forschung' bezeichnet eine Norm, die bereits seit längerer Zeit den führenden Universitätslehrern als verbindlich galt. Dazu kam, schon lange vor der französischen Revolution deutlich spürbar ein verstärktes Gefühl der Verantwortung gegenüber der im Staat repräsentierten Allgemeinheit (Eulner 1970, S. 21–22).

Ein weiteres wichtiges Thema in Eulners Veröffentlichung ist die Narkose. Eulners Ausspruch „Die Exklusivität der großen Chirurgie beginnt mit der Einführung der Narkose" zeigt die Wichtigkeit der Anästhesie auf. Mit der Möglichkeit der allgemeinen Anästhesie mit Beatmung und Eröffnung der Körperhöhlen konnte mit Operationen im Abdomen und dem Thorax, an den lebenswichtigen Organen, in neuer und entscheidender Weise eingegriffen und geheilt werden.

Daraus entstand die von Eulner angewendete Bezeichnung „große Chirurgie" mit der entsprechend gesteigerten Wertschätzung. Gleichzeitig entstanden spezielle Fortschritte in den verschiedenen Gebieten der Thorax-, Abdominal- und auch Herzchirurgie. Diese Fortschritte hatten einen natürlichen, geschichtlichen Einfluss innerhalb des von Euler formulierten Dreiecksverhältnisses Fakultät – Spezialist – Regierung. Dieser Einfluss betraf den Entwicklungsfortgang in den Fakultäten der Chirurgie und der Plastischen Chirurgie als Spezialgebiet bis hin zum Fachgebiet innerhalb der medizinischen Universitäten und der Regierungen.

In den vorangehenden Kap. 2 bis 4 wurde auf die Geschichte der Chirurgie und die Entwicklung der Ästhetik, bildenden Kunst und die Eigenheiten der als „plastische" zu bezeichnenden speziellen Chirurgie eingegangen. Es sei noch einmal auf die entscheidenden Werke von Marchand (▶ Abschn. 3.2.1), Joseph (▶ Abschn. 3.2.5) und Lexer (▶ Abschn. 3.2.3) hingewiesen. Das in diesen drei Werken abgehandelte theoretische und praktische Wissen der Fachgebiete allgemeine Pathologie (Marchand 1901) und Plastische Chirurgie (Joseph 1931, Lexer 1931) war weitgehend vor und während der Jahre des 1. Weltkrieges vorhanden oder mit den Verletzungen des Krieges und deren „wiederherstellender Behandlung" durch Marchand und den beiden Chirurgen Lexer und Joseph entstanden.

Innerhalb des an Universitäten von Eulner dargestellten Dreiecksverhältnis: Fakultät – Spezialist – Regierung sind nachfolgende Fakten wichtig: 1. der Sanitätsrat Joseph wurde in der Zeit des Krieges erst als 54-jähriger 1919 zum Professor und damit Hochschullehrer an der Universität Berlin ernannt. Für drei Jahre, bis 1922 war er als Leiter der „Abteilung für Gesichtsplastik" an der „Klinik für Ohrenkrankheiten" (Passow) tätig (▶ Kap. 4). Trotz des weitgehend gleich hohen Wertes der Bücher der beiden Autoren, der Chirurgen Joseph (1931) und Lexer (1931) und ihres Ansehens in der Öffentlichkeit war die Bedeutung Lexers in der Medizinischen Fakultät der Universität München als Ordinarius (1928–1936) und vorangehendem Inhaber der Lehrstühle für das Gebiet Chirurgie in Königsberg (1905–1910),

Jena (1910–1919) und Freiburg (1919–1928) und darüber hinaus Präsident der Deutschen Gesellschaft für Chirurgie in den Jahren 1923 und 1936 akademisch unübertroffen.

In Bezug auf eine Entwicklung der Plastischen Chirurgie zum eigenen Fach war, mit ihrer Umbenennung durch Lexer in „Wiederherstellungschirurgie" von 1931 an bis auf Weiteres entschieden der Entwicklung der Plastischen Chirurgie zum universitären Spezialfach entgegengewirkt worden (▶ Kap. 2). Sicher ist, dass bis zur Zeit der Gründung der Vereinigung der Deutschen Plastischen Chirurgen im deutschen Sprachgebiet im Jahr 1968 an keiner Universität die Plastische Chirurgie als „ein großes, wichtiges, künstlerisches Gebiet in dem die Physiologie der Chirurgie die Hand reicht" (Dieffenbach 1845 (▶ Kap. 2) anerkannt worden war. Erst im Jahr 1967 wurde die erste „Lehrkanzel für Plastische und Wiederherstellungschirurgie" an der Chirurgischen Universitätsklinik Innsbruck, mit Wilflingseder als Vorstand errichtet.

Nachwort

» Der hier beschriebene Prozess der Etablierung medizinischer Spezialfächer hat zu dem vertrauten Gefüge der ‚klassischen' medizinischen Fakultät geführt, wie es auch nach 1945 zunächst noch als Leitbild neuer Gründungen blieb. Diese Fakultät gibt es bereits jetzt nicht mehr. 1960 trat in der Bundesrepublik der Wissenschaftsrat als Instrument einer zeitgemäßen Hochschulpolitik mit seinen ‚Empfehlungen zum Ausbau der wissenschaftlichen Einrichtungen' an die Öffentlichkeit [dort Teil I: Wissenschaftliche Hochschulen] … Die ‚Struktur' der alten Universität und mit ihr der medizinischen Fakultät ist so radikal in Frage gestellt und bereits verändert worden, dass mancher diesen als Zwischenbilanz gedachten Band geradezu als einen Nachruf an die Zeit der ‚Hierarchie', der ‚Ordinarien-Universität' betrachten mag … Von nun an gelten andere Spielregeln; die neue Approbationsordnung wird nur eine davon sein, Satzungen und Bauprogramme markieren ebenso eine Wende (Eulner 1970, S. 440).

Eulner (1970) zitiert sorgfältig gewählte Auszüge aus dem Buch *Aufstand der Massen* von José Ortega y Gasset (1930). Er definiert nach Ortega y Gasset „die europäische Wissenschaft, Kultur und Zivilisation als Fühlung mit einer deutlichen Durchdringung des ganzen Universums" und gibt, zusammengefasst und mit Zitaten, Nachfolgendes zu verstehen:

» Das 19. Jahrhundert beginnt seinen Lauf unter Führung von Menschen, die enzyklopädisch leben, obgleich ihre Arbeit schon einen speziellen Charakter trägt. … Wenn um 1890 eine dritte Generation die geistige Führung Europas übernimmt, tritt ein Gelehrtentypus auf, der in der Geschichte nicht seinesgleichen hat … Sie proklamieren ihre Unberührtheit vor allem, was außerhalb dieses schmalen, von ihnen bestellten Feldes liegt, als Tugend und nennen das Interesse für die Gesamtheit des Wissens ‚Dilettantismus' (Eulner 1970, S. 441).

Das „Universum des Geistes" wird ignoriert.

» Der Grund hierfür liegt in der Erscheinung, die zugleich den großen Vorteil und die schwerste Gefahr der neuen Wissenschaft und der ganzen von ihr gelenkten und verkörperten Zivilisation bedeutet : in der Mechanisierung … Der Spezialist ist in seinem winzigen Weltwinkel vortrefflich zu Hause; aber er hat keine Ahnung von dem Rest … Wir werden ihn einen gelehrten Ignoranten nennen müssen, und das ist eine überaus ernste Angelegenheit; denn er sagt, daß er sich in allen Fragen, von denen er nichts versteht, mit der ganzen Anmaßung eines Mannes aufführen wird, der in seinem Spezialgebiet eine Autorität ist (Eulner 1970, S. 442).

Hinweise des Autors

Heute, im Jahr 2013, wie in den Jahren des Zeitgenossen Ortega y Gasset 1930 und Eulner 1970, ist das, was der Erstere geschrieben hat weitgehend wahr geworden und kritisch zu bedenken:

» Das Spezialistentum, auf dem ein Jahrhundert lang der Fortschritt der Experimentalwissenschaften beruhte, nähert sich einem Zustand, in dem es aus eigener Kraft nicht weiterkommen kann, wenn eine neue bessere Generation es nicht übernimmt, ihm einen neuen, stärkeren Göpel/ein Mühlrad zu bauen. Aber wenn der Fachgelehrte nichts vom inneren Kräftehaushalt der Wissenschaften weiß, die er betreibt, so ist er noch viel weniger über die historischen Bedingungen ihrer Fortdauer, das heißt darüber orientiert, wie die Verfassung der Gemeinschaft und des Menschenherzen sein muss, damit es weiterhin Forscher geben kann. Das Nachlassen der wissenschaftlichen Neigungen, das sich neuerdings zeigt ... ist ein beunruhigendes Zeichen für jeden, der eine klare Vorstellung der Zivilisation hat, eine Vorstellung, die dem typischen ‚Gelehrten', dem Gipfel unserer Zivilisation, abzugehen pflegt. Auch er glaubt, dass die Zivilisation schlechthin da ist wie die Erdrinde und der Urwald (Eulner 1970, S. 442).

Mit diesem Zitat beendet Eulner (1970) sein Buch.

5.4 Arbeitsgemeinschaft für Plastische Chirurgie und Deutsche Gesellschaft für Chirurgie

Die Entwicklung der Plastischen Chirurgie wurde auf der einen Seite von den Empfehlungen des Wissenschaftsrates begünstigt. Ein Gebiet, wie die Mund-, Kiefer- und Gesichtschirurgie konnte sich in der Folge etablieren. Eine Arbeitsgemeinschaft für Plastische Chirurgie nahm ihre Arbeit auf, konnte jedoch fachliche Differenzen unter den Mitgliedern nicht ganz verhindern, wie das Missverständnis zwischen Bürkle de la Camp, Schuchardt und Wullstein zeigt.

5.4.1 Die Entstehung des Fachgebiets Mund-, Kiefer- und Gesichtschirurgie

Als sehr günstig für die Plastische Chirurgie an Universitäten erwiesen sich die *Empfehlungen des Wissenschaftsrates zur klinischen Forschung in den Hochschulen* (1968). Aus diesen Empfehlungen sei Folgendes zitiert: „Manche Gebiete tragen heute noch an den Folgen der verspäteten Verselbstständigung, die ihnen erspart geblieben wären, wenn man weniger zäh an den traditionellen Strukturen festgehalten und sie als jeweils denkbar beste Lösung verteidigt hätte". Als wichtig wird in der Kurzfassung empfohlen:

» 1. Angesichts der wissenschaftlichen Entwicklung, die Angaben, die Struktur und Größe der Institute und der Kliniken zu überprüfen und Voraussetzungen für die erfolgreiche Entwicklung von Spezialgebieten zu schaffen ... 5. durch die Errichtung selbstständiger Abteilungen bzw. Teilgebiete in Instituten und Kliniken den Spezialgebieten voll ausreichende Arbeitsmöglichkeiten zu eröffnen ... Die Plastische Chirurgie wird als eines der „Spezialgebiete des Faches Chirurgie, deren Verselbstständigung im Laufe der Zeit an einigen Hochschulen angestrebt werden sollte" genannt" (Empfehlungen des Wissenschaftsrates 1968, S. 86).

Es entstanden für die Entwicklung der medizinischen Spezialgebiete wichtige Empfehlungen im

Jahr 1961 und viele weitere bis in die Gegenwart hinein. Junghanns hatte 1961, als Präsident der 78. Tagung der Deutschen Gesellschaft für Chirurgie, die Eröffnungsansprache gehalten und den Wissenschaftsrat nennend hob er hervor: „Deren Veröffentlichung beansprucht Beachtung durch unsere Gesellschaft". Er ging dabei von den seit 1960 erfolgten Veröffentlichungen der Empfehlungen des Wissenschaftsrates aus. In Lübeck ist die medizinische Fakultät und das Land Schleswig Holstein mit dem Hochschulgesetz des Jahres 1974 mit der Gründung der Klinik und Poliklinik für Plastische Chirurgie mit dem Autor als Direktor gefolgt.

» Martin Wassmund (1892–1956) übernahm 1931 die Leitung der Kieferstation im Rudolf Wirchow Krankenhaus in Berlin und formte sie aus zu der wissenschaftlich ausstrahlenden Arbeitsstätte, in der für das gesamte Gebiet die deutschen Maßstäbe für die Facharztausbildung gesetzt wurden, die grundsätzlichen Lehrbücher entstanden und viele Fachärzte, die hier ihre Ausbildung erhielten, u. a. Eugen Fröhlich, Karl Schuchardt, Alfred Rehrmann und Eduard Schmid, um nur einige zu nennen (Hoffmann-Axthelm 1995 S. 102; Erdsach 2004).

Der international bekannte Karl Schuchardt und Schüler Martin Wassmunds in Berlin, übernahm 1945 die Nordwestdeutsche Kieferklinik in Hamburg. „Er formte die unter seiner Leitung neu erbaute Klinik zu einer akademischen Ausbildungsstätte innerhalb des Eppendorfer Universitätsbereiches" (Erdsach 2004).

Der Autor dieses Buches wurde in den Jahren 1960–1965 zum dankbaren kieferchirurgischen und plastisch-chirurgischen Schüler dieses vorbildlichen Arztes und vielseitigen, widersprüchlichen Menschen (▶ Abschn. 5.1 u. ▶ Abschn. 5.4). Converse (1964, 1977) schrieb: „Schuchardt und dessen Kieferchirurgischer Kollege, der später in Stuttgart erfolgreiche Schmid, waren während der Nachkriegsjahre maßgeblich an den Entwicklungen der Plastischen Chirurgie in Deutschland beteiligt". Allerdings bestand deren Beteiligung, außerhalb der von ihnen geleisteten hervorragenden „Mund-Gesichts und Kieferchirurgie" im Bereich der Berufspolitik in einer unermüdlichen Gegnerschaft gegen die Anerkennung der Plastischen Chirurgie als einheitliches Fachgebiet der Medizin in Deutschland.

5.4.2 Gründung der Arbeitsgemeinschaft für Plastische und Wiederherstellende Chirurgie (1969)

„Prof. Dr. H. Bürkle de la Camp (1895–1974) wurde langjähriger Generalsekretär und 1955 Präsident der Deutschen Gesellschaft für Chirurgie und Chefarzt der nach dem zweiten Weltkrieg wiedererrichteten ‚Chirurgischen Klinik Bergmannsheil' in Bochum". Unter seiner Regie, „als Präsident der Gesellschaft, wurde 1955 in München die Arbeitsgemeinschaft für Plastische und Wiederherstellungschirurgie der Deutschen Gesellschaft für Chirurgie ins Leben gerufen" (Bürkle de la Camp, Archiv, 1969; Schmidt-Tintemann 1983). „Das Interesse an dieser Art der Chirurgie wuchs so, dass sich die Deutsche Gesellschaft für Chirurgie 1961 veranlasst sah, die Arbeitsgemeinschaft zu einer ‚Sektion für Plastische und Wiederherstellungschirurgie' der Deutschen Gesellschaft für Chirurgie anzuheben" (Lösch et al. 2008; Archiv Teil III und IV). „1962 wurde aus dieser Sektion dann die Deutsche Gesellschaft für Plastische und Wiederherstellungschirurgie, deren Vorsitzender Herr von Semen war. 1963 übernahm der Autor, Bürkle de la Camp, dann für drei Jahre den Vorsitz dieser Gesellschaft. Nach ihm war der Hamburger Urologe Bischoff Vorsitzender für zwei Jahre. Seit dieser Zeit ist Herr Schuchart (Hamburg) Vorsitzender bis Ende dieses Jahres" (Bürkle de la Camp, Archiv, Brief an Prof. Remé 12.8.1969).

» Als im Jahr 1969 mit Schuchardt die ‚Deutsche Gesellschaft für Plastische Chirurgie' aus der Gesellschaft für Chirurgie ausscherte und eine selbstständige ‚Gesellschaft für Plastische und Wiederherstellungschirurgie' wurde zerriss die bis dahin freundschaftliche Verbindung zwischen Bürkle de la Camp und dem Zahnarzt und Gesichts-Kieferchirurgen Schuchardt (Mühlbauer 2004; Lösch et al. 2008).

5.4.3 Die Gedanken von Friedrich Müller, Rudolf Zellner, Ursula Schmidt-Tintemann und Dieter Buck-Gramko, die zur Gründung der Vereinigung der Deutschen Plastischen Chirurgen führten

Die in Deutschland in Medizin und Zahnmedizin doppelt approbierten, in Gesichts- und Kieferchirurgie weitergebildeten und in England in plastisch-chirurgischen Kliniken geschulten F.E. Müller und P. R. Zellner kehrten 1964 nach Deutschland zurück. Müller gründete 1966 die „Abteilung für Verbrennungskrankheiten und Plastische Chirurgie" in dem Berufsgenossenschaftlichen Klinikum „Bergmannsheil" in Bochum, Direktor Prof. Rehn (Lösch et al. 2008). Auch Zellner, kehrte 1964 nach Deutschland zurück, bildete sich als Assistent im Berufsgenossenschaftlichen Unfallkrankenhaus Lohbrügge in Hamburg bei Buck-Gramko in der Plastischen Chirurgie der Hand weiter.

Von dort ging er als Oberarzt 1966 in die Chirurgie des Allgemeinen Krankenhauses Altona-Hamburg, um sich in der Chirurgie weiterzubilden und die Plastische Chirurgie einzurichten. Er hatte den Autor über seine diesbezüglichen Absicht informiert, der dann nach Rücksprache mit Buck-Gramko und mit Zukschwerdt, dem Direktor der Chirurgischen Klinik des Universitätskrankenhauses Hamburg Eppendorf und des B.G. Unfallkrankenhauses, auf der Stelle von Zellner zu dessen Nachfolger wurde. Diese Erlebnisse und gemeinsamen Interessen führten zu einer Intensivierung der freundschaftlich-kollegialen Verbindung mit Zellner.

Die drei Kollegen der Handchirurgie, Buck-Gramcko, die Plastischen Chirurgen Zellner und Lösch verfolgten das gemeinsame Ziel, für die Plastische Chirurgie innerhalb der öffentlichen Krankenversorgung eine möglichst gut fundierte Basis zu schaffen. Dieses Ziel wurde von dem Chirurgen Zukschwerdt gefördert und unterstützt. In der Schrift von Müller (2008) „Die Vereinigung der Deutschen Plastischen Chirurgen: die Gründung" wird über die Entwicklung berichtet, „die in Gesprächen zwischen ihm und Rudolf Zellner zur ‚Absicht führte, eine Arbeitsgemeinschaft von Chirurgen ins Leben zu rufen, die sich ausschließlich mit der Plastischen Chirurgie befasste". Darauf folgend führten Müller und Zellner Gespräche mit Schmidt-Tintemann und Buck-Gramcko. Beide hatten noch führende Funktionen in der neuen Deutschen Gesellschaft für Plastische und Wiederherstellungschirurgie inne. Es wurde „ein Konzept und die Satzung für die künftige Vereinigung der Deutschen Plastischen Chirurgen erarbeitet … Es war aber auch klar, dass wir nur zusammen mit jedem Einzelnen der wenigen Plastischen Chirurgen in Deutschland Erfolg haben konnten" (Lösch et al. 2008).

Die VDPC-Gründungsversammlung fand am 16.10.1968 in Bochum statt. „Versammelt hatten sich elf Plastische Chirurgen: neben Frau Schmidt-Tintemann die Herren Bohmert, Buck-Gramcko, Höhler, Köhnlein, Lösch, Müller, Olivari, Schrudde, Trauner und Zellner … Als Berater waren unsere Freunde aus Österreich, Prof. Paul Wilflingseder und Prof. Hanno Millesi dabei" (Lösch et al. 2008). Der berufliche Werdegang der oben genannten Gründungsmitglieder wurde vorangehend beschrieben. Auf die Satzung der Vereinigung wird nachfolgend eingegangen. Die erste Tagung der VDPC mit Beteiligung der Österreichischen Gesellschaft für Plastische

Chirurgie fand unter dem Vorsitz von Schmidt-Tintemann 1970 in München statt (Abb. 5.8), (Archiv VDPC 9. Dr. Gisela Hoymann, Wiesbaden 4.1.1972, Lösch et al. 2008).

5.5 Die Jahre nach 1968 bis 1979

> Ganz im Gegensatz zu den Satzungen der Fachverbände von Plastischen Chirurgen in den anderen Ländern Europas und der Welt wurde von der Deutschen Gesellschaft für Plastische Chirurgie die Verteilung der Plastischen Chirurgie auf verschiedene Fachgebiete und deren Körperregionen angestrebt. Dennoch gab es bald erste Schritt auf dem Weg zur Anerkennung der Plastischen Chirurgie als fachärztliches Gebiet in Deutschland.

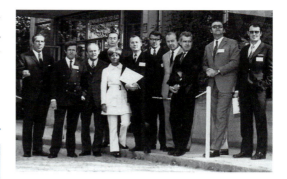

Abb. 5.8 Gruppenbild von an der 1. Tagung der VDPC in München Teilnehmenden. Die Veranstalterin Ursula Schmidt-Tintemann konnte wegen anderer Verpflichtungen nicht erscheinen. Von links nach rechts: Schrudde, Höhler, Müller, Mühlbauer, Hoymann, Zellner, Köhnlein, Olivari, Lösch, Härtel. (Aus Lösch et al. 2008; mit freundl. Genehmigung)

5.5.1 Das Konzept der nationalen und internationalen Vertretung der Plastischen Chirurgie der Deutschen Gesellschaft für Plastische und Wiederherstellende Chirurgie 1968–1969

In Deutschland gab es während der Jahre 1968 bis 1982 die verschiedensten Ansichten über die nationale und internationale Vertretung der Plastischen Chirurgie seitens der Deutschen Gesellschaft für Plastische und Wiederherstellende Chirurgie und der Vereinigung der Deutschen Plastischen Chirurgen. Die nachfolgenden Berichte gründen auch auf die seit 1968 nach Datum und Alphabet geordneten Schriften aus dem Archiv der Präsidenten und Sekretäre der VDPC (▶ Abschn. 6.2.2, Tab. 6.1).

Karl Schuchardt bestimmte maßgeblich die Vorstellungen und Ziele der von der Gesellschaft für Chirurgie abgespaltenen, neu gegründeten Deutschen Gesellschaft für Plastische Chirur-gie. In Kontrast zu den Satzungen der in Europa, Nord- und Südamerika und Australien vertretenen fachlichen Einheit der Plastischen Chirurgie wurde von der Deutschen Gesellschaft für Plastische Chirurgie die Verteilung der Plastischen Chirurgie auf verschiedene Fachgebiete und deren Körperregionen angestrebt. Angesprochen wurden die Angehörigen der Fachgebiete Mund- Kiefer- Gesichtschirurgie, Hals-Nasen-Ohrenheilkunde, Orthopädie und Gynäkologie. Im vorangehenden Kapitel ist die Entstehung der Vereinigung der Deutschen Plastischen Chirurgen aufgezeigt worden zusammen mit den wichtigsten Fakten, die zur „Entwicklung zum Gebiet ‚Chirurgie Teilgebiet Plastische Chirurgie' (1968–1979–1988)" geführt haben (Lösch et al. 2008).

5.5.2 Das Konzept der wissenschaftlichen und berufspolitischen Vertretung der Plastischen Chirurgie seitens der „Vereinigung der Deutschen Plastischen Chirurgen" und der „Deutschen Gesellschaft für Chirurgie"

In den Jahren 1968 bis 1973/74 vertraten die Initiatoren der VDPC Zellner (1968–1971) und

Müller als „Geschäftsführender Sekretär", sich abwechselnd, die Vereinigung der Deutschen Plastischen Chirurgen (VDPC). Von Anfang an pflegten Müller und Zellner die Information der Kollegen im Ausland und damit die erreichbare Unterstützung. Am 14.5.1969 schrieben sie an das „Corresponding Secretary" des „American Board of Plastic Surgery" (Archiv VDPC, Akte 5. 14.5.1969). Es wurde die Gründung der VDPC mitgeteilt und dass die Vereinigung sich als Vertretung der Plastischen Chirurgie in Deutschland ansehe. Dieses im Widerspruch zu der Deutschen Gesellschaft für Plastische und Wiederherstellungschirurgie, die das Prinzip vertrat, dass die Plastische Chirurgie auf verschiedene Fachgebiete und Körperregionen aufgeteilt werden müsse und damit gegen die „Internationalen Standards der Plastischen Chirurgie" handelte. Alle Briefe schließen mit dem Satz: „We are looking forward to close cooperation with all other national associations of plastic surgeons" (Archiv VDPC, Akte 5. 14.5.1969).

Im März 1969 eröffneten Müller und Zellner die Korrespondenz mit wortgleichen Schreiben an die nachfolgenden Adressaten: „Prof. H.U. Buff, Chirurgische Klinik B Kantonspital Zürich, Dr. R. de la Plaza Fernandez, Sociedad Espaniola de Chirurgia Plastica y Reparadora, Madrid, Dr. H. Gursel, S. S. Kurumu Ankara Hastahanese Cene ve Plastic Cerr. Kl., Dr. B.D. de Jong, De Bilt Holland, Dr. med. S. Lisicki, Warsawa, A.G. da Silva Martins, Lisboa, Dr. R. Mouly, Paris, Société Francaise De Chirurgie Plastique et Reconstructive" (Archiv VDPC, Akte 5. 14.5.1969), 8) sowie mit „Prof. H. Pesková, Acta Chirurgiae Plasticae, Praha". Dieser gratulierte zur Gründung der VDPC und bot den Mitgliedern die Zusammenarbeit mit den traditionsreichen ‚Acta' an. B. Ponten gratulierte für den 1947 gegründeten „Svensk Plastikkirurgisk Klubb" und als Sekretär der „Swedish Association of Plastic Surgeons". Der Präsident der „Società Italiana di Chirurgia Plastica" Sanvenero Rosselli schrieb am 25.3.1969 an Zellner:

» Thank you for your kind letter of March 3rd. In the name of the ‚Società Italiana di Chirurgia Plastica' I sincerely congratulate wishing the best success to the newly born association: Vivat, crescat et floreat! We shall be happy to cooperate with the colleagues of the ‚Vereinigung der Deutschen Plastischen Chirurgen'; it shall be our care to inform you about our Congress and hope that the members of the Vereinigung will attend then and bring the contribution of their studies and experiences. May I ask you to be so kind and let us have a list of members, so that we can get directly in touch with them, send them our programs and any information that could interest them (Archiv VDPC, Akte 5. 25.3.1969).

Im Januar 1969 dankte Zellner, als Sekretär der VDPC, Wilflingseder „für seine Unterstützung und den Rat anlässlich der ersten Sitzung unserer Gesellschaft in Bochum" und ernannte ihn „mit der Zustimmung der Mitglieder zum Korrespondierenden Mitglied der Gesellschaft". Er fügte hinzu:

» Der Kontakt mit den Allgemeinen Plastischen Chirurgen in Ihrem Land erscheint uns als wesentlicher Punkt auf dem Wege zu einer Verselbstständigung unseres Fachgebietes. Wir glauben, daß die Zusammenarbeit zwischen den deutschen und österreichischen Kollegen, so wie sie auch auf anderen Gebieten bereits vorliegt, den Forderungen im Hinblick auf die Schaffung von Plastisch-Chirurgischen Abteilungen den nötigen Nachdruck verleihen wird (Archiv VDPC, Akte 5. 1969).

Am 1.11.1969 schrieb Harding an Zellner, Sekretär der VDPC:

» At the request of the Board, I am sending greetings of our Association to your Society and we would like to compliment you on your requirements for full membership. We wish you well and will look forward to a close relationship between our organizations in the future (Archiv VDPC, Akte 5. 1969).

Der Präsident der deutsch-, französisch- und italienischsprachigen Schweizerischen Gesellschaft für Plastische und Wiederherstellungschirurgie, Koechlin aus Genf, schrieb am 8.12.1969 an Zellner:

> » Ich habe gelesen, dass Sie Sekretär der neuen deutschen Gesellschaft für Plastische Chirurgie sind und dass Sie zusammen mit der Österreichischen Gesellschaft für Plastische Chirurgie im November 1970 einen Kongress organisieren werden. ... Es würde mich sehr freuen mit Ihrer Gesellschaft gute Kontakte zu pflegen (Archiv VDPC, Akte 5, 1969).

Der „Secrétaire General" der französischen Gesellschaft für Plastische Rekonstruktive Chirurgie Mouly antwortete Zellner am 6.3.1969 mit den Worten: „Je vous prie de croire, mon cher Collègue, à l'assurance de mes sentiments les plus cordiaux" (Archiv VDPC, Akte 5. 1969). Für die „Chirurgi Plastici Fenniae/Finnish Society of Plastic Surgery" schrieb ihr Sekretär Pentti: „We are pleased to hear about the establishment of the ‚Vereinigung der Deutschen Plastischen Chirurgen' and hope that your function will be successful both on national and international level" (Archiv VDPC, Akte 5. 1969).

Pickering, Präsident der „American Society of Plastic and Reconstructive Surgeons, Inc." bat Zellner im Februar 1970 um die Liste der Mitglieder der VDPC mit den Worten: „This will be sent to the central office for proper filing" (Archiv VDPC, Akte 5. 1970). Ponten antwortete am 10.4.1969:

> » I hope you will keep me informed about the activities of the Society including meetings, scientific programs and so on. Actually, quite a number of us have German as their second or even first language. I am looking forward to a close cooperation especially since we actually have very few contacts with Germany. One can of course foresee inevitable trouble between the new and the old association but for the benefit of our speciality we do hope that this can be solved without too much trouble (Archiv VDPC, Akte 5. 1969).

Am 3.7.1969 informierte Zellner, als Sekretär der VDPC, die Mitglieder mit einem Rundschreiben:

> » Auf der Tagung der ‚European Confederation for Plastic Surgery' in Brighton hat es sich gezeigt, dass unsere Vereinigung vom Ausland her zwar kritisch aber doch sehr positiv betrachtet wird. Es hat nicht an Unterstützung gefehlt und man kann sagen, daß dieser Europäische Kongress einen weiteren Schritt vorwärts bedeutete (Archiv VDPC, Akte 1., 3.7. 1969).

5.5.3 Das Dreiecksverhältnis: Spezialist – Fakultät – Regierung an den Universitäten und die Beurteilung von Bürkle de la Camp des Standes der Plastischen Chirurgie in Deutschland

Der Autor verhandelte den Wechsel seiner Tätigkeit für das Fachgebiet von der Universität Hamburg nach Lübeck. Er war noch in der chirurgischen Klinik des Universitätskrankenhauses Eppendorf (Direktor: Prof. Zukschwerdt) an der medizinischen Fakultät Hamburg, zum Aufbau der Plastischen Chirurgie tätig. Zukschwerdt vermittelte ihm die Kontaktaufnahme mit Remé, Direktor der Chirurgischen Klinik der medizinischen Akademie zu Lübeck. Dieser wendete sich an Bürkle de la Camp. Beide achteten einander sehr. Am 12.8.1969 beantwortete Bürkle de la Camp ausführlich die ihm als Sekretär der Deutschen Gesellschaft für Chirurgie von Remé gestellten Fragen über den Stand der Plastischen Chirurgie in Deutschland:

> Im Augenblick ist die Spannung in der ‚Deutschen Gesellschaft für Plastische und Wiederherstellungschirurgie' sehr groß, besonders nachdem sich in Brighton die Vorkommnisse abgespielt haben, die Ihnen von Herrn Lösch berichtet worden sind … Selbstverständlich können Sie gern in der Ordinarienkonferenz auf diesen Brief zurückgreifen. Ich habe mich gefreut, Ihnen so ausführlich antworten zu können, da ich hoffe, daß auf diese Weise einmal alle Ordinarien sich für eine kurze Zeit mit den Fragen der Plastischen Chirurgie befassen. Ich bin auch überzeugt, daß es Ihnen gelingen wird, lieber Herr Remé, bei Ihren Kollegen das Interesse für dieses Fach zu wecken. Die Plastischen Chirurgen wären dankbar, wenn endlich Abteilungen und Weiterbildungsstätten für Plastische Chirurgie an Hochschulkliniken geschaffen würden. Diese Weiterbildungsstätten sind eine unbedingte Voraussetzung für das Bestehen der Plastischen Chirurgen in Deutschland. Die Gefahr aus der EWG ist riesengroß … Hoffentlich ist dieser Brief (fünf Seiten) nicht zu lang. Mit den besten Grüßen und allen guten Wünschen für einen Erfolg in dieser Sache bin ich Ihr … (Archiv VDPC, Bürkle de la Camp, Akte 4, 12.8.1969).

Der erste Schritt auf dem Weg zur Anerkennung der Plastischen Chirurgie als fachärztliches Gebiet in Deutschland

Im folgenden Abschnitt geht es um die Verhandlungen der Präsidien der Vereinigung der Deutschen Plastischen Chirurgen und „Deutschen Gesellschaft für Chirurgie" bis zu der ersten Anerkennung als „Teilgebiet Plastische Chirurgie" für das Gebiet Chirurgie seitens der Deutschen Gesellschaft für Chirurgie im Jahr 1979. Der erste Geschäftsführer der Deutschen Gesellschaft für Chirurgie, Bürkle de la Camp, hatte am 31.10.1968 Zellner die VDPC betreffend mitgeteilt, dass sie „laut Beschluss des Präsidiums als korporiertes Mitglied aufgenommen worden ist" (Archiv VDPC, Akte 5, 1968). Am 6.11.1968 wurde von Müller, als Sekretär, Bürkle de la Camp der begründete „Antrag der VDPC auf die Einführung der Teilgebietsbezeichnung ‚Plastische Chirurgie' für den Facharzt für Chirurgie" gesendet (Archiv VDPC, Akte 1, 6.11.1968). Die Begründung lautete:

> Die Zersplitterung der Allgemeinen Plastischen Chirurgie war Anlass zur Gründung der ‚Vereinigung der Deutschen Plastischen Chirurgen' am 19.8.1968. Die Mitglieder, die die Plastische Chirurgie in der Bundesrepublik nach einheitlichen Richtlinien aufbauen und verbreiten wollen, sind der Auffassung, dass die allgemeine Chirurgie die Grundlage für die Ausübung dieses Spezialgebietes ist. Die Voraussetzung für die Ausbildung des Nachwuchses ist der Ausbau der vorhandenen Ausbildungsstätten und die Errichtung neuer Spezialabteilungen. Eine derartige organisatorische Aufgabe kann nur dann durchgeführt werden, wenn die Bundesärztekammer die Plastische Chirurgie in den Weiterbildungsordnungsplan der Facharztordnung mit einbezieht. Da die allgemeine Chirurgie die Grundlage sein soll, beantragt die ‚Vereinigung der Deutschen Plastischen Chirurgen' die Einführung der Teilgebietsbezeichnung ‚Plastische Chirurgie' für den Facharzt für Chirurgie. Bei diesem Antrag wird vorausgesetzt, dass die Teilgebietsbezeichnung nur für das Fachgebiet Chirurgie gewährt wird. Die ‚Bestrebungen innerhalb der EWG-Länder sind auf eine einheitliche Ausbildung der Fachärzte ausgerichtet' … Da es in Deutschland bisher keine standespoliti-

sche Organisation der Plastischen Chirurgie gab, wurden diese Verhandlungen in Brüssel – wie aus dem Protokoll zu ersehen ist – von fachfremden Vertretern geführt. Die zwischen den Mitgliedern der Vereinigung und ausländischen Gesellschaften geführten Gespräche haben erkennen lassen, dass der Wunsch besteht, die chirurgisch vorgebildeten Kollegen dieses Spezialgebietes zu den Besprechungen heranzuziehen. Die Voraussetzung dafür ist die Teilbezeichnung und Aufnahme in den Berufsverband (Archiv VDPC 5. u. 6.11.1968).

Die Erwähnung des Berufsverbandes bedeutet hier: die Deutsche Gesellschaft für Chirurgie. Nach der Zeit des Antrages von Müller vom 6.11.1968 an die Deutsche Gesellschaft für Chirurgie begannen bis in das Jahr 1981/1982 sich auswirkende Entwicklungen. Es entstanden unzählige kontrastreiche Gespräche und Schriften zwischen den jeweiligen Vorständen und Mitgliedern der VDPC auf der einen Seite, und auf der anderen Seite hauptsächlich der Facharztgebiete Hals- Nasen-, Ohrenheilkunde, Gesichts und Kieferchirurgie, Orthopädie, Unfallchirurgie, Kinderchirurgie, Gynäkologie und Augenheilkunde. Sie vertraten ihre Interessen an der Plastischen Chirurgie der jeweiligen Körperregionen und den darin sich befindenden speziellen Organen und Strukturen. Elf Jahre andauernde Änderungen der Satzung der Deutschen Gesellschaft für Chirurgie beeinflussten das Fortschreiten der Anerkennung der Plastischen Chirurgie als Fachgebiet (Archiv der VDPC, Akte 5. Bürkle de la Camp 14.8.1969, Schmidt-Tintemann 1983, Müller 1999, Lösch, Mühlbauer 2008).

Literatur

Archiv der DGPRÄC. Geschäftsstelle der DGPRÄC, Luisenstraße 58–59, 10117 Berlin
Becher W (1905) Geschichte des ärztlichen Standes. In: Puschmann T (Hrsg) Handbuch der Geschichte der Medizin. Verlag von Gustav Fischer, Jena, S 1002
Blair VP, Brown JB (1929) Use and uses of large split skin grafts of intermediate thickness. Jury Gynokol Obstet 49:82
Brown JB, Dowell F (1939) Skin Grafting. J. B. Lippincolt Company, Philadelphia
Bohmert H, Höhler H, Buck-Gramcko D, Köhnlein H-E, Lemperle H, Lösch GM, Müller FE, Olivari N, Schmidt-Tinteman U, Schrudde J, Trauner M, Zellner PR (1980) Vitae der Gründungsmitglieder. In: Lösch GM, Germann G, van Ark K (Hrsg) Festschrift 40 Jahre DGPRÄC (1968–2008). Plastische Chirurgie, Bd. 8. Dr. Kaden Verlag, Heidelberg (Suppl. 2)
Bracher KD (1960–1964) Zusammenbruch des Versailles Systems und Zweiter Weltkrieg. In: Mann G (Hrsg) Propyläen Weltgeschichte, Bd. 9. Propyläen Verlag, Frankfurt am Main, S 388–438
Bucher O (1962) Histologie und Mikroskopische Anatomie des Menschen. Medizinischer Verlag Hans Huber, Bern (Erstveröff. 1848)
Wissenschaftsrat (Hrsg) (1986) Empfehlungen zur klinischen Forschung in den Hochschulen Bd. 51. Köln, S 1–118
Enzensberger HM (1990) Europa in Ruinen. Augenzeugenberichte aus den Jahren 1945–1948. Eichborn, Frankfurt am Main
Eulner H-H (1970) Die Entwicklung der medizinischen Spezialfächer an den Universitäten des deutschen Sprachgebietes. Ferdinand Enke Verlag, Stuttgart
Erdsach T (2004) Die Geschichte der Deutschen Gesellschaft für Mund-, Kiefer- und Gesichtschirurgie (1951–2001). Deutsche Gesellschaft für Mund-, Kiefer und Gesichtschirurgie e. V. Hofheim (Hrsg), Hofheim Verlag, Erfstadt
Hoffmann F (2012) Deutsche Biographie. www.diss.fu-berlin.de. Zugegriffen am 7.7.2012
Lösch GM, Germann G, van Ark K (2008) Festschrift 40 Jahre DGPRÄC (1968–2008). In: Plastische Chirurgie, Bd. 8. Dr. Kaden Verlag, Heidelberg (Suppl. 2)
Lösch GM (2003) Geschichte. In: Berger A, Hierner (Hrsg) Plastische Chirurgie. Grundlagen Prinzipien Techniken, Bd. 1. Springer-Verlag, Berlin Heidelberg New York, S 1–36
Müller FE (1999) Der lange Weg zur internationalen Anerkennung. In: Lösch GM, Germann G, van Ark K (Hrsg) Festschrift 40 Jahre DGPRÄC (1968–2008). Plastische Chirurgie, Bd. 8. Dr. Kaden Verlag, Heidelberg (Suppl. 2)
Randall P, Joseph G M, McCarthy D, Christie W (1996) History of the American association of plastic surgeons. Plastic and Reconstructive Surgery, Vol. 97 N. 6. May S 1254–1298
Ragnell A (1948) Breast reduction and lactation. Brit J Plast Surg 1:90–103
Ragnell A (1965) The development of plastic surgery in Stockholm in the last decennium. In: Acta Chirurgica Scandinavica, Supplementum 348
Sanvenero Rosselli D (1969) Preface. In: Sanvenero Rosselli D, Boggio-Robutti G (Hrsg) Transactions of the Fourth International Congress of Plastic and Reconstructive Surgery Rome IPRS 1967 Excerpta Medica Foundation Amsterdam
Schmidt-Tintemann U (1983) In: Schreiber HW, Carstensen G (Hrsg) Chirurgie im Wandel der Zeit 1945–1983. Springer-Verlag, Berlin Heidelberg New York

Schmitz RC (2005) Uppsala and the university of Illinois: the enduring legacy of professor Tord Skoog (1915–1977). European Journal of Plastic Surgery 28(2):61–63

Skoog T (1974) Plastic surgery new methods and refinements. Georg Thieme Verlag, Stuttgart

Toellner R (1980) Illustrierte Geschichte der Medizin Bd. 8. Andreas & Andreas, Salzburg (Sournia P, Martiny (Hrsg))

Verdan C (1980) Die Geschichte der Plastischen und Wiederherstellenden Chirurgie. In: Sournia, Poulet, Martiny (Hrsg) Illustrierte Geschichte der Medizin. Andreas & Andreas, Salzburg

Wikipedia „Hanno Millesi" (2013) http://de.wikipedia.org/wiki/Hanno_Millesi_(Chirurg). Zugegriffen 13.5.2013

Wikipedia „Hildegunde Piza-Katzer" (2013) http://de.wikipedia.org/wiki/Hildegunde_Piza-Katzer. Zugegriffen 25.3.2013

Wilflingseder P (1967) Wesen und Aufgaben der Plastischen Chirurgie. Wochenschr Wien Klein 79:557–560

Zeis E (1863) Die Literatur und Geschichte der Plastischen Chirurgie. Wilhelm Engelmann, Leipzig

Auf dem Weg zur internationalen Anerkennung der Plastischen Chirurgie als Monospezialität

Günter Maria Lösch

6.1		Europäische Entwicklungen und ihre Konsequenzen für die Plastische Chirurgie in Deutschland – 199
	6.1.1	Der „Treaty of Rome" 1957 – 199
	6.1.2	Das Fachgebiet und die Studiengruppe für Plastische Chirurgie der UEMS – Der schwierige Weg der Definition des Gebiets in Deutschland – 199
	6.1.3	Gründung der „Section Monospecialisée de Chirurgie Plastique" der UEMS und 1979 Aufnahme der VDPC als „monospezialistische Vertretung Deutschlands" in die „Section" – 200
6.2		Satzungen und Protokolle der VDPC 1968–1985 – 200
	6.2.1	Zweck und Aufgabe. Die Satzungen (1968, 1974, 1984) der am 16. Oktober 1968 in Bochum gegründeten Vereinigung der Deutschen Plastischen Chirurgen Berufsverband e.V. – 201
	6.2.2	Dokumentation der Entwicklung der Vereinigung der Deutschen Plastischen Chirurgen. Erste Folge der Protokolle der Mitgliederversammlungen 1968 bis 1984 – 202
6.3		Besondere Ereignisse für die VDPC/ DGPRÄC 1987–1994 – 209
	6.3.1	Zweite Folge der Protokolle der Mitgliederversammlungen und Neufassungen der Satzung der Deutschen Gesellschaft für Chirurgie – 209
	6.3.2	Der Weg zur Lehre und Praxis der Teilgebiete des klinischen Fachgebietes Chirurgie an den Universitäten und im öffentlichen Gesundheitswesen Empfehlungen des Wissenschaftsrates – 210

G.M. Lösch, *Plastische Chirurgie – Ästhetik Ethik Geschichte*,
DOI 10.1007/978-3-642-37970-3_6, © Springer-Verlag Berlin Heidelberg 2014

6.3.3 Vergleich zwischen der Entwicklung der medizinischen Spezialfächer an den Universitäten aus der Chirurgie: Die Augenheilkunde und Plastische Chirurgie von 1817 bis 1988. – 211

Literatur – 219

6.1 Europäische Entwicklungen und ihre Konsequenzen für die Plastische Chirurgie in Deutschland

> Die europäische Wirtschaftsgemeinschaft wird am 25.3.1957 in Rom begründet. Ihr Einfluss auf die paritätische Anerkennung der medizinischen und chirurgischen Spezialgebiete im gemeinsamen Europa und ihre Bedeutung für die Plastische Chirurgie als Spezialgebiet war nicht unbedeutend.

6.1.1 Der „Treaty of Rome" 1957

> Der Römische Vertrag vom 25. März 1957 zwischen: Ihrer Majestät dem König der Belgier, den Präsidenten der Bundesrepublik Deutschland und der Italienischen Republik, Ihrer Königlichen Hoheit der Herzogin von Luxemburg, Ihrer Majestät der Königin der Niederlande, bestimmte im Jahr 1964 die Grundlagen einer immer geschlosseneren Einigung zwischen den Europäischen Völkern in der ‚European Economic Community/Europäischen Wirtschaftsgemeinschaft' (Hage 1973).

Im Jahr 1959 konstituierte sich ein „Permanent Committee of Doctors in the EEC/EWG" aus mit Frankreich sechs Ländern innerhalb der wirtschaftlichen und sozialen Komitees, welches mit den anderen Komitees über alle Aspekte des Arztberufes zusammenarbeitete. Die hauptsächliche Aufgabe bestand darin, eine Übereinstimmung des Niederlassungsrechts mit der Berufsausübung der Ärzte zu erreichen.

Ein Jahr davor, im Juli 1958, war die „European Specialists Union" (Union Européenne des Médecins Spécialistes, UEMS) in Brüssel gegründet worden. Sie bestand aus den Delegierten der nationalen Berufsorganisationen innerhalb der sechs Länder der EEC/EWG. Durch das ständige Komitee der UEMS wurden die verschiedenen Institutionen der EEC/EWG über die Lage der Spezialgebiete in jedem der sechs Länder informiert. 1962 bestanden in der UEMS zwanzig „Sektionen von Monospezialitäten/Section médicins monospécialistes". Der Vertreter jeder Sektion eines der insgesamt vorhandenen Fachgebiete erhielt Informationen über den Stand der Anerkennung seines Gebietes als medizinisches bzw. chirurgisches Spezialgebiet. Die Delegierten formulierten auch richtungsweisende Vorschläge, die „das Recht auf Anerkennung von Spezialgebieten" betrafen und implementieren konnten.

6.1.2 Das Fachgebiet und die Studiengruppe für Plastische Chirurgie der UEMS – Der schwierige Weg der Definition des Gebiets in Deutschland

Am 10.4.1967 wurde auf Initiative von Jaco Hage die o. g. „Studiengruppe für Plastische Chirurgie der UEMS" eingerichtet. Sie bestand aus den sechs EEC–Delegierten der Gebiete. Als Beobachter der Studiengruppe wurden Plastische Chirurgen aus Großbritannien eingeladen. Das erste Treffen der Studiengruppe und der britischen Beobachter ereignete sich am 9. und 10.6.1967 in Rotterdam. Es wurden Sanvenero Rosselli zum Präsidenten und Hage zum Vizepräsidenten der Studiengruppe ernannt. Die Vertreter von weiteren nationalen europäischen Gesellschaften nahmen an dem Treffen teil: Mouly und Gosserez aus Frankreich, D'Or (Chirurg) und Vrebos (Plastischer Chirurg) aus Belgien. Die berufliche Gesellschaft der Bundesrepublik Deutschland delegierte Schuchardt (Kieferchirurg), Wullstein (Hals-Nasen-Ohren-Spezialist) und Mittelmeier (orthopädischer Chirurg).

Einige Schwierigkeiten bereiteten die Vertreter Deutschlands, welche die Ansicht hatten, dass die Plastische Chirurgie nicht als eine eigene Spezialität existiere, da Aspekte der Plastischen Chirurgie sich in den existierenden Spezialgebieten befänden. Diese und verschiedene andere Aspekte seien in ihrer wissenschaftlichen „Deutschen Gesellschaft für Plastische und Wiederherstellende Chirurgie" koordiniert worden.

6.1.3 Gründung der „Section Monospecialisée de Chirurgie Plastique" der UEMS und 1979 Aufnahme der VDPC als „monospezialistische Vertretung Deutschlands" in die „Section"

Nachdem der Bericht des Jahres 1968 der „Studiengruppe für Plastische Chirurgie" von der UEMS den existierenden „Sections Monospécialisées" und den nationalen Spezialistengruppen mit Bitte um Stellungnahme zugesendet worden war, wurden der Präsident Sanvenero Rosselli, Vizepräsident Hage und Sekretär Vrebos von dem leitenden Komitee der UEMS anlässlich des Weltkongresses am 18.4.1968 in Rom empfangen. Beginnend mit dieser Zeit wurde die „Studiengruppe für Plastische Chirurgie" als Vertretung der Spezialität in der EEC in der gegebenen Situation der UEMS einstimmig anerkannt.

Deutschland wurde ausgeschlossen, da es bei der Abstimmung nicht vertreten war. Die fortschreitende Entwicklung der „Section Monospécialisée" führte dazu, dass am „Winter Meeting" der „British Association of Plastic Surgery" sich die erweiterte „Section Monospécialisée" zur ersten Sitzung traf. Aus Deutschland nahmen jüngere, ausschließlich im Fachgebiet Plastische Chirurgie tätige Mediziner teil. Die „Section Monospecialisée" sendete zwei Resolutionen an die deutsche Bundesärztekammer, die energisch dazu aufforderten, die Plastische Chirurgie offiziell als Spezialgebiet anzuerkennen, um damit einheitliche Bedingungen in den Staaten der EEC zu erreichen (Archiv VDPC, Akte 1, 19.12.1972; Müller, Akte 4; Vrebos 8.6.1971, Akte 5, 13.11.1972 Sanvenero Rosselli). Hage (1973) schrieb: „Dieses trifft überein mit dem Antrag der Deutschen um Aufnahme der ‚Vereinigung der Deutschen Plastischen Chirurgen' als einzige Vertretung der Plastischen Chirurgie" in Deutschland (Archiv der VDPC, Akte 1 Hage 1973).

» Der Gewinn der U.E.M.S.-Mitgliedschaft (1977/78) bestand vor allem auch darin, dass hier über offizielle europäische Gremien in Brüssel im Rahmen der Harmonisierung europäischer Weiterbildungskriterien erheblicher Druck auf deutsche Institutionen, wie etwa die Bundesärztekammer, erfolgen konnte (Müller 1999, 2008).

Von Friedrich Müller wurde „der lange Weg zur internationalen Anerkennung" der Vereinigung der deutschen Plastischen Chirurgen als Vertreter der Plastischen Chirurgie in Deutschland durch die ‚International Plastic and Reconstructive Surgery' am 20.5.1979 in Rio de Janeiro erfolgreich abgeschlossen (▶ Abschn. 5.1.1).

6.2 Satzungen und Protokolle der VDPC 1968–1985

Aus den Satzungen und Protokollen des Berufsverbandes Deutsche Plastische Chirurgen e. V. können die Schritte nachvollzogen werden, die nötig waren, um in Deutschland an den Universitäten die Plastische Chirurgie als eigenes Fachgebiet zu etablieren.

6.2.1 Zweck und Aufgabe. Die Satzungen (1968, 1974, 1984) der am 16. Oktober 1968 in Bochum gegründeten Vereinigung der Deutschen Plastischen Chirurgen Berufsverband e. V.

Entscheidend für den Erfolg der Arbeit der Mitglieder der Vereinigung mit Aufnahme in die internationalen Gesellschaften als Vertreter der Plastischen Chirurgie in Deutschland wurde ihre 1968 zur Grundlage gewordene, 1974 und 1984 abgeänderte Satzung.

Besonders wichtige Richtlinien und ihre Abänderungen

» § 2 Zweck und Aufgabe: 1. Die Vereinigung setzt es sich zum Ziel, die Plastische Chirurgie in der Bundesrepublik Deutschland als selbstständige chirurgische Monospezialität zu entwickeln und zu erhalten. Grundlage der Plastischen Chirurgie ist eine allgemeinchirurgische Ausbildung (1968).

Abänderung

» 1. Die Vereinigung hat es sich zum Ziel gesetzt, eine weitere Zersplitterung der Plastischen Chirurgie zu vermeiden und dieses Fach in der Bundesrepublik Deutschland nach einheitlichen Richtlinien aufzubauen und zu verbreiten. Als Basis gilt die Chirurgische Grundausbildung.

Die Vereinigung strebt den Facharzt für „Plastische Chirurgie" in der BRD an (1974)

» 1. Die Vereinigung setzt es sich zum Ziel, die Plastische Chirurgie in der Bundesrepublik Deutschland als selbständige chirurgische Monospezialität, Arzt für Plastische Chirurgie, zu entwickeln und zu erhalten. Grundlage der Plastischen Chirurgie ist eine allgemeinchirurgische Ausbildung (1984).

2. Zur Plastischen Chirurgie gehören Eingriffe, die sich mit der Wiederherstellung/Herstellung und Verbesserung der Körperform und sichtbar gestörter Körperfunktion befassen. Sie sucht die Folgen von Krankheit, Trauma und angeborenen Anomalien sowie Veränderungen, die durch regressive Vorgänge des äußeren Erscheinungsbildes entstanden sind, zu korrigieren (1968).

1968 Ergänzung und Entfernung von Ziffer 5 der Satzung

» Damit entspricht sie dem Ziel der „International Confederation for Plastic and Reconstructive Surgery"(1974).

3. Die Aufgaben der Vereinigung erstrecken sich ferner auf die Förderung der Plastischen Chirurgie in wissenschaftlicher und praktischer Hinsicht. Dazu gehört auch die Pflege des Gedanken- und Erfahrungsaustausches mit ausländischen Fachgesellschaften der Plastischen Chirurgie und Kliniken(1968).

Abänderung

» … [eine Zusammenarbeit] mit Kliniken und Gesellschaften, die ein Teilgebiet der Plastischen Chirurgie besonders bearbeiten, wird angestrebt (1974).

4. Eine weitere Aufgabe ist die Förderung … und Qualitätskontrolle der Weiterbildung in praktischer und theoretischer Hinsicht (1974).

Abänderung der Fortbildung und Kontrolle der Ausbildung des Nachwuchses in praktischer und theoretischer Hinsicht (1974)

» 5. Entfällt und kommt zu Ziffer 2 (1974): Ziele und Aufgaben der Vereinigung entsprechen den Richtlinien der International Confederation of Plastic and Reconstructive Surgery (1968).

6. Die Vereinigung ist offizieller Vertreter der deutschen Plastischen Chirurgie und Mitglied der International Confederation of Plastic and Reconstructive Surgery 1968.

7. Die Vereinigung vertritt gemeinsam mit der „Sektion Plastische Chirurgie" im Berufsverband der Deutschen Chirurgen – die allgemeinen und berufspolitischen Interessen der Plastischen Chirurgie innerhalb der deutschen Ärzteschaft und ihren gewählten Vertretern (1968, Archiv VDPC Akte 11).

Es schließen sich § 6 (1974) an, mit Informationen über die Zusammensetzung des Vorstandes:

» 1. Der Vorstand besteht aus dem Vorsitzenden, dem Beirat und dem Schatzmeister. Der Beirat besteht aus drei ordentlichen Mitgliedern. Der Verein wird durch den Vorsitzenden gemeinsam mit einem Beiratsmitglied oder dem Schatzmeister vertreten.
2. Der Vorstand wird auf der Hauptversammlung von den Mitgliedern mit absoluter Stimmenmehrheit gewählt. Seine Amtszeit dauert: Vorsitzender: 2 Jahre – Wiederwahl für 1 Jahr möglich; Beirat: 2 Mitglieder – 2 Jahre, 1 Mitglied – 1 Jahr; Schatzmeister – unbestimmte Zeit.
3. Die laufenden Geschäfte der Vereinigung werden durch den Vorstand geführt.

Zusammenfassend vertrat die VDPC, in der Folge DGPRÄC, die Plastische Chirurgie in Deutschland bei den internationalen Institutionen UEMS der EEC und weltweiten IPRAS. Die „Union Européenne des Médecines Spécialistes" nahm als erste seit 1977/78 die VDPC als Vertretung der Plastischen Chirurgie in der Bundesrepublik Deutschland auf.

6.2.2 Dokumentation der Entwicklung der Vereinigung der Deutschen Plastischen Chirurgen. Erste Folge der Protokolle der Mitgliederversammlungen 1968 bis 1984

1968 entsteht die wissenschaftliche und berufspolitische nationale und internationale Vertretung der Plastischen Chirurgie als Monospezialität in Deutschland: die Vereinigung der Deutschen Plastischen Chirurgen. Die am 16.10.1968 von elf Plastischen Chirurgen gegründete Vereinigung erhielt nach ihrem ersten Treffen die oben erläuterte Satzung. Zusammen mit der Literatur ist für unseren Beitrag das Archiv der VDPC/DGPRÄC (Akte 1–17) zur Darstellung der Geschichte der Vereinigung der Deutschen Plastischen Chirurgen, in der Folge DGPRÄC, verwendet worden.

Das Werk Eulners (1963/1970) wurde zum Vorbild für die Geschichte der Entwicklung der Plastischen Chirurgie zum Spezialgebiet, ja selbst dieser in neue Spezialgebiete (▶ Kap. 5). Eulner (1970) stellte fünf Quellen der Medizingeschichte fest und nahm dazu kritisch Stellung. Diese sind: „1. Akten der Fakultäten, 2. Amtliche Personal- und Vorlesungsverzeichnisse, 3. Amtliche Chroniken der Universitäten, 4. Akten der zuständigen Ministerien und 5. Persönliche Äußerungen der beteiligten Persönlichkeiten."

Die von den Präsidenten und Sekretären seit dem Jahr 1968 bis zu dem Jahr 1984 persönlich oder im Auftrag im Archiv aufbewahrten Protokolle, Briefe, Schriften und Drucke wurden ihrer Bedeutung entsprechend zur Darstellung der Geschichte verwendet. Das in den Protokollen der Mitgliederversammlungen dokumentierte Diskutieren und Präzisieren der Satzung und die Dokumentation wichtiger Fakten dienen dem Verständnis der kulturgeschichtlichen Entwicklung des Zwecks und der Aufgaben der Plastischen Chirurgie als Monospezialität.

Darüber hinaus dokumentiert das Protokoll der zweiten Mitgliederversammlung in Frankfurt am 10.1.1970, dass die alte Satzung Änderungen erhielt. Nach diesen bestand, beginnend mit dem gleichen Datum, der Vorstand aus dem geschäftsführenden Sekretär und dem Beirat. Dieser bestand aus drei Vollmitgliedern.

Beginnend mit September 1984 gehört dem Vorstand auch der Leiter der Sektion Plastische Chirurgie im Berufsverband der Deutschen Plastischen Chirurgen an. Voraussetzung war seine ordentliche Mitgliedschaft in der Vereinigung (Neue Satzung September 1984).

6.5 und 7.4-4.1-3 Sitzungsprotokolle der Vereinigung der Deutschen Plastischen Chirurgen 1968–2011 (Archiv VDPC 11 u.12)

Exemplarisch wird aus dem Archiv Nachfolgendes aus dem ersten und aus weiteren Sitzungsprotokollen der Mitgliederversammlungen zitiert. Die Zahlen 6.5-1 bis 6.5-25 entsprechen der Kennzeichnung der Protokolle in der Akte 11 des Archivs der DGPRÄC und auf ◘ Tab. 6.1 des gegenwärtigen Kapitels. Zu erwähnen ist, dass ab dem 22.5.1974 Müller Vorsitzender wurde.

6.5-1 Protokoll Bochum 16.10.1968

» Teilnehmer: Frau Dr. Schmidt-Tintemann, die Herren Drs. Bohmert, Buck-Gramcko, Köhnlein, Lösch, Millesi, Müller, Olivari, Schrudde, Seifert, Trauner, Wilflingseder, Zellner. Nach der Begrüßung wurde den geladenen Kollegen die vorläufige Satzung übergeben. Nach einführenden Worten von Herrn Zellner über den Zweck und das Ziel der Vereinigung wurde die Diskussion eröffnet. Die Herren Seiffert, Bohmert und Köhnlein … waren der Ansicht, dass auch die Ordinarien den Zusammenschluss einer derartigen Interessengruppe billigen müssten. Dem wurde von Herrn Lösch und Herrn Zellner widersprochen, die darlegten, dass die Gründung einer Vereinigung nur von der Zustimmung der entsprechenden Interessengruppe abhängig sei … Herr Prof. Wilflingseder machte zunächst auf die in Österreich bestehende Tendenz zur Schaffung von Abteilungen und Lehrkanzeln aufmerksam. Er stand der Gründung der Vereinigung sehr positiv gegenüber und war bereit, den österreichischen Kollegen den Zusammenschluss der Deutschen Plastischen Chirurgen mitzuteilen. Nach seiner Ansicht ist der Aufbau einer allgemeinen Plastischen Chirurgie in Deutschland nicht nur im Sinne der Versorgung der Patienten, sondern auch im Rahmen der EWG-Verhandlungen und Angleichung an andere Länder unbedingt erforderlich … Die Anwesenden sollten durch Heben der Hand bekunden, ob sie sich der Vereinigung der Deutschen Plastischen Chirurgen als Mitglieder anschließen werden. Diese Frage wurde von allen Anwesenden bejaht … Gezeichnet Dr. Dr. Zellner (Sekretär).

6.5.-2 Protokoll Frankfurt 10.1.1970

» Anwesend: Priv. Doz. Dr. Schmidt-Tintemann, Dr. Hoymann, Prof. Dr. Schrudde, Dr. Dr. Müller, Dr. Seiffert, Dr Köhnlein, Dr. Höhler, Dr. Härtel, Priv. Doz. Dr. Lösch, Dr. Dr. Zellner … 1. Nach Schilderung der Diskussion auf der UEMS-Konferenz in Brighton wurde von Herrn Dr. Müller und Herrn Prof. Lösch über die Sitzung am 9. Dez. 1969, mit dem Ausschuss für Facharztfragen der Deutschen Gesellschaft für Chirurgie, in Frankfurt berichtet.[s. oben 5.8-3, S. 33–34] … Nach eingehender Diskussion und besonders unter der Berücksichtigung, dass Teil- oder Zusatzgebiet die jetzigen Verhältnisse zementieren würde, sprachen sich alle anwesenden Mitglieder bei der Abstimmung für den Facharzt für Plastische Chirurgie aus … Als Vorstand wurde gewählt: Geschäftsführender Sekretär Dr. Dr. Zellner, Beirat für 2 Jahre, Prof. Dr. Schrudde, Dr. Dr. Müller, Beirat für 1 Jahr, Priv. Doz. Dr. Schmidt-Tintemann. Gezeichnet Dr. Dr. Zellner (Sekretär).

Tab. 6.1 Sitzungsprotokolle 1968–1984

Akte Nr.	Ort	Datum
6.5-1	Bochum	16.10.1968
6.5-2	Frankfurt	10.1.1970
6.5-3	München, Klinikum rechts der Isar	28.9.1970
6.5-5	München	16.4.1971
6.5-4	Ludwigshafen, Pfalzbau	25.9.1971
6.5-6	Köln, Esso-Hotel	11.12.1971
6.5-7	Düsseldorf, Hotel Hilton	19.2.1972
6.5-8	Köln, Esso-Hotel	18.10.1972
6.5-9	Frankfurt, Hotel Intercontinental	5.9.1973
6.5-10	Frankfurt, Hotel Interkontinental (außerordentliche Mitgliederversammlung)	2.2.1974
6.5-11	München, Penta Hotel	22.5.1974
6.5-12	München, Klinikum rechts der Isar (außerordentliche Mitgliederversammlung)	16.2.1975
6.5-13	Hamburg, Hotel Intercontinental	17. u. 19.8.1975
6.5-14	Frankfurt, Sheraton Hotel (außerordentliche Mitgliederversammlung)	20.3.1976
6.5-15	Lübeck, Travemünde Hotel Maritim, 7. Tagung der VDPC	(18.–20. 9.1976) 18.9.1976
6.5-16	München, Klinikum rechts der Isar	26.4.1977
6.5-17	Erlangen, Kongress-Zentrum	12.10.1977
6.5-18	Köln, Mondial	21.10.1978
6.5-19	Düsseldorf, Pentahotel	26.9.1979
6.5-20	Ludwigshafen, Kongresszentrum Pfalzbau	9.10.1980
6.5-21	Kongresshaus der Stadt Innsbruck	23.9.1981
6.5-22	Frankfurt, Alte Oper	21.9.1982
6.5-23	Hannover, Kongresszentrum Stadtpark	7.9.1983
6.5-24	München, Messestube Pschorrkeller	26.4.1984
6.5-25	München, Sheraton Hotel	27.9.1984
6.5-26-49	Zu erfragen von der Geschäftsstelle der DGPRÄC	

Tabelle der Mitgliederversammlungen nach Aktenkennzeichen und Datum

6.5-4 Protokoll Ludwigshafen 25.9.1971

» Anwesend: Prof. Dr. Schrudde, Prof. Dr. Köhnlein, Priv. Doz. Dr. Lösch, Priv. Doz. Dr. Buck-Gramcko, Dr. Petrovici, Dr. Hoymann, Dr. Trauner, Dr. Dr. Müller, Dr. Härtel, Dr. Mühlbauer, Dr. Höhler, Dr. Bohmert, Dr. Olivari, Dr. Dr. Zellner … 1. Zunächst wurde der neue Sekretär gewählt. Laut Satzung beträgt die Amtszeit drei Jahre. Herrn Müller wurde dieser Posten übertragen. Auf die Frage welche Richtlinien er in seiner Amtszeit verfolgen würde, brachte er deutlich zum Ausdruck, dass die in der Satzung angegebenen Ziele von ihm angestrebt werden. Zum Beiratsmitglied für zwei Jahre wurden Herr Lösch und Herr Zellner und zum Beiratsmitglied für ein Jahr Herr Höhler gewählt. Gezeichnet Dr. Dr. Zellner (Sekretär).

6.5-6 Protokoll Köln 11.12.1971

» Anwesend waren die Damen und Herren Härtel, Höhler, Hoymann, Lösch, Mühlbauer, Müller, Olivari, Petrovici, Schmidt-Tintemann, Schrudde, Trauner, Zellner … Von den Herren Müller und Zellner wurde zusammenfassend berichtet, dass Gespräche mit Herrn Sewering, Vertreter der Bundesärztekammer, den Vertretern des Facharztausschusses der Bundesärztekammer, sowie der Fachgesellschaften und Berufsverbänden der Fachgebiete Chirurgie, Orthopädie, Kieferchirurgie, Augenheilkunde, HNO-Heilkunde, Gynäkologie, und Neuro-Chirurgie, und der Deutschen Gesellschaft für Plastische und Wiederherstellungschirurgie erfolgt sind. Zusammenfassend verlief dieses Gespräch für unsere Interessen negativ … Insgesamt war die Verhandlungsführung von den gesamten Teilnehmern, mit Ausnahme von Herrn Sewering und den Vertretern der Chirurgie, den Herren Bürkle de la Camp und Müller-Osten, sehr aggressiv und vorher offensichtlich abgesprochen gegen unsere Vereinigung gerichtet … Abschließend wurde von uns der Standpunkt unserer Vereinigung dargelegt, d. h., dass wir entweder den Facharzt oder aber die Teilgebietsbezeichnung ausschließlich für den Chirurgen anstreben, die Sektion der Plastischen Chirurgie in vielen Zusatzbezeichnungen jedoch ablehnen würden.

Nach einer eingehenden Diskussion wird in Köln beschlossen, dass an die Bundesärztekammer, die Deutsche Gesellschaft für Chirurgie und an den Berufsverband der Chirurgen Folgendes zu schreiben sei. Das Schreiben sollte zusammenfassend mitteilen, dass

» … die Ergebnisse der Gespräche vom 13. Oktober 1971 eingehend gewürdigt, die gemeinsam mit den Vertretern der Fachgesellschaften und Berufsverbänden in München geführt wurden. Unter Berücksichtigung aller Umstände sind wir zur Auffassung gelangt, dass die VDPC weiterhin den Facharzt für Plastische Chirurgie anstrebt oder aber eine Teilgebietsbezeichnung für Plastische Chirurgie ausschließlich für die Chirurgen. Diese Entscheidung wurde nach sorgfältiger Prüfung vor allem wegen ihrer Sachlichkeit für die Plastische Chirurgie in Deutschland und die notwendige Angleichung an das internationale Niveau getroffen. Die Herren Härtel, Lösch und Köhnlein wurden für eine Dreier-Kommission vorgeschlagen, um einen genauen Operationskatalog auszuarbeiten, da es sich bei den Verhandlungen erwiesen hat, durch diesen Operationskatalog eine gewisse Abgrenzung gegenüber anderen Fachgebieten zu verdeutlichen … Bisher sind Vorschläge von Herrn Buck-Gramcko eingegangen, die an die drei Herren weitergeleitet werden … Es wurde einstimmig Satzungsänderungen beschlossen: Der Sekretär der Gesellschaft soll zukünftig die Bezeichnung Vorsitzender führen (Herr Müller Stimmenthaltung). Es soll mit aufgenommen werden, dass es sich bei der Vereinigung um einen Gemeinnützigen Verein handelt … Ausfertigung dieses Protokolls: Bochum den 2.2.1972, F.E. Müller.

6.5-6.1 Vorschläge für die Handchirurgie

Am 7.12.1971 wurde ein Vorschlag über die auf handchirurgischem Gebiet zu fordernden Operationen von Buck-Gramcko eingereicht. Mit einem Brief von Buck-Gramcko waren die Vorschläge an den Vorsitzenden Müller bereits vor der Mitgliederversammlung vom 11.12.1971 gesendet worden. Die Vorschläge für die Handchirurgie von Buck-Gramcko werden in ◘ Tab. 6.2 dargestellt.

6.5-6.2 Der Operations-Katalog von Buck-Gramcko

Der Operationskatalog für Plastische und Wiederherstellende Chirurgie wurde aus Lübeck am 24.5.1972 von Buck-Gramcko an die Mitglieder der Kommission (Härtel, Köhnlein, Lösch, Müller) gesendet. Müller war zu dieser Zeit Vorsitzender der Vereinigung der Deutschen Plastischen Chirurgen. Diese Aufstellung für die Wiederherstellende Chirurgie findet sich in ◘ Tab. 6.3 „Operationskatalog" wieder.

6.5-9 Protokoll Frankfurt/Main 5.9.1973

Es wurde über die berufspolitischen Interessen berichtet, die von der UEMS auf Sitzungen bei Kongressen in London und Madrid vertreten worden sind.

» Bedeutsam waren zwei Resolutionen: Die Aufforderung an die Bundesärztekammer, auch in Deutschland einen Facharzt für Plastische Chirurgie zu schaffen und, dass zu den U. E. M. S.-Sitzungen aus Deutschland nur noch Vertreter zu delegieren seien, die sich ausschließlich mit der Plastischen Chirurgie befassen … Zur Wahrung der Interessen an

◘ **Tab. 6.2** Vorschläge für die Handchirurgie

Op.–Vollhauttransplantationen	10
Verschiebelappen	3
Cross-finger-Op.	3
Fernlappen-Op.	3, = 9 Plastiken
Dupuytren-Op.	10
Fingeramputationen	5
Sehnennähte	10
Sehnentransplantationen	6
Nervennähte	6
Nerventransplantationen	3
Tenolysen	3
Neurolysen	3
Sehnen-Muskel-Umlagerungen	3
Osteotomien / Pseudoarthrosen-Op.	5
Arthrodesen	3
Syndaktylie	3

Verfasser: Buck-Gramcko. Hinweis: Weitere Op. bei angeborenen Handfehlbildungen sowie komplexe Wiederherstellungsoperationen sollten zahlenmäßig nicht festgelegt werden.

den Hochschulen wurde beschlossen, eine ‚Interessengemeinschaft der Hochschullehrer' in der VDPC zu gründen. Mit der Federführung wurde Herr Schrudde beauftragt. Herr Müller wurde für ein weiteres Jahr zum Vorsitzenden gewählt. In den Beirat wurden gewählt: Herr Mühlbauer für 2 Jahre, Frau Schmidt-Tintemann für 2 Jahre, Herr Schrudde für 1 Jahr, Herr Höhler verbleibt als Schatzmeister im Beirat … Gezeichnet Dr. Dr. Müller.

6.5-11 Protokoll München 22. und 23. 5.1974

» Der nächste Kongress soll in Form eines Symposions mit beschränkter Teilnehmerzahl stattfinden. Herr Buck-Gramcko wird als Aus-

Tab. 6.3 Operationskatalog

1. Gr.: Operationen der Unfallchirurgie	125
Davon Operationen in der Plastischen Chirurgie	50
Gesichtsfrakturen: Nase, Unterkiefer, Oberkiefer, Jochbein	15
Handchirurgie: Sehnennähte	10
Handchirurgie: Vollhauttransplantate, Spalthauttransplantate, Verschiebelappen, Cross-Finger, gestielte Lappen	40
2. Gr.: Operationen des Stütz- und Bewegungssystems	35
Operationen in der plast. Chirurgie	25
Dupuytren-Operationen	10
Sehnentransplantationen	6
Tenolysen	3
Sehnen-, Muskelumlagerungen	3
Osteotomien, Pseudoarthrosen	5
Arthrodesen	3
3. Gr.: Operationen an Kopf und Hals	20
Operationen in der allgemeinen Chirurgie	10
Operationen in der plast./wiederherst. Chirurgie: Lippenspalten, Gaumenspalten, Tumoren im Kopf- und Halsbereich, inkl. radikale Hals-, Lymphknotenextirpation	10
4. Gr.: Operationen an Brustwand und Brusthöhle	20
Operationen in der allg. Chirurgie	10
Operationen in der plast. Chirurgie	10
5.Gr.: Operationen an Bauchwand und Bauchhöhle, davon 50 größere und 80 kleinere Eingriffe	150
6. Gr.: Operationen in der anaplast. Chirurgie: am äußeren Ohr, Rhinoplastik, Gesichtshautstraffung, Rhytidektomie, Mammaplastik, Leppektomie	40
7. Gr.: entfällt bis auf das Gebiet der peripheren Nerven, siehe Gr. 1	–
Insgesamte Anzahl der Operationen	370

Für die Mitglieder der Kommission: Herr Dr. Härtel, Herr Prof. Dr. Köhnlein, Priv. Doz. Dr. Lösch. Gez. Priv. Doz. Dr. G. M. Lösch. Lübeck, den 24.5.1972

richtender gewählt. Die Mitgliederversammlung beschließt weiterhin, dass der nächste Kongress 1976 durch Herrn Lösch in Lübeck ausgerichtet werden soll … Neu gewählt wurden: Frau Schmidt-Tintemann – als Vorsitzende, als Beiratsmitglieder – Herr Härtel für 1 Jahr, Herr Müller für 2 Jahre, Herr Mühlbauer für ein weiteres Jahr … Artikel über Kosmetische Chirurgie in Zeitschriften. Als Erfolg unserer Zusammenarbeit mit der Presse kann festgestellt werden, dass sich die Zeitschrift ‚Brigitte mit Constanze' bereit erklärt hat, in Zukunft auf Veröffentlichungen von Anzeigen kosmetischer Institute bzw. Kliniken zu verzichten. Gezeichnet: Dr. Dr. F. E. Müller, Dr. W. Mühlbauer, Dr. U. Schmidt-Tintemann, Prof. Dr. Dr. J. Schrudde, Dr. H. Höhler.

Die Satzung zur Änderung der Satzung für das Klinikum der Medizinischen Hochschule (danach Universität) zu Lübeck vom 15.5.1979 ist gemäß der Empfehlung des Wissenschaftsrates zur klinischen Forschung in den Hochschulen (1968, 1976, 1986) erfolgt.

6.5-11.2 Die Plastische Chirurgie in der Satzung der Medizinischen Universität zu Lübeck und die Bestellung des Direktors der Klinik am 1.7.1974

Die Ziffer 4 § 10 obiger Satzung erhielt folgende Fassung:

> Gliederung des Klinikums. Zusammenfassend besteht das Klinikum aus acht Zentren: zwei klinisch-theoretischen, zwei Zentren konservative Medizin, Zentrum Kinderheilkunde, zwei operativen Zentren und dem Interdisziplinären Zentrum. Das Operative Zentrum I besteht aus folgenden Abteilungen: 1. Klinik für Chirurgie, 2. Klinik für Plastische Chirurgie, 3. Klinik für Urologie, 4. Klinik für Frauenheilkunde und Geburtshilfe, 5. Klinik für Anästhesiologie. Das Operative Zentrum II besteht aus folgenden Abteilungen: 1. Klinik für Orthopädie, 2. Klinik

für Augenheilkunde, 3. Klinik für Hals-, Nasen und Ohrenheilkunde, 4. Klinik für Kiefer- und Gesichtschirurgie, 5. Klinik für Neurochirurgie … Der Kultusminister des Landes Schleswig Holstein übertrug Herrn Prof. Günter Maria Lösch am 1.7.1974 das Amt eines Professors an einer wissenschaftlichen Hochschule bei der Medizinischen Universität zu Lübeck. Auf Vorschlag der Fakultät der MHL wurde er auch zum Direktor der neu gegründeten Klinik und Poliklinik für Plastische Chirurgie bestellt.

Die Satzung der Medizinischen Universität zu Lübeck folgt den *Empfehlungen des Wissenschaftsrates* (1986). In dem Teil IV. 1. Strukturwandel (S. 86) war das „Etablieren als eigenständige Disziplinen beispielsweise Unfallchirurgie, Gefäßchirurgie, Plastische Chirurgie und Kinderchirurgie" empfohlen worden. Die Bezeichnungen Klinik/Abteilung, Direktor/Leiter werden in der Satzung der Medizinischen Universität zu Lübeck synonym verstanden. Für Letztere waren zwei Gehaltsstufen, ohne Unterschiede in den jeweiligen Rechten, vorgesehen.

6.5.-17 Protokoll Erlangen 12.10.1977

> Anwesend sind 22 Mitglieder laut namentlich geführter Teilnehmerliste. Die Vorsitzende Frau Schmidt-Tintemann eröffnete die Mitgliederversammlung. Sie schlug vor: In Zukunft soll nach einem bereits früher akzeptierten Vorschlag von Herrn Schrudde das Wort ‚Vorsitzender' durch ‚Präsident' ersetzt werden. Da ihre Amtszeit auslief, empfahl sie als ihren Nachfolger Herrn Schrudde. Herr Schrudde wurde anschließend gewählt und nahm die Wahl dankend an.

6.5-20 Protokoll. Ludwigshafen 9.10.1980

> … 2. Bericht des Sekretärs: Herr Müller erinnert an die mühselige Kleinarbeit, die erforderlich war, um die heutige berufspolitische Position aufzubauen. Als zunächst letzter Baustein bleibt die Ausarbeitung der Weiterbildungsordnung. Gewürdigt wird die Arbeit von Herrn Mühlbauer und Herrn Lösch, die sich für die Anerkennung des Operationskataloges eingesetzt haben … Frau Schmidt-Tintemann, Herr Lösch und Herr Buck-Gramcko werden in die Kommission zur Erarbeitung der Prüfungsrichtlinien gewählt. 4. Neuwahl des Präsidenten. Herr Müller verweist auf die weit reichenden Aufgaben und Kompetenzen des Präsidenten unserer Vereinigung, Aufgaben, die eine gewisse Seniorität nicht nur des Alters, sondern auch in der Entwicklung unserer Gesellschaft erfordern, er soll unabhängig sein und die Probleme und Zusammenhänge unserer Vereinigung kennen. Eingedenk dieser Anforderung werden Herr Zellner und Herr Lösch zur Kandidatur vorgeschlagen. Herr Buck-Gramcko und Herr Schrudde befürworten die Nominierung von Herrn Zellner. Herr Lösch tritt von der Kandidatur zurück … Nach der geheimen Wahl wurde Herr Zellner für die nächsten zwei Jahre zum Präsidenten der VDPC gewählt. Herr Zellner bedankt sich für das ihm entgegengebrachte Vertrauen.

6.5-25 Protokoll München 27.09.1984

> Dem Vorschlag von Herrn Müller entsprechend wurde entschieden, in die Satzung als Ziel das Erreichen des Facharztgebietes Plastische Chirurgie einzubringen [s. oben 6.4.]. Auf Antrag von Buck-Gramcko wurde bezüglich der Zeitschrift für Hand-, Mikro- und Plastische Chirurgie abgestimmt, ob je 40 % für die Plastische Chirurgie, 40 % für die Handchirurgie, sowie 20 % für die Mikrochirurgie erscheinen sollen. Die Abstimmung ergab die Annahme des Antrags. Herr Müller bittet alle Mitglieder nochmals sehr eindringlich, jede Art von Werbung zu unterlassen. Er kritisiert nochmals das Verhalten einiger

Mitglieder, die durch Werbung gegen die Interessen der Vereinigung verstoßen. Er hält es für geboten, in der nächsten Mitgliederversammlung einen Antrag zu stellen, dass Disziplinarstrafen bis zum zeitweisen Ausschluss aus der Vereinigung bei Nichtbeachtung unserer Interessen verhängt werden.

Wir verlassen jetzt den ersten Abschnitt der Sitzungsprotokolle (Archiv VDPC/DGPRÄC). Er gibt einen Einblick in die Einzelheiten der Aktivitäten unserer Vereinigung und danach Gesellschaft für die Anerkennung der Plastischen Chirurgie als fachärztliches Gebiet in Deutschland. Die Texte sind für Vollmitglieder der DGPRÄC über das Sekretariat der Gesellschaft zu erhalten (Ziffern 6.5-1-25, 26-48 und weitere, entsprechen den Ziffern des Archivs).

6.5–25.1 1985 Mitteilungsblatt Vereinigung der Deutschen Plastischen Chirurgen

Das Mitteilungsblatt Nummer 1 wird im Juli 1985 von Prof. Bohmert – Präsident – und Prof. Mühlbauer – Sekretär für den Informationsaustausch der Mitglieder herausgegeben: „In loser Folge sollen mehrmals im Jahr von Chirurgen [Archiv VDPC Akte 3, 1985] Kurzbeiträge zu allen aktuellen Fragen, die die Vereinigung betreffen, herauskommen. Breiter Raum wird auch berufspolitischen Beiträgen eingeräumt."

6.3 Besondere Ereignisse für die VDPC/DGPRÄC 1987–1994

Protokolle und Satzungen der Deutschen Plastischen Chirurgen e. V. zeigen den mühsamen Weg zur fachlichen Anerkennung bis hin zur Einführung des Facharztes für Plastische Chirurgie.

6.3.1 Zweite Folge der Protokolle der Mitgliederversammlungen und Neufassungen der Satzung der Deutschen Gesellschaft für Chirurgie

Als Nachfolger von Schrudde übernahm Spilker am 1.5.1987 die Leitung der Klinik für Plastische, Wiederherstellungs- und Handchirurgie und des Schwerverbranntenzentrums des Städtischen Krankenhaus Köln-Mehrheim (Archiv VDPC/DGPRÄC, CD Prot. 5.28). Im Land Nordrhein-Westfalen wird der universitäre Auftrag für die Plastische Chirurgie von der Universität Köln an die Rheinisch-Westfälische Technische Hochschule Aachen transferiert. Hettich übernimmt 1985 bis 1994 die Leitung der Klinik für Plastische, Hand und Verbrennungs-Chirurgie bis zu seinem frühen Tod durch einen Jagdunfall. In dem Protokoll der Mitgliederversammlung der DGPRÄC in Lübeck 1994 steht:

> In diesem Jahr sind Frau Dr. Audy-Ova, Herr Prof. Geldmacher und Herr Prof. Hettich verstorben. Die Mitgliederversammlung gedenkt stehend in einer Schweigeminute der Verstorbenen (6.5-39). Prof. Hettich war als Oberarzt betraut mit der Behandlung der Schwerbrandverletzten in der von Prof. L. Koslowski geleiteten Chirurgischen Universitätsklinik Tübingen. Koslowski wurde für das Jahr 1983/84 Präsident der Deutschen Gesellschaft für Chirurgie. Er schrieb: ‚Angesichts der Spezialisierung stellt sich die Frage: wo ist der Platz des Allgemeinchirurgen?… Die Versorgung von Schwerbrandverletzten habe ich nach einer Pause von fast drei Jahrzehnten wieder als Hauptthema in das Programm aufgenommen' (Koslowski 1984).

6.3.2 Der Weg zur Lehre und Praxis der Teilgebiete des klinischen Fachgebietes Chirurgie an den Universitäten und im öffentlichen Gesundheitswesen Empfehlungen des Wissenschaftsrates

Die Entwicklung der Plastischen Chirurgie in Deutschland wird weiterhin anhand von Nachrichten aus den Protokollen der VDPC/DGPRÄC und sonstigen geschichtlichen Fakten, die mit ihrer Entwicklung in Verbindung stehen, dargestellt. (Archiv DGPRÄC Akte 11 Prot. 6.5-1.-25 und 6.6. 26-38). Wegweisend war das Konzept des Buches *Die Kunst des Heilens* von Porter (1977).

6.5-26 Protokoll München 12.4.1985

Von Bohmert „wird Herr Berger zu seiner C 4-Professur beglückwünscht". Berger war als Oberarzt in der von Millesi geleiteten Abteilung für Plastische Chirurgie an der Chirurgischen Klinik der Universität Wien tätig und wurde in der Nachfolge von Köhnlein (C 3) als Direktor (C 4) der Klinik für Plastische Chirurgie der Medizinischen Fakultät Hannover berufen. „Es wird mit Freude festgestellt, dass auch Stadtverwaltungen zunehmend größeres Interesse an Abteilungen für Plastische Chirurgie zeigen und es ist zu hoffen, dass in absehbarer Zeit neue Abteilungen gegründet und von Mitgliedern unserer Vereinigung besetzt werden". Es wird von der Sektion Plastische Chirurgie der Deutschen Gesellschaft für Chirurgie Folgendes berichtet:

> » Die Sektion hat z. Zt. 76 Mitglieder bei ca. 2500 Mitgliedern der DGCh. Sie hielt ihre Jahrestagung unter der Leitung von Prof. U. Schmidt-Tintemann und Prof. G. M. Lösch am 12. 4. 85. im Rahmen des 102. Kongresses der DGCh in München ab. In Anlehnung an das Leitthema beschäftigten sich neun Beiträge mit der wiederherstellenden Chirurgie an den Extremitäten [s. oben Ziffer 5.4-3 Schmidt-Tintemann].

Sektion Plastische Chirurgie bei dem Berufsverband der Deutschen Chirurgen: Müller, Leiter der Sektion berichtet aus der Sitzung des Präsidiums vom 2.–3.11.1984 in Frankfurt, dass „der zukünftige Arzt im Praktikum (eingeschränkt approbiert) ein halbes Jahr in der Chirurgie ableisten soll. Gegebenenfalls werden auch Abteilungen für Plastische Chirurgie herangezogen".

6.5-26.1 Einladung des Präsidenten der ISAPS zu dem „VIII. Congress of the International Society of Aesthetic Plastic Surgery" in Madrid 16.–19. 9.1985

Mit einem Schreiben an den Präsidenten der VDPC, Schrudde, werden die Mitglieder der VDPC von dem „Local Arrangement Chairman B. Villar-Sancho Präsident of the I.S.A.P.S." und dem „Scientific Programm Chairman" U.T. Hinderer zur Teilnahme an ihrem nächsten Kongress offiziell eingeladen. Die „International Society of Aesthetic Surgery" befasst sich mit dem sog. ästhetisch-chirugischen Bereich der Plastischen Chirurgie. Sie tritt in der Öffentlichkeit gemeinsam mit der „International Confederation for Plastic Reconstructive and Aesthetic Surgery" (IPRAS) auf. Die IPRAS und ISAPS nehmen internationale Gesellschaften auf, die als nationale Vertretung der Plastischen Chirurgie ihres Landes anerkannt sind.

6.5-28, 29, 30

In den Mitgliederversammlungen der Jahre 1987/1877 berichteten Lemperle und 1989 berger über die Eröffnung neuer Abteilungen für Plastische Chirurgie in Krankenhäusern und Universitätskliniken: Bruck (Universität Aachen) im Urbankrankenhaus, Berlin, PD. Kunert (Hochschule Hannover), im Krankenhaus Alten Eichen, Hamburg, Priv. Doz. für Plastische Chirurgie Dr. Eckert an der Chirurgischen Klinik und Poliklinik der Universität Würzburg, Direktor Prof. Kern, Prof. Lösch, Direktor der Klinik und Poliklinik für Plastische Chirurgie an der Medizinischen Universität zu Lübeck (Archiv der VDPC/DGPRÄC CD 6-28.29.30).

6.5-30 Die „Arbeitsgemeinschaft Wissenschaftlich Medizinischer Fachgesellschaften, AWMF"

Im Jahr 1962 wurden von der Deutschen Gesellschaft für Chirurgie sechzehn Vertreter medizinischer wissenschaftlicher Gesellschaften eingeladen. Von ihnen ist die „Arbeitsgemeinschaft der Wissenschaftlichen Medizinischen Fachgesellschaften" (AWMF) gegründet worden. Der Autor hat an der Entwicklung der Gesellschaft teilgenommen. Er ist dem Wunsch der Mitglieder der AWMF, über die Plastische Chirurgie in Wort und Bild informiert zu werden, gefolgt. Das Referat wurde von Weissauer, Justitiar der Bayrischen Landesärztekammer eröffnet und abschließend kommentiert.

» § 2 Aufgaben der AWMF
   1. Die AWMF dient der Förderung fächerübergreifender wissenschaftlich medizinischer Aufgaben und Ziele und der Verbindung zur ärztlichen Praxis. Sie fördert die Zusammenarbeit ihrer Mitgliedsgesellschaften und vertritt die Interessen der wissenschaftlichen Medizin in Zusammenarbeit mit anderen ärztlichen Organisationen und gegenüber Parlamenten, Regierung und der Öffentlichkeit.
   2. Zu diesem Zwecke werden regelmäßig gemeinsame Beratungen abgehalten und Stellungnahmen, Empfehlungen, ggf. Resolutionen zu aktuellen Problemen erarbeitet. Nach Bedarf werden Kommissionen gebildet (Archiv der AVMF/DGPRÄC Akte 6 AWMF Satzung).

1978 gehörten zur AWMF 47 Mitgliedergesellschaften: 1979 ist ein Antrag auf Mitgliedschaft in der AWMF von dem Vorstand der VDPC gestellt worden. Am 7.2.1979 konnte der Autor dem Präsidenten der VDPC, Schrudde, Folgendes weitergeben: „mit Schreiben vom 18.1.1979 wurde mir von dem Schriftführer Prof. K.H. Vosteen, mitgeteilt, dass in der letzten Versammlung in Frankfurt einstimmig der Beitritt unserer Vereinigung in die AWMF begrüßt wurde. An der nächsten Sitzung vom 12.5.1979 werde ich als Mitglied unserer Vereinigung teilnehmen" (Archiv der VDPC Akte 6, Prot. A.W.F. Lösch 7.2.1979). Der Vorsitzende der Mitgliederversammlung, Berger, sagte am 22.9.1988, dass der Autor berichtet habe, dass an der letzten Mitgliederversammlung der AWMF über die

» ... Aktivität der Kommission zur Änderung der Approbationsordnung für Ärzte informiert worden sei. Diese Kommission ist von der Bundesregierung berufen und bearbeitet eine Änderung und Anpassung unter Berücksichtigung der Erfordernisse im geeinigten Europa. Die interdisziplinäre Wissensvermittlung soll dabei im Vordergrund stehen. Die tatsächliche inhaltliche Ausstattung obliegt aber den Fakultäten ... Bedauerlicherweise ist in einer Kommission über inhaltliche Fragen ein Chirurg und kein einziger Vertreter der Teilgebiete. Jedoch werden im Rahmen der AWMF ohne Zweifel später auch unsere Beiträge einfließen können. Deshalb sollten Vorstellungen dazu Herrn Lösch mitgeteilt werden. Prof. Lemperle teilte mit: Prof. Lösch vertritt unsere Vereinigung bei der AWMF. Ihm wird Dr. Exner zur Seite gestellt (Archiv VDPC CD Prot.6.5-30).

6.3.3 Vergleich zwischen der Entwicklung der medizinischen Spezialfächer an den Universitäten aus der Chirurgie: Die Augenheilkunde und Plastische Chirurgie von 1817 bis 1988.

Im Rückblick auf dem gemeinsam mit den Gründern der Vereinigung der Deutschen Plastischen Chirurgen und ihren Nachfolgern beschrittenen „langen und steinigen Weg" (Schmidt-Tintemann 1972), der zur Anerkennung der Plastischen Chirurgie als fachärztliche Monospezialität in Deutschland führte, wird dieser Weg mit der von Eulner (1970) beschriebenen Entwicklung der medizinischen Spezialfächer verglichen. Es ist bereits der von Graefe (1787–1840) beschrittene berufliche Weg geschildert worden (▶ Kap. 2).

Bei vergleichender Betrachtung der Entwicklung des ersten Spezialfaches, der Augenheilkunde, die aus der Chirurgie entstand, fällt als Erstes die Nähe der Augenheilkunde zur Plastischen Chirurgie auf. Beide gehörten zu den wichtigsten chirurgischen Gebieten Graefes (1787–1840). Sie gehörten in Berlin zu dem Fundament seiner Professur:

> » … in einem Hause der Friedrichstrasse, das sowohl Reils Medizinische Klinik als auch das ‚Königliche klinische Institut für Chirurgie und Augenheilkunde' unter Carl Ferdinand von Graefe beherbergte. Schon nach einem Jahr mußte Graefe ausziehen, häufiger Wechsel des Quartiers folgte, zuletzt sogar 1817 eine Zeit ohne Klinik, sodaß nur ein ambulatorischer Betrieb möglich war. 1818 erst wurde ein Haus in der Ziegelstraße angekauft, in dem die Chirurgische Klinik der Universität bis zu Eröffnung ihres Neubaus 1882 verblieb. Gerade in der Zeit als Graefes Klinik ein ‚trübes Wanderleben' führen mußte, kam es 1817 zur Gründung der zweiten Chirurgischen Klinik in der Charité unter Rust; seitdem bestanden zwei Kliniken und zwei Ordinariate nebeneinander (Eulner 1970).

Das 1970 veröffentlichte Buch war von Eulner 1963 als Habilitationsschrift der Medizinischen Fakultät der Universität Frankfurt vorgelegt worden. Heute wie zu den von Eulner (1963, 1970) beschriebenen Lebenszeiten des von Graefe (1787–1840) und Albert Friedrich Wilhelm Ernst von Graefe (1828–1870) wurde einem Professor mit der Bezeichnung „Ordinarius" die Vertretung verschiedener medizinischer Gebiete bzw. Spezialfächer zugeordnet. „In Göttingen war Albrecht (1734–1736) Ordinarius für Anatomie, Chirurgie und Botanik, also noch vor der eigentlichen Eröffnung der Universität" (Eulner 1970). Carl Ferdinand von Graefe wurde Ordinarius für Chirurgie und Augenheilkunde. Dank der Zunahme von Wissen und Leistungen wurde von ihm das fachspezifische „Ordinariat für Augenheilkunde" angestrebt. In der Gegenwart gibt es in der verwaltungstechnischen Sprache die Bezeichnung „Ordinarius" nicht mehr.

Bei dem Vergleich der von Eulner (1970) am Beginn der Geschichte der Augenheilkunde beschriebenen Lebensgeschichte Graefes mit der Geschichte von Gründungsmitgliedern der Vereinigung der Deutschen Plastischen Chirurgen lassen die historischen Entwicklungen der medizinischen Spezialisierung Ähnlichkeiten besonders in den Schwierigkeiten erkennen die, etwa 100 Jahre später für die Mitglieder der Vereinigung der Deutschen Plastischen Chirurgen bei dem Beschreiten „ihres steinigen Weges" (Schmidt-Tintemann 1970), an den Universitäten bis zu dem Erreichen der fachlichen Anerkennung der „Chirurgie Plastische Chirurgie" 1988 aufgetreten sind.

Wesentlich für die Entwicklung des Spezialgebietes in der Lehre, Wissenschaft und Klinik an den deutschen Universitäten wurde die Durchführung der Habilitation für Plastische Chirurgie. Die Angaben der folgenden Liste wurden dem Autor von den genannten Mitgliedern persönlich mitgeteilt (Lösch et. al. 2008).

Zeiten des Erwerbens der akademischen Lehrbefugnis (Venia legendi/Habilitation) durch Gründungsmitglieder der VDPC

- Dr. Dr. Josef Schrudde, zwischen 1952 (Promotion) an der Westdeutschen Kieferklinik der Universität Düsseldorf und dem Wechseln zu der Dermatologischen Klinik der Universität Köln 1959

- Dr. Heinz-Edzard Köhnlein, Habilitation für Plastische Chirurgie Universität Freiburg, 1964
- Dr. Günter Maria Lösch, Habilitation „Chirurgia Plastica Ricostruttiva" an der Universitá la Sapienza in Rom 1965 und für Plastische und Wiederherstellende Chirurgie an der Medizinischen Hochschule Lübeck, 1969
- Dr. Ursula Schmidt-Tintemann, Habilitation während der Tätigkeit in der Chirurgischen Klinik des Krankenhauses Rechts der Isar in München, 1969
- Dr. Dieter Buck-Gramcko, Habilitation an der Universität Hamburg, 1971
- Dr. Heinz Bohmert, Habilitation an der Ludwig-Maximilians Universität München, 1972
- Dr. Dr. Peter Rudolf Zellner, Habilitation an der Universität Heidelberg, 1975
- Dr. Dr. Friedrich E. Müller Ruhr, Habilitation an der Universität Bochum, 1977
- Dr. Neven Olivari, Habilitation in Plastische Chirurgie an der Universität Köln

Neue Satzungen der „Deutsche Gesellschaft für Chirurgie"

Es sollte dieses Thema mit einen Rückblick auf ▶ Kap. 2 eingeleitet werden. Nach elf Jahren andauernden Beratungen wurde im November 1979 eine neue Satzung beschlossen. Der Generalsekretär der Deutschen Gesellschaft für Chirurgie, Junghanns, Hermann, teilte mit dem Schreiben „Korporative Mitgliedschaft" vom 9.11.1979 dem Präsidenten der VDPC, Schrudde, mit:

» … die Deutsche Gesellschaft für Chirurgie hat seit dem 23. Mai 1979 eine von der Mitgliederversammlung beschlossene Satzung (zwei Exemplare liegen bei). Dadurch ergeben sich einige strukturelle Änderungen. Unter anderem ist der Status der Korporativen Mitgliedschaft entfallen.

In der Satzung (gültig ab 23.5.1979) der Deutschen Gesellschaft für Chirurgie steht:

» 14.4 Das Präsidium richtet neben der Sektion experimentelle Chirurgie für die anerkannten Teilgebiete der Chirurgie ‚Sektionen' ein … Das Präsidium beschließt über Mitgliedschaft und Arbeitsweise dieser Einrichtungen (Archiv VDPC, Akte 4 Junghanns, Korporative Mitgliedschaft).

Mit dieser Form des Einrichtens von Sektionen ohne ausdrückliche Bezeichnung der einzelnen Sektionen und derer Aufgaben und Ziele erfolgte noch keine namentlich definierte Aufnahme der Teilgebiete der Chirurgie in die Satzung der Deutschen Gesellschaft für Chirurgie. Der Autor wurde als Mitglied der DGCH zum Beauftragten für die Plastische Chirurgie vom Vorstand der Deutschen Gesellschaft für Chirurgie in den Jahren 1978–1982 zur Teilnahme an den Vorstandssitzungen berufen. So konnte er mit den anderen Vertretern der Teilgebiete die Umwandlung der Satzung der DGCH miterleben.

» Der neuen Satzung entsprechend ist Herr Lösch für die Amtszeit 1982–1985 durch Wahl der Vereinigung der Deutschen Plastischen Chirurgen, als Vorsitzender bestätigt worden. Frau Schmidt-Tintemann (2008) wurde bis 1987 seine Nachfolgerin, als Vorsitzende der Sektion (s. oben V 5 3–3. [Ihr folgte 1988 Mühlbauer].

Die Beschlüsse der Bundesärztekammer über die (Muster-) Weiterbildungsordnung der Chirurgie und deren Teilgebiete innerhalb der Deutschen Ärztetage von 1976 (79.), 1977 (80.) und 1978 (81.)

Die oben genannten Beschlüsse der Bundesärztekammer entstanden als Ergebnisse einer kulturellen Entwicklung, die mit dem Einbringen neuer Regeln eine entsprechende Systematisierung erforderten. Am Anfang des Vorgangs, der zu den oben genannten Beschlüssen führte, entstand das nachfolgend zitierte Schreiben, dass Brauer, geschäftsführender Arzt der Bundesärztekammer am 16.6.1975 aus der Arbeitsgemeinschaft der westdeutschen Ärztekammern an die in Protokoll 6.5-6.2 angegebenen Gesellschaften und Berufsverbände sendete:

> … Betr. Neufassung der Weiterbildungsordnung. Sehr geehrte Damen und Herren Kollegen! Mit Schreiben vom 11.2.1975 hatten wir Sie über die Vorstellungen der Vereinigung Deutscher Plastischer Chirurgen zur Definition des Gebietes ‚Plastische Chirurgie' zu dem Personenkreis, welcher zur Weiterbildung in diesem Gebiet geeignet ist, und zu den nachzuweisenden Operationskatalog unterrichtet. Auf Veranlassung des Vorsitzenden der ständigen Konferenz ‚Ärztliche Weiterbildung', Herrn Prof. Sewering, lade ich Sie hiermit zu weiteren Beratungen, die Einführung einer Bezeichnung ‚Plastische Chirurgie' betreffend, ein zu Mittwoch , den 9. Juli 1975, Bayrisches Ärztehaus, München. Mit vorzüglicher kollegialer Hochachtung Dr. Brauer Geschäftsführender Arzt (Archiv VDPC Akte 12 D).

Im November 1977 informierte Schmidt-Tintemann als Vorsitzende der VDPC die Mitglieder in einem Rundschreiben (Archiv VDPC 6. 5–17):

> Beschlüsse der Ärztetage, wie die oben genannten, über die (Muster-) Weiterbildungsordnung für die fachärztliche Weiterbildungsordnung haben rechtlich gesehen den Charakter einer Empfehlung der Bundesärztekammer (Arbeitsgemeinschaft der Deutschen Ärztekammern) an die Landesärztekammern … Es ist nunmehr Aufgabe der einzelnen Landesärztekammern, die empfohlene (Muster)-Weiterbildungsordnung in ihrem Bereich zu beschließen und danach nach Genehmigung durch die Aufsichtsbehörde in Kraft zu setzen [Gesundheitsrecht 2003).

Im Oktober 1979 wurde die (Muster-) Weiterbildungsordnung veröffentlicht. Neu eingeführt wurden unter § 2 für das Gebiet 5. Chirurgie fünf Teilgebiete, unter diesen 5.3 die Plastische Chirurgie. § 3 regelte mit den Ziffern 1 bis 5 Art, Inhalt, Dauer und zeitlichen Ablauf der Weiterbildung (Deutsches Ärzteblatt 1979).

Bis zum 7.1.1979 wurden als Erstes in den siebzehn Bundesländern, von den Landesärztekammern für die Durchführung der Weiterbildung jeweils eigene, nahezu völlig mit der (Muster-) Weiterbildung übereinstimmenden Weiterbildungsordnungen (Satzung) beschlossen. Beauftragte Sachverständige des Gebietes Chirurgie, der VDPC, und Fachärzte organbezogener chirurgischer Gebiete mit plastisch-chirurgischem Interesse anderer Gesellschaften, besonders Kieferchirurgen und HNO-Ärzte, arbeiteten und verhandelten weiter mit allseitig großem Einsatz. Es ging für Letztere um das Erreichen des Erwerbs der Bezeichnung spezieller plastisch-operativer Fähigkeiten.

Neue Richtlinien über den Inhalt der Weiterbildungsordnung der Landesärztekammern (1988) wurden von der Geschäftsführung der Bundesärztekammer am 30.11.1979 dem Generalsekretär der Deutschen Gesellschaft für Chirurgie/DGCH, Junghanns und dem Präsidenten des Berufsverbandes der Deutschen Chirurgen/BDC, Müller-Osten geschrieben:

> In der Anlage überreiche ich Ihnen die von der ständigen Konferenz ‚Ärztliche Weiterbildung' erarbeitete Übersicht über die Operationsverzeichnisse für das Gebiet Chirurgie und die fünf Teilgebiete. Diese Fassung wird dem Vorstand der Bundesärztekammer mit der Empfehlung vorgelegt, sie in der Sitzung am 11. Januar 1980 zu beschließen, und den Landesärztekammern zuzuleiten.

Obiges Schreiben des Geschäftsführenden der Bundesärztekammer wurde von der DGCH den für die Teilgebiete berufenen Mitglieder bekannt gegeben. Dieses war seit Langem als wesentlicher Schritt für die Realisierung der Ziele von der VDPC erwartet worden. Die darin enthaltenen Verzeichnisse und Operationszahlen waren von den Beauftragten der VDPC den Herren Härtel, Lösch und Köhnlein und für das „handchirurgische Gebiet" von Buck-Gramcko im Jahr 1971 erstellt worden (s. oben 6.5-6 und -6-1). Dem Schreiben der Geschäftsführung der Bundesärztekammer vom 30.11.1979 war am 19.10.1979 in München eine Sitzung des Präsidiums der DGCH mit Vertretern der Sektionen als Gäste: Jungbluth, Hamburg (Unfallchirurgie), Lösch, Lübeck (Plastische Chirurgie), Pichlmayr, Hannover (Exp. Chir.), Vollmar, Ulm (Gefäßchirurgie) vorangegangen (Lösch u. Mühlbauer 2008). Es folgten eingehende Beratungen zwischen je zwei Vertretern der DGCH und je zwei Vertretern der fünf Teilgebiete.

Lösch und Mühlbauer erarbeiteten mit der Beteiligung der Vorstandmitglieder der VDPC, Schrudde, Präsident, Müller, Sekretär, der Beiräte Schmidt-Tintemann, Höhler, Olivari, Lemperle und Buck-Gramcko die Stellungnahme der Vereinigung. Am 12.12.1979 schrieben Mühlbauer und Lösch über Kanzow an die ständige Konferenz „Ärztliche Weiterbildung" der Bundesärztekammer:

» Wir nehmen Bezug auf die Sitzung der Ständigen Konferenz Ärztliche Weiterbildung der Bundesärztekammer mit Vertretern der chirurgischen Teilgebiete am 27. November in München, in der unter Ihrem Vorsitz u. a. der Operationskatalog erarbeitet wurde … Vorgeschlagen worden ist eine Änderung der jeweils während der Weiterbildungszeiten 1.) im Gebiet Chirurgie und 2.) im Teilgebiet Plastische Chirurgie zu erbringenden Operationen mit Reduzierung der Anzahl zu 1. auf 105 und Erhöhung der Anzahl zu 2. auf +300 (Ärzteblatt 1979) … Als Vertreter der Plastischen Chirurgie begrüßen wir es, dass mit der Erarbeitung dieses Operationskataloges ein weiterer wesentlicher Schritt zur Ausgestaltung der Weiterbildungsordnung für das Teilgebiet ‚Plastische Chirurgie' erreicht werden konnte (Lösch u. Mühlbauer 2008).

Richt- und Leitlinien für die Prüfungen zur Anerkennung in einem Gebiet (früher Facharzt) und Teilgebiet (1984)

Für die Fachärzte für Chirurgie der Sektion Chirurgie Plastische Chirurgie und den Vorstand der Deutschen Gesellschaft für Chirurgie bestand die Notwendigkeit des Erarbeitens von Richt- und Leitlinien für die Prüfungen zur Anerkennung im Gebiet (früher Facharzt) und Teilgebiet. Die VDPC hatte bereits im Jahr 1980 eine aus Schmidt-Tintemann, Lösch und Buck-Gramcko bestehende Kommission zur Erarbeitung von Prüfungsrichtlinien geschaffen (Archiv VDPC 6.5-20).

Auf der Mitgliederversammlung der VDPC in Hannover am 7.9.1983 berichtet Lösch für die Kommission:

» … eingehend über die sehr detaillierten Vorbereitungen. Es ist die Gliederung für einen Katalog zusammengestellt worden. Die Gliederung entsprechend der Weiterbildungsordnung, wobei betont wird, dass besonders die Indikation zu operativen Eingriffen einen besonderen Schwerpunkt bei der Prüfung darstellen sollte. Das von Herrn Lösch erarbeitete Arbeitspapier steht allen Mitgliedern zur Verfügung (Archiv VDPC 6.5-20, S. 6).

Während der Verhandlungen über die Inhalte der (Muster-) Weiterbildungsordnung im Jahr 1984 wurde auch über „Richt- und Leitlinien" verhandelt. Sie wurden fertiggestellt und veröffentlicht (Deutsche Gesellschaft für Chirurgie, Mitteilungen 1984 1/7-9; Lösch u. Mühlbauer 2008).

Richtlinien über den Inhalt der Weiterbildung (1988) zum „Facharzt für Chirurgie Plastische Chirurgie"

Zahlreiche umfassende Beratungen in den Jahren nach 1989 führten zur Veröffentlichung der Deutschen Gesellschaft für Chirurgie (1989) über die Richtlinien über den Inhalt der Weiterbildung in Gebieten, Teilgebieten und Bereichen entsprechend Beschluss der Bundesärztekammer vom 15.4.1988. Festgelegt worden sind für:

» Das Gebiet 5 Chirurgie 1. Vermittlung und Erwerb von Kenntnissen und Erfahrungen und das Operationsverzeichnis und für das Teilgebiet 5.3. Plastische Chirurgie, Inhalt der Weiterbildung mit 1. Vermittlung, Erwerb und Nachweis spezieller Kenntnisse und Erfahrungen (Ziffern 1.1–1.10), in 1.Diagnostik, 2. Indikationsstellung, 3. Röntgendiagnostik, 4. Asepsis, 5. Behandlung chirurgischer Infektionen, 6.–7. Wiederbelebung/und oder Schocktherapie, 8. Intensivbehandlung, 9. Lokal- und Leitungsanästhesie und 10. Nachsorge im Berufsgenossenschaftlichen Heilverfahren. Vermittlung und Erwerb von Kenntnissen in der Blutgruppenbestimmung und in der allgemeinen Anästhesie. 2. Nachweis der Durchführung von Operationen, mit Angabe zur Art und Mindestzahl; dieses mit zusätzlich nachzuweisender, selbstständig durchgeführten operativen Eingriffen und Mitwirkung bei Operationen höherer Schwierigkeitsgrade. Der Katalog der Operationen wurde unterteilt in Gruppen: A = 243 Operationen ausschließlich im Gebiet Chirurgie, B = 105 können (können während der Weiterbildungszeit im Gebiet Chirurgie oder soweit es sich um Operationsarten des Teilgebiets handelt in der Weiterbildungszeit der Plastischen Chirurgie erbracht werden), C = 300 Operationen müssen während der Weiterbildungszeit in der Plastischen Chirurgie erbracht werden. Festgelegt worden ist eine mündliche Prüfung, die zum Führen des Titels berechtigt: ‚Facharzt für Chirurgie Plastische Chirurgie'. Mit dieser Benennung der Plastischen Chirurgie als zugehörende ‚Spezialität' der Chirurgie ist die Plastische Chirurgie auch in Deutschland den Regeln der ‚Section Monospecialisée' der U.E.M.S. entsprechend ein einheitliches Facharztgebiet. Seit Gründung der VDPC 1968 bis zum Erreichen der (Muster-) Weiterbildungsordnung verlief die Entwicklung zum Teilgebiet in einem Zeitraum von zunächst zehn Jahren (1968–1978). Erst während des nachfolgenden Jahrzehnts bis 1978 konnten die in ihr implizierten Strukturen vervollständigt werden (Lösch, Mühlbauer 2008).

6.5-32 Protokoll München 31.3. 1989, zwanzigste Jahrestagung der VDPC

» Von dem Präsidenten Prof. Berger wird Herrn Prof. Eckert zur Professor an der Universität Würzburg gratuliert. Prof. Müller berichtet über die Bestrebungen des ‚Executive Commitié' der UMES, in Brüssel, eine Harmonisierung der Weiterbildung im europäischen Rahmen herbeizuführen. Die meisten Länder fordern eine dreijährige allgemeinchirurgische Ausbildung und anschließend eine zweijährige Ausbildung im Spezialgebiet … Prof. Eckert hat die Ideen und Kommentare kontinuierlich zusammengetragen. Bis zur nächsten ordentlichen Mitgliederversammlung sollen insbesondere die Möglichkeiten der europäischen Harmonisierung in Bezug auf die Weiterbildungsideen zur Fortbildung im Bereich der ästhetischen Chirurgie eingebracht werden … Erstmalig wird der Preis der VDPC für das Jahr 1988 an PD. Dr. A. M. Feller für seine Arbeit ‚Gewebeprotektion durch Elimination von freien Sauerstoffradikalen in der postischämischen Perfusionsphase' vergeben. Er erhält den Preis zusammen mit den Koautoren A. C. Roth und R. C. Russel.

6.5-35 Protokoll München 19.4.1991

» Der Präsident Prof. Berger gratuliert zu den erreichten Positionen: Univ. Prof. Dr. Hans-Ulrich Steinau, Direktor der Klinik für Plastische Chirurgie und Schwerbrandverletzte BG. Universitätsklinik Bergmannsheil Bochum, Prof. Dr. Giulio Ingianni, Direktor der Klinik für Plastische und Handchirurgie Ästhetische und Rekonstruktive Chirurgie, Helios Kliniken Wuppertal Klinikum der Universität Heidelberg, Dr. Leonhardt R. H. Döbler, Belegarzt der ATOS_KLINIK Heidelberg, Dr. Triuwigis Wymer, Chefarzt der Abteilung für Plastische Chirurgie und Handchirurgie Katharinen-Hospital Unna und Frau Marianne Schrader für das Recht, dem von ihr geführten Doktorgrad den Zusatz ‚Habilitatus(Habil)' anzufügen, nachdem sie in dem ordnungsgemäßen Habilitationsverfahren durch die Habilitationsschrift ‚Polydaktylien der Hände, ein Beitrag zur speziellen Anatomie, Entwicklungsgeschichte, Klassifikation und operative Behandlung' und ihren am 11. Juli 1989 gehaltenen Vortrag über das Thema ‚Lappenplastiken zur Rekonstruktion der anatomischen Schichten bei ausgedehnten Defekten' ferner durch die von ihr veröffentlichten Schriften sowie durch die wissenschaftliche Aussprache die Fähigkeit zu selbstständiger wissenschaftlicher Arbeit erwiesen hat. Die Medizinische Universität zu Lübeck hat ihr die Lehrbefähigung für das Fachgebiet ‚Chirurgie-Plastische Chirurgie' zuerkannt. Dekan Prof. für Psychiatrie Dr. H. Dilling.

Der Autor berichtete, dass in der AWMF eine „Kommission zur Änderung der Approbationsordnung für Ärzte" eingerichtet worden ist. Diese Kommission bearbeitet eine Änderung und Anpassung der Approbationsordnung für Ärzte unter Berücksichtigung der Erfordernisse im geeinigten Europa. „An den Universitäten bestehen Absichten auf Fächerbereinigung, was darunter zu verstehen sein wird, bzw. welche Kriterien beachtet werden, ist bisher noch unklar".

6.5-38 u.-39 Protokolle der Mitgliederversammlungen -38 in München 11.12. 1993 und -39 in Lübeck 29.9.1994

Präsident Olivari berichtete auf der Tagung 1993:

» Der IPRAS Kongress 1993 in Berlin, der von der VDPC ausgerichtet wurde, war wissenschaftlich und gesellschaftlich ein großer Erfolg. Prof Bruch war Tagungsleiter. Die Umsetzung der 1992 vom Ärztetag beschlossenen Berufsordnung und damit die Einführung der Plastischen Chirurgie als Fachgebiet in die Weiterbildungsordnung der Landesärztekammern erfolgt nur langsam. Bayern hat am 1.10.1993 die Umsetzung als erstes Bundesland vollzogen. … Prof. Müller, als Vertreter im Berufsverband mit mehr als 10.000 Mitgliedern, geht auf das Problem ein, dass die Weiterbildungsordnung in den Ländern noch nicht definiert ist. … Prof. Eckert berichtet über die erste Prüfung des ‚European Board of Plastic Surgery' in Brüssel. Prof. Graf erhält den Ehrenpreis für die Arbeit ‚Hautweichteilrekonstruktion am Fuß'. Prof. Müller berichtet über die von der UMES vorgeschlagene Weiterbildungszeit von fünf bis sechs Jahren für die mit neuem Namen genannte ‚Plastische Rekonstruktive Kosmetische Chirurgie' … Ehrung der verstorbenen Mitglieder (6.5–35).

6.5.40 Protokoll Berlin 18.4.1995

» Bericht des Präsidenten Prof. Biemer: Eine Umbenennung der neu gegründeten DGÄPC in ‚Vereinigung der Deutschen Ästhetischen Plastischen Chirurgen VDÄPC' wäre korrekt. Sie ist entsprechend ihrer Satzung in enger Verknüpfung an die VDPC ausgerichtet. Die erste Sitzung wird im Anschluss an die Mitgliederversammlung der VDPC stattfinden.

6.5.41 Protokoll der Mitgliederversammlung Berlin 20.9.1995

Von speziellem kulturgeschichtlichem Interesse war der Versammlungsort in einem der Räume des 1858 ersten Pathologischen Instituts Deutschlands. Die Sammlung Virchows (1821–1902) von Präparaten angeborener Fehlbildungen, die in diesen Räumen beherbergt ist, waren für die Plastischen Chirurgen von lebensnahem, klinischem Interesse. Von Biemer wurde mit Dank an den Institutsleiter Dietel darauf hingewiesen. Virchow erhielt 1856 den ersten Lehrstuhl für pathologische Anatomie. Virchow war, wie der Augenarzt Albrecht von Graefe (1828–1870), Sohn des Karl Ferdinand von Graefe (1787–1840), erfahren musste, kein Befürworter der klinischen Spezialisierung (▶ Kap. 6). Albrecht von Graefe schrieb in seiner Verärgerung über Virchow an seinen Schüler Jacobson nach Rostock:

» Mich selbst hat die V'sche Erwiederung in der Kammer einigermaßen verstimmt, und es wird nicht übel sein, wenn an dieselbe angeknüpft wird. Ich werde, so wie ich etwas wohler bin, nicht allein V. persönlich interpellieren, sondern es wird wohl nächstens zu einem sehr heißen Kampf in der Fakultät kommen, wobei ich mir erlauben werde, an einige der V'schen Kammerdicta anzubinden. Ich weiß wirklich nicht, was er sich dabei denkt, wenn er es für gleichgültig hält, ob man Ophthalmologen zu Ordinarien macht oder nicht … Der ‚Ordinarius' ist nicht nur ein bloßer Titel, sondern es hängen daran, so wie einmal die Form unserer Universitäten ist, sachliche Rechte und Ansprüche der verschiedensten Art, welche mit der Kultur des betreffenden Fachs in engster Verbindung stehen (Eulner 1970, S. 328).

Neugründung der Deutschen Gesellschaft Ästhetisch Plastischer Chirurgen

Dr. Härtel berichtete:

» … dass von der Mitgliederversammlung der DGÄPC die Gründung der Deutschen Gesellschaft der Ästhetischen Plastischen Chirurgen jetzt abgeschlossen wurde … Die DGPRÄC hat derzeit 30 Mitglieder, ab sofort sind Anträge auf Aufnahme in dieser Gesellschaft möglich … Der Vorstand DGPRÄC setzt sich wie folgt zusammen: Präsident Prof. Biemer, Vizepräsident Dr. Witzel, Sekretär PD. DR. Steen, Schatzmeister Dr. Eckert.

6.5-6.4 (Muster-) Weiterbildungsordnung nach den Beschlüsse des 95. Deutschen Ärztetages 1992 in Köln

» Hinweis: Rechtsverbindlich ist für die Ärztin/Arzt die Weiterbildungsordnung in der jeweils gültigen Fassung der Landesärztekammer, deren Mitglied er ist. Die Weiterbildungsordnungen der Landesärztekammern lehnen sich sehr eng an die (Muster-) Weiterbildungsordnung der Bundesärztekammer an. Abweichungen in Details sind in den Weiterbildungsordnungen der Landesärztekammern möglich.

6.5-6.4-1 Neufassungen der Satzung der Deutschen Gesellschaft für Chirurgie in den Jahren 1979, 1999 und 2011 (Archive VDPC/DGPRÄC und DGCH) in der Zeit der Entwicklung der fachärztlichen Anerkennung der Plastischen Chirurgie in Deutschland

Nach dem Entstehen des fachärztlichen Teilgebietes Chirurgie Plastische Chirurgie entstand der Facharzt für Plastische Chirurgie und nach der vom Deutschen Ärztetag 1992 beschlossenen Berufsordnung und der neuen Weiterbildungsordnung wurde 2005 der Facharzt für Plastische und Ästhetische Chirurgie anerkannt.

Seit dem Inkrafttreten der Neufassung der Satzung der Gesellschaft ab 9.11.1999 gehörten zu dem Präsidium der Deutschen Gesellschaft für Chirurgie 17 vertretende Mitglieder der Gesellschaft. Unter diesen ab dem: „11.1.2013 je ein Vertreter der Gebiete Herz-, Kinder- und Plastische Chirurgie".

Die ab 1999 erneuerten Wahlverfahren für die Mitglieder des Präsidiums führten dazu, dass im

» Jahr 2007 Prof. Hans Ulrich Steinau als Präsident und am 11. Januar 2012 Prof. Peter M. Vogt als zweiter stellvertretender Präsident und damit, satzungsgemäß, Präsident der nächsten Amtsperiode geworden sind (Deutsche Gesellschaft für Chirurgie Satzung gültig ab 9. Februar 1999 und 5. Mai 2011). Beide sind: Fachärzte für Plastische und Ästhetische Chirurgie.

Die Plastische Chirurgie wurde, übereinstimmend mit der Neufassung der Satzung der Deutschen Gesellschaft für Chirurgie in der Weiterbildungsordnung der ärztlichen/medizinischen Berufe 2005, zum Facharzt für Plastische und Ästhetische Chirurgie.

Es wird hier auf den Beitrag von Berger, Eckert und Lemperle (2008) zur *Festschrift 40 Jahre DGPRÄC/VDPC* (Lösch et al. 2008) hingewiesen. Sie haben die wichtigsten Fakten, die seit 1988 zur Plastischen Chirurgie als eigenständiges Fachgebiet in Deutschland führten, dargestellt. Die Spezialgebiete, die gemäß der Entwicklung nach der Satzung des 5.5.2011 als fachärztliche Mitgliedsgesellschaften der Deutschen Gesellschaft für Chirurgie aufgenommen worden sind, werden in der folgenden Übersicht aufgelistet.

> **Die Mitgliedsgesellschaften der Deutschen Gesellschaft für Chirurgie**
> Deutsche Gesellschaft für Allgemein- und Viszeralchirurgie e. V. (DGAV)
> Deutsche Gesellschaft für Gefäßchirurgie (DGG)
> Deutsche Gesellschaft für Kinderchirurgie (DGKCH)
> Deutsche Gesellschaft für Mund-, Kiefer- und Gesichtschirurgie (DGMKG)
> Deutsche Gesellschaft für Neurochirurgie (DGNC)
> Deutsche Gesellschaft für Orthopädie und Orthopädische Chirurgie (DGOOC)
> Deutsche Gesellschaft der Plastischen, Rekonstruktiven und Ästhetischen Chirurgie (DGPRÄC)
> Deutsche Gesellschaft für Thoraxchirurgie (DGT)
> Deutsche Gesellschaft für Thorax-, Herz- und Gefäßchirurgie (DGTHG)
> Deutsche Gesellschaft für Unfallchirurgie (DGU)

Literatur

Archiv der DGPRÄC. Geschäftsstelle der DGPRÄC, Luisenstraße 58–59, 10117 Berlin

Eulner H-H (1970) Die Entwicklung der medizinischen Spezialfächer an den Universitäten des deutschen Sprachgebietes. Ferdinand Enke Verlag, Stuttgart

Gesundheitsrecht (2003) 5. Auflage. Beck-Texte im Deutschen Taschenbuch Verlag, München

Hage J (1973) Archiv VDPC Akte 1. Plastic Surgery in the European Economic Community „Section Monospécialisée de Chirurgie Plastique" U.E.M.S.

Lösch GM, Mühlbauer W (2008) Entwicklung zum Teilgebiet Chirurgie. In: Lösch GM, Gehrmann G, van Ark K (Hrsg) Festschrift 40 Jahre DGPRÄC (1968–2008). Plastische Chirurgie. Dr. Kaden Verlag, Heidelberg, S 1968–1988 (8. Jahrg. Suppl. 2)

Lösch GM, Gehrmann G, van Ark K (2008) Festschrift 40 Jahre DGPRÄC (1968–2008). In: Plastische Chirurgie. Dr. Kaden Verlag, Heidelberg (8. Jahrg. Suppl. 2)

Müller FE (2008) Vitae der Gründungsmitglieder. In: Lösch GM, Gehrmann G, van Ark K (Hrsg) Festschrift 40 Jahre DGPRÄC (1968–2008) Plastische Chirurgie. Dr. Kaden Verlag, Heidelberg (8. Jahrg. Suppl. 2)

Müller F (1999) In: Eckert K (Hrsg) Vereinigung der Deutschen Plastischen Chirurgen, Bd. Heft 11. Karl Demeter Verlag im Thieme Verlag, Stuttgart (6. Jahrgang)

Schmidt-Tintemann U (1972) In: de la Bürkle Camp H (Hrsg) Zur Lage der Plastischen Chirurgie. Hefte Unfallheilkd, Bd. 109. Springer-Verlag, Berlin Heidelberg, New York

Die Jahre 1977 bis 2013 – Ästhetik und Ethik in der Plastische Chirurgie

Günter Maria Lösch

7.1 Die Frage der Rechtfertigung der Kunst in der Philosophie und Wissenschaft – 222
7.1.1 Die Plastische Chirurgie im Lichte der abendländischen Kultur – 222
7.1.2 Grundlagen der Ethik des Facharztgebietes der Plastischen und Ästhetischen Chirurgie – 224

7.2 Betrachtung über die veränderte Bedeutung von Ästhetik in der heutigen Zeit – 225
7.2.1 Betrachtungen über Ästhetik und Ethik – 225
7.2.2 Ethik und Verantwortung in der Plastischen Chirurgie – 226
7.2.3 Auszüge aus Satzungen und Protokollen der VDPC und später DGPRÄC im Jahr 2005 – 227
7.2.4 Perioden der Entwicklung von Spezialisierung – 232
7.2.5 Das Dilemma der Gründung einer Vereinigung der Deutschen Ästhetischen Plastischen Chirurgen – 235
7.2.6 7.5-3.1-1 Die Jahrestagung 2012 in Bremen mit dem Motto „Menschlichkeit" von Cedidi – 236

Literatur – 239

7.1 Die Frage der Rechtfertigung der Kunst in der Philosophie und Wissenschaft

> Seit der Zeit Goethes und Schillers gehörten die Philosophie, die Ethik, die Ästhetik und die Naturphilosophie zusammen mit der Medizin zur Kultur des Abendlandes. Das Adjektiv „plastisch" in Zusammenhang mit Chirurgie erinnert an die untrennbare Verbindung des Guten, Wahren und Schönen mit der Chirurgie. Ärzte sind damit aufgerufen, bei jedem Patienten zu prüfen, ob die Voraussetzungen für die „Kunst des Heilens" gegeben sind. Eine umfassende Aufklärung ist notwendig, vor allem wenn es gilt, die Natürlichkeit zu erhalten.

7.1.1 Die Plastische Chirurgie im Lichte der abendländischen Kultur

Die in der Überschrift stehenden Worte „Plastische Chirurgie" werden mit gering anderen Wortlauten, aber mit gleicher Absicht und doch differenzierend in der Satzung des Jahres 2005 der Deutschen Gesellschaft der Plastischen, Rekonstruktiven und Ästhetischen Chirurgen (DGPRÄC) verwendet. In dieser Zeit wurde damit eine Verbreitung mit Differenzierung des Spektrums des Angebots der Plastischen Chirurgie begrifflich kundgetan.

Mit dem von der UEMS geforderten Prinzip der Monospezialität nicht unbedingt konform gehend, ist in Deutschland übereinstimmend mit der DGÄPC die „Vereinigung der Deutschen Ästhetisch-Plastischen Chirurgen e. V./VDÄPC" entstanden (Wehrle, Eggers 1961). Auf diese kulturgeschichtliche Eigenheit soll noch eingegangen werden.

Vorerst muss angemerkt werden, dass bei dem Verwenden der Adjektive „plastisch", „wiederherstellend", „rekonstruktiv", „ästhetisch" zusammen mit „Chirurgie" unausweichlich und selbstverständlich, ohne die Notwendigkeit der Rechtfertigung, bei „den Menschen die Eigenschaft des Wahrnehmens des Schönen, die Ästhetik" vorausgesetzt wird. Mit der Bezeichnung des Gebietes „Plastische Chirurgie" mit großem „P" des Wortes „Plastische" wurde 1988 ausgedrückt, dass mit plastisch-chirurgischer Kunstfertigkeit der Ästhetik, dem Konzept des Schönen folgend, den bedürftigen Patienten hippokratische Hilfe geleistet werden kann. Es sei hier auch an die Überlegung Schmidt-Tintemanns (1972) zum „großen P" erinnert (▶ Kap. 2).

Mit Blick in die vorangehenden Teile ist zu sehen, dass die Ästhetik, über das „Wahrnehmen des Schönen" hinausgehend, in der Geschichte der darstellenden Kunst beginnend mit der Christenzeit bis heute, Gegenstand kunstgeschichtlicher und auch medizinischer Überlegungen wurde. Die Beachtung „der Philosophie und in ihr der Ethik, Ästhetik, Lehre vom Schönen, Wertwissenschaft und Naturphilosophie zusammen mit der Medizin gehörte bis in die Zeit Goethes und Schillers und darüber hinaus zu einer gemeinsamen Kultur des Abendlandes" (Duncker 2003). Diese natürlich gewachsene abendländische Kultur sollte auch heute noch, ohne Notwendigkeit der Rechtfertigung, die Grundlage unseres ärztlichen Verhaltens sein. Zu bemerken ist, dass

> » die Ästhetik als philosophische Disziplin erst im 18. Jahrhundert, d. h. im Zeitalter des Rationalismus, entstanden ist, offenbar herausgefordert durch den neuzeitlichen Rationalismus selbst, der sich auf der Basis der konstruktiven Naturwissenschaften erhebt, wie sie im 17. Jahrhundert entwickelt wurden und bis heute das Gesicht unserer Welt bestimmen, indem sie in einem immer atemberaubenderem Tempo in Technik umsetzen (Gadamer 1977).

Dieses trifft auf die sich in immer weiter spezialisierender Weise entwickelnde „Kunst des Heilens" (Porter 2000) gleichermaßen wie auch auf die Plastische, Rekonstruktive und Ästhetische Chirurgie zu. „Wir können uns für diese Fragestellung der Hilfe derer bedienen, die über die gleiche Frage ehedem nachgedacht haben" (Gadamer 1977). Gadamer schreibt, dass Hegel die These vertrat, dass

> der Gott und das Göttliche für die griechische Kultur in der Form ihres eigenen bildnerischen und gestalterischen Sagens eigens und eigentlich offenbar wurde und dass bereits mit dem Christentum mit seiner neuen und vertieften Einsicht in die Jenseitigkeit Gottes ein adäquater Ausdruck ihrer eigenen Wahrheit in der Formsprache der Kunst und in der Bildersprache dichterischer Rede nicht mehr vorhanden waren.

Gadamer selbst sagte darüber hinausgehend, dass es möglich war, dass:

> … der Vergangenheitscharakter der Kunst eine These darstellt, welche einschließt, dass mit dem Ende der Antike Kunst rechtfertigungsbedürftig erscheinen muss [und dass] die Rechtfertigung dieser Leistung durch die christliche Kirche und die humanistische Verschmelzung mit antiker Tradition im Laufe der Jahrhunderte auf die großartigste Weise erbracht worden ist, die wir christliche Kunst des Abendlandes nennen.

Die Psychologin Jaffé verfasste mit drei Fachkollegen das Buch über C. G. Jung. Die Bildsprache von Jan van Eycks Tafelbild „Die Jungfrau Maria stillt das Jesuskind" ◘ Abb. 7.1 „personifiziert die dritte Stufe der Anima. Das Rot ihrer Robe ist die symbolische Farbe des Gefühls (oder Eros): aber auf dieser Stufe ist Eros spiritualisiert". In der Bildsprache der christlichen Kunst trat wieder eine Selbstverständlichkeit ähnlich wie in der Kunst der mythologischen Kulturen ein.

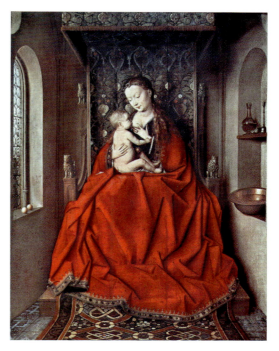

◘ **Abb. 7.1** Jan van Eyck: Jungfrau Maria stillt das Jesuskind. Die Zentralperspektive ist hier deutlich erkennbar. Der Ausdruck der sanft angespannten Gesichtsmuskeln verkörpert als Symbol den vergeistigten Eros. Ca. 1430. Städel Museum, Frankfurt am Main. Bildrechte: Wikimedia Commons, veröffentlicht unter public domain

Gadamer betrachtete die

> Zentralperspektive des christlichen Mittelalters als eines der großen Wunder des menschlichen Fortschritts in Kunst und Wissenschaft. Darüber hinaus schrieb er: Es war die Zentralperspektive nur eine historisch gewordene und vorübergehende Gestaltungsform unseres bildnerischen Schaffens … Die philosophische und kunsthistorische Auseinandersetzung mit der Frage der Rechtfertigung der Kunst in ihrer Legitimationsforderung wird in sich ändernder Form bis in die Gegenwart hinein fortgesetzt (Gadamer 1977, S. 9).

In der nicht mehr religiös fundierten Bildsprache des 19. Jahrhunderts bestand diese „Selbstverständlichkeit und damit die Gemeinsamkeit eines umfassenden Selbstverständnisses" nicht mehr. Gadamer (1977) zitiert Hegel:

> Schon damals begann es, dass sich die Großen Künstler mehr oder minder ortlos in einer sich industrialisierenden und kommerzialisierenden Gesellschaft wussten, so dass der Künstler den alten Ruch und Ruf der fahrenden Leute sozusagen am eigenen Bohemèschicksal bestätigt fand.

Zurückschauend auf das 1. Kapitel und die Gedanken über die Gemeinsamkeiten der bildenden Kunst und der Medizin ist es wegen der Vielgestaltigkeit der Stilgeschichte des 20. Jahrhunderts nicht möglich, sich hier mit ihr hier ausführlich zu befassen. Dieses auch, wenn bereits ein Blick in die zusammenfassende Kunstgeschichte von Thomas (1978) dazu veranlassen müsste. Letztere sei exemplarisch zitiert:

> Die psychoanalytischen Schockfilme von Roman Polanski ('Ekel') und Jean Luc-Godard ('Weekend') rücken das Bild der menschlichen Psyche in die Abhängigkeit von Fesseln des Triebes, die sich in der Enthemmung bis zum Kannibalismus steigert ... Francis Picabia (1870–1953), der die Titelseite der Zeitschrift 'Literature' seit der Redaktionsleitung durch Breton gestaltet, experimentiert nach 1922 mit den verschiedenen Ausdrucksmöglichkeiten einer antiformalistischen, lyrischen Bildsprache, die jedoch das provokative Dada-Element ebenso wenig verleugnet wie die ungezügelte Freude am expressiv farbtrunkenem Rausch einer absurden Anatomie der Dinge und Organismen.

Unter vielen anderen Autoren seien noch Anderson et al. (2001), Lyons und Petrucelli (1980) und Carstensen et al. (1983) genannt. Nach diesem sehr kurzen Hinweis auf die Ästhetik in der bildenden Kunst und Medizin gelangen wir nun zu einer vergleichenden Betrachtung der Ästhetik und der Plastischen Chirurgie unserer Zeit.

7.1.2 Grundlagen der Ethik des Facharztgebietes der Plastischen und Ästhetischen Chirurgie

Im *Deutschen Ärzteblatt* vom 4.3.2005 mit dem Titel: *Schönheitsoperationen, nicht die Politik, sondern die Ärzte sind gefordert* wird in den „Themen der Zeit" unmissverständlich zu der notwendigen Beachtung der Ethik unserer Kultur aufgefordert (Vogt 2005). Der Autor wurde 2010 zum Präsidenten der Plastischen Chirurgie in Deutschland, international vertretend die Deutsche Gesellschaft der Plastischen, Rekonstruktiven und Ästhetischen Chirurgen e. V. ernannt. Auf den Inhalt seiner Aufforderung wird noch eingegangen werden. Gadamer (1977) erinnert an die „hochbarocke Schilderung" Platos über das

> Erlebnis der erwachenden Liebe, welches zusammen mit der geistigen Gewahrung des Schönen und der wahren Ordnungen der Welt einhergeht ... Er nennt das Schöne, das am meisten Hervorscheinende und Anziehende, sozusagen die Sichtbarkeit des Idealen. Das, was derart vor allem anderen hervorleuchtet, ein solches Licht der überzeugenden Wahrheit und Richtigkeit, an sich, ist es, was wir alle als das Schöne in Natur und Kunst gewahren und das uns die Zustimmung: ‚Das ist das Wahre' abnötigt.

An dieser Stelle richten wir unsere Aufmerksamkeit zurück zu dem Humanethologen Eibl-Eibesfeldt (2004) und die vorangehenden Seiten über „Die Explosion des Geistes" und die Prägung des Gesichtsausdrucks durch das Altern (▶ Kap. 1). Das auf diesen Seiten Erwähnte muss von den Plastischen, Rekonstruktiven und Ästhetischen Chirurgen im Sinn der hippokratischen Medizin, zu der sie sich verpflichtet hatten, bzw. haben, geachtet werden. Bei den Plastischen Operationen muss besonders die Ausdrucksfähigkeit der Körpersprache und natürliche Schönheit beachtet werden.

Die Spontaneität der natürlichen Mimik und deren wichtige Bedeutung in jedem Alter muss von den Plastischen Chirurgen beachtet werden. Die Patienten müssen dem medizinisch fundiertem Wissen der Fachärzte vertrauen können. Heute müssen die Patienten über das sich verändernde Aussehen realistisch aufgeklärt werden z. B. über die Statik von nichtmimisch bewegten Fotografien vor und nach einer ästhetischen Behandlung, verglichen mit der zu berücksichtigenden Natürlichkeit des mimischen Ausdrucks.

Aufgeklärt werden sollte auch über die Wahrnehmung der natürlichen Gestalt der Brüste. So ist z. B. die Ästhetik der weiblichen Brust bei der Neugestaltung maßgeblich für die Wahl zwischen den verschiedenen operationstechnischen Methoden der Mammaplastik ohne oder mit der Verwendung von Implantaten.

Von größter Wichtigkeit ist die Aufklärung über die bei jedem Menschen verschiedene, plastisch-ästhetische Prognose der in Frage stehenden Behandlungsmethoden. „Lege artis" (lat., „nach den Regeln der Kunst") müssen in die Entscheidung für oder gegen die in Frage kommenden Möglichkeiten bzw. deren sich integrierende Anwendung alle angesprochenen Faktoren von Fachärzten für Plastische und Ästhetische Chirurgie bei der Behandlung von bei ihnen Hilfe suchenden Menschen berücksichtigt werden. Von der zu beachtenden „Coping-Struktur" wird in ▶ Kap. 8 noch die Rede sein.

Besonders wichtig in der Ästhetik und Ethik der Plastischen Chirurgie ist die Kenntnis der Familien- und Eigenanamnese, der allgemeinen und speziellen Lang- und Kurzzeitanamnese der Patienten. Nicht minder wichtig ist das Einbeziehen der geistigen Persönlichkeit der sich eine plastisch-ästhetisch-chirurgische Behandlung wünschenden Menschen. Berücksichtigt werden muss die Möglichkeit des Bestehens einer Dysmorphophobie.

7.2 Betrachtung über die veränderte Bedeutung von Ästhetik in der heutigen Zeit

> Golo Manns Worte über „jene, die in der Mitte des Lebens" stehen, können als Appell an die Plastischen Chirurgen verstanden werden, wie auch der Aufruf zu Menschlichkeit in der Jahreskonferenz von 2011. Die Schritte zur Spezialisierung in der Plastischen Chirurgie folgen verschiedenen Etappen. Der nicht ganz einfache Weg des Berufsverbandes dieser „Monospezialität" wird anhand von Sitzungsprotokollen nachgezeichnet.

7.2.1 Betrachtungen über Ästhetik und Ethik

Mann (1991) schließt das letzte Kapitel seiner zehnbändigen Weltgeschichte mit den Worten: „Das ganz Junge weiß von der Epoche seiner Schicksale noch nichts, der ganz Alte gibt auf, versteht wie der Ausdruck ist, die Welt nicht mehr. Jene in der Mitte des Lebens ‚müssen' sie verstehen, denn es ist ihre Welt und es gibt für sie keine andere". Diese Gedanken wollen wir unserer Schrift weitergehend zugrunde legen. Wir hoffen, dass die Kulturgeschichte unseres Fachgebietes hilfreich sein wird, um an Fachärzte gerichtete Fragen zu klären. Für jene, die sich „in der Mitte des Lebens" befinden, wurden und sollen weiterhin die ethischen Voraussetzungen dargestellt werden, die sorgfältig zu beachten sind, wenn ästhetische Veränderungen verlangt werden, die schädlich werden könnten (▶ Kap. 5).

Zusätzlich zu den bereits erfolgten kulturgeschichtlichen Überlegungen kehren wir zurück zu den Zitaten von Schiller, Nietzsche und Welsch, die im vorangehenden ▶ Kap. 1 bereits erfolgt sind. Letzterer schrieb im Vorwort seines oben genannten Buches: „Ästhetik ist heute mehr denn je ein ‚weites Feld' (wie schon Herder sagte). Um ihr vielschichtiges Gelände zu durchstreifen, ist nicht das Potpourri-Denken geeignet, dem am Ende alles für irgendwie ästhetisch gelten mag, sondern das ‚in aesteticis' seit jeher geforderte differenzierende Denken". Für unsere Fragestellung besonders geeignet ist der Nachsatz: „Es bewahrt zudem vor der dekretorischen Verengung des Ästhetischen auf nur einen Typus".

Wir wollen dem Nachteil einer Verengung des Ästhetischen auf nur einen Typus in der Deutschen Gesellschaft der Plastischen, Rekonstruktiven und Ästhetischen Chirurgen e. V. und der Vereinigung der Deutschen Ästhetischen Plastischen Chirurgen e. V. entgegenwirken.

„Einem Menschen die Hand hinstrecken, heißt ihn retten", das ist das Motto von Honoré de Balzac, das der Tagungspräsident Can Cedidi (2012) dem Programm „Menschlichkeit" der am 13.–15.9.2012 erfolgten Jahrestagung (43. Jahrestagung der DGPRÄC und 17. der VDÄPC) gegeben hat. Aus der Perspektive der bisher dargestellten Kulturgeschichte der Kunst des Heilens mit Medizin und Chirurgie sowie der Plastischen Chirurgie als Monospezialität ist zu hoffen, dass einer zu weit gehenden, wirtschaftlich und technisch orientierten Spezialisierung der Plastischen Chirurgie gemäß der Satzung der UEMS entgegengewirkt wird. Es wird unter diesem Aspekt auf Eulners Buch *Entwicklung der Medizinischen Spezialfächer* (1970) hingewiesen (▶ Kap. 5). Im nachfolgenden Kapitel über die Ethik in der Plastischen Chirurgie wird auf die Verantwortung der Fachärzte und Ärzte sowie der „ästhetische Hilfe" wünschenden Menschen noch weiter eingegangen werden. Am Ende des Abschnittes „Wissenschaftspraxis" schreibt Welsch (1996):

» Längst ist dieses ästhetische Grundbewusstsein auch in die Poren der Gesellschaft und in die Köpfe der Individuen eingedrungen – weit mehr jedenfalls, als eine verbreitete akademische Ängstlichkeit und öffentliche Abwehrrhetorik wahrnehmen mögen. Der Umgang der Individuen mit den aktuellen Ästhetisierungsprozessen ist vom Bewusstsein dieser prinzipiellen Ästhetisierung getragen ... Wirklichkeit ist keine erkenntnisunabhängige, vergebene Größe, sondern Gegenstand einer Konstruktion.

Wenn wir obige Feststellungen auf die Erwartungen von möglichen Patienten und auf die Werbung übertragen, entsteht die von Vogt (2005) und Bruck (2013) geäußerte Forderung an die Mitglieder der Deutschen Gesellschaft der Plastischen Rekonstruktiven und Ästhetischen Chirurgen und der Vereinigung der Deutschen Ästhetisch-Plastischen Chirurgen nach verantwortungsbewusster Führung der Patienten.

7.2.2 Ethik und Verantwortung in der Plastischen Chirurgie

Der gewissenhafte Facharzt für Plastische und Ästhetische Chirurgie wird eine sorgfältige Aufklärung durchführen, die nicht nur über die Risiken der Operationen sondern auch über die Langzeitprognose z. B. einer zu frühen ersten Gesichtshautraffung informiert. Dieses, da die Möglichkeit besteht, dass der Patient möglicherweise in der „Welt der Prinzipiellen Ästhetisierung" (Welsch 1996), weil zu wenig informiert, zu der Erfüllung des Wunsches nach „Schönsein" entscheidet und sich damit schädigt.

Die „Themen der Zeit" (Deutsches Ärzteblatt 2005) beginnt Vogt, Präsident der DGPRÄC, 2012 mit einer Forderung an die Ärzte: „Der Trend zu Schönheitsoperationen nimmt immer skurrilere Ausmaße an: Zeitungsannoncen versprechen makellose Schönheit und TV-Live-Operationen verkommen zu Beauty-Soaps" (Vogt 2005). Er weist auf die Zeichen einer „beispiellosen Kommerzialisierung chirurgischer Eingriffe" hin.

Die Forderung nach dem Schutz der Patienten bei dem Verlangen von Plastischer bzw. formgestaltender operativer oder konservativer, medikamentöser Behandlung für das „Schönsein" in der „Welt der Prinzipiellen Ästhetisierung" führt zu nachfolgenden Beobachtungen Welschs:

» Die Sexualität beispielsweise scheint heute in ihren avancierten Formen immer mehr zu einem Vollzug zwischen Video-Animation und Prothesen-Aktivität zu werden. Künftig entsteht der bacchantische Taumel, von dem Hegel einst geistbezogen gesprochen hatte, in einem simulatorischen Schaltkreis, in dem nun fürwahr – so Hegel – ‚kein Glied nicht trunken ist' und in dem auch jede Lücke – und auch davon fehlt keine irgendwelcher Art – geschlossen wird. Technische Apotheose auch hier. Jeder von uns eine Monade, im Vollbesitz aller Potenzen einer androgyn vollequipierten Welt. Tele-Orgasmus. Mancher wird meinen, ich würde übertreiben. Vielleicht. Aber man vergesse nicht: Übertreibung ist ein Prinzip der Wirklichkeit selbst: Die morgige Wirklichkeit wird die Übertreibung der heutigen sein – das ist es, was man ‚Entwicklung' nennt ... Heutige Wirklichkeit ist bereits wesentlich über Wahrnehmungsprozesse, vor allem über Prozesse medialer Wahrnehmung konstituiert ... Das Verhalten des Menschen ist durch und durch schon televisionär kodiert (Welsch 1990, S. 57–58).

Welsch (1990) setzt seine Analyse der Geschichte des ästhetischen Denkens in Kunst, Philosophie und Wissenschaften bis in das letzte Kapitel die „Postmoderne und künftiges Design" fort:

» Für das 21. Jahrhundert gelten die Sätze: Als logische Formen dominieren in der Postmoderne nicht mehr Induktion und Deduktion, Repetition und Reduktion, Konsequenz und Progression, sondern Komplexität und Widerspruch, Paradoxie und Paralogie und die Forderung nach Konsens wird durch die Bereitschaft zum Dissens überboten ... Die Zeit des Übergangs, in der wir leben, ist die Zeit einer Umgestaltung auf allen Ebenen (Welsch 1990, S. 16).

Es würde auch für die Medizin so sein, wenn es für diese Wissenschaft und Kunst des Heilens nicht die vorrangigen Prinzipien der Ethik gäbe. Die entsprechenden Fragen entstehen aus der Gegenwart. Sie müssen auch für die Zukunft bearbeitet werden.

7.2.3 Auszüge aus Satzungen und Protokollen der VDPC und später DGPRÄC im Jahr 2005

Die Satzung der VDPC des Jahres 1986 ist in den Jahren 1974 und 1984 (▶ Abschn. 6.2) mit der Entwicklung der Gesellschaft einhergehend geändert worden. Die dritte Änderung erfolgte am 28.9.2005. Der im nachfolgenden Protokoll zitierte Text entspricht dem Original. Er wird vollständig wiedergegeben, da er dem Text der aktuell geltenden Satzung entspricht.

7.4- Protokolle der Mitgliederversammlungen der VDPC/ DGPRÄC vom 4.5.2000 Berlin Aufbau eines historischen Archivs der VDPC bis zum 30.9. 2011 Innsbruck

7.4-1 Protokoll der Mitgliederversammlung der VDPC vom 4.5.2000 in Berlin. Präsident: Prof. P. Eckert, Vize-Präsident Prof. H. U. Steinau

5. Langenbeck Haus: Seit dem 1.4.1999 besteht ein Mietvertrag im Langenbeck Haus. „Als Nutzung ist zuerst der Aufbau eines ‚Historischen Archivs der VDPC' mit Akten, Fotos, Büchern und Zeitschriften sowie sonstigen historisch

relevanten Unterlagen vorgesehen. Eine erste Schenkung ist von Frau Dr. Wulle in Form einer umfangreichen Zeitschriftensammlung und von Büchern erfolgt.

7. Europäische Harmonisierung: Prof. Eckert weist noch einmal auf das Urteil aus dem Jahr 1999 hin, und dass im Internet die erste Seite wie ein Praxisschild behandelt wird. Hier ist auch auf die Seriosität der Präsentation der eigenen Mitglieder wert zu legen".

7.4-2 Protokoll der Mitgliederversammlung der VDPC vom 4.5.2001 München

Präsident: Eckert, Vize- Präsident Steinau. Bericht:

» Die Weiterbildungsordnung wird am kommenden Ärztetag im Mai in Ludwigshafen vorgestellt. Das von Prof. Zellner hinterlassene und von Prof. Germann geordnete Archiv soll gemäß Beschluss der anwesenden Mitglieder in Form einer CD-Rom erhalten werden. Die Kosten sollen in gleichen Teilen von der Deutschen Gesellschaft für Verbrennungsmedizin und der VDPC getragen werden. Von Frau Eisenmann-Klein wird berichtet, dass seit 1997 in Bezug auf die ästhetischen Operationen in Deutschland Erhebungen durchgeführt werden. Aus den Zahlen der VDPC Mitglieder können Hochrechnungen erfolgen. Im Vergleich mit den genaueren Zahlen aus den USA bleibt die Zahl der Männer, die eine ästhetische Operation durchführen lassen bei 11 % in den USA und Deutschland konstant. Prof. Eckert teilt mit, dass Prof. Müller im Januar das Verdienstkreuz erster Klasse erhalten hat. Vor ihm hatten Prof. Olivari und Prof. Lemperle die gleiche Auszeichnung erhalten. Gezeichnet Prof. Dr. med. G. Ingianni.

7.4-3 Protokoll der Mitgliederversammlung der VDPC 19.9.2002 Heidelberg

In den *Mitteilungen Plastische Chirurgie* (2003) wurde das Ergebnisprotokoll der Mitgliederversammlung in Heidelberg (2002) veröffentlicht. Darin steht:

» Die Schallmauer von insgesamt 1000 Mitgliedern ist durchbrochen ... Der Vorstand bittet den Ehrenrat nach § 14 der Satzung einen Entwurf für einen Ehrenkodex zur Vorlage der nächsten Mitgliederversammlung zu verfassen. Die anwesenden Mitglieder des Ehrenrates stimmten zu. Gezeichnet Prof. Ingianni Sekretär der VDPC.

7.4-3.1 Die Jahre 2002 bis 2006

Die kulturhistorische Entwicklung der Plastischen Chirurgie als medizinisches Spezialgebiet lässt sie, in dieser Zeit, der „Periode 2 Systematik und 3 Problematik" nach Eulner (1970, S. 31) zuordnen. Die Ereignisse während der systematischen Entwicklung vom Teilgebiet „Chirurgie Plastische Chirurgie" zum „Facharzt für Plastische und Ästhetische Chirurgie" im 20. und 21. Jahrhundert, in der Welt der „prinzipiellen Ästhetisierung" nach Welsch (1996) könnten als entwicklungsgeschichtlich bedingt interpretiert werden (▶ Abschn. 7.2.5).

7.4-4 Protokoll der Mitgliederversammlung 10.5.2002 Berlin

Präsident: Steinau, Vizepräsident: Exner

» Die neue Musterweiterbildungsordnung wurde in der Bundesärztekammer in Köln besprochen ... Die Handchirurgie verbleibt in den Gebieten Unfallchirurgie/Orthopädie und Plastische Chirurgie als zusätzliche Qualifikation nach einer Weiterbildungszeit von 2 Jahren und Abschließen der Prüfung ... die Bundesärztekammer hält die Namensänderung des Faches Plastische Chirurgie in ‚Plastische, Rekonstruktive und Ästhetische Chirurgie' für nötig ... Die Umsetzung führt allerdings über einen langen Weg über mehrere Gremien.

7.4-5 Protokoll der Mitgliederversammlung 3.10.2003 Freiburg

Präsident: Exner, Sekretär: Ingianni

Gratuliert wird dem „Organisationsteam, Herrn Bruck, Frau Eisenmann-Klein und Herrn Olbrisch für ihren Erfolg in Sidney, den IPRAS-Kongress 2007 in Berlin zu veranstalten". Die Bewerbung erfolgte vor vier Jahren in San Francisco durch Herrn Bruck. Herr Exner wird, ohne Gegenkandidaten zum Präsidenten gewählt. Wegen des Missbrauchs von Werbung im Internet wird vorgeschlagen, dass der Ehrenrat ein Leitbild der VDPC erstellt. Herr Exner stellt den Antrag, dass: „anpreisende, irreführende und persönlich vergleichende Werbung in den elektronischen Kommunikationsmedien den VDPC-Mitgliedern nicht gestattet ist und Sanktionen verhängt werden können."

7.4-6 Protokoll der Mitgliederversammlung 22.9.2004 Düsseldorf

Präsident: Exner, Sekretär Ingianni.

Ingianni empfiehlt Bauer als Justitiar der VDPC. Bauer stellt sich als Berater zur Verfügung.

» Der Wissenschaftspreis wird an die Herrn Jürgen Kopp, Erlangen und Nikolaus Papadopoulos, München verliehen. Den Filmpreis ‚Goldene Kamera der Plastischen Chirurgie' erhalten die Herren Lazlo Kowaks, Edgar Biemer, beide aus München und Reinhard Gröner, aus Hamburg ... Die bayrische Ärztekammer hat dank der Bemühungen einiger Kolleginnen und Kollegen, die Facharztbenennung ‚Plastische und Ästhetische Chirurgie' eingeführt. Dadurch ist ein Teilerfolg auf dem Weg zur Europäischen Bezeichnung erreicht worden ... Frau Eisenmann-Klein berichtet, dass Herr Dr. Koch empfohlen hatte, die drei Namensbildungen auf die zweier zu reduzieren, denn der Terminus ‚Rekonstruktive Chirurgie' würde auf Widerstand stoßen, während die Zweier-Benennung weniger problematisch sei.

Das Archiv

Müller „erinnert, dass ein Archiv für fachhistorische Zwecke von Herrn Prof. Faubel betreut worden war, aber dass es bisher nicht gelungen ist, einen Bericht von ihm zu erhalten. Er gibt zu bedenken, dass wir die Tradition der Plastischen Chirurgie bewahren sollten und nicht einfach der Allgemeinchirurgie, die in ihrer jetzigen Form nicht mehr zu vergleichen ist, hinterherlaufen. Herr Olbrisch betont die Möglichkeit, einen Historiker zu haben und der Präsident fragt Herrn Müller, ob er bereit wäre, dies zu übernehmen. Eine endgültige Abstimmung erfolgt nicht. Gezeichnet Prof. G. Ingianni Sekretär, Präsident: Dr. Eisenmann-Klein".

Frau Dr. Eisenmann-Klein berichtet, dass Frau Müller ihre Tätigkeit für die VDPC abgeschlossen hat. „Frau van Ark hat sich bereit erklärt, die Pressestelle, die Geschäftsstelle und den Umzug (in das Langebeck-Virchow-Haus) gleichzeitig in Personalunion zu betreuen. Ab 1.10 2006 wird Kerstin Gorges Frau van Ark unterstützen. Die Eröffnung soll Ende Oktober/Anfang November gefeiert werden".

Top 10 Bericht. Leitung der Geschäftsstelle Kerstin van Ark

» Die Einrichtung der Geschäftsstelle befindet sich kurz vor dem Abschluss. Ein Highlight wird sicher die Bibliothek, die uns Prof. Hinderer zur Verfügung stellt. Dies wird maßgeblich von Prof. Lösch koordiniert. Eine Verlinkung der Mitglieder-Homepage mit Schriftführer in die Hompage des Verbandes ist nun möglich, eine E-Mail ... reicht aus.

Frau van Ark freut sich auf Hinweise und Vorschläge zu Themen, die für die Presse relevant sein können und weist daraufhin, dass die Öffnungszeiten der Geschäftsstelle demnächst erweitert werden. Die Mitglieder honorieren Frau van Arks engagiertes Wirken mit lang anhaltendem Applaus.

Bericht der Deutschen Gesellschaft für Chirurgie: „Prof. Steinau berichtet, dass Änderungen im Weiterbildungsgebiet für die Assistenten absehbar sind. Mit Logbuch werden Assistenten ab dem 1. Januar ein Anrecht auf Weiterbildung damit dokumentieren".

Top 14 Verhaltenskodex (Müller, Lösch, Eckert)

> Frau Dr. Eisenmann-Klein berichtet einleitend, dass angesichts der vorab geschilderten Rechtslage deutlich wird, dass der Kodex nicht im Vorfeld verteilt werden konnte und bittet die Mitglieder des Ehrenrates sich zum Entwurf zu äußern und merkt an, dass dieser dann noch mit Dr. Örtler (juristisch) gemeinsam geprüft werde und bis zur nächsten Mitgliederversammlung zur Beschlussfassung vorgelegt werde wird ... Prof. Müller berichtet, dass der Kodex im Mai 2000 vorgelegt wurde und äußert Verständnis für das Zurückhalten des Kodex im Angesicht der Strafandrohungen. Ziel des Kodex ist es, ein Instrument zu schaffen, mit dem Vorstand und Mitglieder den Inhalt der Satzung durchsetzen können. Prof. Müller appelliert an die Mitglieder: ‚Seien Sie Mitglied eines Teams und machen Sie das, was die Mitgliedschaft erforderlich macht und erwünscht wird' ... Vorschlag Müller: Bestellung eines Historikers. Müller führt aus, dass die Plastische Chirurgie in Deutschland Tradition hat. Die Gesellschaft geht auf ihr 40. Jubiläum zu. Wir müssen die Tradition pflegen, uns mit der Geschichte unserer Vereinigung befassen. Bestände, die teilweise Lücken aufweisen, zu sichten, zu ordnen, zu publizieren und den Mitgliedern darzustellen wäre Aufgabe eines Historian, damit wir nicht zu einer ‚geschichtslosen und gesichtslosen Gesellschaft' werden. Gezeichnet: Dr. Marita Eisenmann-Klein, Präsidentin, Kerstin van Ark, Schriftführerin.

7.4-7.1 „Vorschlag des Ehrenrates für Ehren- und Verhaltenskodizes der DGPRÄC. Vereinsrechtliche, ärztliche und ethische Grundlagen" (Lösch 2006)

Es wird die Serie der Protokolle der Mitgliederversammlungen unterbrochen und nach dem Protokoll vom 22.9.2006 auf den „Vorschlag des Ehrenrates für Ehren- und Verhaltenskodizes der DGPRÄC" hingewiesen. Er wurde, wie aus der Literatur ersichtlich, im Jahr 2006 in den Mitteilungen der „Deutschen Gesellschaft der Plastischen Rekonstruktiven und Ästhetischen Chirurgen" veröffentlicht (Lösch 2006). In ► Kap. 8 werden wir uns ausführlich mit den Ideen dieses Beitrages befassen.

7.4-8 Protokoll der Mitgliederversammlung der VDPC am 28.9. 2005 in München Satzungs und Namensänderung

Präsident Exner, Protokollführer von Saldern. Top. 4: Bericht aus dem geschäftsführenden Vorstand.

Es wird über die Hintergründe der vorgeschlagenen Satzungs- und Namensänderung berichtet. Dies sind im Wesentlichen: Die Erweiterung der Gebietsbezeichnung auf die Ästhetische Chirurgie in der Musterweiterbildungsordnung des letzten Ärztetages. Die europäische Harmonisierung der Weiterbildungsinhalte und der Facharztbezeichnungen, die Signalisierung der höchst fachlichen Kompetenz durch Einbindung des Begriffes „Deutsche Gesellschaft für Plastische, Rekonstruktive und Ästhetische Chirurgie, die Neufassung der Satzung der Deutschen Gesellschaft für Plastische, Rekonstruktive und

Ästhetische Chirurgie (vormals Vereinigung der Deutschen Plastischen Chirurgen).

§ 1 Name, Sitz, Gemeinnützigkeit
1. Die Vereinigung der Deutschen Plastischen Chirurgen wurde am 16.10.1968 in Bochum gegründet. Ihr Name lautet nunmehr: Deutsche Gesellschaft für Plastische, Rekonstruktive und Ästhetische Chirurgie.
2. Die Vereinigung der Deutschen Plastischen Chirurgen hat ihren Sitz in Ludwigshafen/Rhein und ist dort unter der Nummer 1316 im Vereinsregister eingetragen.
3. Der Verein verfolgt ausschließlich und unmittelbar gemeinnütziger Zwecke im Sinne des Abschnitts ‚Steuerbegünstigte Zwecke' der Abgabenordnung. Der Verein ist selbstlos tätig; er verfolgt nicht in erster Linie eigenwirtschaftliche Zwecke. Mittel des Vereins dürfen nur für die satzungsmäßigen Zwecke verwendet werden. Die Mitglieder erhalten keine Gewinnanteile und in ihrer Eigenschaft als Mitglieder auch keine sonstigen Zuwendungen aus Mitteln des Vereins. Es kann keine Person durch Ausgaben, die dem Zweck des Vereins fremd sind, oder durch unverhältnismäßig hohe Vergütung begünstigt werden. Alle Inhaber von Vereinsämtern sind ehrenamtlich tätig.

§ 2 Zweck und Aufgaben der Vereinigung
1. Die Vereinigung hat insbesondere die Aufgabe, die Plastische Chirurgie mit ihren Sektionen Rekonstruktive Chirurgie, Verbrennungschirurgie, Handchirurgie und Ästhetische Chirurgie in Deutschland als selbstständige Monospezialität zu erhalten und weiterzuentwickeln. Die Vereinigung hat außerdem die Aufgabe für die Harmonisierung von Weiterbildungsinhalten und Weiterbildungszeiten sowie für die kontinuierliche Fortbildung im Fachgebiet innerhalb der Europäischen Union einzutreten.
4. Zur Plastischen, Rekonstruktiven und Ästhetischen Chirurgie gehören Eingriffe, die sich mit der Wiederherstellung, der durch angeborene Fehlbildung, Krankheit, Unfall oder Alter gestörten Körperfunktionen und der Verbesserung der Körperform, einschließlich ästhetischer Veränderungen befassen. Sie ist bestrebt, regressive Veränderungen des äußeren Erscheinungsbildes, sofern sie zu psychischen Belastungen Anlass geben zu korrigieren".

Es folgt der Zusatz: „In schriftlicher Abstimmung wird der Name ‚Deutsche Gesellschaft der Plastischen, Rekonstruktiven und Ästhetischen Chirurgen' … angenommen.
Top. 6 Wahlen
Einzige Kandidatin für das Amt des Präsidenten ist Frau Eisenman-Klein. Sie wird … gewählt und nimmt die Wahl an. Als Sekretär wird Herr Schaller (Tübingen) … gewählt. Er nimmt die Wahl an … Als Mitglieder des Ehrenrates werden Herr Lösch, Herr Mühlbauer, Herr Müller und Herr Olivari gewählt".

7.4-9 Protokoll der Mitgliederversammlung am 25.6.2007 Berlin

Sitzungsleiter: Marita Eisenmann-Klein, nach der Wahl Günter Germann Protokoll nach Bandmitschnitt Kerstin van Ark.

Biemer bittet um die Wahl von Lazlo Kovacs als Vertreter der DGPRÄC in der „Sektion für minimal invasive Computer-Telematic-Assistierte Chirurgie der Deutschen Gesellschaft für Chirurgie. Die Abstimmung ergibt, dass Dr. Kovacs entsandt wird". Prof. Müller Anträge:
1. Abfrage ob Änderungswünsche zum Verhaltenskodex vorliegen. Frau Eisenmann-Klein bittet um schriftliche Kommentare des im internen Bereich hinterlegten Entwurfs an den Ehrenrat und in Kopie an den Vorstand.
2. Beauftragung des Ehrenrates mit Überprüfung der Satzung. Dies sei, so Frau Dr. Eisenmann-Klein, zu befürworten. Sie bittet um Abstimmung. Antrag entgegengenommen.

3. Der ‚Historian' möge ‚Archivar der Geschichte der DGPRÄC' genannt werden, hier sei es sinnvoll nach deutschen Begriffen zu suchen. Der Antrag wird entgegengenommen.

Wahl des Historikers/Archivars:

» Prof. Germann führt aus, dass man ja beschlossen habe, diese Funktion als ‚Archivar' zu bezeichnen, nun sei über die Person abzustimmen. Frau Dr. Eisenmann-Klein ergänzt, dass sich Prof. Lösch sehr engagiert habe und sich auch um die Formalitäten bemüht habe und mehrfach bei Prof. Hinderer in Madrid gewesen sei. Sie plädiert dafür, ihn nun auch in dieses Amt zu wählen und damit auch den Willen Prof. Hinderers Rechnung zu tragen. Prof. Lösch wird einstimmig zum Archivar gewählt und nimmt das Amt dankend an. Er bittet die Mitglieder, sich mit Ideen einzubringen und berichtet, dass Prof. Hinderer der Gesellschaft auch 20.000 Euro für den Erhalt der Bibliothek vermacht habe. Er dankt Frau Eisenmann-Klein für den Impuls und Einsatz für die Übername der Bibliothek. Prof. Gehrmann berichtet, dass man bereits in München diskutiert habe, Prof. Lösch ein jüngeres Mitglied zur Seite zu stellen. Dafür habe Dr. Krapohl schriftlich Dr. Gohritz aus der Abteilung von Prof. Vogt aus Hannover vorgeschlagen, dessen Vorträge er selbst stets genieße. Dr. Gohritz wird zum Verteter des Archivars gewählt. Gezeichnet Dr. M. Eisenmann-Klein, Prof. Dr. Germann, Prof. Dr. Schaller, K. van Ark.

7.4-10 Die Ergebnisprotokolle der Mitgliederversammlungen der VDPC/DGPRÄC als Quelle der „Disziplingenese in der Medizin"

Im Protokoll der Mitgliederversammlung vom 30.9.2006 wurde von Müller zur „Aufgabe des Darstellens der Geschichte unserer Vereinigung" aufgerufen (s. oben Protokoll 7.4-7). Mit dieser Absicht wurde die Struktur des Buches *Entwicklung der Medizinischen Spezialfächer an Deutschen Universitäten* (Eulner 1970) bei unserer Arbeit als Vorbild genutzt. Dabei wurden, über die von Eulner (1970) verwendeten Quellen hinausgehend (► Abschn. 5.3.1), die im Archiv der VDPC/DGPRÄC gesammelten Protokolle der Mitgliederversammlungen bearbeitet und dargestellt. Dazu wurden die 64 Ergebnisprotokolle der Mitgliederversammlungen der Vereinigung der Deutschen Plastischen Chirurgen der Jahre 1968 bis 2012 gelesen und als vorhandene Dokumentation verwendet.

Die geschichtlichen Entwicklungen wurden dargestellt, die so erstellte Geschichte wurde mit dem Jahr 2007 abgeschlossen. Für die Darstellung der Entwicklung des Fachgebietes bis 2007 dienten 54 Ergebnisprotokolle mit relevanten Fakten (Archiv der VDPC/DGPRÄC).

7.2.4 Perioden der Entwicklung von Spezialisierung

Zu nennen ist hier die Etablierung des Facharztes für Chirurgie Plastische Chirurgie (1988), sowie die Umbenennung in Facharzt für Plastische und ästhetische Chirurgie (2005).

Es kann eine bestimmte Abfolge in den Perioden der Entwicklung der Spezialgebiete erkannt werden, Diese Etappen sind, nach Kißkalt (1926), 1. Kasuistik, 2. Systematik und 3. Problematik.

» Jede Wissenschaft und jeder Teil einer solchen machte, oder, wenn er noch im Entstehen begriffen ist, macht drei Perioden durch: die der Kasuistik, die der Systematik und die der Problematik. Mit der Entwicklung des Wissens wächst die Problemstellung; die auftauchenden Fragen können in den Naturwissenschaften und der Medizin meist nur durch ausführliche Experimente gelöst werden und dadurch werden in der dritten Periode eigene Institute nötig (Kißkalt 1926, S. 72).

Eulner (1970) schreibt: „Dieser Satz erinnert uns daran, dass der wissenschaftliche Ausbau einer Disziplin viele Jahrzehnte oder sogar Jahrhunderte von dem ersten spürbaren Drängen nach organisierter Selbständigkeit im akademischen Bereich liegen kann … Dieser Hintergrund hat unsere Vorstellungen vom Alter und Rang der Spezialfächer bestimmend geformt". Es sei hier auch auf ▶ Abschn. 6.3.2 mit der Thematisierung der „Empfehlungen des Wissenschaftsrates zur klinischen Forschung in den Hochschulen" hingewiesen.

Die Suche nach der Geschichte des Wahrnehmens, das zur Entstehung des Plastischen in der „Kunst des Heilens" (Porter 2000) führte, hat uns von Anbeginn (▶ Kap. 1) zurück in die Vorgeschichte und danach kontinuierlich fortschreitend, über die „Achsenzeit" (Jaspers 1949) bis in das sog. „wissenschaftliche und technische Zeitalter geführt.

In dem Buch *Die Entwicklung der medizinischen Spezialfächer an den Universitäten des deutschen Sprachgebietes*" (Eulner 1970) wird definiert: „Chirurgie ist Handwerk, Wissenschaft und Kunst". Eulner (1970) schreibt:

> Betont das letzte Wort dieses Aphorismus die Rolle der schöpferischen Fantasie (wohl nicht so sehr allein die Bedeutung von Können und Virtuosität im Rahmen fester Regeln, wie es in Ausdrücken wie ‚Heilkunst', ‚Kunstfehler' oder ‚Kunstgerecht' der Fall ist), so weisen die beiden ersten auf das unmittelbar helfende Handanlegen und auf die Notwendigkeit einer rationalen Indikationsstellung unter Berücksichtigung aller Kenntnisse der wissenschaftlichen Medizin hin.

Der Hinweis Eulners (1970) ist in der gegenwärtigen Zeit des Übergangs in der wir leben, der „Umgestaltung auf allen Ebenen" (Welsch 1990) und der „beispiellosen Kommerzialisierung chirurgischer Eingriffe" (Vogt 2005) besonders wichtig geworden.

7.5-1.1 Periode der Kasuistik

Es könnte gesagt werden, dass die Periode der „Kasuistik" (Kißkalt 1926) für die Plastische Chirurgie mit der wissenschaftlichen Dokumentation der gestielten Verpflanzung von Haut nach der indischen Methode aus der Stirn zur Nase (▶ Abschn. 1.7) oder des „Lappens nach Celsus mit dem gestielten Insellappen" (▶ Abschn. 1.3.7) begonnen hat. Die „klinisch-praktische und wissenschaftliche Periode der Kasuistik" (Kißkalt 1926; Welsch 1996) in der Plastischen Chirurgie und der Medizin überhaupt begann in der Kulturgeschichte der Achsenzeit und wird sich zukünftig fortsetzen.

7. 5-1.2 Periode der Systematik

Im Lauf der „kulturellen Spezialisierung" (Carrington 1965) kann die Definition „Chirurgie ist Handwerk, Wissenschaft und Kunst" (Eulner 1970) mit gleichen Worten für die Definition verwendet werden: Plastische Chirurgie ist Handwerk, Wissenschaft und Kunst. Bestätigt wird dieses von der Kulturgeschichte der Zivilisation (▶ Abschn. 1.3.7). Das in der Geschichte Erreichte ist bis in das Jahr 2005 mit der fachärztlichen Systematisierung des Gebietes der Plastischen und Ästhetischen Chirurgie um Vieles weiter fortgeschritten.

7. 5-1.3 Periode der Problematik in der Kunst des Heilens seit dem Corpus Hippocraticum

Unter Berücksichtigung der Ethik des „Corpus Hippocraticum" (▶ Abschn. 1.3.6) begann für die Ärzte und ihre „Kunst des Heilens" (Porter 2000) die Periode der Problematik schon in der Zeit des Hippokrates (460–377 v. Chr). Die Entscheidungsfragen haben sich in unserer Zeit mit der Spezialisierung der Plastischen und Ästhetischen Chirurgie und der kontrovers beurteilten Definition der WHO in Genf von Gesundheit als „Zustand vollständigen physischen und sozialen Wohlbefindens" vervielfacht (Engelhardt 1986; Lösch 1989; Thomas 2003).

Von Engelhardt (1989) hat in seinem Buch *Ethik im Alltag der Medizin* (1989) die Beiträge „Systematik und Ethik der Plastischen Chirurgie" (Lösch 1989, 1996) herausgegeben. Der Rektor, Prof. Scriba, schrieb im Geleitwort zur 1. Auflage der *Ethik im Alltag der Medizin* (1989):

> Die Medizinische Universität zu Lübeck ist mit auf Medizin und Naturwissenschaften begrenztem Forschungsgebiet besonders darauf angewiesen, ihren Mitgliedern immer wieder Gelegenheit zur Auseinandersetzung mit geisteswissenschaftlichen Themen zu geben. Dieses Buch fasst die Beiträge zu einer beachtungswerten Ringvorlesung zusammen Überlegungen zur Ethik in der Medizin sind sowohl für das Verständnis zwischen Ärzten und gesunden oder kranken Nichtärzten als auch für das Selbstverständnis der Mediziner wichtig. Kaum ein Bereich der Medizin kann seine Praxis heute ausüben, ohne die Folgen für Sitte, Moral, Recht, Fragen nach dem Sinn des Lebens, Religion, aber auch Ökonomie, Ökologie etc. zu bedenken und zu diskutieren. Nicht zuletzt verlangt der Umgang der Ärzte miteinander eine ethische Struktur, die immer angepasst werden muss. Namens der Universität wünsche ich, dass dieses Buch dem Leser helfen möge, seinen eigenen Standpunkt zu finden.

Zur 2. Auflage (1996) schrieb der Rektor Prof. Henkel:

> Ethik in der Medizin ist … eine im täglichen Umgang mit dem Patienten allgegenwärtige Grenzen aufzeigende Mahnung und Herausforderung für jeden Arzt gleich welcher Disziplin … In einer Zeit, wo der Bereich des Machbaren ständig ausgedehnt wird, gewinnt die Erkennung und Definierung der zwar fließenden, aber sicherlich engeren Grenzen des ethisch verantwortbaren zunehmend an Bedeutung. Hier ist nicht nur der Arzt als Heilender und Handelnder, sondern auch als Lehrer und Erzieher heranwachsender Arztgenerationen gefordert. Die zur Zeit in der Diskussion stehende Approbationsordnung reiht deshalb Ethik in der Medizin unter die Lehrfächer.

Im Vorwort der 1. Auflage geht der Herausgeber von Engelhardt davon aus, dass allgemein die Ethik in der Gegenwart durch die Wissenschaften und den kulturellen Wandel eine neue Bedeutung erhalten habe. Die Prinzipien „Hoffnung (Bloch) und ‚Verantwortung' (Jonas) werden gegenübergestellt. Auch in der Medizin ist Ethik ein vieldiskutiertes Thema geworden". Er schreibt: „die moderne Situation verlangt moderne Lösungen. Medizinische Forschung bedarf der Normen, die sie selbst nicht schaffen kann. … Prävention, und Rehabilitation gehen insgesamt über Biologie und auch Psychologie und Soziologie noch hinaus; Ethik ist Philosophie; medizinische Ethik ist keine Sonderethik, sondern eine Ethik besonderer Situationen" (Engelhardt 1989). Er schließt mit den Worten:

> Die Beiträge wollen ein Bild der Realität der Medizin entwerfen und zugleich Vorschläge entwickeln, diese Realität in den Bereichen des Denkens, Wissens und Handelns mit Humanität erfüllen – im Blick auf das Wohl und den Willen der einzelnen Kranken und zugleich auf die Bedürfnisse der Gesellschaft, in der Kranker und Arzt gemeinsam leben.

Im Vorwort zur 2. Auflage fügt von Engelhardt (1996) hinzu: „Die neuen Ansprüche an die Lehre, im Gesetzentwurf für die nächste Approbationsordnung ist Ethik in allen drei Prüfungsabschnitten vorgesehen, verlangten nach einer Darstellung der bislang entwickelten Konzepte und Initiativen in der Bundesrepublik Deutschland." Ähnlich wie das gesamte Werk von Eulner (1970) für die Geschichte der medizinische Spezialfächer an den Universitäten in Deutschland einen entscheidenden Beitrag leistete, so wurde die Entwicklung der Spezialisierung der Plastischen Chirurgie in Deutschland in Gesellschaft und einen eingetragenen Verein zu einem Beispiel der in der Entwicklung des medizinischen fachärztlichen Spezialgebietes Plastische und Ästhetische Chirurgie vorhandenen Komplexität. Diese entstand und beeinflusst weiterhin das Entstehen und die Weiterentwicklung der einander sehr nahen Fachgebiete der ursprünglichen Chirurgie. Wir haben über die in der Geschichte herausragenden Akteure der Entwicklungen in der Plastischen Chirurgie bereits ausführlich berichtet (▶ Kap. 2–7). Auf den vereinspolitischen Widerstand Schuchardts (▶ Kap. 4) gegen die Plastische Chirurgie als Monospezialität ist bereits eingegangen worden.

Es werden hier noch einmal einige der Vielen, die sich als Mediziner und Chirurgen in Europa seit Tagliacozzi (1548–1599) bis in unsere Zeit für unser Gebiet engagiert haben, genannt. Nicht alle leben noch, wie in ◘ Tab. 7.1. zu sehen ist.

7.2.5 Das Dilemma der Gründung einer Vereinigung der Deutschen Ästhetischen Plastischen Chirurgen

Biemer (2008) äußerte sich zu der Gründung und Entwicklung der „Vereinigung der Deutschen Ästhetischen-Plastischen Chirurgen" wie folgt: „Als ich 1964 unerwartet als kommissarischer Vorstand die Abteilung der Plastischen und Wiederherstellungschirurgie am Klinikum rechts der Isar übernahm, war aus meiner Sicht die Ausbildung der deutschen Plastischen Chirurgie im

◘ **Tab. 7.1** Zu ehrende Förderer der Entwicklung der Plastischen Chirurgie

Graefe, von	1787–1840
Dieffenbach	1792–1847
Zeis	1807–1838
Thiersch	1822–1895
Billroth	1829–1894
Langenbeck, von	1810–1887
Reverdin	1842–1908
Gersuny	1844–1924
Joseph	1865–1934
Ganzer	1879–1960
Gillies	1882–1960
von Eiselsberg	1860–1939
Lindemann	1880–1970
Bunnell	1882–1957
Bürkle de la Camp	1895–1974
Sanvenero Rosselli	1899–1974
Burian	1904–1981
Converse	1969–1980
Trauner	1900–1980
Schuchardt	1901–1985
Spiessl	1921–2002
Verdan	1980
Wilflingseder	1916–1993
Ragnell	1901–1984
Skoog	1915–1977
Höhler	1919–1978
Schrudde	1920–2004
Buck-Gramcko	1928–2012

s. auch ▶ Kap. 2 bis 7

Gebiet Ästhetischer Plastischer Chirurgie sehr lückenhaft". In dem Beitrag Biemers zur *Festschrift 40 Jahre Deutsche Gesellschaft der Plastischen Rekonstruktiven und Ästhetischen Chirurgen* (Lösch et al. 2008) folgt eine detaillierte Darstellung der

Vorgänge bis zur Gründung und während der Weiterentwicklung der Vereinigung der Deutschen Ästhetisch-Plastischen Chirurgen. Die unentbehrliche Sachlichkeit der Kulturgeschichte der Plastischen Chirurgie verlangt nachfolgendes abschließendes Zitat des Beitrags von Biemer (2008, S. 1 u. 31):

> » Zusammenfassend hat es des Schubs für die Ästhetische Chirurgie in unseren Reihen bedurft. Es ist gelungen in einer Zeit aber, in der unsere Facharztbezeichnung schon die ästhetische Komponente umfasst und unsere Muttergesellschaft ebenfalls den Zusatz Ästhetische Chirurgie trägt, ist es fraglich, ob wir eine andere Gesellschaft mit freier Anbindung an die DGPRÄC benötigen. Meiner Meinung nach ist jetzt eine Sektion sinnvoller. Für eine, wie geplant, offene Arbeitsgemeinschaft ist es leider zu spät. Die Integration ist verspielt. Die VDÄPC kann meiner Meinung nach nur bestehen, wenn sie sich völlig von der DGPRÄC löst. Damit würde sie aber zu einem echten Gegenspieler.

Im Jahr 2006 wurde der Facharzt der einander nahen Gebiete Hals-Nasen-Ohrenheilkunde und Plastische Chirurgie, Wolfgang Gubisch, Präsident der Vereinigung der Deutschen Ästhetisch-Plastischen Chirurgen.

Bis in die Gegenwart hat sich bei der VDÄPC der Wunsch einer Ablösung von der DGPRÄC nicht verwirklicht. Das Konzept der monospezialistischen Einheit, der Begriffe Plastik und Ästhetik für das Fachgebiet Plastische und Ästhetische Chirurgie „lässt sich nur zerstörerisch für beide trennen. Dieses gilt auch für die fachärztlichen Gebiete Plastische Chirurgie, Augenheilkunde, Hals-Nasen-Ohrenheilkunde, Gynäkologie, Orthopädie und Unfallchirurgie, Handchirurgie einschließlich". Von Biemer (1964, 2008) wird mit dem Gedanken an eine „Arbeitsgemeinschaft für Plastisch-Ästhetische Chirurgie" die Hoffnung auf das mit hippokratischer Ethik Erreichbare ausgedrückt.

Gubisch war 1985 als Oberarzt bei Reichert und Widmaier in der Fachabteilung für Plastische und Wiederherstellungchirurgie, Marienhospital Stuttgart tätig. Seinen Aufnahmeantrag zur außerordentlichen Mitgliedschaft in der VDPC stellte er als Facharzt für Hals-Nasen-Ohrenheilkunde mit der Zusatzbezeichnung „Plastische Operationen". Im März 1981 wurde er als assoziiertes Mitglied und 1985 als Vollmitglied in die Vereinigung der Deutschen Plastischen Chirurgen aufgenommen (Archiv 3 der VDPC 11.10.1985). Seine Bürgen (1985) waren die Professoren Bohmert, Reichert, Berger gewesen. Gubisch war vor seiner Tätigkeit in der Fachabteilung für Plastische Chirurgie in Stuttgart bei dem Vorgänger von Reichert, dem Gesichts-Kieferchirurgen Schmidt bereits zur Weiterbildung tätig gewesen. Anlässlich der Tagung 2006 in Aachen ist Gubisch als Präsident der Vereinigung der Deutschen Ästhetisch-Plastischen Chirurgen (VDÄPC), seinen Vorgängern Biemer, Neuhann-Lorenz und Olbrisch, gefolgt.

7.2.6   7.5-3.1-1 Die Jahrestagung 2012 in Bremen mit dem Motto „Menschlichkeit" von Cedidi

Es steht fest, dass aus dem kulturellem Fundament der „Kunst des Heilens" (Porter 2000) seit der „Achsenzeit"(Jaspers 1949) ein hoch gewertetes Konzept des Plastischen, untrennbar einer „ästhetisch wahrgenommenen und verstanden Chirurgie" verbunden, entstand. Dieses Konzept wurde im Jahr 2012 an der Tagung der Deutschen Gesellschaft der Plastischen Ästhetischen Chirurgen und der Vereinigung der Deutschen Ästhetisch-Plastischen Chirurgen bestätigt. Aus ethischer Verantwortung muss dieses Konzept von Ärzten und Patienten wahrgenommen, verstanden und angewendet werden.

Der Veranstalter der Tagung, Cedidi, wählte das Wort „Menschlichkeit" als Motto (Cedidi 2012).

Im *Wegweiser zum treffenden Ausdruck, Deutscher Wortschatz* (Wehrle, Eggers 1962) wird der Begriff ‚Menschlichkeit' systematisch dem Gefühlsleben mit Wohlwollen, Gemeinschaftsgefühlen, Gemeinsinn/Zusammengehörigkeitsgefühl, Menschenliebe, den sittlichen Gefühlen der Moralphilosophie und auch der Ethik zugeordnet. Mit dem Begriff Menschlichkeit in der Kultur unserer Zeit als Grundsatz für die Heilkunst der Plastischen und Ästhetischen Chirurgie aufzurufen, schien bei den Teilnehmern sehr willkommen gewesen zu sein. Wie zu hoffen ist, wird der Aufruf auch als verpflichtend über die Tagung hinaus wahrgenommen, verstanden und danach mit „Menschlichkeit" umgesetzt werden.

Im Zusammenhang mit dem derzeitigen Appell an die Menschlichkeit begegnen wir, unter dem Titel „Goethes Experimentalkultur" (Manger 2003), einem von Duncker (2003) veröffentlichten Kapitel. In unserer Zeit fällt das zunehmende Übereinstimmen geschichtlicher und gegenwärtiger wissenschaftlicher Ausgangspositionen auf.

Duncker schreibt: „Goethe hat ein sehr dynamisches Organisationsbild entworfen, dessen Schwerpunkt die ontogenetische Entwicklung des Organismus vom Ei bis zum Tod darstellt" (Duncker 2003, S. 33–87). Eine sich wegen der Angst vor kontinuierlichem Verlust des jugendlichen Aussehens vorhandener Wunsch von Patienten beider Geschlechter nach ärztlicher Behandlung zur „Verjüngung" bereitet Ärzten, die den Geboten der „Kunst des Heilens" gehorchen wollen, Schwierigkeiten (Popper 2000; Vogt 2005).

Das Straffen von Haut und das Glätten von Falten müssen z. B. innerhalb des dynamischen Organisationsbildes der Altersveränderungen des Körpers gewertet werden. Dem In-Aussicht-Stellen von jugendlichem Aussehen muss Hilfe für ein physiologisches, somatisches Reifen der Organisationsstruktur des Menschen vorangestellt werden. Die natürliche Beziehung zwischen Seele und Organisationsstruktur des Körpers muss dem alternden Menschen in natürlicher Weise erhalten bleiben. Die Vorteile eines vorurteilsfreien, kulturell unterstützten Reifens und Altwerdens/Senium müssen in Erinnerung gebracht werden. In ◘ Abb. 7.2 wird die spezielle Anatomie der Organisationsstruktur des Gesichts mit Furchen und Falten, Lage der Knochen und Linienschemata der Mundmuskeln (rot), Insertionsstreifen in der Nähe der Schleimhaut (blau) schematisch dargestellt. Im unteren Teil der Darstellung sind die Ausdrucksformen durch Veränderung der Mund-, Nasen- und Augenspalten zu erkennen: a, Traurigkeit, b, Ruhe, c, Freude, d, Aufmerksamkeit, e, Reflexion, fragende Aufmerksamkeit.

Das natürliche Reifen mit „Denken und Tun, Tun und Denken" entsprach im Leben Goethes der Organisationsstruktur der menschlichen Existenz von der Jugend bis zum Tod. Um das physiologische Reifen möglich werden zu lassen, müsste geholfen werden, das Leben bewusst wahrzunehmen und zu verstehen.

Die Voraussetzungen dazu sind in unseren abendländischen Kulturen vorhanden (Manger 2003). Zusammen mit dem Wort „Handlung" stehen im *Deutschen Wortschatz* (Wehrle u. Eggers 1969) zwei Maximen: „Die Tat ist alles, nichts der Ruhm … Am Anfang war die Tat" (Goethe). Das faustische Leben Goethes ist von seinem Streben und Handeln mit Gefährten beider Geschlechter und verschiedenen Gesellschaftsschichten, des Adels und Bürgertums, geprägt gewesen. Das Mephistophelische im Zusammenspiel von Geschehnissen und Versuchungen führt zu Erfahrungen, die für die Entwicklung des Menschen, das Entstehen der Erfolge seiner Taten, zu Freude, aber auch zu schmerzlichen Verlusten führen. Goethe sagte, dass er nie gearbeitet, aber den sich

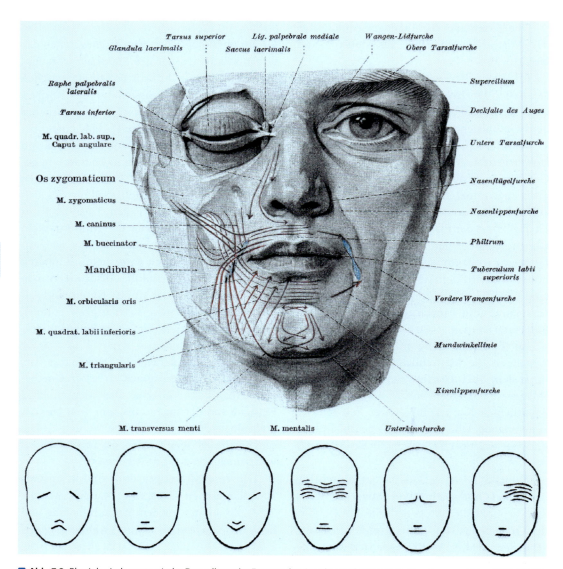

Abb. 7.2 Physiologisch-anatomische Darstellung der Formen des Gesichts und seiner Teile. (Aus Braus und Elze 1954, S. 755)

darstellenden Interessen stets gedient habe. Das Lösen der sich dabei ergebenden Probleme hätte sich in natürlicher Weise dabei ergeben.

„Die besondere verständnisvoll-affektive und fördernde Zusammenkunft mit Frauen lag in der Natur der beiden Geschlechter des Menschen und der ihnen eigenen differenzierten intellektuellen biologischen ‚Organisationsstruktur' (Manger 2003). Aus der Gesamtheit seines Lebens entstand seine herausragende Leistung. Die Leistung ist, dass Goethe mit seinen Typus-Vorstellungen und seinem ontogenetisch-dynamischen Organisationsbild dem Begriff Morphologie eine umfassende Bedeutung gegeben hat, die (andererseits) von den biologischen Wissenschaften bis in die jüngere Zeit hinein nicht mit dem Reichtum ihrer strukturellen und funktionellen Bezüge aufgenommen und weiterentwickelt wurde" (Duncker 2003).

In der gegenwärtigen Zeit der Problematik der Plastischen und Ästhetischen Chirurgie gewinnt die Vertiefung des „ontogenetisch-dynamischen Organismusbildes" mit Rückblick auf das wissenschaftliche Werk und die Weltkultur im Sinne Goethes eine allgemeine Aufmerksamkeit und besondere ethische Bedeutung (Manger 2003).

Literatur

Anderson DR, Barnes J, Barnes E, Shackleton E (2001) The art of medicine. Over 2000 years of medicine in our lives. Ilex, Lewes East Sussex

Archiv der DGPRÄC, Geschäftsstelle der DGPRÄC Luisenstraße 58–59, 10117 Berlin

Biemer E (2008) Die Gründung der VDÄPC. In: Lösch GM, Gehrmann G, van Ark K (Hrsg) Plastische Chirurgie Festschrift 40 Jahre DGPRÄC (1868–2008). Dr. Kaden Verlag, Heidelberg (Suppl. 2, 8. Jahrgang 2008)

Braus H, Elze C (1954) Anatomie des Menschen Bd. 1. Springer-Verlag, Berlin, Göttingen, Heidelberg

Bruck JE (2013) Warum wir für Marketing und gegen Werbung sind oder Bedarfsdeckung versus Bedarfsweckung. Plastische Chirurgie 13:3–4

Carstensen G, Schadewaldt H, Vogt P (1983) Die Chirurgie in der Kunst. Econ Verlag, Düsseldorf Wien

Cedidi C C (2012) Programm Jahrestagung Menschlichkeit 13.–15. 10. 2012 Bremen: 43. der DGPRÄC, 17. der VDÄPC

Duncker H-R (2003) Die Kulturfähigkeit des Menschen aus Goethes Sicht – und weit darüber hinaus. In: Manger K (Hrsg) Goethe und die Weltkultur. Universitätsverlag Winter, Heidelberg, S 33–87

Eibl-Eibesfeldt I (2004) Die Biologie des menschlichen Verhaltens. Grundriss der Humanethologie. Buch Vertrieb Blank GmbH, Vierkirchen-Pasenbach

v Engelhardt D (1986) Mit der Krankheit leben, Grundlage und Perspektiven der Kopingstruktur des Patienten. E. Fischer, Heidelberg

v Engelhardt D (Hrsg) (1989) Ethik im Alltag der Medizin. Springer-Verlag, Berlin Heidelberg

Eulner H-H (1970) Die Entwicklung der medizinischen Spezialfächer an den Universitäten des deutschen Sprachgebietes. Ferdinand Enke Verlag, Stuttgart

Gadamer H-G (1977) Die Aktualität des Schönen. Kunst als Spiel, Symbol und Fest. Philipp Reclam Verlag, Stuttgart

Kißkalt K (1926) Das hygienische Institut. In: von Müller KA (Hrsg) Die wissenschaftlichen Anstalten der Ludwig-Maximilians-Universität. , München, S 72–78

Lösch G (1989) Systematik und Ethik der Plastischen Chirurgie. In: v Engelhard D (Hrsg) (Hrsg) Ethik im Alltag der Medizin. Springer-Verlag, Berlin Heidelberg

Lyons AS, Petrucelli RJ et al (1980) Die Geschichte der Medizin im Spiegel der Kunst. DuMont Verlag, Köln

Manger K (2003) Goethe und die Weltkultur. Universalverlag Winter, Heidelberg

Mann G (1991) Schlussbetrachtung. In: Die Welt von heute. Propyläen Weltgeschichte, Bd. 10. Propyläen Verlag, Berlin, Frankfurt am Main, S 634

Popper KR (1984) Logik der Forschung. J. C. B. Mohr (Paul Siebeck), Tübingen

Porter R (2000) Die Kunst des Heilens Eine medizinische Geschichte der Menschheit von der Antike bis heute. Spektrum Akademischer Verlag, Heidelberg Berlin

Schmidt-Tintemann U (1972) Zur Lage der Plastischen Chirurgie. In: de La Bürkle Camp H (Hrsg) Hefte Unfallheilkd, Bd. 109. Springer-Verlag, Berlin Heidelberg New York

Thomas K (1978) Bis Heute: Stilgeschichte der bildenden Kunst im 20. Jahrhundert. DuMont Buchverlag, Köln

Vogt M (2005) Schönheitsoperationen. Nicht die Politik, sondern die Ärzte sind gefordert. Deutsches Ärzteblatt Jg.102, Heft 9, 4. März 2005

Wehrle H, Eggers H (1961) Deutscher Wortschatz. Ein Wegweiser zum treffenden Ausdruck. Ernst Klett Verlag, Stuttgart

Welsch W (1996) Grenzgänge der Ästhetik. Philipp Reclam Verlag, Stuttgart

Welsch W (1990) Ästhetisches Denken. Phillip Reclam Verlag, Stuttgart

Plastische Ästhetische Rekonstruktive Chirurgie im Spannungsfeld von Zeit und Ethik

Die Berufsordnung der Bundesärztekammer

Günter Maria Lösch

8.1 Vorbemerkungen – 243
8.1.1 Struktur der medizinischen Ethik – Bedeutung des Wortes Ethik für den Menschen als Arzt/Facharzt und Patient – 243
8.1.2 Die Entwicklung der Ethik als Sittenlehre aus dem griechischen „ethos" – 244
8.1.3 Ästhetik – 245

8.2 Der Ethos seit der Achsenzeit bis zur Ethik der Gegenwart – 245
8.2.1 Ethik und Ästhetik in Wissenschaft und Praxis – das Natürliche und das Unnatürliche – 245
8.2.2 Medizinische Ethik in der Zeit der Aufklärung – die Suche nach der medizinischen Wissenschaft – 246

8.3 Strukturwandel in der Medizin vom 19. bis zum 21. Jahrhundert – 249
8.3.1 Ethik und Menschlichkeit im Strukturwandel der Medizin – Veränderungen der Voraussetzungen, unter denen sich Arzt und Patient begegnen – 249
8.3.2 Der Strukturwandel in der Medizin und dessen Einwirken auf Ethik und Satzung der VDPC bzw. der DGPRÄC bis in die Gegenwart – 251
8.3.3 Frühe Zeichen ethischer Probleme im Jahr 1974 – 251
8.3.4 Die Begegnung von Ärzten und Hilfesuchenden oder Dienstleistungen Fordernden auf dem Gebiet der Ästhetik – 252

8.4	Rechtliche Prämissen und Ehrenkodizes in der Medizin der BRD	– 253
8.4.1	Das deutsche Gesundheitsrecht in der Fassung von (2003)	– 253
8.4.2	Die Definition von Gesundheit der Weltgesundheitsorganisation WHO	– 254
8.4.3	Die (Muster-) Berufsordnung zur Darstellung der gesetzlichen Verpflichtungen der Fachärzte für Plastische und Ästhetische Chirurgie innerhalb ihrer fachärztlichen Ethik	– 255
8.4.4	Verhaltenskodex der DGPRÄC	– 261
8.4.5	Die „Periode der Problematik der Spezialgebiete" der Medizin, hier des Facharztes für Plastische und Ästhetische Chirurgie	– 261

Literatur – 263

8.1 Vorbemerkungen

> Ethik im Wandel der Zeit bezieht sich immer auf die Bewertung von Handeln im Hinblick auf den Menschen. Das gegenseitige, auf Menschlichkeit und Vertrauen basierende Verhältnis von Arzt und Patient ist von entscheidender Bedeutung. Die Berufsordnung zu kennen, in der ethische Maßstäbe niedergelegt sind, sollte für jeden Facharzt selbstverständlich sein.

Bereits in dem 1989 von Engelhardt herausgegebenen Buch *Ethik im Alltag der Medizin* stellten wir uns die Frage, ob die Definition des Patienten „als Kranken aus der Sicht des Arztes" auch für das gesamte Spektrum derjenigen Menschen zutreffend ist, welche „die Kunst des Heilens" (Porter 2000) der Plastischen Chirurgen in Anspruch nehmen möchten.

Der bereits erfolgte Strukturwandel in der Medizin hat für die Plastischen Chirurgen eine Veränderung innerhalb der von Engelhardt (1968) aufgezeigten Coping-Struktur herbeigeführt. Mit Coping-Struktur ist in diesem Zusammenhang der Umgang des Kranken/Patienten mit der Krankheit gemeint. Diejenigen Menschen, welche, ohne krank zu sein, ästhetische Behandlungen ihres Körpers verlangen, werden erst in der Zeit der operativen Behandlung bis zur Heilung zu Patienten bzw. Leidenden (Wolf 1989; Lösch 1989).

Die Kulturgeschichte der 2004 zum Facharztgebiet gewordenen Plastischen und Ästhetischen Chirurgie war Thema der vorangehenden Kapitel. Seit der Frühgeschichte wurde das Streben nach Integrität von gesunden, kranken und verletzten Menschen als einzelnen Individuen oder als Gemeinschaft wahrgenommen und aktiv umgesetzt. Daraus entstanden bis in die Gegenwart hinein Brauchtum, Sitten und das Verlangen nach Ethik. Die für die Ethik der Plastischen Chirurgie wichtigen Entwicklungen werden hier zusammengefasst dargestellt.

Da alle Ärzte und Fachärzte in der Bundesrepublik Deutschland zwangsläufig Mitglieder einer Landesärztekammer sind, ist die Berufsordnung für jeden Facharzt verpflichtend. Die Ethik der Fachärzte für Plastische und Ästhetische Chirurgie der Gegenwart muss natürlich den Normen der Bundesärztekammer entsprechend strukturiert und inhaltlich übereinstimmend sein. Es werden hier die innerhalb der Ethik des Facharztes für Plastische und Ästhetische Chirurgie zu beachtenden Texte der Berufsordnung der Bundesärztekammer, Landesärztekammern und der Verhaltenskodex der DGPRÄC (2008) zum Nutzen der gegenwärtigen Erörterungen zitiert werden (Hart u. Francke 2003).

8.1.1 Struktur der medizinischen Ethik – Bedeutung des Wortes Ethik für den Menschen als Arzt/Facharzt und Patient

Von Engelhardt beginnt mit der Grafik „dynamische Struktur der medizinischen Ethik" die von ihm herausgegebene Monografie *Ethik im Alltag der Medizin* (1997). Sie weist auf die Faktoren hin, die Einfluss auf die gegenseitige Beziehung zwischen Patienten und Arzt haben, wie in dem Schaubild in ◘ Abb. 8.1 zu sehen ist. In dem Dreieck befinden sich neun Faktoren, die mit Pfeilen, die unidirektionale oder reziproke Beziehungen anzeigen, verbunden sind. Die Hauptpersonen, 1. Der Kranke und 2. Der Arzt, werden von den Faktoren 3. Und 4. Kranker/Krankheit, 5. und 6. Arzt und Medizin, 7. Gesellschaft und 8. bzw. 9. Gesellschaft und Staat beeinflusst. In dem umgebenden Quadrat zeigen drei Pfeile auf die Seiten des Dreiecks. Sie entstehen aus 10., der Medizin als Wissenschaft und Praxis, 11. Der Philosophie, Theologie, und der Künste und 12. Der Wirtschaft, Gesellschaft und dem Recht.

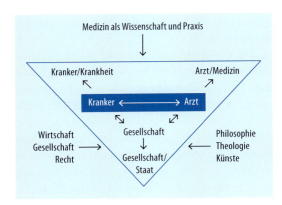
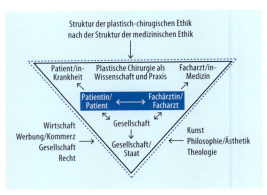

Abb. 8.1 Medizin als Wissenschaft und Praxis, Schaubild. (Mod. nach von Engelhardt 1997)

Abb. 8.2 Struktur der plastisch-chirurgischen Ethik, Schaubild.

Hinsichtlich der Geisteskultur der Ethik unseres medizinischen Fachgebietes in der Geschichte und heute sei an den Aphorismus Gadamers (1977) erinnert: „Unser tägliches Leben ist ein beständiges Schreiten durch die Gleichzeitigkeit von Vergangenheit und Zukunft" (▶ Abschn. 3.1.1).

Die Strukturen der allgemeinen und fachspezifischen Ethik bedingen, dass die Notwendigkeit einer sorgfältigen Aufklärung des Patienten durch den Arzt bzw. Facharzt über die Art, Aussichten und Risiken der Behandlung und die weiteren in ◘ Abb. 8.2 aufgezeigten Faktoren, die durch die Behandlung wirksam werden (Engelhardt 1997; Lösch 2006), besteht.

Die Wirksamkeit der jeweils aktiv werdenden Verbindungen (▶ Kap. 1, ◘ Abb. 1.1) hängt von der erreichten Kultur und dem Verlangen der Menschen, dem Wissen und Können der Ärzte und von der Kraft der von Engelhardt (1997) und Lösch (2006) aufgezeigten Faktoren ab, die als miteinander verwobenes Netzwerk den Willen des Patienten und Arztes beeinflussen. Beide wollen oder müssen darüber entscheiden, ob eine Behandlung durchgeführt werden soll oder nicht. Das gegenseitige, auf Menschlichkeit und Vertrauen basierende Verständnis von Arzt und Patient ist von entscheidender Bedeutung für das Wahrnehmen des Erfolges der Therapie (Maio 2013). Bezüglich der allgemeinen und speziellen fachgebietsbezogenen Aspekte der Ethik in der Medizin wird auf das in der Medizinischen Universität Lübeck entstandene Werk, *Ethik im Alltag der Medizin: Spektrum der Disziplinen zwischen Forschung und Therapie* hingewiesen (Engelhardt 1997; Lösch 2006).

Wir gehen zurück auf die vorangehenden beiden Kapitel des Buches, zur Vorgeschichte und Geschichte des Strebens nach den Möglichkeiten der Plastische, Rekonstruktiven und Ästhetischen Chirurgie mit dem Wunsch, beim Klären und Lösen der entstehenden ethischen Probleme unserer, „Kunst des Heilens" (Porter 2000) die praktizierenden Fachärzte zu unterstützen.

8.1.2 Die Entwicklung der Ethik als Sittenlehre aus dem griechischen „ethos"

Aus dem Wort „Ethos" mit der Bedeutung „Sitte, Gewohnheit, Brauch" hat sich in der humanistischen Kultur die menschenwürdige „Ethik" als „Sittenlehre" entwickelt (Kluge 1989). Hillmann (2003, 2005) schreibt: „Das Leben ist nicht nur ein natürlicher Prozess; vielleicht noch mehr ein Geheimnis" (▶ Abschn. 1.1). Diese Äußerung ist ein Aphorismus, der prinzipiell als wissenschaftlicher Leitsatz anerkannt werden kann. Folglich kann von wissenschaftlichen Aphorismen über die Entstehung der Ethik als Sittenlehre auch ohne schriftliche Dokumente ausgegangen werden. In der Vorgeschichte, lange vor der griechischen Kultur, entstanden die ersten Zeichen der „Kunst des Heilens" (Porter 2000), die von Menschen für Menschen angewendet wurden. Dies legen Skelettfunde des „homo sapiens" nahe, die Zeichen von Arthritis und Verletzungen mit Knochenbrüchen aufweisen, die deformiert verheilt waren (Porter 2000).

8.1.3 Ästhetik

Ästhetik wurde definiert als „Lehre, die sich mit den Grundfragen des menschlichen Daseins befasst" (Kluge 1989). Sie wurde durch das bewusste Wahrnehmen des Schönen aber auch des Unschönen möglich. Dieses Wahrnehmen führte noch vor dem Entstehen der Schrift durch „sinnliches Erkennen und Fantasie zur Anfertigung von Figuren irdischer, überirdischer, göttlicher und halbgöttlicher Gestalten mit den unseren gleichen Händen und Hilfsmitteln" (► Kap. 1). Es entstanden Sinnbilder und Statuen von Mythologien und Religionen.

Die Existenz von Worten mit der Bedeutung wie etwa „Mensch", „Jugend" und „Alter", „Mann" und „Frau" kann, wie aus den Figuren der vorgeschichtlichen Zeit ersichtlich wird, als wahrscheinlich angenommen werden (► Abschn. 1.1). Das gesellschaftliche Praktizieren von Gewohnheiten und Bräuchen in den von Carrington (1965) und Jaspers (2003) aufgezeigten Zeiten (► Abschn. 1.1.2, ◘ Abb. 1.2) ist auch in der Gegenwart das Fundament von Brauch und der Ethik in der von Engelhardt (1997) aufgezeigten Struktur. Es ist anzunehmen, dass in vorgeschichtlichen Zeiten noch vor der Erfindung der Schrift Vorstufen der Ethik entstanden, und zwar in Form von Gewohnheiten und Brauchtum zur Vorbeugung, Vermeidung und „Kunst des Heilens" von Krankheiten und Verletzungen.

Im Fall einer Annahme der Existenz von Gewohnheiten und Brauchtum zur Vorbeugung und Vermeidung von Verletzung und Krankheit in den Zeiten der „Kunst des Heilens" in den „archäologischen Gesellschaften" (► Abschn. 1.1, ◘ Abb. 1.1) und bei den „schriftlosen Völkern im Umkreis der Hochkulturen" (► Abschn. 1.1, ◘ Abb. 1.2) wäre allerdings eine Bearbeitung von damit verbundenen Fragen notwendig.

Mit einem Sprung in unsere Zeit stellt sich die noch zu leistenden Aufgabe der wissenschaftlichen Untersuchung der Resultate im langzeitigen Verlauf nach Behandlungen, die zur Erhaltung des jugendlichen und/oder schönen Aussehens von Ärzten durchgeführt werden.

8.2 Der Ethos seit der Achsenzeit bis zur Ethik der Gegenwart

> Die hippokratische Medizin in der Antike war sich sehr wohl bewusst, dass Heilungsversuche nicht immer auch zur Heilung führen. Der Ethos des „primum non nocere" blieb bis weit in die Neuzeit hinein maßgeblich. Der Beginn der Naturwissenschaften in der Zeit der Aufklärung brachte diesen Ethos erstmals zum Wanken, wenn es darum ging, ob das wissenschaftlich Machbare auch immer das Gute sei.

8.2.1 Ethik und Ästhetik in Wissenschaft und Praxis – das Natürliche und das Unnatürliche

In ► Kap. 1 wurde die kulturellen Entwicklungen beschrieben, die zu den „typischen und bedeutsamen Eigenschaften der Zivilisation" (Carrington 1965) in Mesopotamien und dem Niltal im Zeitalter der heutigen Klimata geführt haben (► Abschn. 1.1, ◘ Abb. 1.1). „Ethos/Brauch/Gewohnheit" und „Aisthesis/Wahrnehmung" führten zum „Sein" von Ästhetik als Seinslehre und Ethik als Sittenlehre zeitgleich mit der Entwicklung und Verfeinerung von kulturellen Entwicklungen. Hinsichtlich der Bedeutung dieser Entwicklungsphasen in der Geschichte der Medizin sei hier auf ▶ Abschn. 1.2 und ▶ Abschn. 1.3 hingewiesen. Die Weiterentwicklung der Sittenlehren mit dem Eid des Hippokrates, dem Imperativ des „primum non nocere" und der Ästhetik des Natürlichen sind für die Ethik und Krise der Ästhetik „unserer Zeit der Ökonomie" (Maio 2013) und des Unnatürlichen von maßgeblicher Bedeutung (▶ Abschn. 1.3).

In Schriften von Ärzten über Kranke, Krankheit und Verletzungen entstanden geschichtliche Dokumente der Medizin als Wissenschaft und Praxis (Zeis 1863). Johann Friedrich Dieffenbach (1845–48) definierte den Begriff der Plastischen Chirurgie (Brébant 2007). In der gegenwärtigen Diskussion über die Ethik und Ästhetik in Wissenschaft und Praxis ist das Entstehen und die Entwicklung der Beteiligung der Institutionen von Gesellschaft und Staat nach dem Niedergang des römischen Imperiums mit Aufmerksamkeit zu betrachten (▶ Abschn. 1.5).

Heinrich von Pfalzpaint führte 1460 in seinem Buch *die Bündth-Erzney* Gadebusch Bondio (2011) zufolge bereits vor der Operation eine Information des Patienten durch, die der heute ethisch geforderten Aufklärung entspricht (▶ Abschn. 1.8.1). Paul Wilflingseder (1967) zitierte nachfolgende Äußerung Gaspare Tagliacozzis: „wir rekonstruieren und ergänzen Teile, die zwar die Natur gegeben, aber das Schicksal wieder zerstört hat, nicht so sehr zur Freude des Auges, sondern um die Betroffenen psychisch aufzurichten".

Eduard Zeis in Leipzig verwendete als Erster den Begriff der Plastischen Chirurgie in seinem „Handbuch der Plastischen Chirurgie" (1838) und schuf eine umfassende Geschichte des Gebietes (Brébant 2007). Dieffenbach (1845–48) definierte die plastische Chirurgie in folgendem Satz:

» ... den Wiederersatz eines verlorengegangenen oder die Herstellung der Form eines verstümmelten Theils des menschlichen Körpers nennen wir Plastische Chirurgie. Ein großes, wichtiges, künstlerisches Gebiet, auf dem die Physiologie der Chirurgie die Hand reicht (Dieffenbach 1845-48).

Wilflingseder (1916–1993) erinnerte in seiner Antrittsvorlesung bei der Übernahme des ersten Lehrstuhls für Plastische Chirurgie an einer deutschsprachigen Universität in Innsbruck 1967 an die ethische Bewertung der „ästhetischen Chirurgie" aus theologischer Sicht durch Papst Pius XII. am 14.10.1958. In der Audienz anlässlich der plastisch-chirurgischen Tagung in Rom unter Vorsitz von Sanvenero Rosselli erklärte Pius der XII.:

» Wenn wir die physische Schönheit in ihrem christlichen Licht betrachten und wenn wir die von der Sittenlehre gegebenen Bedingungen respektieren, dann steht die ästhetische Chirurgie, in dem sie die Vollkommenheit des großen Werkes der Schöpfung des Menschen wiederherstellt, nicht in Widerspruch zum Willen Gottes (▶ Kap. 5).

8.2.2 Medizinische Ethik in der Zeit der Aufklärung – die Suche nach der medizinischen Wissenschaft

Porter (2000) widmet ein Kapitel seines Buches *Die Kunst des Heilens* dem 18. Jahrhundert, in dem rivalisierende Lager der wissenschaftlichen Schulen in Leiden, London, Edinburgh, Wien und Philadelphia die „klassischen Schulen" in Italien herausforderten. Es habe ein philosophisch und evangelisch-lutherisch fundierter Pietismus zu dieser Entwicklung geführt, so Porter. „Die wissenschaftliche Medizin des 18. Jahrhunderts war also alles andere als einförmig". Ähnlich wie heute im 21. Jahrhundert „zermarterten sich Ärzte den

Kopf über Status und Ansehen ihres Berufsstandes" (Porter 2000). Über medizinische Ethik erschienen die Werke von Gregory (1725–1773), die *Lectures on the Duties and Qualifications of a Physician* (Vorlesungen über die Pflichten und Eigenschaften eines Arztes). Er schrieb: „Es gehört sich nicht nur für den Arzt, Krankheiten zu heilen, sondern auch Schmerzen zu lindern und, wenn der Tod unausweichlich ist, wenigstens den Weg dazu zu ebnen" (Porter 2000, S. 289).

Der englische Arzt Thomas Percival (1740–1804) verfasste die *Medical Jurisprudence* (1794) und *Medical Ethics* (1804). Er „unterstrich die persönlichen Qualitäten eines guten Arztes: ‚Jeder Fall, der in die Verantwortung eines Arztes oder Chirurgen gelangt, soll aufmerksam, zuverlässig und menschlich behandelt werden'" (Porter 2000).

In der Romantik, zur Lebenszeit von Jung-Stilling (1740–1817), Lavater (1741–1801), Goethe (1749–1832), Dupuytren (1777–1835), von Graefe (1787–1840), Dieffenbach (1792–1847) und der Brüder Wilhelm (1767–1835) und Alexander (1769–1859) von Humboldt habe der Naturforscher Buffon (1707–1788) gehofft, dass „der Mensch einst die ‚Kenntnis aller Wahrheiten erreichen wird, die für seinen Geist förderlich sind … Nach Buffon hängen die Unerschöpflichkeit der Natur und Unendlichkeit des wissenschaftlichen Progresses zusammen" (Engelhardt 1997).

Aus jener Zeit des „Wissenschaftspathos" zitiert von Engelhardt (1979) Pierre-Louis Moreau de Maupertuis (1698–1731), der von Friedrich dem Großen zum Präsidenten der Akademie berufen wurde. Maupertuis habe gesagt, dass es nicht vernünftig sei: „Möglichkeiten der Experimente an Menschen nicht wahr zu nehmen … In der Imitation der Natur hat nach Maupertuis die Naturwissenschaft noch keineswegs ihr Ende erreicht, es soll vielmehr möglich sein, die Natur an schöpferischen Fähigkeiten noch weit zu übertreffen" (Engelhardt 1979).

Von Maupertuis „werden um des Fortschritts willen Experimente an lebenden Menschen vorgeschlagen, vor allem an zum Tode verurteilten Verbrechern … Keineswegs teilten allerdings alle Naturwissenschaftler des 18. Jahrhunderts die Ansichten von Maupertuis" (Engelhardt 1979). Es bestand auch die Auffassung, dass sich die Forschung und klinische Praxis von einer Richtschnur leiten lassen müsse. Diese müsse in Übereinstimmung mit den Prinzipien der Theologie und der Moralphilosophie gebracht werden. Bedacht werden müsse, dass der „Mensch seine Macht über die Natur missbrauchen könne; die Natur werde sich dann gegen ihn empören und in ihrer Verwilderung und Veröden auch die Kultur des Menschen zugrunde richten" (Engelhardt 1979).

Goethe lässt den Lehrer Wilhelm Meisters, einen in der Anatomie wirkenden Künstler, sagen: „Der Chirurg, besonders wenn er sich zum Plastischen Begriff erhebt, wird der ewig fortbildenden Natur bei jeder Verletzung gewiss am besten zu Hilfe kommen; den Arzt selbst würde ein solcher Begriff bei seinen Funktionen erheben". Diese Worte entstanden dank Goethes Studium und Erleben humanistischer Kultur und wissenschaftlichen Verständnisses von Natur und Medizin (Lösch 1989). Bescheiden schrieb Goethe am 1.1.1791 dem Schauspieler Johann Christoph Beck ins Stammbuch: „Blumen reicht die Natur, es windet sie die Kunst zum Kranze" (Manger 2003).

Den Gedanken des Herausgebers Manger folgend, und auch denen der Autoren der vielen Beiträge und besonders jenen von Duncker, wird auf ◘ Abb. 8.3, 8.4, 8.5, und ◘ Abb. 8.6 hingewiesen, Darstellungen, die Hess, der Zeichner des Anatomischen Institutes der Universität Hamburg in Zusammenarbeit mit dem Verfasser von Präparaten fehlgebildeter menschlicher Hände angefertigt hat (Lösch 1970).

In diesem, der Ethik und Ästhetik gewidmeten abschließenden Kapitel, weisen wir, um es mit Wiederholungen nicht zu übertreiben, zurück auf das 18. und 19. Jahrhundert, in dem das Konzept des Schönen in der Kulturgeschichte von der Antike bis in die Gegenwart eine grundlegende Bedeutung erhielt (▶ Kap. 2).

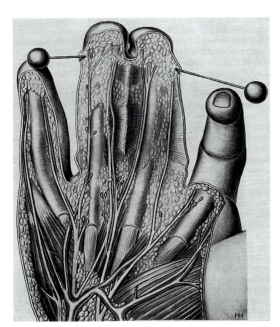

Abb. 8.3 H. Hess, Anatomische Zeichnung. Mit mikrochirurgischer Technik präparierte syndaktyle Hände. Im syndaktylen Zwischenfingerraum verflechten sich die „Cleland's ligaments" (aus Lösch 1970; mit freundl. Genehmigung)

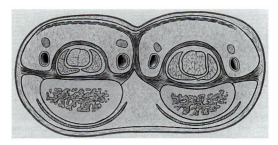

Abb. 8.4 H. Hess: Querschnitt durch die Grundglieder der Syndaktylen. 3. und 4. Finger links. Die Cleland's ligaments steigen zur Handfläche auf und verlaufen getrennt (aus Lösch 1970; mit freundl. Genehmigung)

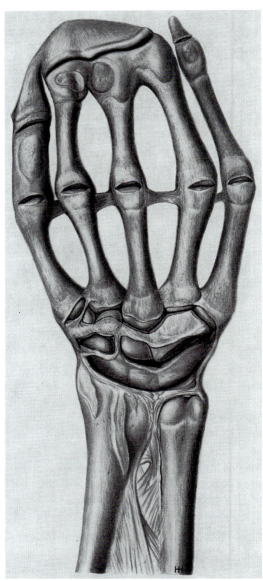

Abb. 8.5 H. Hess: Anatomische Zeichnung der linken Hand eines Kindes mit Löffelhand und Apert-Syndrom (aus Lösch 1970; mit freundl. Genehmigung)

8.3 Strukturwandel in der Medizin vom 19. bis zum 21. Jahrhundert

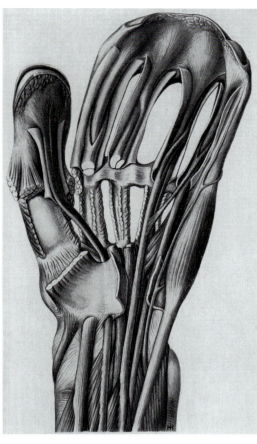

Abb. 8.6 H. Hess. Zeichnung des Skelettbefundes der Hand. Die Mittelgelenke fehlen. Am 2. bis 4. Finger besteht ein gemeinsames Endglied (aus Lösch 1970; mit freundl. Genehmigung)

8.3 Strukturwandel in der Medizin vom 19. bis zum 21. Jahrhundert

Ethik und Menschlichkeit werden in einer Zeit des Strukturwandels der Medizin Themen, die immer wichtiger werden. Die Bundesärztekammer hat mit Wolff 1998 einen Vorstoß hin zu einer Redefinierung der Medizinethik unternommen. Auch die DGPRÄC hat sich in ihren Satzungen immer wieder intensiv damit auseinandergesetzt.

8.3.1 Ethik und Menschlichkeit im Strukturwandel der Medizin – Veränderungen der Voraussetzungen, unter denen sich Arzt und Patient begegnen

Der Internist und Nephrologe Hanns Peter Wolff (1914–2010) wurde von 1977 bis 1986 Vorsitzender des wissenschaftlichen Beirats der Bundesärztekammer. Wolff (1989) schrieb:

» Die Ethik in der Medizin, bis vor Kurzem kaum reflektierte Fortschreibung des hippokratischen Traditionsgutes, ist heute Gegenstand eines weltweiten Redefinierungsprozesses. Auslösend hierfür war die in den letzten Jahrzehnten mit zunehmender Geschwindigkeit sich vollziehende Veränderung der medizinischen, technischen, sozialen und ökonomischen Voraussetzungen, unter denen sich Arzt und Patient begegnen.

Es sei hier auf die zentrale Stellung des Kranken und des Arztes in 1. der von v. Engelhardt (1997) dargestellten „Struktur der medizinischen Ethik" (Abb. 8.1) und 2. in der Grafik der daraus abgeleiteten „Struktur der Plastisch Chirurgischen Ethik" (Lösch 2006) hingewiesen (Abb. 8.2).

Wolff (1989) setzte seine Feststellung über die „Veränderung der Voraussetzungen unter denen sich Arzt und Patient begegnen" mit den Worten fort:

» Der Strukturwandel in der Medizin und seine Auswirkungen auf das Arzt-Patienten-Verhältnis scheinen noch nicht abgeschlossen. So gesehen besitzt dessen heutiges Erscheinungsbild eine zeitlich begrenzte Gültigkeit im Rahmen einer kontinuierlichen Interaktion zwischen medizinischem Fortschritt und sozioökonomischer Veränderung.

Wir erörtern die Bedeutung der Beobachtung von Wolff (1989) über den Strukturwandel in der Medizin und seine Auswirkungen auf das Arzt-Patienten-Verhältnis und setzen gleichzeitig unsere Überlegungen fort. Dies mit dem Vergleich des sich verändernden Arzt-Patientenverhältnisses in dem Facharztgebiet der Plastischen und Ästhetischen Chirurgie.

Im „Strukturwandel in der Medizin" wurde in den Jahren 1988 bis 2004, nach den Beschlüssen der Deutschen Ärztetage die „(Muster) Weiterbildungsordnung der Bundesärztekammer" geändert (Hart u. Francke 2003). 1988 wurde der Facharzt-Struktur „Chirurgie" das „Teilgebiet Plastische Chirurgie" zugeordnet, im Jahr 1992 wurde der Facharzt für „35. Plastische Chirurgie, 35.A. Fachkunde: 35.A.1 Laboruntersuchungen, 35.B. Fakultative Weiterbildung: 35.B.1 Spezielle Plastisch-Chirurgische Intensivmedizin" beschlossen.

Es folgte 2004 der Facharzt für „Plastische und Ästhetische Chirurgie". Der Strukturwandel erfolgte innerhalb der Strukturen der „fachärztlichen (Muster)Weiterbildung" 1988 zum „Chirurgen", „Chirurgen mit Teilgebiet Plastische Chirurgie", 1992 zum „Facharzt für Plastische Chirurgie" und zuletzt, 2004, zum „Facharzt für Plastische und Ästhetische Chirurgie". An den Verhandlungen, die zu den Beschlüssen der Bundesärztekammer führten, hatten Vertreter der Facharztgebiete der Chirurgie und der anderen in der Plastischen Chirurgie aktiven Facharztgebiete einschließlich der Mund-, Kiefer- und Gesichtschirurgie, der Frauenheilkunde und der Geburtshilfe teilgenommen.

Die Strukturen der Weiterbildungsordnung zum Facharzt bildeten und bilden die Grundlage der Begegnung zwischen dem Plastischen Chirurgen und dem Patienten innerhalb der Strukturen der Ethik. Bei der Begegnung zwischen nur das Handeln des Facharztes verlangenden Menschen/Klienten, ist darauf zu achten, dass in Wissenschaft und Praxis vom Arzt die in Frage kommenden Konzepte der Behandlung vor dem geltenden Recht verantwortet werden müssen.

Aus diesem Grund müssen in einer Zeit des „Generaltrends der Ästhetisierung" (Welsch 1996) und „Ökonomie" (Maio 2013) die in Frage kommenden Möglichkeiten der ästhetischen Verbesserungen mit besonderer Achtsamkeit seitens der Plastischen und Ästhetischen Chirurgen beurteilt werden. Mit hippokatischer Menschlichkeit muss von dem Arzt unausweichlich das „sed primum non nocere" beachtet werden.

Gemäß der Tradition werden von den Ärzten und Fachärzten einheitliche Regeln für „Ehren- und Verhaltenskodizes" gefordert. Die „Generaltrends der Ästhetisierung" (Welsch 1886) und „Ökonomie" (Maio 2013) dürfen nicht zu einer leichtfertigen Einstellung gegenüber operativen und medikamentösen Maßnahmen führen, wie z. B. Maßnahmen, die jugendliches Aussehen im unbewegten Bild erreichen, aber die physiologisch mimischen Ausdrucksfunktionen beeinträchtigen (▶ Abschn. 7.2.6, ◘ Abb. 7.2).

Ärzte und Fachärzte für Plastische und Ästhetische Chirurgie haben die ethische Verantwortung, die sie aufsuchenden und jugendliches Aussehen verlangenden Menschen über den Ausdruckswert der nicht ausschließlich negativen physiologischen Zeichen des gegenwärtigen Alters zu informieren. In der hippokratischen Begegnung mit den Menschen muss mit Empathie gesprochen werden. Es soll nach Möglichkeit auf die Notwendigkeit der Harmonie zwischen dem natürlichen Escheinungsbild und dem tatsächlich vorhandenen Alter, wenn möglich, beratend eingegangen werden. Dieses vor allem bei jenen Menschen, die ihrem Alter entsprechend zu früh ihr jugendliches Aussehen verändern wollen. Neben anderen Fehlentwicklungen droht bei ihnen die Gefahr der Entstehung einer „Sitophobie" (Magersucht) oder auch Dysmorphophobie (Körperbildwahrnehmungsstörung).

8.3.2 Der Strukturwandel in der Medizin und dessen Einwirken auf Ethik und Satzung der VDPC bzw. der DGPRÄC bis in die Gegenwart

Der nach Wolff (1989) zitierte Strukturwandel in der Medizin ist auch für die „Strukturen der Plastischen Rekonstruktiven Ästhetischen Chirurgie" noch nicht abgeschlossen. Nach einer auf das Jahr 1974 zurückführenden Entwicklung hatte der Vorstand am 19.9.2002 in der Mitgliederversammlung der Vereinigung der Deutschen Plastischen Chirurgen (VDPC) in Heidelberg gebeten, den gemäß Satzung gewählten „Ehrenrat nach § 14 der Satzung einen Entwurf für einen Ehrenkodex zur Vorlage bei der nächsten Mitgliederversammlung zu verfassen". Die anwesenden Mitglieder des Ehrenrates stimmten zu (▶ Abschn. 7.2.3).

In der gegenwärtigen Entwicklungsphase wurde in der ordentlichen Mitgliederversammlung der VDPC am 28.9.2005 eine Neufassung der Satzung und eine Namensänderung beschlossen. Die Aufgaben und Ziele der Vereinigung wurden spezifiziert und ihr Name geändert in „Deutsche Gesellschaft der Plastischen Rekonstruktiven und Ästhetischen Chirurgen" (DGPRÄC).

Dargestellt werden soll der Strukturwandel des fachärztlichen Gebietes der Plastischen und ästhetische Chirurgie in unserer „offenen Gesellschaft" (Viefhues 1989). Es wird auf den Text der Satzung der Vereinigung der Deutschen Plastischen Chirurgen von 1968, 1974 und 1984 verwiesen. Er befindet sich in ▶ Abschn. 6.3.3. Der Inhalt der angegebenen Stelle ist wichtig, um die Entwicklung des Arzt-Patienten-Verhältnisses innerhalb der medizinischen Ethik mit Fachärzten für Plastische und Ästhetische Chirurgie erörtern zu können.

8.3.3 Frühe Zeichen ethischer Probleme im Jahr 1974

Der Absicht Wolffs (1989) entsprechend sollen zunächst Ursachen, Tendenzen und Folgeerscheinungen des Wandels im Arzt-Patienten-Verhältnis erörtert werden, besonders die Plastische und Ästhetische Chirurgie betreffend. Ein frühes Zeichen von ethischen Problemen und wirksamer Kultur findet sich im Protokoll der Mitgliederversammlung der VDPC am 22. und 23.5.1974 in München: „Als Erfolg unserer Zusammenarbeit mit der Presse kann festgestellt werden, dass sich die Zeitschrift ‚Brigitte mit Constanze' bereit erklärt hat, in Zukunft auf Veröffentlichungen von Anzeigen kosmetischer Institute bzw. Kliniken zu verzichten" (▶ Abschn. 6.2.2).

Nach diesem Beispiel wird auf die Wiederholung bereits erfolgter Zitate verzichtet und zur Information lediglich auf deren Ort und Inhalt hingewiesen: ▶ Abschn. 6.2 bis 6.3. Erinnert sei auch an die Worte Vogts: „Der Trend zu Schönheitsoperationen nimmt immer skurrilere Ausmaße an", sowie sein Passus über die „beispiellose Kommerzialisierung chirurgischer Eingriffe" (Vogt 2005).

7. 4-7.1 S. 12

Nach intensiver Arbeit des Vorstandes und der Mitglieder des Ehrenrates ist schließlich in den „Mitteilungen der Deutschen Gesellschaft der Plastischen Rekonstruktiven und Ästhetischen Chirurgen" eine zusammenfassende Darstellung erfolgt: „Vorschlag des Ehrenrates für Ehren und Verhaltenskodizes der DGPRÄC – Vereinsrechtliche, ärztliche und ethische Grundlagen" (Lösch 2006).

7.4-8 S. 8–10

In der Mitgliederversammlung der VDPC wurde die Änderung des Namens der VDCP in „Deutsche Gesellschaft der Plastischen Rekonstruktiven Ästhetischen Chirurgen" und eine Änderung der Satzung beschlossen. Der Text der Änderungen der Satzung wird wörtlich wiedergegeben. Besonders wichtig für die Praxis der Ethik unseres fachärztlichen Gebietes ist „§ 2 Zweck und Aufgaben der Vereinigung" mit den Punkten 1. und 2. Die unter 2. definierten Aufgaben des Arztes als Facharzt für „Plastische und Ästhetische Chirurgie" wurden wie folgt erweitert:

> » Zur Plastischen Rekonstruktiven und Ästhetischen Chirurgie gehören Eingriffe, die sich mit der Wiederherstellung der durch angeborene Fehlbildung, Krankheit, Unfall oder Alter gestörten Körperfunktionen und der Verbesserung der Körperform einschließlich ästhetischer Veränderungen befassen. Sie ist bestrebt, regressive Veränderungen des äußeren Erscheinungsbildes, sofern sie zu psychischen Belastungen Anlass geben, zu korrigieren.

8.3.4 Die Begegnung von Ärzten und Hilfesuchenden oder Dienstleistungen Fordernden auf dem Gebiet der Ästhetik

Ethik bedeutet Helfen, und das erste Prinzip ist nach wie vor: „nicht Schaden in der Gegenwart und Zukunft" (Hippokrates 460–377 v. Chr.). Zur Vermeidung eines Schadens der ästhetisch behandelten Menschen sind Ärzte verpflichtet, das erste hippokratische Prinzip des „primum non nocere" (460–375 v. Chr.) zu beachten. Es darf auch keine Unstimmigkeit zwischen der subjektiven und objektiven Erwartung und der Wahrnehmung des erreichten Resultats der Behandlung entstehen.

Von dem plastisch-ästhetischen Chirurgen muss über die kurzzeitige und langzeitige Prognose, die Vorteile und Risiken der ästhetischen Behandlung aufgeklärt werden. Vor der Einwilligung zu der in Frage kommenden Behandlung muss das Übereinstimmen des Arztes und des Patienten in der Beurteilung der Prognose, der Vorteile und der Risiken einer Behandlung sichergestellt und mit der Einwilligung schriftlich dokumentiert werden.

Der Facharzt muss sich sicher sein, dass die für die Gesundheit unausweichlich neu auftretenden Risiken der Behandlung vom Patienten verstanden wurden. Von Frauen, die den Wunsch nach Brustvergrößerung haben, können die mitgeteilten gesundheitlichen Risiken zu ihrem Nachteil verdrängt werden.

Es kann hinsichtlich der erwarteten ästhetischen Vorteile und des wahrgenommenen Resultates zu bedeutsamen Widersprüchen kommen, wenn zwischen dem vom „noch gesunden" Patienten, das heißt, noch nicht operierten Klienten, erwarteten Resultat und dem tatsächlichen Ergebnis Differenzen entstehen. Um diese Misserfolge zu vermeiden, sind Aussprachen in empathischen Gesprächen zwischen Arzt und Patient notwendig.

Wenn Klienten mit altersentsprechendem und ästhetisch unauffälligem Aussehen nach ästhetisch objektiv nicht nachvollziehbaren Veränderungen verlangen, stellt sich heute die Frage, ob der Eingriff, der von einer persönlichen Ethik erlaubt wird, wohl auch vom Gesundheitsrecht erlaubt wird. Auch wenn der Facharzt wie der Klient zur Ansicht gelangen, dass für das Erreichen von Gesundheit nach der Definition der Weltgesundheitsorganisation (WHO) das Risiko einer plastisch-ästhetischen Operation eingegangen werden kann, ist Beiden zu raten, ihre Ansicht gutachterlich beurteilen zu lassen. Dieses auch aus Achtung der in der Bundesrepublik Deutschland zum Schutz der Gesundheit der Bürger existierenden Gesetze, und um der Gefahr des Vorwurfs eines rechtlich nicht erlaubten Eingriffes entgegenwirken zu können.

Im Gespräch kann sich für den Facharzt herausstellen, dass die Ursache des Verlangens nach einer verfrühten ästhetischen Verjüngungsoperation in dem gesellschaftlich verbreiteten Aktionismus, einer narzisstischen Eigenliebe und gleichzeitig verfrühten Angst vor der Unattraktivität von Alterszeichen liegt. Der Aktionismus, verbunden mit einer übertriebener Sorge um die Schönheit und Jugendlichkeit und Angst vor den Alterszeichen kann zu einer zwar ökonomisch einträglichen, aber gesundheitsschädlichen Mode mit der Gefahr der Praktizierung falscher Methoden und Mittel führen. Die Ethik verlangt von dem Facharzt für Plastische und Ästhetische Chirurgie Empathie in dem möglicherweise bereits zu spät erfolgenden Gespräch.

Viele Menschen sehen in dem Facharzt für Plastische und Ästhetische Chirurgie nur den Dienstleister für ihre Wünsche und suchen bei ihm nicht die für ihre Gesundheit notwendige Aufklärung und Hilfe, die notwendig wäre, um nach der Definition der WHO ihre Gesundheit zu erhalten oder zurückgewinnen zu können.

Auch bei Uneinigkeit hinsichtlich der Möglichkeit von Gesundheit nach der Definition der WHO und Widerspruch gegen eine Umkehr der Definition von Gesundheit in die von Krankheit, kann von einem „die natürlichen Lebensperioden" schätzenden und dem physischen und sozialen Wohlbefinden dienenden Plastischen und Ästhetischen Chirurgen aufklärend geholfen werden. Die Berufsordnung und die Normen der Ethik des Verhaltenskodex der DGPRÄC müssen dabei gewissenhaft eingehalten werden. Es muss auf die Durchführung zu früher konservativer oder operativer Maßnahmen verzichtet werden, die eine die natürlichen Lebensphasen schädigende Langzeitprognose haben könnten, und die zusammen mit einer irregeleiteten Ästhetik und einem Kult der Jugendlichkeit zu Misserfolgen führen können.

8.4 Rechtliche Prämissen und Ehrenkodizes in der Medizin der BRD

Die Notwendigkeit fester Vorschriften und Regeln für ärztliches Handeln in der modernen Zeit bleibt unbestritten, daher lohnt sich besonders ein Blick auf das deutsche Gesundheitsrecht und die Definition von Krankheit der Weltgesundheitsorganisation (WHO). Eine eingehende Betrachtung der Muster-Berufsordnung von 1997 zeigt, dass die Gedanken, die dort eingingen, auch heute noch von hoher Relevanz sind.

8.4.1 Das deutsche Gesundheitsrecht in der Fassung von (2003)

In der Einführung des in der Bundesrepublik Deutschland geltenden Gesundheitsrechts schreiben die Universitätsprofessoren Hart und Francke:

» Der Gegenstand des Gesundheitsrechts ist mit ‚Gesundheit' und ‚Krankheit' janusköpfig umschrieben. Zentraler und erster Kern des Gesundheitsrechts ist es, Gesundheit zu erhalten und den Eintritt von Krankheit zu verhindern. Ist Krankheit eingetreten, so hat das Gesundheitsrecht die Krankenversorgung zum Gegenstand. Sie ist zentraler Gegenstand des Gesundheitsrechts und zentral für das Gesundheitsrecht ist es funktional, sowohl Gesundheit zu erhalten als auch Krankheit zu heilen. Gegenstände des Gesundheitsrechts sind daher einerseits die Regelungen zur Erhaltung der Gesundheit und Verhinderung von Krankheit. Andererseits betrifft das Gesundheitsrecht die Regelungen über die Behandlung und Pflege von Krankheit und von Kranken. Das heißt des Erkennens, der Heilung, der Linderung oder der Vorbeugung vor (Verschlimmerung von) Krankheit. Der Funktionskreis der Krankenbehandlung lässt sich rechtlich relativ gut beschreiben und abgrenzen, insofern es sich im Wesentlichen um den Einsatz- und Anwendungsbereich medizinischer Verfahren und Produkte handelt (Hart u. Francke 2003).

In der Kenntnis des vorangehenden Zitates entsteht die Überzeugung, dass dem Facharzt dringend von der Durchführung von Behandlungen und Operationen abzuraten ist, wenn sie ohne ärztlich begründbare Indikation, trotz dokumentierter fachärztlicher Aufklärung mit Begründung der ärztlichen Ablehnung der gewünschten körperlichen Veränderung dennoch vom Klienten verlangt werden. Die Ablehnung kann bestehen aufgrund des Risikos der Gefährdung der Gesundheit durch krankmachende Maßnahmen wie Implantate, Pharmaka, neue Methoden.

Ohne gutachterliche, fachkundige, ärztliche Untersuchung zur Beurteilung des körperlichen Befundes und der sich daraus ergebenden psychischen Belastung sollen gesundheitlich und funktionell nicht auffällige Körperformen, alleine wegen eines geäußerten Wunsches einer anderen Form nicht durchgeführt werden. Die in der Bundesrepublik Deutschland geltende Berufsordnung führt unweigerlich zu dieser Meinung (§ 1 MBO-Ä 12).

8.4.2 Die Definition von Gesundheit der Weltgesundheitsorganisation WHO

In der Einführung des *Gesundheitsrechts* (2003) bearbeiten Hart und Francke unter der Überschrift „III Grundprobleme des Gesundheitsrechts" unter den Ziffern 1–5 die für die Kategorien „Gesundheits- und Medizinsystem" existierenden Probleme. Gesundheit wird als Negativdefinition mit „Abwesenheit von Krankheit" beschrieben. Dem werden Versuche einer positiven Umschreibung des Gesundheitsbegriffs entgegengehalten:

» Der insoweit bekannteste Versuch solchen Vorgehens, Gesundheit als eigenständigen Begriff zu definieren, findet sich in der Definition von Gesundheit durch die Weltgesundheitsorganisation (WHO), die in ihrer Verfassung bestimmt, dass Gesundheit ‚der Zustand des vollständigen körperlichen, geistigen und sozialen Wohlbefindens und nicht nur des Freiseins von Krankheit und Gebrechen' sei. Sie erklärt Gesundheit zum Grundrecht eines jeden Menschen, ohne Unterschied der Rasse, der Religion, der politischen Überzeugung und sozialen Stellung. Die Verfassung wurde von der Internationalen Gesundheitskonferenz angenommen und am 22.7.1946 von den Vertretern von 61 Staaten unterzeichnet (Hart u. Francke 2003).

Die Autoren Hart und Francke weisen daraufhin, dass sich der Begriff von Gesundheit der Weltgesundheitsorganisation WHO „durch unterschiedliche Programme, also konkretisierende Politiken mit zugehörigen Instrumenten, Verfahren und Abläufen umgesetzt hat." Im Berufsrecht des Arztes steht:

» Die Aufgabe des ärztlichen Berufes besteht nach der Generalklausel des § 1 Abs. 1 BÄO darin, der Gesundheit des Einzelnen und der Allgemeinheit zu dienen. Die konkreten Tätigkeiten ärztlichen Handelns bestehen indes ganz überwiegend in der Behandlung von Krankheiten. Geht es also nicht um die Beschreibung eines Rahmens, sondern um die rechtliche Konkretisierung von Tätigkeiten, erscheint der Begriff der Krankheit als zentral und Gesundheit als abgeleitete Kategorie (Hart u. Francke 2003).

Unter Punkt „2. Medizin und Gesundheitsrecht" schreiben Hart und Francke (2003): „Es existiert zwar ein zum Teil sehr gut ausgebautes Produktsicherheitsrecht, aber es fehlt ein ebensolches, auf die ärztlichen Dienstleistungen bzw. Technologien bezogenes Sicherheitsrecht ‚Dienstleistungsrecht'. Neue chirurgische Verfahren (minimal invasive

Verfahren) beispielsweise bedürfen der Prüfung vor ihrer Markteinführung, keiner Zulassung und keiner Evaluation (Health technology Assessment) und der anwendende Arzt muss seine Kompetenz nicht nachweisen. „Produkt- und Dienstleistungssicherheitsrecht sind und waren immer gleichzeitig auch Patientenschutzrecht. Partiell übernehmen das Haftungs- und das GKV-Recht lückenfüllend und kompensatorisch diese Schutzfunktion".

8.4.3 Die (Muster-) Berufsordnung zur Darstellung der gesetzlichen Verpflichtungen der Fachärzte für Plastische und Ästhetische Chirurgie innerhalb ihrer fachärztlichen Ethik

Die Muster-Berufsordnung (MBO-Ä 1997-1) in der Fassung der Beschlüsse des 100. Deutschen Ärztetages 1997 in Eisenach der (Muster-) Berufsordnung, geändert durch die Beschlüsse des 103. Deutschen Ärztetages in Köln und durch die Beschlüsse des 105. Deutschen Ärztetag in Rostock soll nun genauer betrachtet werden. Rechtswirkung entfaltet die Berufsordnung, wenn sie durch die Kammerversammlungen der Landesärztetage als Satzung beschlossen und von den Aufsichtsbehörden genehmigt werden. Die folgenden Textauszüge aus dem Gesundheitsrecht sind den Publikationen von Hart und Francke (2003) und Wiesing (2004) entnommen.

Gelöbnis

Ethisch und gesundheitsrechtlich ist der Arzt und Facharzt zur Hilfe durch das für jeden Arzt geltende folgende Gelöbnis verpflichtet:

» Bei meiner Aufnahme in den ärztlichen Berufsstand gelobe ich, mein Leben in den Dienst der Menschlichkeit zu stellen. Ich werde meinen Beruf mit Gewissenhaftigkeit und Würde ausüben. Die Erhaltung und Wiederherstellung der Gesundheit meiner Patienten soll oberstes Gebot meines Handelns sein. Ich werde alle mir anvertrauten Geheimnisse auch über den Tod des Patienten hinaus wahren. Ich werde mit allen meinen Kräften die Ehre und die edle Überlieferung des ärztlichen Berufes aufrechterhalten und bei der Ausübung meiner ärztlichen Pflichten keinen Unterschied machen weder nach Religion, Nationalität, Rasse noch nach Parteizugehörigkeit oder sozialer Stellung. Ich werde jedem Menschenleben von der Empfängnis an Ehrfurcht entgegenbringen und selbst unter Bedrohung meine ärztliche Kunst nicht in Widerspruch zu den Geboten der Menschlichkeit anwenden. Ich werde meinen Lehrern und Kollegen die schuldige Achtung erweisen. Dies alles verspreche ich auf meine Ehre.

A. Präambel

Die auf der Grundlage der Kammer- und Heilberufsgesetze beschlossene Berufsordnung stellt die Überzeugung der Ärzteschaft zum Verhalten von Ärzten gegenüber den Patienten, den Kollegen, den anderen Partnern im Gesundheitswesen sowie zum Verhalten in der Öffentlichkeit dar. Dafür geben sich die deutschen Ärztinnen und Ärzte die nachstehende Berufsordnung, in deren Text die Berufsbezeichnung ‚Arzt' (‚Ärzte') einheitlich und neutral für Ärztinnen und Ärzte verwendet wird. Mit der Festlegung von Berufspflichten der Ärzte dient die Berufsordnung zugleich

» ... dem Ziel, das Vertrauen zwischen Arzt und Patienten zu erhalten und zu fördern; die Qualität der ärztlichen Tätigkeit im Interesse der Gesundheit der Bevölkerung sicherzustellen, die Freiheit und das Ansehen des Arztberufes zu wahren; berufswürdiges Verhalten zu fördern und berufsunwürdiges Verhalten zu verhindern.

B. Regeln der Berufsausübung (Hart u. Francke 2003; Wiesing 2004)

§ 1 Aufgaben des Arztes
(1) Der Arzt dient der Gesundheit des einzelnen Menschen und der Bevölkerung. Der ärztliche Beruf ist kein Gewerbe. Er ist seiner Natur nach ein freier Beruf.
(2) Aufgabe des Arztes ist es, das Leben zu erhalten, Gesundheit zu schützen und wiederherzustellen, Leiden zu lindern, Sterbenden Beistand zu leisten und an der Erhaltung der natürlichen Lebensgrundlagen im Hinblick auf ihre Bedeutung für die Gesundheit der Menschen mitzuwirken.

§ 2 Allgemeine ärztliche Berufspflichten
(1) Der Arzt übt seinen Beruf nach seinem Gewissen, den Geboten der ärztlichen Ethik und Menschlichkeit aus. Er darf keine Grundsätze anerkennen und keine Vorschriften oder Anweisungen beachten, die mit seiner Aufgabe nicht vereinbar sind oder deren Befolgung er nicht verantworten kann.
(2) Der Arzt hat seinen Beruf gewissenhaft auszuüben und dem ihm bei seiner Berufsausübung eingebrachten Vertrauen zu entsprechen.
(3) Zur gewissenhaften Berufsausübung gehören auch die Grundsätze korrekter ärztlicher Berufsausübung in Kapitel C.
(4) Der Arzt darf hinsichtlich seiner ärztlichen Entscheidungen keine Weisungen entgegennehmen.
(5) Der Arzt ist verpflichtet, sich für die Berufsausübung geltenden Vorschriften unterrichtet zu halten.
(6) Unbeschadet der in den nachfolgenden Vorschriften geregelten besonderen Auskunfts- und Anzeigepflichten hat der Arzt auf Anfragen der Ärztekammer, welche diese zur Erfüllung ihrer gesetzlichen Aufgaben bei der Berufsaufsicht an den Arzt richtet, in angemessener Frist zu antworten.

§ 3 Unvereinbarkeiten
(1) Dem Arzt ist neben der Ausübung seines Berufs die Ausübung einer anderen Tätigkeit untersagt, welche mit den ethischen Grundsätzen des ärztlichen Berufs nicht vereinbar ist. Dem Arzt ist auch verboten, seinen Namen in Verbindung mit einer ärztlichen Berufsbezeichnung in unlauterer Weise für gewerbliche Zwecke herzugeben. Ebenso wenig darf er zulassen, dass von seinem Namen oder vom beruflichen Ansehen des Arztes in solcher Weise Gebrauch gemacht wird.
(2) Dem Arzt ist untersagt, im Zusammenhang mit der Ausübung seiner ärztlichen Tätigkeit Waren und andere Gegenstände abzugeben oder unter seiner Mitwirkung abgeben zu lassen sowie gewerbliche Dienstleistungen zu erbringen oder erbringen zu lassen, soweit nicht die Abgabe des Produktes oder die Dienstleistung wegen ihrer Besonderheiten notwendiger Bestandteil der ärztlichen Therapie sind.

§ 4 Fortbildung
(1) Der Arzt, der seinen Beruf ausübt, ist verpflichtet, sich in dem Unfange beruflich fortzubilden, wie es zu Erhaltung und Entwicklung der zu seiner Berufsausübung erforderlichen Fachkenntnisse notwendig ist.
(2) Der Arzt muss seine Fortbildung nach Absatz 1 gegenüber der Ärztekammer in geeigneter Form nachweisen können.

§ 5 Qualitätssicherung
(1) Der Arzt ist verpflichtet, an den von der Ärztekammer eingeführten Maßnahmen zur Sicherung der Qualität der ärztlichen Tätigkeit teilzunehmen und der Ärztekammer die dazu erforderlichen Auskünfte zu erteilen.

§ 6 Mitteilung von unerwünschten Arzneimittelwirkungen
Der Arzt ist verpflichtet, die ihm aus seiner ärztlichen Behandlungstätigkeit bekannt werdenden unerwünschten Arzneimittelwirkungen der Arzneimittelkommission der deutschen Ärzteschaft

mitzuteilen. (Fachausschuss der Bundesärztekammer).

II Pflichten gegenüber Patienten (Hart u. Francke 2003; Wiesing 2004)

§ 7 Behandlungsgrundsätze und Verhaltensregeln
(1) Jede medizinische Behandlung hat unter Wahrung der Menschenwürde und unter Achtung der Persönlichkeit, des Willens und der Rechte des Patienten, insbesondere des Selbstbestimmungsrechtes, zu erfolgen.
(2) Der Arzt achtet das Recht seiner Patienten, den Arzt frei zu wählen oder zu wechseln. Andererseits ist – von Notfällen oder besonderen rechtlichen Verpflichtungen abgesehen – auch der Arzt frei, eine Behandlung abzulehnen. Den begründeten Wunsch des Patienten, einen weiteren Arzt zuzuziehen oder einen anderen Arzt überwiesen zu werden, soll der behandelnde Arzt in der Regel nicht ablehnen.
(3) Der Arzt darf individuelle ärztliche Behandlung, insbesondere auch Beratung, weder ausschließlich brieflich noch in Zeitungen oder Zeitschriften noch ausschließlich über Kommunikationsmedien oder Computerkommunikationsnetze durchführen.

§ 8 Aufklärungspflicht
(1) Zur Behandlung bedarf der Arzt der Einwilligung des Patienten. Der Einwilligung hat grundsätzlich die erforderliche Aufklärung im persönlichen Gespräch vorauszugehen.

§ 9 Schweigepflicht
(1) Der Arzt hat über das, was ihm in seiner Eigenschaft als Arzt anvertraut oder bekannt geworden ist – auch über den Tod des Patienten hinaus – zu schweigen. Dazu gehören auch schriftliche Mitteilungen des Patienten, Röntgenaufnahmen und sonstige Untersuchungsbefunde.
(2) Der Arzt ist zur Offenbarung befugt, soweit er von der Schweigepflicht entbunden worden ist oder soweit die Offenbarung zum Schutze eines höherwertigen Rechtsgutes erforderlich ist. Gesetzliche Aussage- und Anzeigepflichten bleiben unberührt. Soweit gesetzliche Vorschriften die Schweigepflicht des Arztes einschränken, soll der Arzt den Patienten darüber unterrichten.
(3) Der Arzt hat seine Mitarbeiter und die Personen, die zur Vorbereitung auf den Beruf an der ärztlichen Tätigkeit teilnehmen, über die gesetzliche Pflicht der Verschwiegenheit zu belehren und dies schriftlich festzuhalten.
(4) Wenn mehrere Ärzte gleichzeitig oder nacheinander denselben Patienten untersuchen oder behandeln, so sind sie untereinander von der Schweigepflicht insoweit befreit, als das Einverständnis des Patienten vorliegt oder anzunehmen ist.

§ 10 Dokumentationspflicht
(1) Der Arzt hat über die in Ausübung seines Berufes gemachten Feststellungen und getroffenen Maßnahmen die erforderlichen Aufzeichnungen zu machen. Diese sind nicht nur Gedächtnisstütze für den Arzt, sie dienen auch dem Interesse des Patienten an einer ordnungsgemäßen Dokumentation.
(3) Ärztliche Aufzeichnungen sind für die Dauer von zehn Jahren nach dem Abschluss der Behandlung aufzubewahren, soweit nicht nach gesetzlichen Vorschriften eine längere Aufbewahrungspflicht besteht.
(4) Nach Aufgabe der Praxis hat der Arzt seine ärztlichen Aufzeichnungen und Untersuchungsbefunde gemäß Absatz 3 aufzubewahren oder dafür Sorge zu tragen, dass sie in gehörige Obhut gegeben werden. Der Arzt, dem bei einer Praxisaufgabe oder Praxisübergabe ärztliche Aufzeichnungen über Patienten in Obhut gegeben werden, muss diese Aufzeichnungen unter Verschluss halten und darf sie nur unter Einwilligung des Patienten einsehen oder weitergeben.
(5) Aufzeichnungen auf elektronischen Datenträgern oder anderen Speichermedien bedürfen besonderer Sicherungs- oder Schutzmaßnahmen, um deren Veränderung, Vernichtung, oder unrechtmäßiger Verendung zu verhindern. Der

Arzt hat hierbei die Empfehlungen der Ärztekammer zu beachten.

§ 11 Ärztliche Untersuchungs- und Behandlungsmethoden
(1) Mit Übernahme der Behandlung verpflichtet sich der Arzt dem Patienten gegenüber zur gewissenhaften Versorgung mit geeigneten Untersuchungs- und Behandlungsmethoden.
(2) Der ärztliche Berufsauftrag verbietet es, diagnostische oder therapeutische Methoden unter Ausnutzung des Vertrauens, der Unwissenheit, der Leichtgläubigkeit oder der Hilflosigkeit der Patienten anzuwenden. Unzulässig ist es auch Heilerfolge, insbesondere bei nicht heilbaren Krankheiten, als gewiss zuzusichern.

§ 12 Honorar und Vergütungsabsprachen
(1) Die Honorarforderung muss angemessen sein. Für die Bemessung ist die amtliche Gebührenordnung (GOÄ) die Grundlage, soweit nicht andere geltende Vergütungsregelungen gelten. Der Arzt darf die Sätze nach der GOÄ nicht in unlauterer Weise unterschreiten. Bei Abschluss einer Honorarvereinbarung hat der Arzt auf die Einkommens- und Vermögensverhältnisse des Zahlungspflichtigen Rücksicht zu nehmen.
(2) Der Arzt kann Verwandten, Kollegen, deren Angehörigen und mittellosen Patienten das Honorar ganz oder Teilweise erlassen.
(3) Auf Antrag eines Beteiligten gibt die Ärztekammer eine gutachterliche Äußerung über die Angemessenheit einer Honorarforderung ab.

III Besondere medizinische Verfahren und Forschung (Hart u. Francke 2003; Wiesing 2004)

§ 13 Besondere medizinische Verfahren
(1) Bei speziellen medizinischen Maßnahmen oder Verfahren, die ethische Probleme aufwerfen und zu denen die Ärztekammer Empfehlungen zur Indikationsstellung und zur Ausführung festgelegt hat, hat der Arzt die Empfehlungen zu beachten.
(2) Soweit es die Ärztekammer verlangt, hat der Arzt die Anwendung solcher Maßnahmen oder Verfahren der Ärztekammer anzuzeigen.
(3) Vor Aufnahme entsprechender Tätigkeiten hat der Arzt auf Verlangen der Ärztekammer den Nachweis zu führen, dass die persönlichen und sachlichen Voraussetzungen entsprechend den Empfehlungen erfüllt werden.

§ 16 Beistand für den Sterbenden
Der Arzt darf – Unter Vorrang des Willens des Patienten – auf lebensverlängernde Maßnahmen nur verzichten und sich auf Linderung der Beschwerden beschränken, wenn ein Hinausschieben des unvermeidbaren Todes für die sterbende Person lediglich eine unzumutbare Verlängerung des Leidens bedeuten würde.
Der Arzt darf das Leben des Sterbenden nicht aktiv verkürzen. Er darf weder sein eigenes noch das Interesse Dritter über das Wohl des Patienten stellen.

IV Berufliches Verhalten (Hart u. Francke 2003; Wiesing 2004)

1. Berufsausübung
§ 17 Niederlassung und Ausübung der Praxis.
§ 18 Zweigpraxis, ausgelagerte Praxisräume
§ 19 Beschäftigung angestellter Praxisärzte
§ 20 Vertreter
§ 21 Haftpflichtversicherung
§ 22 Gemeinsame Berufsausübung
§ 22 a Ankündigung von Kooperationen
§ 23 Ärzte im Beschäftigungsverhältnis
§ 24 Verträge über ärztliche Tätigkeit
§ 25 Ärztliche Gutachten und Zeugnisse
§ 26 Ärztlicher Notfalldienst

2. Berufliche Kommunikation
§ 27 Erlaubte Information und berufswidrige Werbung
(1) Zweck der nachstehenden Vorschriften der Berufsordnung ist die Gewährleistung des Patientenschutzes durch sachgerechte und angemessene Information und die Vermeidung einer dem

Selbstverständnis des Arztes zuwiderlaufende Kommerzialisierung des Arztberufes.
(2) Auf dieser Grundlage sind dem Arzt sachliche berufsbezogene Informationen gestattet.
(3) Berufswidrige Werbung ist dem Arzt untersagt. Berufswidrig ist insbesondere eine anpreisende, irreführende oder vergleichende Werbung. Der Arzt darf eine solche Werbung durch andere weder veranlassen noch dulden.
Werbeverbote aufgrund anderer gesetzlicher Bestimmungen bleiben unberührt.
(4) Der Arzt kann 1. nach der Weiterbildungsordnung erworbene Bezeichnungen, 2. nach öffentlich-rechtlichen Vorschriften erworbene Qualifikationen, 3. Tätigkeitsschwerpunkte und 4. organisatorische Hinweise ankündigen.

Die nach Nr. 1 erworbenen Bezeichnungen dürfen nur in der nach der Weiterbildungsordnung zulässigen Form geführt werden. Ein Hinweis auf die verleihende Ärztekammer ist zulässig.

Andere Qualifikationen und Tätigkeitsschwerpunkte dürfen nur angekündigt werden, wenn diese Angaben nicht mit solchen nach geregeltem Weiterbildungsrecht erworbenen Qualifikationen verwechselt werden können.
(5) Die Angaben nach Abs. 4 Nr. 1 bis 3 sind nur zulässig, wenn der Arzt die umfassten Tätigkeiten nicht nur gelegentlich ausübt.
(6) Die Ärzte haben der Ärztekammer auf deren Verlangen die zur Prüfung der Voraussetzungen der Ankündigung erforderlichen Unterlagen vorzulegen. Die Ärztekammer ist befugt ergänzende Auskünfte zu verlangen.

§ 28 Verzeichnisse
Die Ärzte dürfen sich in Verzeichnisse eintragen lassen, wenn diese folgenden Anforderungen gerecht werden: 1. sie müssen allen Ärzten, die die Kriterien des Verzeichnisses erfüllen, zu den selben Bedingungen gleichermaßen mit einem kostenfreien Grundeintrag offen stehen, 2. die Eintragungen müssen sich auf die ankündigungsfähigen Informationen beschränken und 3. die Systematik muss zwischen den nach der Weiterbildungsordnung und nach sonstigen öffentlich-rechtlich erworbenen Qualifikationen einerseits und Tätigkeitsschwerpunkten andererseits unterscheiden.

3. Berufliche Zusammenarbeit mit Ärzten
§ 29 Kollegiale Zusammenarbeit
(1) Ärzte haben sich untereinander kollegial zu verhalten. Die Verpflichtung des Arztes, in einem Gutachten, auch soweit es die Behandlungsweise eines anderen Arztes betrifft, nach besten Wissen seine ärztliche Überzeugung auszusprechen bleibt unberührt. Unsachliche Kritik an der Behandlungsweise oder dem beruflichen Wissen seine ärztliche Überzeugung anzusprechen, bleibt unberührt. Unsachliche Kritik an der Behandlungsweise oder dem beruflichen Wissen eines Arztes sowie herabsetzende Äußerungen über dessen Person sind berufsunwürdig.
(2) Es ist berufsunwürdig, einen Kollegen aus seiner Behandlungstätigkeit oder als Mitbewerber um eine berufliche Tätigkeit durch unlautere Handlungen zu verdrängen. Es ist besonders berufsunwürdig, wenn sich ein Arzt innerhalb eines Zeitraums von einem Jahr ohne Zustimmung des Praxisinhabers im Einzugsbereich derjenigen Praxis niederlässt ... Ebenso ist es berufsunwürdig, in unerlaubter Weise einen Kollegen ohne angemessene Vergütung oder unentgeltlich zu beschäftigen oder eine solche Beschäftigung zu bewirken oder zu dulden.
(3) Ärzte, die andere Ärzte zu Verrichtungen bei Patienten heranziehen, denen gegenüber nur sie einen Liquidationsanspruch haben, sind verpflichtet diesen Ärzten eine angemessene Vergütung zu gewähren. Erbringen angestellte Ärzte für einen liquidationsberechtigten Arzt abrechnungsfähige Leistungen, so ist der Ertrag aus diesen Leistungen in geeigneter Form an die beteiligten Mitarbeiter abzuführen.
(4) In Gegenwart von Patienten oder Nichtärzten sind Beanstandungen der ärztlichen Tätigkeit und zurechtweisende Belehrungen zu unterlas-

sen. Das gilt auch für Ärzte als Vorgesetzte und Untergebene und für den Dienst in den Krankenhäusern.
(5) Der zur Weiterbildung befugte Arzt hat im Rahmen der gegebenen Möglichkeiten einen ärztlichen Mitarbeiter unbeschadet dessen Pflicht, sich selbst um eine Weiterbildung zu bemühen, in dem gewählten Weiterbildungsgang nach Maßgabe der Weiterbildungsordnung weiterzubilden.

4. Wahrung der ärztlichen Unabhängigkeit bei der Zusammenarbeit mit Dritten
§ 30 Zusammenarbeit des Arztes mit Dritten
§ 31 Unerlaubte Zuweisung von Patienten gegen Entgelt
§ 32 Annahme von Geschenken und anderen Vorteilen

Dem Arzt ist es nicht gestattet, von Patienten oder Anderen Geschenke oder andere Vorteile für sich oder Dritte zu fordern, sich oder Dritten versprechen zu lassen oder anzunehmen, wenn hierdurch der Eindruck erweckt wird, dass die Unabhängigkeit der ärztlichen Entscheidung beeinflusst wird. Eine Beeinflussung liegt dann nicht vor, wenn der Wert des Geschenkes oder der anderen Vorteile geringfügig ist (Wiesing et al. 2004).

§ 33 Arzt und Industrie
(1) Soweit Ärzte Leistungen für die Hersteller von Arznei-, Heil- und Hilfsmittel oder Medizinprodukten erbringen (z. B. der Entwicklung, Erprobung und Begutachtung), muss die hierfür bestimmte Vergütung der erbrachten Leistung entsprechen. Die Verträge über die Zusammenarbeit sind schriftlich abzuschließen und sollen der Ärztekammer vorgelegt werden.
(2) Die Annahme von Werbegaben oder anderen Vorteilen ist untersagt, sofern der Wert nicht geringfügig ist.
(3) Dem Arzt ist es nicht gestattet, für den Bezug der in Absatz 1 genannten Produkte Geschenke oder andere Vorteile für sich oder einen Dritten zu fordern. Diese darf er auch nicht sich oder Dritten versprechen lassen oder annehmen, es sei denn, der Wert ist gering.
(4) Die Annahme von geldwerten Vorteilen in angemessener Höhe für die Teilnahme an wissenschaftlichen Fortbildungsveranstaltungen ist nicht berufswidrig. Der Vorteil ist unangemessen, wenn er die Kosten der Teilnahme (notwendige Reisekosten, Tagungsgebühren) des Arztes an der Fortbildungsveranstaltung übersteigt oder der Zweck der Fortbildung nicht in dem Fordergrund steht. Satz 1 und 2 gelten für berufsbezogene Informationsveranstaltungen von Herstellern entsprechend.

C. Verhaltensregeln (Grundsätze korrekter ärztlicher Berufsausübung) (Hart u. Francke 2003; Wiesing 2004)

Nr. 1 Umgang mit Patienten
Eine korrekte ärztliche Berufsausübung verlangt, dass der Arzt beim Umgang mit Patienten
- ihre Würde und ihr Selbstbestimmungsrecht respektiert,
- ihre Privatsphäre achtet,
- über die beabsichtigte Diagnostik und Therapie, gegebenenfalls über ihre Alternativen und über seine Beurteilung des Gesundheitszustandes in für den Patienten verständlicher und angemessener Weise informiert und insbesondere auch das Recht, empfohlene Untersuchungs- und Behandlungsmaßnahmen abzulehnen, respektiert,
- Rücksicht auf die Situation des Patienten nimmt,
- auch bei Meinungsverschiedenheiten sachlich und korrekt bleibt,
- den Mitteilungen des Patienten gebührende Aufmerksamkeit entgegenbringt,
- und einer Patientenkritik sachlich begegnet.

Nr. 2 Behandlungsgrundsätze
Übernahme und Durchführung der Behandlung erfordern die gewissenhafte Ausführung der

gebotenen medizinischen Maßnahmen nach den Regeln der ärztlichen Kunst. Dazu gehört auch
- rechtzeitig auch andere Ärzte hinzuziehen, wenn die eigene Kompetenz zur Lösung der diagnostischen und therapeutischen Aufgaben nicht ausreicht,
- rechtzeitig den Patienten an andere Ärzte zur Fortsetzung der Behandlung zu überweisen,
- dem Wunsch von Patienten nach Einholung einer Zweitmeinung sich nicht zu widersetzen,
- für die mit- oder weiterbehandelnden Ärzte die erforderlichen Patientenberichte zeitgerecht zu erstellen.

Nr. 3 Umgang mit nichtärztlichem Personal

Eine korrekte ärztliche Berufsausübung verlangt auch, dass der Arzt bei der Ausübung seiner ärztlichen Tätigkeit „nichtärztliche Mitarbeiter nicht diskriminiert und insbesondere die arbeitsrechtlichen Bestimmungen beachtet" (Wiesing 2004).

Mit dem Kapitel „Die Berufsordnung" schließt Wiesing (2004) das von ihm und seinen Mitarbeitern herausgegebene Studienbuch *Ethik in der Medizin*. Die in der Bundesrepublik Deutschland geltende Berufsordnung ist hier als unentbehrliche Grundlage für den beabsichtigten Ehrenkodex unserer Gesellschaft eingebracht worden. Wir schließen diesen Teil des Kapitels mit dem Zitat: „Die Berufsordnung demonstriert – trotz innerer Widersprüche – beispielhaft, dass man sich auch in einer wertepluralen Gesellschaft über die grundsätzlichen Ziele ärztlichen Handelns einigen kann, solange man sie in dieser Allgemeinheit formuliert" (Wiesing 2004).

8.4.4 Verhaltenskodex der DGPRÄC

In der Mitgliederversammlung am 3. Oktober 2008 in Stuttgart wurde beschlossen, dass die Mitglieder der DGPRÄC sich folgende Regeln geben:

1. Berufsrechtliche Regeln einzuhalten
2. Entsprechend der Vorschriften des Heilmittelgesetzes zu agieren (hier vor allem § 1, 2, 11.5, 14 und 15 in der Fassung vom 1.4.2006).
3. Danach zu streben, die eigenen medizinischen Fähigkeiten zu vervollkommnen und sie zum Wohle der Patienten einzusetzen sowie Kollegen das eigene Fachwissen zur Verfügung zu stellen.
4. Heilmethoden einzusetzen, die wissenschaftlich fundiert sind und mit niemandem zusammenzuarbeiten, der sich nicht an diese Grundsätze hält.
5. Danach zu streben, die Öffentlichkeit und das eigene Fachgebiet gegen Ärzte zu verteidigen, die fachlich nicht kompetent sind oder nicht nach vertretbaren ethischen Grundsätzen handeln.
6. In Notfällen eine angemessene Versorgung zur Verfügung zu stellen.
7. Auf Werbung, die gegen gesetzliche und berufsrechtliche Vorschriften verstößt, zu verzichten.
8. In schwierigen Fällen oder wenn Zweifel bestehen, ob man eine qualitativ hochwertige Behandlung erbringen kann, zusätzlichen Rat einzuholen.
9. Niemals Informationen oder Details der Behandlung preiszugeben, es sei denn, es ist aus gesetzlichen Gründen zwingend notwendig.

8.4.5 Die „Periode der Problematik der Spezialgebiete" der Medizin, hier des Facharztes für Plastische und Ästhetische Chirurgie

Im Zusammenhang mit der Ethik der Fachärzte für Plastische und Ästhetische Chirurgie und ihren Patienten haben sich, charakteristisch für die „Periode der Problematik in der Entwicklung der Spezialgebiete" (Eulner 1970), die mit den Patienten individuell zu entscheidenden Fragen vermehrt. Zunehmend entstehen Probleme, z. B. durch den Wunsch oder das Verlangen von jungen Menschen nach ästhetischen Behandlungen. Diese Probleme müssen innerhalb der Strukturen der medizinischen Ethik und des Umgangs der Menschen mit der Krankheit, und jetzt des Umgangs der Menschen mit ihrem Körper und ihrer Seele gelöst werden (Lösch 1989).

Für Menschen, die sich nach Novellierung der Weiterbildungsordnung und Umbenennung des Facharzttitels ab 2005 an Fachärzte für Plastische und Ästhetische Chirurgie gewendet haben und in der Gegenwart und Zukunft wenden werden, haben sich die Bedingungen in der Kommunikation zwischen Arzt und Patient im gegenseitigen Verständnis im Bereich ästhetischer Verlangen verändert.

Die Veränderung stellt sich ein, wenn die eine Veränderung von Körperform und/oder Funktion Verlangenden vom Facharzt für Plastische und Ästhetische Chirurgie nicht als krank diagnostiziert werden können. In der Gegenwart darf aus ärztlicher Sicht nicht mit der Umkehr der Definition von Gesundheit als „physisches und soziales Wohlbefinden" eine Definition von Krankheit postuliert werden (Engelhardt 1997).

Aus Sicht der Ethik der Plastischen Rekonstruktiven Ästhetischen Chirurgie ist gutachterlich zu beurteilen, ob bei Verlangen nach konservativer oder operativer Veränderung von Körperform oder Funktion physische oder psychische Indikationen vorliegen, die zur Vorbeugung einer mit großer Wahrscheinlichkeit zu erwartenden Krankheit führen könnten. Erst wenn diese Vorbedingungen erfüllt sind, darf über die Durchführung einer entsprechenden Therapie nach der Berufsordnung ärztlich entschieden werden.

Der oben zitierte Teil der „Neufassung der Satzung § 2 Zweck und Aufgaben der Vereinigung" definiert einen Teil der Plastischen Ästhetischen Chirurgie, der in Zusammenhang mit dem *Gesundheitsrecht zweiter Teil Berufsrecht und zugehörige Regelungen* (16.4.1987) Ziffern 10. Bundesärzteordnung beachtet werden muss: „I. Der Ärztliche Beruf § 1 (Aufgaben) (1) der Arzt dient der Gesundheit des einzelnen Menschen und des gesamten Volkes (2) der ärztliche Beruf ist kein Gewerbe; er ist seiner Natur nach ein freier Beruf."

Zusammenfassend kann festgestellt werden, dass jeder, ob als Arzt oder Facharzt, assoziiertes Mitglied oder Vollmitglied der Deutschen Gesellschaft der Plastischen Rekonstruktiven und Ästhetischen Chirurgen verpflichtet ist, den Gesetzen des Gesundheitsrechts zu folgen.

Der Strukturwandel der Medizin und der Facharztgebiete, so auch der Plastischen und Ästhetischen Chirurgie, hat sich ereignet und wird sich fortsetzen; Ärzte und Fachärzte aller Gebiete müssen ihren „freien Beruf" den „Gesetzen des Gesundheitsrechts" entsprechend im Rahmen der „Weiterbildungsordnung" des jeweiligen Bundeslandes ausüben.

„Der Arzt wie der Facharzt haben in der Praxis ihres ärztlichen Berufes und seiner Ethik die Pflicht, die Gesetze des Berufsrechtes einzuhalten … Wie Ethik in der Medizin verwirklicht wird, gehört zu einem wesentlichen Ausdruck der Kultur" (Engelhardt 1997). Gemeint ist die Kultur des Landes, in dem die Ethik in der Medizin in Übereinstimmung mit dem Recht von Ärzten, Fachärzten und Hilfe suchenden Patienten gepflegt wird.

Von Ethik in der Medizin kann nicht mehr gesprochen werden, wenn von Fachärzten die Rede ist, die Wünsche von Menschen erfüllen, die von ihnen Dienstleistungen verlangen, die nicht mit den Regeln des Gesundheitsrechtes und damit nicht mit der von Engelhardt angesprochenen Kultur des Landes übereinstimmen.

Literatur

Brébant V (2007) Louis Xavier Léopold Edouard Ollier (1830–1900). Leben und Werk eines Wegbereiters der Plastischen Chirurgie. Inauguraldissertation aus der Medizinische Fakultät Universität Regensburg Prof. Dr. W. E. Gerabek, Geschichte der Medizin

Carrington R (1965) Dieses unser Leben. Rütten & Loening Verlag GmbH, München (Erstveröff. 1936)

Dieffenbach JF (1845–48) Die operative Chirurgie. F.A. Brockhaus, Leipzig (2 Bände)

v Engelhardt D (1979) Historisches Bewusstsein in der Naturwissenschaft. Verlag Karl Alber, Freiburg, München

v Engelhardt D (1997) Zur Systematik und Geschichte der Medizinischen Ethik. In: v Engelhardt D (Hrsg) Ethik im Alltag der Medizin. Spektrum der Disziplinen zwischen Forschung und Therapie. Birkhäuser Verlag, Basel

v Engelhardt D (Hrsg) (1989) Ethik im Alltag der Medizin. Springer-Verlag, Berlin Heidelberg

Eulner H-H (1970) Die Entwicklung der medizinischen Spezialfächer an den Universitäten des deutschen Sprachgebietes. Ferdinand Enke Verlag, Stuttgart

Gadamer H-G (1977) Die Aktualität des Schönen. Philipp Reclam Verlag, Stuttgart

Gadebusch Bondio M (2011) Zeitlose Patientenwünsche und ärztliche Herausforderungen. Besser als die natürliche Nase. In: ÄBW 10

Gesundheitsrecht (2003) Textausgabe. Hart D, Francke R (Hrsg). Beck Texte im Deutschen Taschenbuch Verlag, Bremen. (5. völlig neu bearbeitete Auflage)

Hart D, Francke R (2003) Einführung Gesundheitsrecht. 5. völlig neu bearbeitete Auflage. Stand: 15 Juli 2003. Beck Texte im Deutschen Taschenbuch Verlag

Hillmann J (1997-2005) Coda. Una nota sul metod. In: Il codice dell'anima 339–355: Adelphi 342, 351 Edizioni S.P. 7, Milano (Erstveröff. 1996)

Hillmann J (2003) Il Linguaggio della Vita Conversazioni con Laura Pozzo Rizzoli RCS Libri S.p.A., Milano

Kluge F (1989) Etymologisches Wörterbuch der deutschen Sprache. Walter de Gruyter, Berlin New York

Lösch GM (1970) In: Bargmann W, Doerr W (Hrsg) Syndaktylien. Anatomie, Entwicklung, therapeutische Aspekte, normale und pathologische Anatomie. Monographien in zwangloser Folge, Bd. 23. Georg Thieme Verlag, Stuttgart

Lösch GM (1989) Systematik und Ethik der Plastischen Chirurgie. In: von Engelhardt D (Hrsg) Ethik im Alltag der Medizin. Springer-Verlag, Berlin Heidelberg

Lösch G M (2006) Vorschlag des Ehrenrates für Ehren und Verhaltenskodizes der DGPRÄC, Vereinsrechtliche, Arztrechtliche und ethische Grundlagen in 5–9 Mitteilungen der Deutschen Gesellschaft der Plastischen Rekonstruktiven und Ästhetischen Chirurgen 2/2006 – Fortbildung

Maio G (2013) Medizin oder Business? Vom Verlust der menschlichen Sorge in Zeiten der Ökonomie. In: Deutsche Gesellschaft für Chirurgie Mitteilungen 1/13

Manger K (2003) Goethe und die Weltkultur. Universitätsverlag Winter, Heidelberg

Porter R (2000) Die Kunst des Heilens. Eine medizinische Geschichte der Menschheit von der Antike bis heute. Spektrum Akademischer Verlag, Heidelberg Berlin (Erstveröff. 1977)

Viefhues H (1989) Medizinische Ethik in einer offenen Gesellschaft. In: Sass H-M (Hrsg) Medizin und Ethik. Reclam jun, Stuttgart, S 17–39

Vogt M (2005) Schönheitsoperationen. Nicht die Politik, sondern die Ärzte sind gefordert. In: Deutsches Ärzteblatt Jg. 102, Heft 9.

Wehrle, Eggers (1961) Deutscher Wortschatz. Ernst Klett Verlag, Stuttgart

Welsch W (1996) Grenzgänge der Ästhetik. Philipp Reclam Verlag, Stuttgart

Welsch W (1998) Ästhetisches Denken. Philipp Reclam Verlag, Stuttgart

Wilflingseder P (1967) Wesen und Aufgaben der Plastischen Chirurgie. Wien Klein Wochenschr 79:557–560

Wiesing U et al (Hrsg) (2004) Ethik in der Medizin. Ein Studienbuch. Philipp Reclam Verlag, Stuttgart

Wolff HP (1989) Arzt und Patient. In: Sass H-M (Hrsg) Medizin und Ethik. Philipp Reclam Verlag, Stuttgart, S 184–211

Zeis E (1963) Die Literatur und Geschichte der Plastischen Chirurgie. Arnoldo Forni, Bologna (Erstveröff. 1862)

Schönheit des menschlichen Körpers in der Medizin

Günter Maria Lösch

9.1 Historie ästhetischer Wahrnehmung – Die Formel des Lebens – 266

9.2 Mimik, Physiognomik und operative Eingriffe – 271

9.3 Kulturelles Wissen als Notwendigkeit für Plastische Chirurgen und ihre Patienten – 273

Literatur – 277

G. M. Lösch, *Plastische Chirurgie – Ästhetik Ethik Geschichte,*
DOI 10.1007/978-3-642-37970-3_9, © Springer-Verlag Berlin Heidelberg 2014

9.1 Historie ästhetischer Wahrnehmung – Die Formel des Lebens

> Die ästhetische Wahrnehmung des menschlichen Körpers war tiefgreifenden Wandlungen unterworfen. Wir ziehen einen Bogen von der symbolischen Schönheit der Musen in der antiken Mythologie über die Wiedergeburt des Narziss in der Darstellung des Caravaggio. Der Mythos des Hermaphroditos wird von einem neuen Gesichtspunkt aus beleuchtet. Die „Formel des Lebens" in ihren Wandlungen über alle Zeiten hinweg ist, so zeigt es die neue kulturwissenschaftliche Forschung, für unsere heutigen Auffassungen von Ästhetik äußerst relevant.

9.1.1 Prämissen

Dieses Kapitel ist der Ästhetik und Ethik in der plastischen Chirurgie gewidmet. In diesem, dem letzten Kapitel, werden Überlegungen zum Ursprung und „kulturellen Wandel" (Coen 2012) von „Schönheit des menschlichen Körpers in der Medizin" im Mittelpunkt stehen. Zitiert werden für die Anatomie Braus (1954), Stark und Frick (1972), und für die geistig-ethischen Grundlagen C. G. Jung (1979). Für die neue plastisch-ästhetische Chirurgie des weiblichen und männlichen Genitales wird in der Literatur auf die Beiträge von Piza-Katzer und Balogh (2007), Hinderer (2007) und Vogt und Sorg (2011) hingewiesen.

Die Definition von Gesundheit der Weltgesundheitsorganisation WHO (22.7.1946) gehört zu der Kulturgeschichte unserer Zeit (▶ Abschn. 8.4.2). In ihr erfolgt eine Weiterentwicklung der „Schönheitswünsche" und der diese berücksichtigenden Operationstechniken. Die ästhetisch-chirurgischen Indikationen nehmen zu. Die Bezeichnung „Facharzt für Plastische Chirurgie" wurde mit den Worten „und Ästhetische Chirurgie" durch Beschluss der Bundesärztekammer erweitert. In der Mitgliederversammlung vom 28.9.2005 in München hat die Vereinigung der Deutschen Plastischen Chirurgen mit Neufassung der Satzung ihren Namen in „Deutsche Gesellschaft der Plastischen, Rekonstruktiven und Ästhetischen Chirurgen" geändert. Dieses weil die Plastische Chirurgie unausweichlich auch Ästhetische Chirurgie (Schmidt-Tintemann 1972) und Rekonstruktive Chirurgie ist.

Auf die bereits zu den hier behandelten Problemen zitierte Literatur hinweisend, werden erneut Autoren wie Joseph (1928), Converse (1977), Wilflingseder (1967), Schmidt-Tintemann (1972), Eulner (1970), Gadamer (1977), Mann (1991), Lösch (1989, 2003), Welsch (1996), Porter (1997, 2000) in unsere Gedanken einbezogen. Neu findet das von Coen 2012 veröffentlichte Werk *Die Formel des Lebens von der Zelle zur Zivilisation* Beachtung.

Die Gedanken sollen den Fachärzten für Plastische und Ästhetische Chirurgie bei ihren Entscheidungen hinsichtlich der ärztlichen Ethik hilfreich sein (▶ Kap. 8). Dieses in Anbetracht der erfolgten Erweiterung der Indikationen zu plastisch-ästhetischen Eingriffen und der Anforderungen des Verhaltenskodex der DGPRÄC unter Einbeziehung des Gesundheitsrechts (2003) und der Definition von Gesundheit der WHO (1946).

9.1.2 Schönheit in den Mythen der Griechen und Römer

Axmann (2005) schreibt: „Bereits im Papyrus Eberi (ca. 1500 Jahre a. D.) werden kosmetische Maßnahmen wie Öle, Abrasivstoffe und pflanzliche Säureextrakte zur Verbesserung des Aussehens der Haut beschrieben". In der abendländischen Kultur führt das Thema der Wahrnehmung der Gefühle (zu gr. „aisthànesthai") von Jugend

9.1 · Historie ästhetischer Wahrnehmung – Die Formel des Lebens

und Schönheit auf die Kunst und Schriften des antiken Griechenlands zurück.

In der griechischen Mythologie entstand die Vorstellung, dass Musen als Göttinnen die höchsten künstlerischen und geistigen Inspirationen und den großen Wert des Gedankens im Universum personifizieren. Die Töchter Jupiters und der Mnemosine (gr. „mnemno", ich erinnere), hatten die besondere Aufgabe, zum Dichtergesang zu inspirieren und als zeitloser Inbegriff des Schönen und Guten, Spenderinnen aller höheren Geistigkeit, Liebe und Selbstliebe zu sein. Die speziellen Aufgaben der Musen und die Anzahl von neun wurden von Hesiod präzisiert. Homer ehrt sie im VIII. Gesang der Odyssee. Von Apollon (siehe ▶ Kap. 1, ◻ Abb. 1.11) angeführt (Musagetes), sangen und tanzten sie auf Festen von Göttern und Helden. Es waren ihnen Quellen heilig, aus denen Propheten und Dichter Inspiration tranken. Heimisch waren die Musen an verschiedenen erlesenen Orten; so später im Reich der Dichterkunst, dem Parnass. Die Akademien der Philosophen Pythagoras, Platon und Aristoteles versammelten sich in Heiligtümern, nach den Musen „Museion" genannt.

In *Die Kunst des Heilens* berichtet Porter (1997) über das vorchristliche Alexandria. In der Bibliothek, die 700.000 Handschriften umfasst hätte, und im Museion befanden sich wohl ein Observatorium, ein zoologischer Garten, Lesesäle und Räume für Forschungen verschiedener Art. Es seien auch viele Ärzte (gr. „iatros") von dem Zentrum wissenschaftlicher und künstlerischer Kultur in Alexandria angezogen und beeinflusst worden. Über diese berichteten spätere römische Ärzte, wie Erasistratos von Cheos (ca. 315–240 v. Chr.), Celsus (um 60 n. Chr.) und viele andere (Porter 1997, 2000).

Für die Römer entsprachen die Musen den einheimischen Quellgöttinnen Camenae, aus deren Hain die Vestalinnen täglich Wasser schöpften. Sowohl die himmlischen wie auch die irdischen Wesen waren von jugendlicher Schönheit geprägt. Den griechischen Göttern Apollon, dem

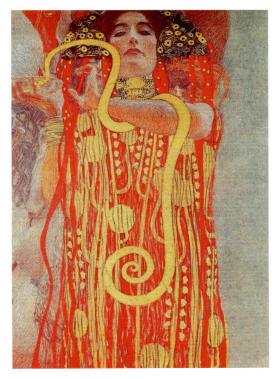

◻ **Abb. 9.1** Gustav Klimt: Hygieia 1907. Aus dem Fakultätszyklus für die Universität Wien. (Original zerstört). Bildrechte: Wikimedia Commons, veröffentlicht unter public domain

Arzt Asklepios (▶ Abschn. 1.3.4) und seinen göttlichen Kindern Hygieia und Panakeia, und allen Göttern und Göttinnen wurde, auch von den römischen Ärzten, der Eid des Hippokrates (ca. 460–377 v. Chr.) geleistet. Als Göttin hatte die Muse Panakeia die Fähigkeiten einer „Allheilerin". Sie unterstützte die Heilarbeit ihres Vaters Alkmaion mit Heilpflanzen.

Die junge Göttin und Nymphe Hygieia (◻ Abb. 9.1) war Tochter von Epione, Göttin der Linderung der Krankheiten und Schmerzen, und von Asklepios. Der Eid des Hippokrates begann mit den Worten: „Ich schwöre bei Apollon und bei Asklepios, Hygieia und Panakeia sowie unter Ausrufung aller Götter und Göttinnen …". Hygieia gilt darüber hinaus auch als Schutzgöttin der Apotheker. Im Logo des 1924 gegründeten Deutschen Ärztinnenbundes steht sie aufrecht, wie Asklepios umwunden von einer Schlange, mit einer Schale in der Hand.

Für die Menschen bestand die weitgehend auf Erfahrung gründende medizinische Lehre als von der Religion getrennt. Allein diese Lehre führte zur praktischen Fähigkeit der Ausübung des ärztlichen Berufes. „Die etwa 60 Bücher des Corpus Hippocraticum hat er selbst nur in dem Sinne verfasst, in dem man auch Homer die Ilias zuschreibt" (Porter 1997, 2000).

Die hippokratische Medizin stellte nicht die Krankheit, sondern den Patienten in den Mittelpunkt. Die Ärzte rühmten ihre Beziehung zu den Patienten, die auf das Vertrauen und das Unwohlsein ihrer Patienten gründete. Sie „erhoben keinen Anspruch auf Wunderheilung" („primum non nocere"). Auch Jahrhunderte später, im Genfer Gelöbnis (1948, 1968), steht die Maxime: „Die Gesundheit meines Kranken soll meine oberste Erwägung sein". Prognostische Intuition führte stets zu einem guten Eindruck und unterschied den begabten Arzt von den Auguren und Scharlatanen. Die hippokratische Medizin wurde schließlich eine Männerdomäne. Die göttlichen Musen blieben Schirmherrinnen der schönen Künste und nicht mehr der Medizin.

9.1.3 Lernen und Kultur – die „Formel des Lebens"

Im christlichen Mittelalter entstanden weltliche Institutionen, so in Florenz mit der Personifikation der „Artes liberales", der „Schönen Künste" und der „sieben freien Künste".

Die Einleitung des Buches „Die Formel des Lebens" (Coen 2005) beginnt mit den Worten: „Das Leben verfügt über eine bemerkenswerte Fähigkeit zum Wandel". Die Einleitung endet mit den Sätzen: „Gegen Ende des Buches werden die künstlerischen und naturwissenschaftlichen Themen zusammenfinden. Dann haben wir bewiesen, dass Evolution, biologische Entwicklung, Lernen und Kultur einen großen Kreislauf bilden, eine Abfolge auf einander bezogener Wandlungen, über die die Formel des Lebens auf sich selbst zurückblicken kann".

Coen (2012) verdeutlicht die prinzipielle Bedeutung von Lernen und Kultur am Beispiel der um die Gunst der Medici im 15. Jahrhundert in Florenz konkurrierenden Goldschmiede: Andrea Verrocchio und Antonio Pollaiuolo. Coen beginnt seine Überlegungen mit dem Betrachten von zwei Gemälden, beide „Tobias und der Engel" benannt. Das Erste wurde von Antonio und Piero Pollaiuolo (1460) und das Zweite von Andrea del Verrocchio und seinem Schüler Leonardo da Vinci (1470–1480) gemalt. Erklärt werden sieben „Prinzipien als Transmissionseinheiten im Schmelztiegel der Kultur". Es sind „die Prinzipien der Formel des Lebens, beginnend mit der Populationsvariabilität" und in dieser die vielseitig fördernde Wirkung des Erreichens von 50.000 Einwohnern im Florenz des 15. Jahrhunderts.

9.1.4 Die Selbstverliebtheit des Homo sapiens im Narziss

> „Ein Wort oder ein Bild ist symbolisch, wenn es mehr enthält, als man auf den ersten Blick erkennen kann" (C.G. Jung 1979).

Coen (2012) schrieb: „dass eine Formel des Lebens eine andere umrahmen kann". Mit dieser Prämisse werden anhand eines weiteren Bildes des 16. Jahrhunderts weitere Gedanken entwickelt. Es ist ein Gemälde von Caravaggio. Im Geist der Renaissance hat Michelangelo Merisi da Caravaggio (1571–1610) das Bild des Narziss gemalt, des in sich verliebten Sohnes des mythologischen Flussgottes Kephissos. Auch seine Schwester, die Quellnymphe Linope, war Tochter des Kephissos. Narziss, der junge, noch bartlose Schöne, noch unerfüllt Liebende, ist auf dem Bild von Schatten umgeben. Er erwartet, sich im Reflex der Oberfläche des tiefen Teiches durch einfallendes Licht gespiegelt zu sehen. Es ist aber, durch göttliche Fügung, ein Blättchen auf die Oberfläche des Teichs gefallen und hat das Wasser gekräuselt, so dass er nicht sein geliebtes, eigenes, sondern die entstellte Maske seines Spiegelbildes mit faltigem Gesicht, dem Bild des Alters, sieht. Seine linke Handfläche hat bereits die seines Bildes im „Jenseits" des Wasserspiegels erreicht (◘ Abb. 9.2). Der schöne, enttäuschte Jüngling wird, sich suchend, in den Teich stürzen und ertrinken (Marini 1974, Welsch 2002; Zons 2007).

Caravaggio malte in den Jahren 1597–1599 den Narziss (Vodret 1999). Caravaggio erfand die besondere Technik des „Chiaroscuro", eine effektreiche Hell-Dunkel-Malerei, durch welche die Figuren mit Lichtquellen aus dem Schatten geholt werden, die Scheinwerfer sein könnten. Das Bild des Narziss weist symbolisch auf das Wesen der Selbstverliebtheit des Homo sapiens hin. Es kann als eine naturnahe Erklärung für den fortdauernden Wunsch Vieler nach bleibender Schönheit und Jugendlichkeit gedeutet werden (▶ Kap. 8). Nach Ovid wurde Narziss in die Narzisse (Liebesblüte) am Teichufer verwandelt. Dies geschah zur Strafe für das Zurückweisen der Liebe der Nymphe Echo, eine Göttin der Quellen und eine der Spenderinnen der Fruchtbarkeit (Wissowa 1971; Zons 2007).

Das Bild (◘ Abb. 9.2) zeigt das hier wie auf einer Blitzlichtaufnahme festgehaltene, zusammengedrängte mythologische Erlebnis des Narziss, der, in sich selbst verliebt, von seinem im Teich gespiegelten verzerrten, greisenhaften Gesicht zu Tode erschreckt wird. Er stürzt in die Tiefe. Nach dem Mythos wäre im Hintergrund, am Ufer des Teichs, der als Narzisse, zur Liebesblüte Umgewandelte, zu sehen. Caravaggio erlebte in seiner Vorstellung die Vision des Mythos, den er mit seiner Malkunst in diesem Bild dem Vergessen entzog.

Mit einiger Fantasie kann dieses Geschehen nach *Die Formel des Lebens von der Zelle zur Zivilisation* (Coen (2012), im Schmelztiegel der Kultur als „Transmissionseinheit Mem", als „eine Kulturformel" (Coen 2012) erkannt werden.

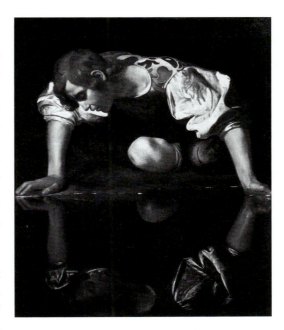

◘ **Abb. 9.2** Caravaggio: Narziss, um 1600. Öl auf Leinwand. Palazzo Barberini, Galeria Nazionale d'Arte Antica, Rom. Bildrechte: Webgallery of Art, veröffentlicht unter public domain

> So wurde etwa vorgeschlagen, dass eine Transmissionseinheit, das so genannte Mem, in der Kultur eine ähnliche Rolle spiele wie ein Gen in der Evolution' (Dawkins 1978). Ein **Mem** wäre demnach eine Idee oder eine Handlung, die sich repliziert und von einem Menschen an den Nächsten tradiert wird, so wie ein Gen von einem Elternteil auf ein Kind weitergegeben wird. Sicher mag der Begriff des Mem hilfreich sein, um die eine oder andere Parallele zwischen Evolution und kulturellem Wandel aufzuzeigen, aber er stiftet auch einige Verwirrung … Der Genetiker Jerry Coyne (1999) kommt zu dem Schluss, das Problem an der Memetik sei, dass sie ‚durch und durch tautologisch ist und nicht erklären kann, warum ein Mem sich durchsetzt, es sei denn man erklärt post facto, dass es eben über Qualifikationen verfügt, die ihn zur Durchsetzung verholfen haben' (Coen 2012).

Der von Caravaggio nachempfundene Mythos des Narziss, der wegen seiner Selbstliebe in den See stürzte und die Tat des Malens dieses Mythos lassen beide Ereignisse wegen ihrer Symbolik als Mem interpretieren.

9.1.5 Der Mythos des Hermaphroditos

In unserem Buch blättern wir nun zurück zu dem Abschn. 1.4.1 und wenden uns erneut dem Mythos von Hermaphroditos zu. Hinderer (2007) fasst in seinem wissenschaftlichen und operationstechnischen Kapitel die Komplexität des „Pseudohermaphroditismus" zusammen:

> Die Intersexualität kann als Zustand definiert werden, bei dem Gegensätze in den die Geschlechtszugehörigkeit bestimmenden Komponenten auftreten. Dies ist bei einer von 1000 Geburten der Fall. Um eine Person als männlich oder weiblich bezeichnen zu können, müssen das genetische Geschlecht, das Geschlechtschromatin, die Gonaden, die inneren Genitale, der Phänotypus, die äußeren Genitale, der hormonelle Status, die psychosexuelle Persönlichkeit und schließlich der soziale und legale Status gleichgerichtet sein. Keiner dieser Teilaspekte genügt für sich allein, um die Geschlechtszugehörigkeit einer Person deutlich zu definieren. Der Eine oder Andere kann abweichen, sodass die betreffende Person als im weitesten Sinne der Gruppe des intersexuellen Personenkreises zugehörig betrachtet werden kann … In Anbetracht der vielfältigen Faktoren, die die Geschlechtszugehörigkeit bestimmen, ist es erforderlich, immer dann Untersuchungen über die übliche Inspektion und Palpation der äußeren Genitale hinaus durchzuführen (Chromatintest, Karyotypus, Probelaparotomie oder Laparoskopie mit histologischer Untersuchung der Gonaden), wenn der geringste Verdacht besteht, dass es sich um eine intersexuelle Form handeln könnte. Untersuchung, Geschlechtswahl und Behandlung sollten in Teamarbeit unter Beteiligung eines Kinderarztes, Gynäkologen, Urologen, Endokrinologen, Genetikers und Plastischen Chirurgen sowie eines Labors erfolgen … Die chirurgische Behandlung sollte beginnen, sobald es die Morphologie der äußeren Genitale erlaubt.

Ein weiteres Kapitel Hinderers (2007) befasst sich mit der Klassifikation und plastisch-chirurgischen Behandlung der „Hypospadie", die in der Literatur mit einer Häufigkeit von 1: 300 bei etwa 350 Lebendgeburten angegeben wird. In dem Buch des Jahres 2011 unterscheiden Vogt und Sorg die Intersexualität in „weiblichen, männlichen, echten Hermaphroditismus und versteckter Penis (,buried/hidden penis')".

Hinsichtlich des weiblichen Geschlechts ist zu bemerken, dass in der Anatomie die kleinen Schamlippen (lat. „labia minora"), an der Quelle, am „introitus" (lat. „Eingang" des weiblichen Genitale), symbolisch als „nymphae" bezeichnet wurden. Piza-Katzer und Balogh (2007) beschrieben die plastisch-chirurgischen Indikationen und Eingriffe im Bereich des weiblichen Genitals nach der an der Ätiologie orientierten Klassifikation:
- Fehlbildungen
- Vagina-Rekonstruktion nach Tumoroperation oder Bestrahlung
- Vaginalfisteln
- Geschlechtsumwandlungsoperationen vom männlichen zu weiblichen Genitale
- ästhetische Chirurgie des äußeren Genitale

Zu den Letzeren sei zitiert;

> Der soziale Druck auf die Frau von heute ist sehr intensiv. Die Werbung für eine schlanke athletische, muskuläre und ,fettlose' weibliche Silhouette bringt es mit sich, dass die

Nachfrage nach Serviceeinrichtungen wie Fitnesscenter, Ernährungsberatungen, Wellnesscenter und Plastische Chirurgie groß ist. Durch diese soll es in der Konsumgesellschaft gelingen, den weiblichen Körper ideal zu gestalten (Piza-Katzer u. Balogh 2007).

9.2 Mimik, Physiognomik und operative Eingriffe

> Die Physiognomik kann als Ausdruckskunde bezeichnet werden. Als ein Teilgebiet der Psychologie ist sie Darstellung innerer Vorgänge, bewusster und unbewusster Gefühle. Die Mimik wird hervorgerufen durch das Spiel verschiedener Gesichtsmuskeln. Wenn die Haut altert, ändert sich die Mimik durch die besondere Beschaffenheit der alten Haut, der die Feuchtigkeit fehlt. Zu den heute oft gewählten Methoden, um diesen Effekt zu unterbinden, zählen die Faltenunterspritzungen wie auch die Fettimplantation.

9.2.1 Physiognomik und Mimik unter anatomischen und physiologischen Gesichtspunkten

Es fehlt hier der Raum, um die Geschichte des anatomischen und physiologischen Wissens, dass von Ärzten und Künstlern erreicht worden ist, ausführlicher zu beschreiben. Aus unserer heutigen Sicht ergänzen sich Kunst, Anatomie und die gestaltende Plastische Chirurgie gegenseitig. Die wissenschaftliche Beachtung anatomisch-chirurgischer und philosophischer Schriften und die kunstgeschichtliche Betrachtung von Skulpturen und Malereien führen zu der Feststellung, dass das Interesse, die Sensibilität und Darstellungsfähigkeit die Erschaffung besonders der jugendlichen Schönheit gewidmeten Werke ermöglichten.

Als Physiognomik wird die Ausdruckskunde bezeichnet. Sie ist seit ihrem Entstehen zu einem Teilgebiet der Psychologie geworden (Ebertin 2009). Zu den mimischen Äußerungen wird einleitend geschrieben: „Unterschieden werden Äußerungen, die das Bewusstsein passieren und einem willentlichen Einfluss zugänglich sind, von Äußerungen, die unwillentlich als Ausdruckerscheinungen im engeren Sinn gewertet werden" (Schorsch 1938). Die Physiognomie als Dauerform des Gesichtes wird von den Bewegungen der mimischen Muskeln plastisch gebildet (▶ Abschn. 7.2.6, ◻ Abb. 7.2).

Die Züge der lebendig erscheinenden Standbilder und Fotografien sind eine gewissermaßen erstarrte Mimik (Braus 1954). Die von Jochbein, Unterkiefer und der seitlichen Nasenwand entspringenden und in der Lederhaut anheftenden, flachen mimischen Muskeln haben keine Faszie und befinden sich vollständig oder teilweise im Integument. Sie inserieren in der Lederhaut mit elastischen Sehnen, und haben keine Antagonisten. Der „M. quadratus labii inferioris" leitet sich entwicklungsgeschichtlich vom flachen „platysma myoides" ab. Es bewegt reflektorisch zuckend die Haut der Tiere, um z. B. Insektenstiche abzuwehren. Die mimischen Muskeln bewirken bestimmte Vorwölbungen, Wülste oder zahlreiche Falten, und bei senkrechtem Auftreffen spezielle Grübchen der Gesichtshaut. Vor allem die jugendliche, elastische Haut passt sich den muskulär erzeugten Formveränderungen an. Je trockener und derber sie wird, umso tiefere Falten entstehen. „Die alternde Haut lässt sich schließlich nicht mehr glätten, sondern liegt wie ein vielfach zerknittertes Papier auf der Unterlage, die selbst oft im Alter an Bewegungsfähigkeit erheblich verloren hat" (Braus 1954).

Die häufigsten mimischen Bewegungen und Ausdruckweisen des Gesichtes mit Veränderungen der Mund-, Nasen- und Augenspalten sind nach de Santis (1906), und die Verschiedenheit der Nasen-Lippenfurche nach Duval-Gaupp von Braus (1954) anhand von Skizzen wiedergegeben worden. Letztere schreiben zu der Vielfalt der Skizzen des mimischen Ausdruckes: „Die psychophysische Herleitung der mimischen Bewegungen aus dem innigen Wechselverhältnis zwischen Sinnestätigkeit und Seelenleben ist durch genannte Beispiele nur angedeutet."

9.2.2 Empfehlenswerte Literatur zu Mimik und Ästhetik in der Medizin

Hingewiesen sei in diesem Zusammenhang auf McNeill (1998, 2003). In seinem Buch mit umfangreichem Schrifttum wird das mimische „Ausdrucksorchester" und die Vielzahl der „Ausdrucksvarianten" aufgezeigt. Genannt werden abschließend die Werke: *Die Macht der Schönheit* (Zons 2007), *Changer de corps* (1980) von Paillet und Gaté (ein Psychologe und ein Chirurg erklären die „ästhetische Chirurgie"), *Medizinische Ästhetik* von (Gadebusch Bondio 2005).

Das Studium der gesamten Werke ist den Plastischen und Ästhetischen Chirurgen und ihren Patienten, die sich mit dem Gebiet der Faltenunterspritzungen befassen, eindringlich zu empfehlen. Dieses gilt auch für das bereits zitierte Kapitel von Axmann (2005), das sachkundige Information über die „Faltenbehandlung im Gesicht" und damit verbunden über die Aspekte Recht, spezielle Techniken, Risiken und Unannehmlichkeiten bietet. Unter der Ziffer „18.2.2 Botulinumtoxin" wurde im Jahr 2005 veröffentlicht. Es sei hier auf das Gelten der „Nicht Zulassung" bis in die Zeit der Veröffentlichung im Jahr 2005 hingewiesen.

9.2.3 Zur Geschichte der „subkutanen Fettimplantation" – Maßnahmen zur Behandlung von sichtbar störenden Defekten des Gesichts

Neuber (Kiel) stellte 1893 das Verfahren der subkutanen Fettimplantation mit dem Beispiel eines 20-jährigen Menschen vor, der „an einer Narbe am Margo infraorbitalis litt. Nach einer in der Kindheit überstandenen tuberkulösen Ostitis war eine tief eingezogene trichterförmige Narbe zurückgeblieben." Nach der Entnahme eines „Stückchens subkutanen Fettgewebes aus dem Oberarm wurde dieses in die eröffnete Gesichtswunde eingesetzt und dann die Haut darüber zugenäht." Er habe „auf diese Weise ein hübsches kosmetisches Resultat erreicht." Neuber (1893) schreibt: „Bei solchen kleineren Plastischen Operationen gelingt es fast immer, derart vollkommen abgelöste Fettstückchen einzuheilen ... Je kleiner die Stückchen, desto sicherer der Erfolg. Nach meiner Erfahrung heilen Fettstückchen nicht ein, welche die Größe etwa einer Bohne oder einer Mandel übersteigen; aber bis zu dieser Größe ist es mir fast immer geglückt." Neuber (1893) hat folgendes (vier-, fünfmal) an Patienten versucht: „um die starrwandigen Knochenhöhlen rascher zur Heilung zu bringen, größere Fettstückchen einzusetzen. Das ist ohne Erfolg gewesen; dann habe ich es aufgegeben. Es trat Vereiterung ein, die Wunde öffnete sich und das Fettstück schwamm heraus."

9.2.4 Injektion in die Haut bis zum Jahr 1990

Im Kontrast dazu, dass die Kulturgeschichte der sinnlichen Wahrnehmung und des Wunsches nach Jugend und Schönheit uns weit in die abendländische Vergangenheit führte, hat die medizinische Injektion in die Haut zur „Faltenbehandlung" erst 1981 begonnen (Wiest 2007). Dies mit dem Angebot von resorbierbaren Kollagen-Präparaten. In dem Leitthema der Zeitschrift *Hautarzt* (2007) schildert Wiest die „Historie und Anwendung der Filler zur Faltenbehandlung". In der Literatur werden die Veröffentlichungen über die Durchführung von intrakutanen Paraffin- und Silikon-Ölinjektionen (Barondes et al. 1950) zitiert. Der Gebrauch dieser Mittel hat sich als schadhaft für die Haut erwiesen. Besonders ab 1990 hat eine starke Entwicklung von Präparaten begonnen.

Ob sich in der gegenwärtigen Kultur das rein ästhetisch wirkende Behandeln mit Falten- und Weichteilinjektionen als ärztliche Aufgabe anerkennen lässt, wird widersprüchlich beurteilt. Die Befürworter stützen sich auf die WHO, nach der „Gesundheit als Zustand des vollkommenen körperlichen, seelischen und sozialen Wohlbefindens" definiert wird (Verfassung der Weltgesundheitsorganisation, unterzeichnet in New York am 22.7.1946). „Kritiker monieren den schwer zu verwirklichenden hohen Anspruch dieser Aussage" (Uni Düsseldorf 2009; Thomas 2003).

9.3 Kulturelles Wissen als Notwendigkeit für Plastische Chirurgen und ihre Patienten

> Vor der Durchführung von plastisch-chirurgischen Behandlungen empfiehlt es sich, die Aufklärung des Patienten auf der Basis einer profunden Kenntnis der kulturellen Geschichte von Schönheit und Ästhetik und ihrer Wandelbarkeit vorzunehmen. Der Eid des Hippokrates muss nach wie vor entscheidendes und bindendes Prinzip ärztlicher Tätigkeit sein.

9.3.1 Die Bedeutung der Aufklärung und des Wissens

Bei der Durchführung von plastisch-ästhetischen chirurgischen Behandlungen sowie der Falten- und Weichteilinjektionen müssen die aus der Geschichte hervorgehenden Werte von Jugend, Altern und Schönheit beachtet werden. Es sei hier erneut darauf hingewiesen, dass die ärztliche Maßnahmen Wünschenden uneingeschränkt über die Prognose und Risiken der speziellen Maßnahmen aufgeklärt werden müssen. Die konform mit dem Schutz dieser Werte anwendbaren Mittel und Maßnahmen müssen sowohl von Ärzten wie von den Patienten eigenverantwortlich entschieden bzw. durchgeführt werden. Der hippokratische Arzt hat die übergeordnet zu achtende Verpflichtung, dem Gebot des „primum non nocere" gehorchend, fachkundig, zum Wohl von Körper und Seele seiner Patienten zu handeln.

9.3.2 Bücher und Bibliotheken in der Kulturgeschichte des medizinischen Fachgebiets Plastische Ästhetische Chirurgie

> Bücher sind nur dickere Briefe an Freunde. (Jean Paul, 1763–1825)

> Unser tägliches Leben ist ein beständiges Schreiten durch die Gleichzeit von Vergangenheit und Zukunft. (Gadamer 1977)

Zum Abschluss der Kulturgeschichte unseres medizinischen Fachgebietes schreiben wir über Bücher als wertvollste Vermittler von Wissen. Wir verweisen auf die für die von Eulner 1963 als Habilitation verfasste und 1970 als Monographie herausgegebene Veröffentlichung: *Die Entwicklung der medizinischen Spezialfächer an den Universitäten des deutschen Sprachgebietes* und das

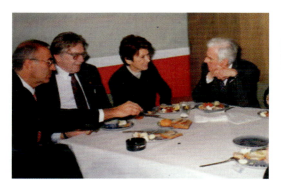

 Abb. 9.3 Gruppenaufnahme von Peter Härtel, Ulrich Hinderer, Ursula Schmidt-Tintemann, Günter M. Lösch (Lösch et al. 2008; mit freundl. Genehmigung)

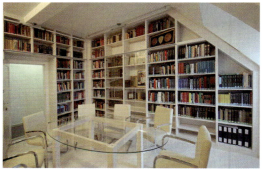

 Abb. 9.4 Blick in das Interieur der Hinderer-Bibliothek im Langenbeck-Virchow-Haus in Berlin. (Dr. Kaden Verlag; mit freundl. Genehmigung)

jüngst erschienene Buch: *Die Formeln des Lebens* von Coen (2012). Auch verweisen wir zusammen mit dem Vermächtnis des Weggefährten Ulrich Hinderer an unsere Gesellschaft in Berlin mit der Hinderer-Bibliothek (Abb. 9.3, 9.4) so wie auf die Biblioteca Sanvenero Rosselli in Mailand. Über den erstgenannten Autor ist bereits in den Kapiteln ▶ Kap. 6 und 7 berichtet worden. Sein Werk erhielt die Beurteilung: „Der Medizinhistoriker H-H Eulner hat bereits in den 1970er Jahren mit seiner Arbeit ‚Die Entwicklung … ‘ eine Art Standardwerk zur Disziplingenese der Medizin vorgelegt" (Hoffmann 2013).

Von Coen (2012) werden in dem Kapitel „Schmelztiegel Kultur" mit der für die „Formeln des Lebens" befolgten Methodik der „Kulturformeln", als solche das „Mem" (Dawkins 1878, Blackmore 2000) eingeführt und die Wörter „Memen", und „Memetik" verwendet. Coen (2012) schreibt zu dem Begriff „Mem": „ … so wurde etwa vorgeschlagen, dass eine ‚Transmissionseinheit' (Coyne, zitiert in Coen 2012), das so genannte Mem, in der Kultur eine ähnliche Rolle spielt, wie ein Gen in der Evolution. Ein Mem wäre demnach eine Idee, eine Handlung die sich repliziert und von einem Menschen auf den Nächsten tradiert wird". Es ließe sich hier die Frage stellen: Bringt eine irrtümlich erwünschte oder verlangte operative Veränderung des Körpers die Gefahr eine schädliche „Transmissionseinheit", ein „Mem" zu werden? Das „Mem" wird von Coen (2012) eng mit dem Gen verglichen. Daraus ließe sich schließen, dass so wie ein verändertes Gen zu einer Fehlbildung oder angeborenen Krankheit des Körpers und des Geistes führen kann, beachtet werden müsste, dass auch eine zu Sitophobie (Nahrungsverweigerung) oder geschädigter Mimik führende Idee und Handeln durch das irrtümliche Verlangen von jugendlicher Schönheit, sogar zu einer „Transmissionseinheit" einem „Mem" werden könnte?

Eine diese Frage zur Memetik bestimmter plastisch-ästhetischer Operationen bejahende Antwort führt zu dem Ergebnis, dass die ärztliche Ethik die Durchführung von Operationen und nicht-operativen Behandlungen, die gesundheitlich abträglich sein könnten, verbieten würde. Die WHO definierte am 22.7.1946 Gesundheit als „den Zustand des vollständigen körperlichen, geistigen und sozialen Wohlbefindens und nicht nur des Freiseins von Krankheit und Gebrechen". Auch nach dieser Definition ließe die ärztliche Ethik eine die Gesundheit gefährdende ärztliche Behandlung nicht zu.

9.3.3 Bibliotheken von Fachgesellschaften für Plastische Rekonstruktive Ästhetische Chirurgie – Die Fondazione Sanvenero Rosselli in Mailand und die Hinderer-Bibliothek in Berlin

Eulner (1970) befasste sich am Anfang seines Buches (S. 16) mit der vielseitigen Problematik der Quellen für das Erstellen seiner Geschichte der „Entwicklung der medizinischen Spezialfächer an den deutschsprachigen Universitäten". Bis heute steht dazu eine sachkundige Literatur zur Verfügung.

Für die Plastische Chirurgie stellen, als Erste die ihre Staaten in der IPRAS vertretenden Gesellschaften des Spezialfaches seit 1974 in Mailand die „Fondazione Sanvenero Rosselli" und seit 2008 die DGPRÄC in Berlin die „Hinderer-Bibliothek" ihre Aktivitäten zur Verfügung (Lösch 2008). Beide sind mit den Katalogen aus den Bibliotheken und Mitteln der Namensträger als Nachlass entstanden und werden von gewählten Mitgliedern der Gesellschaften betreut.

In Mailand wurde Riccardo Mazzola seit der Gründung 1974 bis 1986 zum „Secretary General" ernannt. Nachfolger wurden Anna Tavazzani bis 1996 und bis in die Gegenwart Andrea Gisotti. Zu Präsidenten der Fondazione Sanvenero Rosselli wurden Domenico Rosselli, Giorgio Robutti, Graziella Lupo, Alberto Azzolini, Simone Teich Alasia (aktuell) gewählt.

Der Keim, der zur Entstehung der Hinderer-Bibliothek der DGPRÄC in Berlin führte, entstand im Zusammenhang mit der 40-jährigen Geschichte der Vereinigung der Deutschen Plastischen Chirurgen und ihres Archivs in den Geschäftsräumen der VDPC/DGPRÄC im „Langenbeck-Virchow-Haus" in Berlin. Von Prof. Müller, wurde am 22.9.2004 in der Mitgliederversammlung der VDPC in Düsseldorf vorgeschlagen, die Aufgabe eines Historikers zu berücksichtigen. Folgende, von Müller formulierte Aufgaben seien ihm zu stellen: „Das Archiv zu sichten, Bestände, die teilweise Lücken aufweisen, zu ordnen, zu publizieren und den Mitgliedern darzustellen, wäre Aufgabe eines Historian, damit wir nicht zu einer ‚geschichtslosen und gesichtslosen Gesellschaft werden'" (Archiv 7.4-6 Top 14 S. 11).

An der Mitgliederversammlung des 25.6.2007 in Berlin stellte Prof. Müller den Antrag: „3. der ‚Historian' möge Archivar der Geschichte der DGPRÄC genannt werden, hier sei es sinnvoll nach deutschen Begriffen zu suchen. Der Antrag wird entgegengenommen" (7.4-9). „Wahl des ‚Historian/Archivars' … Frau Dr. Eisenmann-Klein plädiert dafür das Mitglied des Ehrenrates, Lösch, in dieses Amt zu wählen und damit auch dem Willen Prof. Hinderers Rechnung zu tragen … Prof. Lösch wird einstimmig zum Archivar gewählt. Er bittet die Mitglieder, sich mit Ideen einzubringen. … Er dankt Frau Eisenmann-Klein für den Impuls und Einsatz für die Übernahme der Bibliothek. Prof. Gehrmann berichtet, dass man bereits in München diskutiert habe, Prof. Lösch ein jüngeres Mitglied zur Seite zu stellen. Dafür habe man Dr. Gohritz aus der Abteilung von Prof. Vogt vorgeschlagen, dessen Vorträge er selbst sehr genieße. Dr. Gohritz wird zum Vertreter des Archivars gewählt" (7.4-9 S. 10). Seit dem 25.6.2007 wird die Hinderer-Bibliothek in Berlin von dem gewählten „Archivar und Historian" der DGPRÄC geführt.

9.3.4 Asklepios, der griechische Gott der Heilkunst und die Lehre vom Schönen

In Erinnerung an die über Jahrtausende und Jahrhunderte zurückführende Kulturgeschichte der Medizin und in ihr der Plastischen Chirurgie haben wir über Asklepios (gr, lat. „Äskulap") und die Lehre vom Schönen die Gegenwart erreicht.

Die Bezeichnung Konstruktive/Rekonstruktive Ästhetische Plastische Chirurgie (Schmidt-Tintemann 1972) entspricht in der Weiterbildungsordnung dem Titel Facharzt für Plastische und Ästhetische Chirurgie.

Nach der von Engelhardt (1986) aufgezeigten „Coping-Struktur", dem „Umgang des Kranken mit der Krankheit" (▶ Kap. 8, ◘ Abb. 8.1) hat sich die „Formel des Lebens des Menschen" im „Schmelztiegel der Kultur" in unserer Zeit erheblich verändert (Coen 2012). Nicht ausschließlich Kranke oder Verletzte wünschen die hippokratische Heilkunst des Plastischen und Ästhetischen Chirurgen. In zunehmender Anzahl werden von gesund erscheinenden Menschen ästhetische Dienstleistungen von Ärzten und Nichtärzten verlangt. Es entstand das Verlangen nach ästhetischen Veränderungen, die für den Arzt Probleme entstehen lassen, die Ästhetik, Ethik und Rechtsprechung berühren.

Es werden von dem Arzt Handlungen verlangt, die mit Verletzung des Klienten einhergehen. Eine Zulässigkeit kann nur bei einem nachvollziehbaren Wunsch, nach verantwortungsbewusster Aufklärung durch den Arzt und dokumentierter Zustimmung des Patienten postuliert werden. Ein Arzt kann nach seiner Berufsauffassung dem verlangenden Menschen seine Dienstleistung verneinen.

9.3.5 Die Formel des Lebens

Seinem Buch *Ästhetisches Denken* (1998) setzte Welsch den Satz von Aristoteles voraus:

» Für diese Dinge braucht es Wahrnehmung, und solche Wahrnehmung ist Geist.
(Nikomachische Ethik VI 12, 12. 114b 5)

Die Heilkunst und Ästhetik des Facharztgebietes Plastische und Ästhetische Chirurgie umfasst als Monospezialität das Geheimnis des Lebens (Hillmann ▶ Abschn. 1.1.2) und die Organisationsstruktur des Menschen.

Es sind Lehrbücher entstanden, die mit den zwei Bänden von Dieffenbach *Die Operative Chirurgie* (1848) (▶ Abschn. 2.2.5.) und der *Geschichte der Plastischen Chirurgie* von Zeis (1863) beginnend mit der Behandlung angeborener Fehlbildungen, wie die Lippen-Kiefer-Gaumenspalten und multidisziplinär zu behandelnden Geschlechtsfehlentwicklungen (▶ Abschn. 9.1.5; Hinderer 2007, Piza-Katzer und Balogh 2007) bis zu den auch im hohen Alter sich ereignenden schweren Brandverletzungen darstellen.

In den Naturwissenschaften wurde erkannt, dass „Evolution, biologische Entwicklung, Lernen und Kultur einen großen Kreislauf bilden, der in einer Abfolge auf einander bezogener Wandlungen erfolgt, über die die Formel des Lebens auf sich selbst zurückblicken lässt" (▶ Abschn. 9.1.3; Coen 2005). Der Kreislauf der Formel des Lebens beginnt für den Menschen in der Gesellschaft mit der Geburt des Einzelnen und verläuft über die Altersstufen: Jugend, das Erwachsenwerden, das Erwachsensein über das Altern zum Senium und bis zum Tod. Die Illusion, mit der man das eigene Schicksal und die Todesangst seit der Vorgeschichte verdrängt, kann zur schädlichen Formel des Lebens werden.

Aufgabe des hippokratischen Arztes wäre es, die Entstehung einer solchen Formel des Lebens bei seinen Patienten möglichst zu vermeiden. Es zu vermeiden kann in der gegenwärtigen von Welsch (1996) definierten Zeit der Ästhetik nicht gelingen. Der Autor möchte dieses Buch nicht fatalistisch enden, sondern hoffen, dass der Kreislauf der Formeln des Lebens intensiver als bisher, besonders von den Plastischen Chirurgen beachtet und wissenschaftlich untersucht werden wird.

Als Ergebnis ist es möglich, dass mit einem besserem Wissen über den Wert der einzelnen Faktoren der Ästhetik in den verschiedenen Altersstufen bisher mit dem Altern zu erwartende und eingetretene in der Öffentlichkeit beklagte bleibende Schädigungen vermieden werden können. In *Grenzgänge der Ästhetik* (Welsch 1996) steht: „Wir sollten die Doppelfigur der Moderne weder medien-euphorisch noch leib-fanatisch auf nur einen Pol verkürzen. Wir sollten unsere Zweiäugigkeit bewahren – oder neu gewinnen".

Mit abschließenden Worten erinnern wir daran, dass Goethe in *Wilhelm Meisters Wanderjahre* (1988) schrieb: „In der Naturforschung bedarf es eines Kategorischen Imperativs so gut als im Sittlichen ; nur bedenke man, dass man dadurch nicht am Ende, sondern erst am Anfang ist".

Literatur

Axmann D (2005) Faltenbehandlung im Gesicht. In: Berger A, Hierner R (Hrsg) 18, Kopf und Hals. Plastische Chirurgie, Bd. II. Springer-Verlag, Berlin Heidelberg New York, S 539–551

Barondes R et al. (1950) The Silicones in Medicine new organic derivates and some of their unique properties. Association of Military Surgery of the United States, Armed Forces Institute of Pathology 106/1950, Washington D.C. S 379–387

Blackmore S (2000) Die Macht der Meme: Oder die Evolution von Kultur und Geist. Spektrum Verlag, Heidelberg (Erstveröff. 1999)

Braus H (1954) Elze C (Hrsg) Anatomie des Menschen. Ein Lehrbuch für Studierende und Ärzte Bd. 1 Bewegungsapparat. Springer-Verlag, Berlin Göttingen New York, S 719–767, 750–767

Coen E (2012) Die Formel des Lebens von der Zelle zur Zivilisation. Carl Hanser Verlag, München

Dawkins R (1978) Das egoistische Gen. Springer-Verlag, Berlin ((Erstveröff. 1986))

Ebertin B R (2009) http ://www. Ebertin-Stuttgart.de/lexikon/ausdruckskunde.html. Zugegriffen 5.9.2009

Genfer Gelöbnis (2013) http://www. Arztwiki.de/wiki/Hippokratischer-Eid. Zugegriffen 3.3.2013

Gadebusch Bondio M (2005) Medizinische Ästhetik, Kosmetik und plastische Chirurgie zwischen Antike und früher Neuzeit. Wilhelm Fink Verlag, München

v Goethe JWW (1988) Wilhelm Meisters Wanderjahre. Zweites Buch, Betrachtungen im Sinne des Wanderers. Deutscher Taschenbuch Verlag, München

Hinderer HU (2007) Hipospadie Kap. In: Berger A, Hirner H (Hrsg) Stamm Mamma Genitale. Plastische Chirurgie, Bd. III. Springer-Verlag, Berlin Heidelberg, S 381–412 (13 Pseudohermaphroditismus)

Jaffé A, Jung CG, von Franz M-L, Henderson JL, Jacobi Y (1979) Der Mensch und seine Symbole. Walter Verlag, Olten und Freiburg im Breisgau

Hoffmann F (2013) www.diss.fu-berlin.de. Zugegriffen 13.3.2013

Lösch GM (1989) Systematik und Ethik der Plastischen Chirurgie. In: von Engelhardt D (Hrsg) Ethik im Alltag der Medizin. Springer-Verlag Berlin Heidelberg, , S 136–183

Lösch GM (2003) Geschichte. In: Berger A, Hiemer R (Hrsg) Grundlagen Prinzipien Techniken. Plastische Chirurgie, Bd. I. Springer-Verlag, Berlin Heidelberg New York, S 1–36

Lösch G M (2008) Die Hinderer Bibliothek. Zweite Stiftung durch Mitglieder europäischer Gesellschaften für Plastische Rekonstruktive Ästhetische Chirurgie. In: Lösch G M, Gehrmann G, van Ark K (Hrsg) Festschrift 40 Jahre DGPRÄC (1968–2008) Plastische Chirurgie Suppl. 2, 8. Jahrgang September 2008

McNeill D (2003) Das Gesicht. Eine Kulturgeschichte. Btb bei Verlagsgruppe Randomhouse, München

Marini M (1974) Jo Michelangelo da Caravaggio. Caravaggio Narziss Roma Galleria Nazionale d'Arte Antica presso Palazzo Corsini Studio Estratti e Bozzi Editori in Roma via dei Greci 4, S 162–163

Neuber MH (1893) In: Verhandlungen der Deutschen Gesellschaft für Chirurgie. Kongr. Fetttransplantation, Bd. 22. Springer-Verlag, Berlin, S 66

Paillet P, Gaté A (1980) Changer de corps. Inter Edition, Paris

Piza-Katzer H, Balogh B (2007) Weibliches Genitale Kap. 12. In: Berger A, Hierner R (Hrsg) Mamma Stamm Genitale. Plastische Chirurgie, Bd. III. Springer-Verlag, Berlin Heidelberg, S 359–379

Porter R (2000) Die Kunst des Heilens. Eine medizinische Geschichte der Menschheit von der Antike bis heute. Spektrum Akademischer Verlag, Heidelberg (Erstveröff. 1977)

Schorsch G (1938) Die Ausdruckskunde in der psychiatrischen Diagnostik. In: Zeitschrift für die gesamte Neurologie und Psychiatrie Vol. 161 Nr. 1. Springer-Verlag Berlin Heidelberg

Schmidt-Tintemann U (1972) In: de la Bürkle Camp H (Hrsg) Zur Lage der Plastischen Chirurgie. Hefte zur Unfallheilkunde, Bd. 109. Springer-Verlag, Berlin Heidelberg New York

Sloterdijk P (1999) Regeln für den Menschenpark. Ein Antwortschreiben zum Brief über den Humanismus. Suhrkamp Verlag, Frankfurt am Main

Strinati C, Vodret R (1999) Caravaggio e i suoi percorsi caravaggeschi . In: Palazzo Barberini Sovraintendenza per i Beni Artistici e Sorici di Roma, S 28–29

Stark D, Frick H (1972) Repetitorium anatomicum. Georg Thieme Verlag, Stuttgart

Thomas H (2003) Ethische Aspekte. In: Berger A, Hirner R (Hrsg) Plastische Chirurgie Grundlagen–Prinzipien–Techniken. Springer-Verlag, Berlin Heidelberg New York, S 37–45

Uni Düsseldorf (2009) „AWMF". www.uni-duesseldorf.de/AWMFqs htm. Zugegriffen 5.2.2009

Vordret R (1999) Opere in Mostra in Strinati C. In: Palazzo Barberini Sovraintendenza per i Beni Artistici e Sorici di Roma

Vogt PM, Sorg H (2011) Rekonstruktion im Urogenitalbereich Kap. 25. In: Vogt PM (Hrsg) Praxis der Plastischen Chirurgie. Plastisch-rekonstruktive Operationen. Plastisch-Ästhetische Operationen. Handchirurgie. Verbrennungschirurgie. Springer-Verlag, Berlin Heidelberg, S 197–208

Welsch M (2002) Vom Narziss zum Narzissmus, Mythos und Betrachter von Caravaggio zu Olaf Nikolai. Dissertation der Philosophischen Fakultät der Christian Albrecht Universität zu Kiel

Wiest LG (2007) Historie und Anwendung der Filler zur Faltenbehandlung. In: Hautarzt, Bd. 58. Springer-Verlag, Berlin, Heidelberg, S 224–231

Wissowa G (1971) Religion und Kultus der Römer. Verlag C.H. Beck, München (Erstveröff. 1912)

Zons R (2007) Eine Einleitung. In: Gutwald C, Zons R (Hrsg) Die Macht der Schönheit. Wilhelm Fink Verlag, München, S 9–34

Serviceteil

Stichwortverzeichnis – 280

G. M. Lösch, *Plastische Chirurgie – Ästhetik Ethik Geschichte*,
DOI 10.1007/978-3-642-37970-3, © Springer-Verlag Berlin Heidelberg 2014

Stichwortverzeichnis

A

abendländische Kultur 266
Achsenzeit 5, 7, 17, 51, 71, 236
aesthesis 19
Ägypten 14, 84
aisthesis 18
Albrecht 212
Albucasis 33
Alexandria 267
al-Kindi 33
Alkmaion 18, 43, 267
Alter 8, 16, 250, 269, 271, 273
Altersveränderungen 237
Altwerden/Senium 237
Amazone 28
American Association of Oral and Plastic Surgeons 147
American Association of Plastic Surgeons 147, 156
American Board of Plastic Surgery 192
Amputation 28, 59
Anästhesie 186
Anatomie 11, 19, 25, 43, 49, 54, 79, 86, 87, 92, 94, 107, 120, 136, 151, 247, 266, 271
anatomische Präparation 19, 37, 49
Anaxagoras 21, 22, 60, 67
Anderl, Hans 169
Antibioticum, Antibiotikum 155
Antisepsis 106, 109
Aphrodite 26
Apoll, Apollon 69, 267
Apollon, Apoll 20
Approbationsordnung 211
Archetypen 5
Archimedes 17
Archiv 227, 229, 232
Aristoteles 21, 22, 56, 99
Artes liberales 268
Arzneimittelwirkungen 256
Ärztekammer 258
Asklepios 20, 95, 275
Äskulap 20, 95, 275
Äskulapstab 20
Ästhetik 3, 15, 24, 25, 26, 49, 67, 68, 69, 99, 222, 224, 245, 266
Attraktivität 14, 16
Aufklärung 226, 244
Augenheilkunde 212
Augustus 30
Aussehen 245, 250

Averroes 33
Avicenna 33
AWMF 211
Azzolini 176

B

Bäckdahl 177, 179
Bardeleben, Heinrich Adolf von 95
Bargmann, Wolfgang 143
Battle 166
Bauer 229
Baumgarten, Alexander Gottlieb 71
Becher, Wolf 89
Becher, Wolfgang 93
Becker, Fritz 85
Behandlungsmethoden 225
Benedikt von Nursia 32
Berger 211
Bergonzelli 176
Berufsaufsicht 256
Berufsordnung 243, 254
Berufspflichten 256
Berufsrecht 254
Berufsverband der Chirurgen 205
Bewusstsein 3
Bibliothek 229
Biemer, Edgar 235, 236
Billroth, Christian Albert Theodor 88, 89, 93
Billroth, Christian Albrecht Theodor 235
Blücher, von 75
Board of Plastic Surgery 147
Boggio-Robutti 176
Bohmert, Heinz 167, 168, 213, 236
Boldini, Giovanni 96
Botticelli, Sandro 36
Brahmanen 39
Brahms, Johannes 89
Branca 41
Brandverletzte 150, 155, 156, 177
Breitner 169
British Association of Plastic Surgeons 155
Bronzezeit 13
Brust, Brüste 7, 28, 84, 225
Brustvergrößerung 252
Buck-Gramcko, Dieter 173, 190, 206, 213, 215, 235
Buffon, George Louis Leclerc Graf von 247

Bundesärztekammer 205, 214, 218, 228, 266
Bunnell, Sterling 151, 155, 235
Burian, Frantisek 149, 153, 235
Bürkle de la Camp, Heinrich 112, 159, 189, 194, 235

C

Camenae 267
Caravaggio, Michelangelo Merisi da 268
Cardano, Gerolamo 51
Carpue, Joseph Constantine 74, 75, 135
Cassiodor 32
Cedidi, C. Can 226, 236
Celsus, Aulus Cornelius 22, 267
Celsus-Lappen 23
Charité, Berlin 167
Chirurgie 21, 35
Christentum 31, 33
Clarkson 166
Codex des Hammurapi 14
Coelst 148
Converse, John 145, 147, 153, 235
Coopers, Sir Astley 84
Coping-Struktur 243, 276
Corpus Hippocraticum 21

D

Dante Alighieri 33
D'Aubignée, Merlé 157
da Vinci, Leonardo 41, 43, 44, 47, 268
Davis, Stage 156
de Chardin, Teilhard 4
dei Luzzi, Mondino 37
del Verrocchio, Andrea 268
Dermatom 165
Deutsche Gesellschaft für Chirurgie 93, 111, 166, 194, 205, 213
Deutscher Ärztetag 213, 218
Dextran 178
DGÄPC 222
DGCH 213
DGPRÄC 20, 50, 95, 173, 202, 209, 226, 236, 243, 251
Dickens, Charles 97
Dieffenbach, Johann Friedrich 82, 83, 85, 86, 119, 235, 246

Stichwortverzeichnis

D'Or 199
Duncker 237, 238
Dupuytren, Guillaume 77, 78, 80, 81, 93, 247
Dysmorphophobie 225, 250

E

Echo 269
Eckert, P. 227
Eco, Umberto 67, 96, 97, 99
EEC/EWG 199
Ehrenkodex 228
Eid des Hippokrates 22, 51, 246
Eisesberg 136
Eiselsberg, von 235
Eisenmann-Klein, Marita 96, 228, 229, 231
Eisenzeit 13
Eiszeit 3
Engelhardt, Dietrich von 146, 234, 243
Entwicklungsplan 49
Erasistratos von Cheos 267
Eros 223
Esmarch, Ferdinand von 95
Esser, Johannes 148, 149
Ethik 29, 69, 222, 225, 234, 236, 243, 261, 266
Eulner, Hans-Heinz 170, 183, 202, 226, 232, 235
European Specialists Union 199
Evans 166
Evolution 268, 269
Exner 228

F

Facharzt 194, 201, 216, 236, 250
Facius, Bartholomäus 42
Falten 237, 271
Faltenbehandlung 273
Falten- und Weichteilinjektionen 273
Faltenunterspritzungen 272
Fehlbildung 26, 69, 84, 146, 151
Fettimplantation 272
Filler 273
Fondazione Sanvenero Rosselli 275
Formel des Lebens 268, 269, 276
Francesco della Rovere 35
French Society of Reparative and Esthetic Surgery 149
Friedrich der Große 247
Friedrich II. 35
Friedrich Wilhelm III. von Preußen 75
Fruchtbarkeit 7
Frühgeschichte 13
Fünfstrahligkeit 49

G

Gadamer, Hans-Georg 68, 70, 104, 223, 244
Gadebusch Bondio, Mariacarla 68
Galen 23, 25, 50, 55, 56
Gammaglobulin 178
Ganzer, Hugo 136, 235
Gaumenspalten 177
Gelöbnis 255
Gen 274
Genitalia 26, 76, 84, 266, 270
Gentz, Karl Wilhelm 94
Gerlach, Walther 143
Germann, Gunter 228, 232
Gersuny, Robert 88, 235
Geschlechtlichkeit 28
Geschlechtsumwandlungsoperationen 270
Gesellschaft 13
Gesicht 59, 76, 84
Gesichtschirurgie 161
Gesichtsfalten 113
Gesichtsfaltenbehandlung 16
Gesichtshautraffung 226
Gesichtsnerven 121
Gesichtsplastik 124, 125, 131
Gesichtsspannung 115, 160
Gesichtsverletzte 156
Gesichtsverletzungen 59, 135
Gestaltwahrnehmung 14
Gesundheit 254, 262
Gesundheitsrecht 252, 253, 254, 266
Gillies, Harold Delf 131, 135, 145, 155, 166, 169
Goethe, Johann Wolfgang von 4, 86, 87, 153, 237, 247
Gohritz 275
Gordon 105
Gosset 165
Graefe, Karl Ferdinand von 73, 92, 184, 212, 235, 247
grauer Star 35
Gregory 247
Gubisch, Wolfgang 236

H

Hage 199
Handchirurgie 151, 152, 153, 155, 156, 157, 206
Handprothese 59
Harding, Robert L. 192
Haus Langenbeck-Virchow 227, 229
Hauttransplantate 165
Hauttransplantation 131, 135, 156, 165
Hegel, Georg Wilhelm Friedrich 223, 224
Heilkräfte 34
Heinrich der VIII 62
Henkel 234
Hermaphrodit 26, 270
Hettich 209
Hildanus, Fabritius 57
Hinderer-Bibliothek 94, 95, 274, 275
Hinderer, Ulrich T. 84, 229, 232
Hippokrates 18, 20, 26, 29, 53, 109
hippokratische Medizin 225, 268
Höhler, Herbert 170, 235
Homer 20, 268
homo sapiens 3, 9
Hood 165
Hôtel-Dieu 78, 80
Humanethologie 16
Humanismus 36, 44
Humboldt, Alexander von 87, 247
Humboldt, Wilhelm von 247
Hygieia 267
Hygiene 106

I

Idealbild 8
Imperium Romanum 30
Implantate 225, 254
Indien 19
industrielle Revolution 16
Intelligenz 3
Intersexualit 270
IPRAS-Kongress 229
Isidor 32

J

Johanson, Bengt 177
Joseph, Jacques 106, 149, 235
Jugend 272, 273
Jugendlichkeit 269
Jung, C. G. 47, 68, 223, 266
Junghanns, Hermann 189, 213
Jung-Stilling, Johann Heinrich 86, 247

K

Kaiserin Augusta 93
Kant, Immanuel 71, 82, 99
Kanzow 215

Kardangelenk 51
Kategorischer Imperativ 277
Kauterisierung 33
Kazanjian, Varaztad 145
Kilner, Thomas P. 146, 149, 154, 166
Kirche 31, 32, 38, 55
Koch, Robert 105
Kodex 230
Koechlin, C. 193
Köhnlein, Heinz-Edzard 174
Kommerzialisierung 227, 233, 251
König Wilhelm I 93
Konsumgesellschaft 271
Körpersprache 225
Kosmetik 15
Kovacs, Lazlo 231
Krauspe, Carl 107, 158
Kriegsverletzte 133, 136, 156, 157, 177
Kriegsverletzungen 136
Kult der Jugendlichkeit 253
Kultur 269
Kunst 223
Kunstgeschichte 224

L

Langenbeck, Bernhard von 92, 235
Langenbeck-Virchow-Haus 94, 275
Langzeitprognose 253
La Primavera 36
Lavater, Kasper 86, 247
Lazarett 136, 157
Lebensweise 11
Lemaître, Fernand 149, 154
Lemperle, Gottfried 228
Lexer, Erich 106, 111, 113, 119, 125, 149, 153, 159, 187
Lindemann, August 137, 235
Linope 268
Lippen- Kiefer- und Gaumenspalten 169
Lippenspalten 33, 177
Lister, Joseph 104
Lösch, Günter Maria 173, 174, 176, 211, 213, 229, 230, 231, 232, 275

M

Magini, Giovanni Antonio 51
magisch 10
Makromastie 7, 178
Mammahypertrophie 84
Mammaplastie 84
Mammaplastik 7, 125, 178
Manger 237, 238

Mann, Golo 143, 225
Marchand, Felix 106, 107, 111
Marschall-Plan 165
Marx, Karl 97
Matthews 166
Maupertuis, Pierre-Louis Moreau de 247
McIndoe 155, 166
Medizinalordnung 35
Medizinmann 10
Mem 269, 274
Menschenwürde 257
Menschheitsgeschichte 13
Menschlichkeit 226, 236, 237, 243, 250
Mesopotamien 14
Michelangelo 36
Millard, Ralph 132
Millesi, Hanno 170
Mimik 16, 21, 225, 271
Mitgliederhomepage 229
Mittelalter 33
Mittelmeier 199
Morestin 133, 145
Mouly 193
Mowlem, Rainsford 166
Mühlbauer 169, 231
Müller, Friedrich 167, 190, 200, 213, 231, 232
Müller, Friedrich E. 275
Müller, Fritz 229, 230
Müller-Osten, Wolfgang 214
Müller, Walther 151
Mundinus 37
Musen 267, 268
Mussolini 148
Mustardé, John C. 166
Muster-Berufsordnung 255
Myrin 179
Mythologie 5, 28, 267

N

Narbe 81, 84, 272
Narkose 83, 156, 186
Narziss 268, 270
Nase 40, 43, 56, 113, 120, 121, 124
Nasenrekonstruktion 57, 135
Nationalsozialisten 174
Natur 20, 21, 37, 49
Natürlichkeit 15, 16, 225
Naturschönheit 27
Naturvölker 11, 12
Naturwissenschaft 3, 4, 47, 60, 144
Neoplatonismus 30
Neuhann-Lorenz, Constanze 236
Neuzeit 25

New York University 145
Nietzsche, Friedrich 67, 105
Nissen 158
Nordin, Karl-Erik 177

O

Olbrisch, Rolf Rüdiger 229, 236
Olivari, Neven 175, 213, 217, 228, 231
Operationskatalog 206
Operationsmethode 41, 76, 119
Operationstechnik 266
operative Techniken 41
Ordinarius 172, 212
Organisationsstruktur des Menschen 237
Otoklisis 120
Ovid 26

P

Padgett 165
Padua 37
Paläolithikum 7, 13
Palazzo del Bo 38, 48
Panakeia 267
Papst Benedikt XVI. 32
Papst Pius XII. 246
Papst Sixtus IV. 36
Paré, Ambroise 57, 58, 59, 60, 61, 186
Pasteur, Louis 105
Patientenschutz 258
Penn 156
Percival 247
Pfalzpaint, Heinrich von 42, 246
Physiognomie 16, 17, 271
Physis 22
Pichler 136, 169
Pickering, P. P. 193
Piotti, Franco 176
Pirogow, Nikolai 86
Piza-Katzer, Hildegunde 86, 169
Plastik 86, 131
Plato, Platon 29, 30, 33, 47, 72, 224
Plinius, Secundus 22, 23, 55
Plotin 30
Pollaiuolo, Antonio 268
Porter 239
Präparationen 49
primum non nocere 51
Prüfungsrichtlinien 215
Psychologie 16
Pythagoras 18, 39

Stichwortverzeichnis

Q

Qualitätssicherung 256

R

Raffael 36, 45, 48, 51
Ragnell, Allan 153, 165, 176, 235
Rank 156
Ranzanus, Petrus 41
Reduktionsplastik 178
Rehn, Jörg 172, 190
Reichert 236
Rekonstruktion 135, 148
rekonstruktive Techniken 39
Religion 8
Religion, religiös 223, 268
religiös 4, 7, 18, 20, 34
Remé, Helmut 158, 193
Renoir, Auguste 96
Reverdin 110, 235
Rhinoplastik 40, 41, 43, 55, 59, 60, 74, 83, 124
Richt- und Leitlinien 215
Risiken 252, 272, 273
Rogers, Blair O 74
Romantik 69, 247
Rosenthal 137
Rosselli, Domenico 176
Rotes Kreuz 70, 93
Rugiu, Paolo Santoni 181

S

Saldern, von 230
Sanvenero Rosselli, Gustavo 149, 154, 156, 165, 174, 199, 235
Satzung DGPRÄC 222
Schadewaldt, Hans 85
Schaller 232
Schamanen 5
Schiller, Friedrich 105
Schink 175
Schmidt, Eduard 236
Schmidt-Tintemann, Ursula 70, 75, 158, 172, 190, 213, 214, 222
scholastische Medizin 37
Schönheit 8, 23, 36, 49, 96, 225, 227, 253, 266, 269, 271, 272, 273, 274
Schönheitsideal 8
Schrudde, Joseph 172, 175, 235
Schuchardt, Karl 99, 157, 159, 180, 189, 191, 199, 235
Schule von Athen 51
Schusswundenbehandlung 60
Schwefeläthervollnarkose 83
Schwerbrandverletzte 209
Scriba 234
Scuderi, Nicolo 176
Section Monospécialisée 200
Sektion Plastische Chirurgie 210
Semiotik 26
Semmelweis, Ignaz 93, 105
Shehan, Eastman 156
Sinnesorgane 19
Sixtinische Kapelle 36
Skoog, Tord 165, 178, 179, 181, 235
Società Italiana di Chirurgia Plastica Ricostruttiva Estetica 156
Spalthauttransplantation 135, 178
Spezialisierung 13, 233
Spiessl 235
Spilker 209
Stark, Graham 166
Steinau, Hans-Ulrich 219, 227, 230
Stenström, Sten 177
Sterilisation 106
Strukturwandel 250
Sushruta Samhita 39, 185
Symmetrie 23

T

Tagliacozzi, Gaspare 42, 51, 52, 54, 55, 56, 59, 71, 74, 79, 124, 175, 185, 235, 246
Teatro anatomico 48
Thiersch, Carl 105, 109, 110, 124, 135, 235
Transplantation 40, 110, 111
Trauner, Martin 167, 168, 235
Treaty of Rome 199
Truman, Harry S. 165
Tumbler flaps 177

U

UEMS 199, 200, 222
Universität Berlin 75, 88, 89, 91, 92, 167
Universität Bochum 167
Universität Bologna 34, 37, 51, 55
Universität Breslau 107
Universität Düsseldorf 85, 137
Universität Frankfurt 212
Universität Gießen 107
Universität Göttingen 212
Universität Graz 168, 174
Universität Hamburg 49
Universität Heidelberg 168
Universität Innsbruck 170, 246
Universität Köln 168, 172, 175, 209
Universität Leipzig 107
Universität Lübeck 157, 173, 207
Universität Montpellier 38
Universität München 153, 168, 186
Universität Münster 165
Universität Neapel 35, 185
Universität Padua 48
Universität Paris 29, 34
Universität Pisa 181
Universität Prag 154
Universität Rom 174
Universität Rostock 82
Universitätsklinik Hamburg Eppendorf 170, 189, 190, 193
Universitätskrankenhaus Hamburg Eppendorf 107
Universität Turin 157
Universität Umea 178
Universität Uppsala 179
Universität Wien 210
Universität Zürich 158

V

Vagina 270
van Ark, Kerstin 96, 229, 230, 231
VDÄPC 222, 226, 236
VDPC 166, 173, 190, 202, 215, 227, 251
Venus 8, 26, 27, 36, 47
Venus von Willendorf 6, 8
Verantwortung 226, 234, 236
Verbrennungen 77, 80, 81, 84, 125, 135, 146, 178
Verdan, Claude 165, 235
Vergil 51
Verhalten 13
Verhaltenskodex 253
Vertrauen 243, 244, 256
Vesalius, Andreas 45, 48, 49, 94, 185
Virchow, Rudolf 92, 218
visuelle Kommunikation 11
Vogt, Peter 219, 226
Voigt 150
Volkmann, Richard von 95
Vollhauttransplantation 135
von Bingen, Hildegard 34
Vosteen 211
Vrebos 199, 200

W

Wackefield 156
Wahrnehmung 18, 19, 34, 49

Wallace, A. B. 166
Wassmund, Martin 189
Watson 166
Weber, Max 143
Webmarketing 45
Weissauer 211
(Muster-) Weiterbildungsordnung 214
Weiterbildungsordnung 214, 218, 250, 262
Welsch, Wolfgang 99, 226
Weltgeschichte 17
Weyland, G. 78
WHO 105, 253, 266, 273, 274
Wiederherstellungschirurgie 119, 187
Wilflingseder, Paul 55, 166, 169, 183, 187, 235, 246
Williams, Charles 180
Wissenschaftspreis 229
Wissenschaftsrat 233
Wolff, Hanns Peter 249
World Wide Web 50
Wullstein 199
Wundbehandlung 59
Wundheilung 107
Wundnaht 59
Würzburg 216

Y

y Gasset, Ortega 187

Z

Zauberer 10
Zeis, Carl 75, 235
Zeis, Eduard 246
Zellner, Peter Rudolf 167, 173, 190, 203, 213, 228
Zentralperspektive 223
Zivilisation 13, 18
Zottermann, Yngve 150
Zukschwerdt, Ludwig 158, 170, 175, 190

Printing and Binding: Stürtz GmbH, Würzburg